Heidelberger Taschenbücher Band 101

Basistext Medizin

A. A. Bühlmann · E. R. Froesch

Pathophysiologie

Unter Mitarbeit von G. Baumgartner
P. G. Frick · M. Knoblauch · P. Lichtlen
W. A. Scheitlin · M. Schmid · P. W. Straub

Dritte, überarbeitete und erweiterte Auflage

Mit 77 Abbildungen, zahlreichen Tabellen und Übersichten

Springer-Verlag
Berlin · Heidelberg · New York 1976

Herausgeber:
Prof. Dr. med. Albert Alois Bühlmann
Prof. Dr. med. Ernst Rudolf Froesch
Departement für Innere Medizin, Universität Zürich,
CH-8006 Zürich

Mitarbeiter:
Prof. Dr. med. Günter Baumgartner
Neurologische Klinik und Poliklinik, Universität Zürich,
CH-8006 Zürich

Prof. Dr. med. Paul G. Frick
Dr. med. Markus Knoblauch
Priv.-Doz. Dr. med. Walter A. Scheitlin †
alle: Departement für Innere Medizin, Universität Zürich,
CH-8006 Zürich

Prof. Dr. med. Paul Lichtlen
Medizinische Hochschule, 3000 Hannover

Prof. Dr. med. Martin Schmid
Medizinische Klinik, Stadtspital Waid, CH-8006 Zürich

Prof. Dr. med. P. Werner Straub
Medizinische Klinik, Universität Bern,
CH-3010 Bern

ISBN 3-540-07724-3 Springer-Verlag Berlin · Heidelberg · New York
ISBN 0-387-07724-3 Springer-Verlag New York · Heidelberg · Berlin

ISBN 3-540-06510-5 2. Auflage Springer-Verlag Berlin · Heidelberg · New York
ISBN 0-387-06510-5 2nd edition Springer-Verlag New York · Heidelberg · Berlin

Library of Congress Cataloging in Publication Data. Bühlmann, Albert A 1923– Pathophysiologie. (Heidelberger Taschenbücher; Bd. 101: Basistext Medizin) Bibliography: p. Includes index. 1. Physiology, Pathological. I. Froesch, E. R., 1929– joint author. II. Baumgartner, Günter, 1924– joint author. III. Title.
RB113.B8'4 1976 616.07 76-10463

Printed in Germany.
Herstellung: Beltz, Offsetdruck, 6944 Hemsbach/Bergstr.

Vorwort zur dritten Auflage

Das Konzept dieses Taschenbuches — Grundlagen und Verständnis pathophysiologischer Zusammenhänge zu vermitteln – blieb seit der 1. Auflage unverändert. Neu hinzugekommen ist ein Kapitel *Nervensystem,* das auch Grenzgebiete zur Ophthalmologie und Otologie berücksichtigt. Damit wurde eine vielfach kritisierte Lücke im Stoffkatalog ausgefüllt. Bei der Bearbeitung der bisherigen Kapitel wurden wie bei der 2. Auflage Anregungen von Studenten und Ärzten berücksichtigt.

A. A. BÜHLMANN · E. R. FROESCH

Vorwort zur zweiten Auflage

Die 1. Auflage und ein Nachdruck dieses Taschenbuches fanden einen raschen Absatz, was das Bedürfnis nach einer gedrängten Darstellung der Pathophysiologie bestätigt. Diese „kleine" Pathophysiologie wurde als Hilfe bei der Vermittlung des Basiswissens im klinischen Unterricht der Studenten konzipiert. Das Taschenbuch fand aber auch eine sehr positive Aufnahme bei den praktizierenden Ärzten, die sich schnell über pathophysiologische Zusammenhänge informieren wollen.

Für die 2. Auflage blieben Konzept und Umfang im wesentlichen unverändert. Die Neufassung betrifft abgesehen von Korrekturen und einigen wesentlichen Ergänzungen weniger den Inhalt als seine Darstellung. Der Text wurde durch zusätzliche Abbildungen und Übersichten aufgelockert und stärker unterteilt, was die Lesbarkeit und die Orientierung beim Nachschlagen erleichtern soll. Die zahlreichen von Studenten und Ärzten geäußerten Anregungen und kritischen Hinweise wurden für die 2. Auflage — soweit mit dem Konzept dieses Taschenbuches vereinbar — berücksichtigt.

Die konzentrierte Darstellung des Stoffes fordert den Leser zu aktivem, kritischem Mitdenken auf. Die Studenten profitieren gemäß unserer Erfahrung von diesem Taschenbuch vor allem dann, wenn sie es frühzeitig konsultieren und ihre Kenntnisse und Konzepte während und nach dem Unterricht mit gezielten Fragen erweitern. Der Student kann sein auf diese Weise erarbeitetes Wissen später an Hand des Taschenbuches in einfacher Weise überprüfen.

A. A. BÜHLMANN · E. R. FROESCH

Vorwort zur ersten Auflage

Das Bestreben, die Symptome organischer Erkrankungen mittels pathophysiologischer Zusammenhänge und Gesetzmäßigkeiten zu erklären, gewinnt mit den Fortschritten der naturwissenschaftlich orientierten Medizin immer größere Bedeutung. Deshalb wurde bei der Reform des Medizinstudiums in der Schweiz im Jahre 1965 die Pathophysiologie als Pflichtvorlesung und als Prüfungsfach eingeführt. Die Pathophysiologie wird seitdem mit den anderen Grundlagenfächern, der Allgemeinen Pathologie, Mikrobiologie, Allgemeinen Pharmakologie und Medizinischen Propädeutik während der ersten zwei klinischen Semester gelesen. In Zürich betreuen dieses Fach während zwei Semestern mit je drei Wochenstunden die Spezialisten der verschiedenen Teilgebiete der Inneren Medizin. Es hat sich gezeigt, daß die heute zur Verfügung stehenden Pathophysiologie-Bücher von Studenten und Ärzten als wertvolle Nachschlagwerke für Detailinformationen benutzt werden, daß diese umfangreichen Werke aber wenig geeignet sind, das für den klinischen Unterricht notwendige Basiswissen zu vermitteln.
Wir haben deshalb mit diesem Taschenbuch versucht, die wichtigsten humanphysiologischen und humanbiochemischen Grundlagen mit ihren pathologischen Abweichungen in ihrer Bedeutung für verschiedene Krankheitsbilder in didaktisch einfacher Weise darzustellen. Diese Grundlage soll auch die Vorlesung zu Gunsten vermehrter Diskussionen neuer Entwicklungen und aktueller Probleme entlasten.
Das seit drei Jahren gemeinsam mit Basel und Bern durchgeführte „Multiple Choice“ Examen zwang die verschiedenen Dozenten, sich an eine gewisse „Unité de doctrine“ über den als Grundlage zu vermittelnden Stoff zu halten und hatte zur Folge, daß jedes Teilgebiet der Pathophysiologie unabhängig von den lokalen

Schwerpunkten entsprechend seiner allgemeinen Bedeutung und den gemeinsamen Prüfungsanforderungen vermittelt wird.
Die Autoren hoffen, daß es ihnen mit diesem Taschenbuch gelungen ist, für Studenten und Ärzte die pathophysiologischen Grundlagen zum besseren Verständnis der wichtigsten Krankheiten klar und in knapper Form zusammenzufassen.

A. A. Bühlmann · E. R. Froesch

Inhaltsverzeichnis

LUNGE UND ATMUNG

A. A. Bühlmann

A. Physiologische Grundlagen

Ventilation und Durchblutung der Lungen ermöglichen die O_2-Aufnahme und CO_2-Abgabe zwischen Atmosphäre und Blut. Mit der CO_2-Abgabe sind die Lungen auch an der Regulation des Säure-Basen-Gleichgewichtes beteiligt.
Bei der Erfüllung dieser Aufgaben lassen sich 5 Teilfaktoren unterscheiden, von denen jeder für sich von der Norm abweichen und deshalb zu einer Störung der Lungenfunktion führen kann:

1. Atemregulation, Innervation der Atemmuskulatur, Kontraktionsfähigkeit der Atemmuskeln
2. Lungenventilation und deren regionäre Verteilung als Resultat von 1, der Atemwegwiderstände und der Blähungsfähigkeit des Lungenparenchyms
3. Größe der Gasaustauschfläche
4. Diffusionswiderstand zwischen Alveolargasen und Blut
5. Lungendurchblutung und deren regionäre Verteilung

Der Regelkreis — arterielle Blutgase — Atemzentren — Atemmuskulatur — steuert mit zusätzlichen afferenten Bahnen die Ventilation der Lungen derart, daß P_{O_2}, P_{CO_2}, und pH im arteriellen Blut in einem kleinen Streubereich konstant gehalten werden. Dabei können O_2- Aufnahme und CO_2-Abgabe entsprechend der muskulären Aktivität um ein Vielfaches variieren. Die autonome Atemregulation kann für beschränkte Zeit willkürlich aufgehoben werden und wird außerdem psychisch beeinflußt.

I. Atemregulation

Bei der Steuerung der Atmung lassen sich zwei Funktionen, deren Regulationszentren und -bahnen z. T. dieselben sind, unterscheiden:

1. Koordination der Muskelinnervation für eine rhythmische Atmung
2. Regulierung der Ventilation für die Konstanterhaltung der arteriellen Blutgase

Die Atemmuskulatur hat im Gegensatz zum Myokard keinen Eigenrhythmus. Für die koordinierte periodische Innervation ist das Zusammenspiel verschiedener Nervenzentren notwendig. Das im unteren Ponsgebiet gelegene „Apneusis"-Zentrum verlängert die Aktivität der inspiratorischen Stimulation. Das im oberen

Ponsgebiet liegende und von zahlreichen Afferenzen beeinflußte „pneumotaktische" Zentrum reizt die exspiratorische und hemmt die inspiratorische Stimulation des bulbären Atemzentrums. Die Lungendehnung vermittelt über den N. vagus eine Hemmung des Apneusis-Zentrums, so daß die Stimulation zur Exspiration zunimmt. Bei Ausfall des von verschiedenen Afferenzen beeinflußten pneumotaktischen Zentrums und gleichzeitiger Durchtrennung der N. vagi kommt es zu einem inspiratorischen Atemstillstand.
Eine Erniedrigung des art. P_{O_2} unter 70 mm Hg führt über die Reizung von Chemoreceptoren im Glomus aorticum und caroticum zu einer deutlichen Ventilationssteigerung. Der P_{CO_2} wirkt peripher an den gleichen Stellen wie der P_{O_2}, hat aber auch eine zentrale Wirkung, seine Erhöhung führt zur Ventilationszunahme. Ein Abfall des pH Wertes hat denselben Effekt. Wahrscheinlich erfolgt die humorale Steuerung durch P_{O_2} und P_{CO_2}, über das intracelluläre pH in den peripheren und zentralen Receptoren und Atemzentren. Die beiden von den Cervicalsegmenten IV und V ausgehenden Nn. phrenici versorgen das für die Inspiration entscheidende Zwerchfell, während die Intercostalnerven I–XII die aktiv an In- und Exspiration beteiligten Intercostalmuskeln und einen Teil der Bauchmuskeln motorisch versorgen. Fieber erhöht die Ansprechbarkeit der Regulationszentren auf CO_2, so daß hyperventiliert und der art. P_{CO_2} gesenkt wird. Bei Hypothermie und beim Myxödem ist die Hypoxie-Reizschwelle erhöht, so daß eine Ventilationssteigerung erst bei einem art. P_{O_2} von 40–50 mm Hg auftritt. Die Anpassung der Atmung bei körperlicher Arbeit mit der Steigerung der Ventilation um ein Mehrfaches wird nicht humoral, sondern durch im einzelnen nicht bekannte neurale Afferenzen gesteuert. Wahrscheinlich spielen mechanische Receptoren in den Gelenken und Muskeln eine große Rolle.

II. Lungenvolumina, Lungen- und Thoraxdehnbarkeit

Die gleichmäßige Entfaltung der Lungen beim Einsetzen der Spontanatmung nach der Geburt wird durch den aus einem Phospholipid bestehendem *Oberflächenfilm — surfactant* — erleichtert. Ein Mangel an surfactant, z. B. als Folge vorausgegangener intrauteriner Asphyxien, begünstigt die Bildung von *hyalinen Membranen,* die beim Säugling schwerste respiratorische Störungen verursachen können.
Die *Vitalkapazität,* das Volumen zwischen maximaler In- und Exspiration, kann mit einem einfachen Spirometer gemessen werden. Die Kenntnis dieses Meßwertes ist für die Beurteilung der Ventilationsreserven von großer praktischer Bedeutung. Das *Residualvolumen,* das nach einer vollständigen Exspiration in den Lungen verbleibende Gasvolumen, wird indirekt, z. B. mit einer Gasmischmethode oder körperplethysmographisch, gemessen. Vitalkapazität und Residualvolumen ergeben zusammen die *Totalkapazität.* Die Normalwerte sind in erster Linie von Alter, Körpergröße und Geschlecht, aber nur sehr wenig von der Konstitution abhängig. Frauen haben eine ca. 15% kleinere Total- und Vitalkapazität als gleichgroße und

gleichaltrige Männer. Total- und Vitalkapazität nehmen nach Abschluß des Längenwachstums noch zu, erreichen ihr Maximum mit 23–25 Jahren und bleiben bis zum 5. Lebensjahrzehnt annähernd konstant (Abb. 1).

Die normale Alterung der Lungen zeigt sich in einer zunehmenden Lungendehnbarkeit. Die sich vermindernde Retraktionskraft des Lungenparenchyms bedingt eine Zunahme des Residualvolumens und des Gasgehaltes der Alveolen, was die Gasdurchmischung beeinträchtigt (Abb. 1).

Die Retraktionskraft der Lungen ist immer exspiratorisch, die des Thoraxskeletes bei tiefer Inspiration exspiratorisch, bei tiefer Exspiration aber inspiratorisch gerichtet. Damit ergibt sich eine Ruhelage, die der *Atemmittellage*, der *funktionellen Residualkapazität* entspricht. Die funktionelle Residualkapazität beträgt normalerweise 40–50% der Totalkapazität und ist im Sitzen und Stehen größer als im Liegen. Sie nimmt bei Zunahme des Abdominalinhaltes, normalerweise z. B. während der Gravidität, ab.

Die Dehnbarkeit des Lungenparenchyms, die *Compliance*, wird mit dem Quotienten $dVol/dP_{el}$ beschrieben. Falls kein Gas in den Luftwegen strömt, entspricht der *Pleuradruck* dem elastischen Druck, P_{el}. Der Quotient ist nicht über den ganzen Bereich der Vitalkapazität konstant, er nimmt bei zunehmender Lungenblähung ab. Der Oberflächenfilm zwischen Alveolargasen und Lungengewebe beeinflußt die Oberflächenspannung aber in der Weise, daß diese Volumen-Druck-Beziehung für die einzelnen Alveolen und damit für die ganze Lunge im Bereiche der funktionellen Residualkapazität mit einem Atemvolumen von weniger als $^1/_2$ der Vitalkapazität annähernd linear bleibt. Die Lungendehnbarkeit nimmt während des Wachstums parallel mit der Total- und Vitalkapazität zu und wird beim Erwachsenen mit dem Alter immer größer (Abb. 1).

Die Compliance der Lungen wird auch von ihrem Blutgehalt beeinflußt. Im Stehen haben die blutreichen basalen Lungenabschnitte eine geringere Dehnbarkeit als die apicalen Bezirke, die insbesondere in Ruhe und bei dem normalerweise niedrigen Blutdruck in der A. pulmonalis wenig durchblutet, aber gut ventiliert werden.

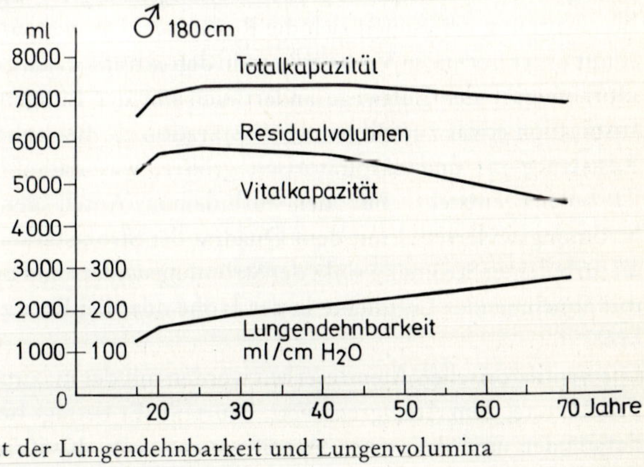

Abb. 1. Altersabhängigkeit der Lungendehnbarkeit und Lungenvolumina

Der Pleuradruck entspricht dem *intrathorakalen Druck* und zeigt geringe lokale Unterschiede. Er ist basal bei der Inspiration um 1–2 cm H_2O stärker negativ als über dem oberen Lungendrittel. Die respiratorischen Änderungen des intrathorakalen Druckes übertragen sich bei freiem Mediastinum auf den Oesaphagus und können hier mit einer Ballonsonde gemessen werden.

Als *dynamische Compliance* bezeichnet man das $dVol/dP_{el}$ bei Spontanatmung mit Atemvolumina von ca. 1000 ml beim Erwachsenen. Dabei dauert der Zustand der Stromstärke 0 an den Phasenwechselpunkten von In- und Exspiration jeweils nur Bruchteile von Sekunden. Die *statische Compliance* entspricht dem Quotienten bei einem länger dauernden Atemstillstand am Ende der Inspiration. Die statisch gemessene Compliance ist insbesondere bei einem Nebeneinander erheblich differierender Atemwegwiderstände größer als der dynamisch gemessene Wert.

Die Dehnbarkeit des Thoraxskeletes hat dieselbe Größenordnung wie die der Lungen. Ihre Messung ist aber sehr problematisch und hat keine klinische Bedeutung. Bei künstlischer Beatmung wegen Atemlähmung oder bei medikamentöser Erschlaffung der Atem- und Bauchmuskulatur wird die „Thorax"-Dehnbarkeit wesentlich größer.

III. Strömungswiderstände, Atemreserven

Der *Strömungswiderstand* (*Viscance*), der Quotient $P_{pl} - P_{el}$/Stromstärke, setzt sich aus dem *aerodynamischen Atemwegwiderstand* (*Resistance*) und dem *Lungengewebedeformationswiderstand* zusammen. Die Resistance beträgt bei Mundatmung 70–80% der Viscance. Der Atemwegwiderstand, die Resistance, entspricht dem Quotient Alveolardruck/Stromstärke und kann mittels Ganzkörperplethysmographie ohne besondere Belästigung der Patienten gemessen werden. Er ist eine Funktion der Gasviscosität, der Gasdichte und der Atemwegsgeometrie. Normalerweise sind 75% der Resistance im Larynx (Stimmritze) lokalisiert. Der Zahlenwert beträgt beim Erwachsenen größenordnungsmäßig 1,5–2,5 cm H_2O/Liter/sec. Bei Nasenatmung verdoppelt sich die Resistance. Der wesentliche Druckabfall erfolgt somit unter normalen Verhältnissen in den extrathorakal gelegenen Luftwegen. Der Durchmesser der Luftwege ändert sich mit der Lungenblähung, nimmt bei der Inspiration etwas zu und bei der Exspiration ab. Bei hohen Stromstärken wird die Resistance in- und exspiratorisch größer, was darauf hinweist, daß vermehrt Turbulenz entsteht. Für den turbulenten Anteil der Strömung wächst der Strömungswiderstand mit dem Quadrat der Stromstärke. Bei einem hohen Anteil an turbulenter Strömung sinkt der Strömungswiderstand bei gegebener Stromstärke mit abnehmender Luftdichte in der Höhe oder bei Ersatz des N_2 durch das leichte He.

Die ventilatorischen Atemreserven werden mit der maximal möglichen Ventilation pro Minute, dem *Atemgrenzwert*, beurteilt. Er beträgt bei normalen Atemwegwiderständen und bei einer Atemfrequenz von 40–50/min das 25–30fache der

Ist-Vitalkapazität. Während einer mehrere Minuten dauernden körperlichen Höchstleistung erreicht die Ventilation 65–75% des Atemgrenzwertes.
Bei Spontanatmung ist der Druck in den Luftwegen während der Inspiration negativ, während der Exspiration positiv. Ohne anatomische Stabilisierung würden die extrathorakalen Luftwege bei der Inspiration kollabieren, während die intrathorakal gelegenen Luftwege dank dem noch stärker negativen intrathorakalen Druck offen bleiben. Der insbesondere bei forcierter Exspiration positive intrathorakale und Alveolar-Druck kann aber zum Kollaps der intrathorakal gelegenen Luftwege führen, sofern der wesentliche Druckabfall nicht wie normalerweise extrathorakal (Larynx und Nase) erfolgt (s. Obstruktion).
Die Strömungswiderstände bei forcierter In- und Exspiration können in apparativ einfacher Weise mit der Messung der *relativen Sekundenkapazität* (TIFFENEAU-Test) beurteilt werden. Bei dieser Messung wird der Explorand aufgefordert, nach voller Ex- bzw. Inspiration so schnell wie möglich einzuatmen bzw. zu exspirieren. Während der 1. Sekunde werden normalerweise 80–90% der Vitalkapazität eingeatmet und 70–80% ausgeatmet. Diese relativen Werte sind unabhängig von der absoluten Größe der Vitalkapazität, sie werden erst im 6. Lebensjahrzehnt etwas kleiner. Die Stromstärke erreicht bei der forcierten Exspiration bereits zu Beginn das Maximum — *peak flow* — und nimmt dann laufend ab. Während der forcierten Inspiration wird über den größeren Teil der Vitalkapazität eine hohe Stromstärke aufrechterhalten, aber meist nicht derselbe peak flow wie bei der Exspiration erreicht.

IV. Atemmechanik und Kreislauf

Die von der Atemmuskulatur erzeugten rhythmischen Änderungen des intrathorakalen, intraalveolären und intraabdominalen Druckes beeinflussen den Kreislauf. Die respiratorischen Änderungen des intrathorakalen Druckes betragen bei Ruheatmung ca. 5 mm Hg und übertragen sich auf das Herz, die V. cava sup., die Aorta und auf die intrapulmonalen, präalveolär gelegenen Arterien und Venen. Die Alveolarcapillaren sind dem wechselnd negativen und positiven Alveolardruck ausgesetzt. Der intrathorakale Druck wird nur bei muskulär aktiver Exspiration positiv. Der sich auf die V. cava inf. und ihr Einzugsgebiet übertragende intraabdominale Druck variiert im positiven Bereich und nimmt während der Inspiration zu.
Der venöse Rückfluß in das rechte Herz wird während der Inspiration durch die im Thorax- und Abdominalraum *gegensinnig* verlaufenden respiratorischen Druckänderungen gefördert. Der während der Inspiration zunehmende venöse Rückfluß führt insbesondere beim Jugendlichen zu einem Anstieg der Pulsfrequenz (*respiratorische Arrhythmie*).
Husten und Pressen erhöhen den intrathorakalen, intraabdominalen sowie den Alveolardruck *gleichsinnig*, so daß der venöse Rückfluß erschwert wird. Der

Preßdruck überträgt sich auf das Herz und alle Gefäße, so daß peripherer arterieller Blutdruck und -amplitude erst zu Beginn der folgenden Inspiration für einige Herzaktionen stark abfallen.
Bei künstlicher Beatmung durch die oberen Luftwege ist der Druck in den Luftwegen und Alveolen, Thorakal- und Abdominalraum während In- und Exspiration immer positiv, was eine leichte Behinderung des venösen Rückflusses zum Herzen und einen Anstieg des Venendruckes bewirkt.
Nehmen die respiratorischen intrathorakalen Druckänderungen z. B. bei erhöhten Atemwegwiderständen oder bei verminderter Lungendehnbarkeit zu, so werden auch die respiratorischen Änderungen des Blutdruckes in den entsprechenden Gefäßabschnitten größer.

V. Gaswechsel

1. Alveoläre Ventilation, Totraumventilation

In Ruhe werden für die Aufnahme von 1 ml O_2 STPD (= 0° C, 760 mm Hg, trocken) 28 ml Luft BTPS (= Körpertemperatur, effektiver Luftdruck, H_2O gesättigt bei Körpertemperatur) ventiliert. Als *„alveoläre Ventilation"* bezeichnet man den Anteil der Gesamtventilation, der mit dem Blut zum Gasaustausch kommt. Die alveoläre Ventilation wird in der Regel als alveoläre Clearance über die ausgeschiedene CO_2-Menge und den art. P_{CO_2}, der dem mittleren alv. P_{CO_2} der durchbluteten und am Gasaustausch teilnehmenden Alveolen entspricht, berechnet. Die Differenz zwischen Gesamtventilation und alveolärer Ventilation ergibt die *„Totraumventilation"* und unter Berücksichtigung der Atemfrequenz den Totraum. Wird die alveoläre Ventilation über den art. P_{CO_2} berechnet, so erhält man den *„funktionellen Totraum"*, der größer als das Volumen der Luftwege ist und durch folgende variable Faktoren beeinflußt wird:

1. Anatomischer Totraum
2. P_{CO_2} Differenzen zwischen Membran und Alveolenzentrum in Richtung der Bronchioli respiratorii
3. Anatomische bedingte venöse Beimischung
4. Nebeneinander verschiedener Ventilations-Durchblutungs-Verhältnisse
5. Nebeneinander verschiedener Diffusions-Durchblutungs-Verhältnisse

Das Verhältnis zwischen funktionellem Totraum und Atemvolumen, der *„Totraumquotient"*, beträgt in Ruhe ca. 0,35, während größerer Arbeit 0,20. Trotzdem wird der funktionelle Totraum bei Arbeit absolut größer, weil bei gesteigertem Gaswechsel das Konzentrationsgefälle des CO_2 von der Austauschfläche in Richtung Bronchiolen zunimmt (Faktor 2). Unter pathologischen Bedingungen können alle, insbesondere die Faktoren 3, 4 und 5 zu einer beträchtlichen Vergrößerung des funktionellen Totraumes und zur Zunahme des Totraumquotienten führen.

2. Alveoläre Ventilation und Lungendurchblutung

Der orthostatische Effekt bewirkt, daß bei aufrechter Körperhaltung die oberen Lungenpartien wenig, die unteren Partien gut durchblutet werden, weil sich das Gewicht der Blutsäule zum hämodynamischen Druck, der in der A. pulmonalis unter Ruhebedingungen normalerweise systolisch unter 30 mm Hg liegt, subtrahiert bzw. addiert. Damit ergeben sich von oben nach unten kleiner werdende Ventilations-Durchblutungs-Verhältnisse. Während körperlicher Arbeit werden diese regionären Unterschiede mit dem Anstieg des Blutdruckes in der A. pulmonalis und Senkung des Lungengefäßwiderstandes kleiner.

In der Klinik werden alveoläre Ventilation und Lungendurchblutung meistens in Rückenlage im Liegen gemessen. Das Verhältnis zwischen alveolärer Ventilation und Lungendurchblutung ($\dot{V}_A/\dot{Q}$) beträgt liegend für die Lungen gesamthaft in Ruhe ca. 0,8, bei größerer Arbeit 3,5–4,5.

Der alv. P_{O_2} beeinflußt im Sinne einer Autoregulation, möglicherweise über eine lokale Freisetzung von Histamin, den Tonus der kleinen Lungenarterien. Die alveoläre Hypoxie führt zu einer Vasoconstriction. Die Durchblutung hypoventilierter Abschnitte wird dank diesem *„alveolo-vasculärem" Reflex* zugunsten besser ventilierter Regionen eingeschränkt. Adrenalin und Noradrenalin können in hohen Dosen eine pulmonale Vasodilatation bewirken, so daß die vom alv. P_{O_2} gesteuerte Autoregulation der Durchblutung entsprechend regionärer Ventilationsunterschiede aufgehoben wird.
Es bestehen einige Hinweise, daß bei Senkung des alv. P_{CO_2} der Tonus der Bronchiolen zunimmt. Die willkürliche Hyperventilation führt zu einer leichten Erhöhung der bronchialen Strömungswiderstände. Gelegentlich treten sogar Bronchialspasmen auf.
Bei einer Blockierung eines Astes der A. pulmonalis z.B. infolge einer Lungenembolie sinkt der alv. P_{CO_2} in den betroffenden Partien erheblich ab, und die Ventilation dieser Partien wird zugunsten der perfundierten und am Gasaustausch teilnehmenden Abschnitte etwas reduziert. Diese regionäre Abnahme der Ventilation weist auf eine Abnahme der Dehnbarkeit der betroffenen Partien oder auf eine Erhöhung der Strömungswiderstände in den zuführenden Luftwegen hin. Ob dieser „alveolo-bronchioläre" Reflex beim Menschen bei jeder Senkung des alv. P_{CO_2} wirksam wird, ist noch unklar.

3. Gasdiffusion

Der Gasaustausch in den Lungen erfolgt passiv und setzt entsprechende Druckdifferenzen voraus. Bei gegebener Gasdruck-Differenz zwischen Alveolen und Capillaren verhalten sich die pro Zeiteinheit diffundierenden Gasvolumina direkt proportional zu ihren Löslichkeiten in den zu traversierenden Medien. Die CO_2 ist im Blut und im Gewebe ca. 20mal besser löslich als der O_2. Die Diffusionsgeschwindigkeiten zweier Gase verhalten sich bei gleicher Löslichkeit umgekehrt proportional zu den Quadratwurzeln ihrer Molekulargewichte.

Löslichkeitsfaktoren im Blut bei 37° C

	ml/Liter/mm Hg	
	O_2	CO_2
Plasma	0,0282	0,6921
Vollblut (Hämatokrit 45%)	0,0310	0,6447

Die Gas-Druckdifferenz zwischen dem aus der A. pulmonalis in die Lungencapillaren gelangenden venösen Mischblut und den Alveolargasen ist deshalb für den O_2 wesentlich größer als für die CO_2 (s. Übersicht ← Normalwerte der Blutgase). Die Diffusionsstrecke setzt sich aus folgenden Medien zusammen:

1. Alveolo-capilläre Membran (Liproproteinfilm, Alveolarepithel, 2 Basalmembranen, Capillarendothel)
2. Blutplasma
3. Erythrocyt (Erythrocytenmembran, Stroma, Geschwindigkeit der chemischen Bindung des O_2 an das Hämoglobin

Die anatomische Dicke entspricht wegen den unterschiedlichen Gaslöslichkeiten in den verschiedenen Medien nicht der „funktionellen" Dicke. Anatomisch wäre der Weg im Blutplasma am längsten, funktionell haben aber die Membranen den höchsten Diffusionswiderstand. Der reziproke Wert des gesamten Diffusionswiderstandes entspricht der *Diffusionskapazität,* die von der Körperhaltung, vom Blähungszustand der Lungen und von der Körperaktivität beeinflußt wird. Die Diffusionskapazität für O_2 beträgt beim Erwachsenen in Ruhe größenordnungsmäßig 18–25, bei Arbeit 50–70 ml/ min/mm Hg. Normalerweise besteht in Ruhe ein *alveolo-arterieller P_{O_2}-Gradient* von ca. 6 mm Hg, der zur Hauptsache auf der anatomisch bedingten venösen Zumischung und dem Nebeneinander verschiedener Ventilations-Durchblutungs-Verhältnisse beruht. Während körperlicher Arbeit und bei Hypoxie, z.B. in der Höhe bereits in Ruhe, wird der diffusionsbedingte alveolo-endcapilläre P_{O_2}-Gradient größer. Doch nimmt der alveolo-arterielle P_{O_2}-Gradient nur wenig zu, weil die Luftdurchmischung wegen der Ventilationssteigerung gleichmäßiger und der Anteil der venösen Zumischung etwas kleiner wird.

VI. Gastransport im Blut

Der O_2 wird mengenmäßig im Blut zum kleinsten Teil physikalisch gelöst und zur Hauptsache an das Hämoglobin gebunden transportiert. (1 g Hb bindet maximal 1,34 ml O_2 STPD.) Die chemische Bindung erfolgt nicht linear. Die Lage der S-förmigen O_2-Dissoziationskurve wird durch Temperatur, pH und Gehalt der Erythrocyten an 2,3-Diphosphoglycerinsäure (2,3-DPG) und Adenosintriphosphorsäure (ATP) beeinflußt. Fieber, Acidose und ATP- sowie DPG-reiche Erythrocyten führen zu einer Rechtsverschiebung der Kurve, d.h. zu einer verminderten Affinität des Hämoglobins zum O_2, was in der Lunge eine etwas verminderte Aufsättigung des Hämoglobins mit O_2, im Gewebe aber eine erleichterte O_2-Abgabe und damit einen etwas höheren P_{O_2} zur Folge hat. Lokale Acidose und Temperaturerhöhung sind auch wichtig für die stark vermehrte O_2-Abgabe in der Muskulatur während körperlicher Arbeit.

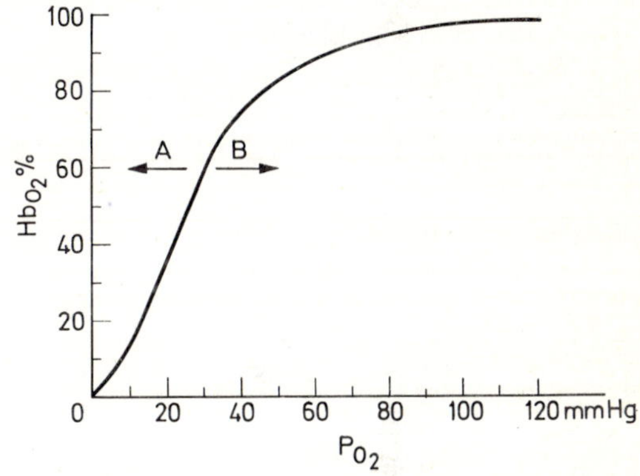

Abb. 2. O_2-Dissoziationskurve des Hämoglobins

A. Erhöhte Affinität
pH > 7,40
Temp. < 37° C
Abfall von 2,3-DPG und ATP

B. Verminderte Affinität
pH < 7,40
Temp. > 37° C
Anstieg von 2,3-DPG und ATP

Alkalose und Hypothermie erschweren die O_2-Abgabe an die Gewebe. Die Erfrierung ist durch die Gewebehypoxie bei hoher O_2-Sättigung des Hämoglobins im venösen Blut gekennzeichnet. Das fetale Hämoglobin hat eine höhere Affinität zum O_2 als das nach der Geburt gebildete Hämoglobin.

Bei einer CO-Vergiftung kommt es zu einer Linksverschiebung der O_2-Bindekurve. Die Gewebehypoxie ist in diesen Fällen die kombinierte Folge des Ausfalles an O_2-transportierendem Hämoglobin und des absinkenden P_{O_2} im Gewebe wegen der erschwerten Reduktion des noch vorhandenen O_2-Hämoglobins. Das Blut in gealterten Blutkonserven weist ebenfalls eine gegenüber frischem Blut erhöhte Affinität des Hämoglobins zum O_2 auf.

Das CO_2 diffundiert aus dem Gewebe in das Blut. Bei physiologischen Werten für den P_{CO_2} bleiben nur 5–6% des gesamten CO_2-Gehaltes des Blutes in den Erythrocyten und im Plasma physikalisch gelöst. 25–30% werden als Carbaminoverbindung an das Hämoglobin gebunden. 65–70% bilden mit H_2O unter Mitwirkung der Carboanhydrase H_2CO_3 und werden im Plasma als Bicarbonat gebunden. Dabei können die frei werdenden H^+ bei der O_2-Abgabe durch das Hämoglobin neutralisiert werden. Die Abgabe von 1 Molekül O_2 erlaubt die Bindung von 1 Molekül CO_2.
Die CO_2-Dissoziationskurve ist im Bereich der normalen P_{CO_2}-Werte praktisch linear. Voll oxygeniertes Blut bindet bei einem gegebenen P_{CO_2} weniger CO_2 als venöses Blut. Diese Zunahme der Pufferkapazität des Blutes bei Reduktion des Hämoglobins bewirkt, daß auch bei körperlicher Arbeit die Erhöhung der H^+-Konzentration im venösen Blut trotz erheblichem Anstieg des P_{CO_2} relativ gering ist (s. Übersicht Blutgase).
Störungen des Säure-Basen-Gleichgewichtes mit Veränderungen der Pufferkapazität des Blutes zeigen sich in einer gegenüber der Norm erniedrigten bzw. erhöhten CO_2-Dissoziationskurve (s. Kapitel Säure-Basen-Gleichgewicht).

Normalwerte der Blutgase

	Ruhe liegend		Schwere Arbeit sitzend*	
	A. brach.	A. pulm.	A. brach.	A. pulm.
Hb g-%	15,5		16,7	
O_2-Sättig. %	96,5 ± 1,5	76,7 ± 5,3	95,5	34,5
P_{O_2} mm Hg	90 ± 9	43 ± 5	92	21
pH	7,40 ± 0,02	7,35 ± 0,01	7,33	7,26**
P_{CO_2} mm Hg	38,0 ± 2,0	43,5 ± 3,1	35,0	54,0
CO_2 mmol/l (Plasma)	24,0 ± 1,7	24,6 ± 1,4	19,0	25,7
Stand. Bic. mval/l	23,0 ± 2,0	—	19,0	—

* „Schwere" Arbeit ist relativ zu verstehen. Der gut trainierte Sportler hat diese Blutgase bei einer absolut größeren Leistung als der schlecht trainierte Proband.

** Das venöse Mischblut in der A.pulmonalis ist weniger sauer als das venöse Blut der arbeitenden Muskulatur, wo dank der stärkeren Acidose bei gleichem P_{O_2} mehr O_2 vom Hämoglobin an das Gewebe abgegeben wird.

B. Pathophysiologie

Asphyxie = ursprünglich Pulslosigkeit, im heutigen medizinischen Sprachgebrauch *Erstickung* wegen Störung der äußeren Atmung mit im Verhältnis zum Stoffwechsel mengenmäßig ungenügender O_2-Aufnahme und CO_2-Abgabe (äußere Atmung des Fetus = Lungenatmung und Kreislauf der Mutter, Placenta und Nabelschnur).
Respiratorische Insuffizienz = jede Störung der äußeren Atmung mit einer mengenmäßig dem Stoffwechsel in Ruhe entsprechenden O_2-Aufnahme und CO_2-Abgabe, aber Einschränkung der pulmonalen Anpassung an körperliche Arbeit.
Latente Insuffizienz = Einschränkung der Ventilationsreserven oder der Diffusionskapazität mit in Ruhe noch normalen ateriellen Blutgasen.
Manifeste Insuffizienz = Bereits in Ruhe erniedrigter art. P_{O_2} bei normalem inspiratorischen P_{O_2} und Ausschluß einer extrapulmonalen venösen Zumischung.

Einteilung der arteriellen Hypoxämie und Hyperkapnie nach Schweregraden:

	Hypoxämie O_2-Sättig. < 95%,	P_{O_2} < 80 mm Hg	*Hyperkapnie* P_{CO_2} > 45 mm Hg
leicht	94–90	79–65	46–49
mittelschwer	89–80	64–50	50–59
schwer	79–70	49–40	60–70
sehr schwer	< 70	< 40	> 70

Cyanose, Dyspnoe, s. Übersichten S. 32 u. 34

I. Abnorme atmosphärische Bedingungen

1. Hypoxie

Die O_2-Konzentration der Luft bleibt mit 20,93% bis in sehr große Höhen konstant. Mit zunehmender Höhe sinken Luftdruck und insp. P_{O_2} ab. Durch Hyperventilation kann der alv. P_{O_2} etwas höher gehalten werden als es dem insp. P_{O_2} bei normaler Ventilation entsprechen würde. Während schwerer körperlicher Arbeit ist es aber nicht möglich durch Hyperventilation den alv. P_{CO_2} auf tiefere Werte als 20–25 mm Hg zu senken. Die Möglichkeiten, die höhenbedingte Hypoxie durch Hyperventilation zu kompensieren, sind sehr beschränkt. In 3500 m ergibt sich bereits eine mittelschwere und in 5500 m eine schwere arterielle Hypoxämie. In 7500 m Höhe wird die Mehrzahl nicht adaptierter Exploranden innerhalb

Luftatmung						100% O_2
	50 m	0–700 m	3500 m	5500 m	7500 m	15000 m
m	unter Wasser	ü.M.	ü.M.	ü.M.	ü.M.	ü.M.
mm Hg	4560	735	496	380	280	90
P_{IO_2} mm Hg	945	144	94	69	48	53
P_{AO_2} mm Hg	898	97	53	41	26	29
P_{aO_2} mm Hg	850	93	49	37	23	26
P_{aCO_2} mm Hg	40	40	35	25	25	25
O_2-Sättig. Hb%	100	96	84	76	50	50

Minuten bewußtlos. Diese Grenze wird bei Atmung von 100% O_2 bei 15000 m erreicht.

Die Hypoxämie-Symptomatologie tritt während körperlicher Arbeit bereits in geringeren Höhen als in Ruhe auf. In mittleren Höhen, z.B. 1600 bis 2000 m, kann man in Ruhe noch eine normale art. O_2-Sättigung von 95 bis 96%, bei Arbeit aber bereits eine leichte Hypoxämie feststellen. Die Hypoxämie vermindert bei gegebener Hämoglobinkonzentration die O_2-Transportkapazität des Kreislaufes und damit die maximale O_2-Aufnahme. Für kurzfristige körperliche Leistungen ergibt sich damit in mittleren Höhen keine Einbuße, wohl aber für länger dauernde Leistungen, die im relativen steady state durchgeführt werden.

Die Zunahme der Hämoglobin-Konzentration ermöglicht hinsichtlich O_2-Transportkapazität nur eine teilweise Kompensation. Mit der gesteigerten Erytrhopoese und der Anreicherung von ATP und 2,3-DPG ergibt sich eine Rechtsverschiebung der O_2-Dissoziationskurve, was einerseits eine leichte Zunahme des red. Hb im art. Blut bedingt, andererseits aber für eine gegebene O_2-Ausschöpfung einen etwas höheren P_{O_2} im Gewebe gewährleistet. Neuere Untersuchungen haben gezeigt, daß das Plasmavolumen in der Höhe kleiner sein kann, als es der Hämatokritzunahme wegen gesteigerter Erythropoese entsprechen würde. In diesen Fällen ist das zirkulierende Blutvolumen im Vergleich zum Tiefland vermindert und das Herzschlagvolumen eher klein.

Die alveoläre Hypoxie in größeren Höhen führt über den alveolo-vasculären Reflex zu einer pulmonalen Hypertonie und im chronischen Falle zu einer Hypertrophie der rechten Herzkammer. Die Bewohner der Anden haben ein Cor pulmonale. Besteht eine pulmonale-Hypertonie bereits im Tiefland, so muß bei Abnahme des insp. O_2-Druckes mit einem zusätzlichen Druckanstieg in der A. pulmonalis gerechnet werden.

Die akute Hypoxämie bewirkt eine Steigerung der Hirn- und Coronardurchblutung. Die akute art. Hypokapnie hat den gegenteiligen Effekt hinsichtlich Durchblutung, führt aber zu einer Flüssigkeitsverschiebung in den extravasalen Raum. Beim schnellen Aufstieg in größere Höhen tritt gelegentlich ein Hirnödem

mit erheblichen Anstieg des intrakraniellen Druckes und Retinablutungen auf. Möglicherweise handelt es sich um eine direkte Folge der wegen Hypoxämie und Hypokapnie erhöhten Capillarpermeabilität.
Das gelegentliche Auftreten eines Lungenödems in Höhen über 4000 m ist ebenfalls noch nicht befriedigend geklärt. Ausnahmsweise dürfte es sich, insbesondere bei Touristen, um eine akute Insuffizienz des linken Herzens handeln. Für gewohnte Berggänger und Soldaten ist aber ein hämodynamisch bedingtes Lungenödem unwahrscheinlich, so daß für diese Fälle ebenfalls eine Parenchymschädigung mit erhöhter Capillarpermeabilität angenommen werden muß. Die allgemeine Symptomatologie der *Bergkrankheit* mit Kopfweh, Übelkeit, Reizhusten, intrathorakale Schmerzen bei tiefer Inspiration sowie die Latenzzeit zwischen Exposition und Auftreten des Ödems unterscheidet sich paradoxer Weise kaum von den Verhältnissen bei Hyperoxie, die zu einer direkten Schädigung des Lungenparenchyms führen kann.

Übersicht: *Hypoxie-Symptome*

1. Arterielle Hypoxämie → sekundäre Polyglobulie
2. Anstieg des Lungengefäßwiderstandes
3. Hyperventilation → Senkung des Standardbicarbonates
4. Abnahme des Plasmavolumens → Hämokonzentration
5. Inadäquate Tachykardie bei Arbeit
6. Inadäquat hohe Lactat-Konzentration bei Arbeit

Fakultativ: Meist nur in Höhen über 4000 m ü. M. Lungenödem, Hirnödem mit Retinablutungen.

2. Hyperoxie

Ein gegenüber der Norm erhöhter insp. P_{O_2} kann zu Schäden der Luftwege, des Lungenparenchyms und des Nervensystems führen. Wesentlich sind nicht nur der Absolutwert des P_{O_2}, sondern auch die Expositionszeit und die körperliche Aktivität. Werden mehr als 6 ATA* O_2 geatmet, so kommt es bei der Mehrzahl der Probanden schlagartig zu Bewußtlosigkeit mit tonisch-klonischen Krämpfen. 2,5 ATA O_2 werden unter Ruhebedingungen für einige Stunden gut ertragen. Während körperlicher Arbeit nimmt die Empfindlichkeit des Gehirnes auf Hyperoxie zu. Schon mit 2,0 bis 2,5 ATA O_2 kann es innerhalb Minuten zu Verwirrungszuständen kommen, was im Wasser wegen der Ertrinkungsgefahr besonders gefährlich ist. Bei Expositionszeiten von 6 Std und länger häufen sich schon in Ruhe mit 1,0 bis 2,0 ATA O_2 die Symptome der O_2-Intoxikation wie Paraesthesien in den Fingerspit-

* 1 ATA = 736 mm Hg = 1 kp/cm^2 ≈ 10 m Süßwasser

zen, zuckende Lippen, Übelkeit und Kopfschmerzen. Dazu kommen häufig Reizsymptome der Schleimhäute der oberen Luftwege mit Hustenreiz und retrosternalen Schmerzen bei tiefer Inspiration. In schweren Fällen können sich eine interstitielle Pneumonie und ein Lungenödem mit blutigem Transsudat wegen einer diffusen Capillarschädigung entwickeln. Bei Atmung von 100% O_2 unter Normaldruck läßt sich schon nach 24 Std eine Abnahme der CO-Diffusionskapazität als Folge erhöhter Membranwiderstände nachweisen. Obwohl die Lungenveränderungen und auch die Symptome der O_2-Intoxikation im Bereich des Nervensystems bei Normalisierung des O_2-Druckes relativ schnell reversibel sind, sollte der O_2-Druck bei mehrtägiger Einwirkung unter 0,8 ATA und bei wochenlanger Exposition unter 0,3 ATA gehalten werden. Die Luftwege und das Lungenparenchym der Neugeborenen und Kleinkinder sind besonders hyperoxieempfindlich.

3. Überdruck

Bei Überdruckexpositionen sind neben der Hyperoxie vier weitere Gesichtspunkte zu berücksichtigen:

1. Druckausgleich mit den gasgefüllten Organen: Lunge, Mittelohr und Nasennebenhöhlen, Magen-Darm
2. Erschwerung der Atmung infolge erhöhter Gasdichte
3. Narkosewirkung komprimierter Gase
4. Störungsfreie Abgabe der in Blut und Gewebe gelösten Gase während der Dekompression

Unter *Barotrauma* versteht man mechanische Schädigungen des Mittelohres oder der Lunge infolge eines ungenügenden Druckausgleiches bei Änderungen des Umgebungsdruckes. Barotraumen des Mittelohres mit Trommelfellriß sind bei Anstieg und Abfall des Umgebungsdruckes möglich. Das Barotrauma der Lunge mit Lungenriß erfolgt nur während der Dekompression, falls ein Überdruck in der ganzen Lunge, z.B. bei einem Verschluß der oberen Luftwege (Glottiskrampf), oder in einem Teil der Lunge, z.B. bei einer regionären Obstruktion der Luftwege, entsteht. Der Riß der Lungenoberfläche, auch das Platzen einer Emphysemblase führt zum *Pneumothorax*, der bei weiterer Dekompression an Volumen zunimmt und sich schließlich zum gefährlichen *Spannungspneumothorax* mit Verdrängung des Mediastinums entwickeln kann. Bei einem Lungenriß in zentralen Abschnitten entsteht ein Mediastinalemphysem, und das Gas wandert in die Subcutis des Halses, evtl. sogar des Gesichtes. Beim zentralen Lungenriß kommt es durch Einschwemmen von Gas in die Blutbahn oft zur *Gasembolie* in das Zentralnervensystem und in das Myokard. Barotraumen des Mittelohres und der Lungen können auch beim Auftauchen aus geringen Tiefen von einigen Metern auftreten. Für die Lunge gilt das nur bei Benützung eines Atemgerätes, also nicht für Ab- und Auftauchen in Apnoe.

Die Gasdichte und damit auch das Molekulargewicht der Atemgase beeinflussen den Atemwegwiderstand, sofern eine turbulente Strömung besteht. Der Anteil der turbulenten Strömung wächst mit der Stromstärke. Eine Verdreifachung des Atemwegwiderstandes ergibt sich mit O_2/N_2 bei einem Überdruck von ca. 5 Atm. und mit O_2/He bei einem Überdruck von ca. 30 Atm.

N_2 ist für das Zentralnervensystem nicht inert. Bereits bei einem N_2-Druck von 5–6 ATA kann es zu einer euphorischen Verstimmung kommen, die bei höheren Druckwerten bei der Mehrzahl der Exploranden auftritt. Bei N_2-Druckwerten von über 25 ATA kommt es schlagartig zu Bewußtlosigkeit, He hingegen hat beim Menschen in dem bisher untersuchten Bereich bis 50 ATA keinen Effekt auf die Hirnfunktionen. Für das Tauchen in größeren Tiefen als 60–70 m wird deshalb der N_2 durch He ersetzt.

Alle geatmeten Gase werden im Blut und im Gewebe gelöst. Für einen gegebenen Teildruck sind die gelösten, am Stoffwechsel nicht teilnehmenden Gasmengen direkt proportional zu ihren Löslichkeitsfaktoren. In Fett werden 5mal soviel N_2 und ca. 1,7mal soviel He als im Blut gelöst. Bei gleichem Teildruck enthält das Blut volumenmäßig ca. 1,4mal und das Fettgewebe ca. 4,4mal mehr N_2 als He. Der Druckausgleich für die verschiedenen Gase zwischen Blut und Geweben ist bei gegebener Löslichkeit von der Durchblutung und bei gegebener Durchblutung von der Diffusionsgeschwindigkeit des Gases abhängig. Das leichte He diffundiert ca. 2,6mal schneller als der N_2. Der volle Druckausgleich in allen Geweben, d.h. die volle Sättigung des menschlichen Organismus erfolgt mit He nach ca. 24 Std, mit N_2 erst nach ca. 64 Std.

Die Aufsättigungszeiten der verschiedenen Gewebe und empirisch festgelegte Übersättigungsfaktoren sind maßgebend für die Dekompression. Für N_2 rechnet man mit Halbwertzeiten von 5 min für sehr gut durchblutete Organe bis 635 min für Gewebe wie Knochen und Gelenkskapseln, die sich sehr langsam aufsättigen. Bei der genügenden Dekompression werden die unter Überdruck zusätzlich gelösten Gase aus den Geweben über das Blut wieder in Gasform durch die Lungen mit der Atmung abgegeben, ohne daß in den Geweben oder im Blut Gasblasen entstehen. Das Gewebe wird durch Gasblasen, die bei weiterer Dekompression noch an Volumen zunehmen, deformiert und evtl. definitiv geschädigt. In die Blutbahn eingeschwemmte kleine Gasblasen obstruieren die Lungencapillaren, gelangen z.T. in die Lungenvenen und können zur Gasembolie im Körperkreislauf führen. Die therapeutische Rekompression reduziert das Volumen der Gasblasen in Blut und Gewebe und damit das Ausmaß der anatomischen Schädigung. Als Taucher- oder Caissonkrankheit bezeichnet man deformierende Gelenkveränderungen infolge ungenügender Dekompression. Bei akuten Unfällen muß unverzüglich eine therapeutische Rekompression eingeleitet werden.

Gelangen z.B. bei Injektion größere Gasvolumina in die Venen, so kann sich im rechten Herzen eine den Blutfluß blockierende Gasblase bilden.

4. CO_2-Anreicherung der Inspirationsluft

1–1,5% CO_2, Werte wie sie in sehr schlecht ventilierten Räumen und auch in Unterseeboten vorkommen, werden gut ertragen und subjektiv kaum bemerkt. 2,0–3,0% CO_2 führen zu einer deutlichen Ventilationssteigerung. Werden einem Gasgemisch mit 10% O_2, das eine Hypoxie entsprechend einer Höhe von 5500 m bewirkt, 2–3% CO_2 zugegeben, so hat die CO_2-induzierte Hyperventilation einen Anstieg des alv. P_{O_2} von ca. 40 auf 50 mm Hg zur Folge, während der art. P_{CO_2} im Normbereich bleibt. Der Explorand muß mit diesem CO_2-Zusatz zwar mehr ventilieren, wird deshalb weniger hypoxämisch, entwickelt aber keine Hypokapnie. Bei länger dauernden Expositionen mit CO_2 in der Inspirationsluft ergibt sich eine Adaptation, indem sich die Atmung auf einen gegenüber der Norm leicht erhöhten art. P_{CO_2} einstellt, was auch zu einer Erhöhung des Standardbicarbonats führt. 4,0–6,0% CO_2 werden nicht für längere Zeit toleriert und führen zu einer beträchtlichen Steigerung der Hirndurchblutung und Erhöhung des intrakraniellen Druckes. Bei 9,0% CO_2 und mehr wird die Mehrzahl der Exploranden bewußtlos.

5. Beschleunigung

Beim Start einer Weltraumrakete und beim Wiedereintritt in die Atmosphäre werden die Astronauten einer positiven bzw. negativen Beschleunigung von ca. 10 g ausgesetzt. In Rückenlage werden diese Kräfte in ventro-dorsaler Richtung hinsichtlich Herz und Kreislauf toleriert. In den Lungen ergibt sich aber eine Blutverschiebung in die dorsalen Abschnitte, die z.T. atelektatisch werden. Die Beschleunigungskräfte führen auf diese Weise zu einer nach Erreichen einer konstanten Geschwindigkeit reversiblen Störung des Ventilations-Perfusions-Verhältnisses mit Absinken des art. P_{O_2}.

II. Pathophysiologische Syndrome

1. Pathologische Atemtypen

Atemvolumen und -frequenz wechseln im Wachzustand bei gleichbleibender O_2-Aufnahme wenig (Abb. 3).

Während des Schlafes und bei pharmakologischer Sedierung wird die Atmung oft leicht reduziert und unregelmäßig, indem Amplitude und Frequenz periodisch wechseln. Damit ergibt sich ein Anstieg des art. P_{CO_2} um 2–3 mm Hg und wegen der verschlechterten Gasdurchmischung eine *ventilatorische Verteilungsstörung* mit deutlicher Abnahme des art. P_{O_2}. Bei normaler Ansprechbarkeit der Atemzentren und bei normalen Luftwegen und Lungen hat die Verschlechterung der Arterialisa-

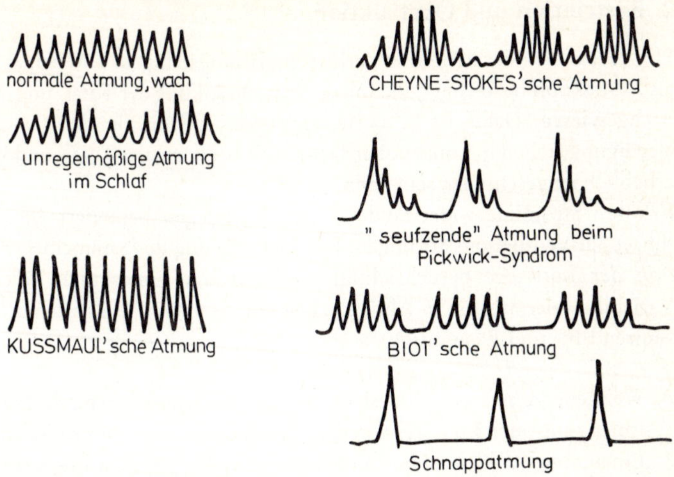

Abb. 3. Links: Atemzentren und Regelkreis normal. Rechts: Schädigung der Atemzentren, Verminderung der cerebralen Durchblutung

tion des Blutes quantitativ keine praktische Bedeutung. Besteht hingegen bereits im Wachzustand eine Verteilungsstörung, z.B. bei Patienten mit einem Emphysem und mit einer Obstruktion der kleinen Luftwege, so ist bei Sedierung und während des Schlafes mit einer beträchtlichen Zunahme der art. Hypoxämie zu rechnen.

Die regelmäßige und vertiefte Atmung vom Typ KUSSMAUL weist auf eine kompensatorische Hyperventilation bei metabolischer Acidose hin und ist ein typisches Symptom beim ketoacidotischen Coma diabeticum.

Bei der CHEYNE-STOKESschen Atmung wechselt vor allem die Amplitude regelmäßig, und es können zudem kurze Atempausen auftreten. Dieser Atemtyp entspricht einer Hyperventilation und wird bei gefäßbedingter ungenügender Hindurchblutung sowie bei Herzinsuffizienz mit erheblich verminderter Förderleistung beobachtet.

Die „*Seufzeratmung*" mit initial tiefen, sich dann abflachenden Atemzügen und mehrere Sekunden dauernden Atempausen beobachtet man bei Patienten mit extremer Adipositas im Liegen, beim sog. PICKWICK-Syndrom. Bei dieser Atmung wird CO_2 retiniert. Der Atemrhythmus normalisiert sich bei diesen Patienten im Stehen sowie während körperlicher Arbeit und nach Gewichtsreduktion.

Die BIOTsche Atmung mit regelmäßiger Amplitude, aber verschieden langen Atempausen kann bei Meningitis auftreten.

Die „*Schnappatmung*" mit einzelnen tiefen Atemzügen und langen Atempausen ist ein Agoniesymptom.

2. Restriktion und Obstruktion

Der reversible oder definitive Verlust an blähungsfähigem Lungenparenchym wird als *Restriktion* bezeichnet und mit der Einschränkung der Total- und Vitalkapazität nachgewiesen. Dabei ist zu berücksichtigen, daß die für den Gasaustausch zur Verfügung stehende Lungenoberfläche auch bei normaler Total- und Vitalkapazität erheblich eingeschränkt sein kann.

Erhöhte Strömungswiderstände in den Luftwegen behindern die Atmung und führen zu Ventilationsstörungen. Die Unterteilung des Sammelbegriffes *Obstruktion der Luftwege* berücksichtigt die Anatomie hinsichtlich Lokalisation und Variabilität der Stenose in Abhängigkeit von den atemmechanischen Verhältnissen während In- und Exspiration:

A. Weitgehend *fixierte* und deshalb *In- und Exspiration* behindernde Stenosen
1. Einengung oder Kompression der oberen extra- oder intrathorakalen Luftwege
2. Einengung der kleinen im Lungenparenchym gelegenen Luftwege

B. *Nicht fixierte* und deshalb von der *Atemphase abhängige,* insbesondere bei forcierter In- bzw. Exspiration auftretende Obstruktion
1. Ausschließlich oder vorwiegend inspiratorisch wirksame Obstruktion, z.B. bei Stimmbandlähmung und bei Tracheomalacie der extrathorakalen Trachea
2. Ausschließlich oder vorwiegend exspiratorisch wirksame Obstruktion der intrathorakal gelegenen Luftwege, z.B. Trachealkollaps bei Tracheomalacie, Bronchial- und Bronchiolarkollaps wegen verminderte Retraktionskraft des Lungenparenchyms bei Emphysem

Bei Asthma bronchiale, asthmoider Bronchiolitis/Bronchitis und chronisch infektiöser Bronchitis sind vor allem die *kleinen Luftwege* – Subsegmentbronchien bis terminale Bronchiolen – durch Schleim, Spasmen, Schwellung der Schleimhaut in- und exspiratorisch eingeengt. Während der Exspiration entsteht eine zusätzliche Obstruktion, weil die peripher gelegenen, nicht durch Knorpel gestützten Luftwege, in denen der Druck wegen der Beschleunigung des Luftstromes in Richtung Zentrum stark abfällt, durch den positiven Alveolardruck bis zum Kollaps komprimiert werden (*check valve*-Mechanismus).

Im Bereiche von blendenförmigen Stenosen entstehen hörbare Wirbelströmungen. Bei der Stimmbandlähmung hört man aus Distanz ein inspiratorisches Pfeifen (Stridor). Beim Asthma bronchiale und bei der asthmoiden Bronchitis sind über den Lungen während In- und Exspiration pfeifende Rasselgeräusche (Giemen) zu hören. Der reine Bronchial- und Trachealkollaps ist nicht hörbar, weil beim Abbruch der Strömung keine auffälligen Geräusche entstehen.

Jede akute oder chronische Behinderung der Exspiration führt zu einer Lungenüberblähung. Funktionelle Residualkapazität und Residualvolumen nehmen zu, und in schweren Fällen wird die Exspiration muskulär aktiv, was wieder den check valve Mechanismus verstärkt. Im chronischen Fall entwickelt sich ein Emphysem,

indem Überblähung und pathologisch großes Residualvolumen infolge morphologischer Veränderungen des Lungenparenchyms irreversibel werden.
Das Nebeneinander unterschiedlicher Strömungswiderstände führt zu einer *Verteilungsstörung* mit einem Nebeneinander von hyper- und hypoventilierten Abschnitten und zu einer Abnahme der dynamischen Compliance insbesondere bei hohen Atemfrequenzen.
Die isolierte Obstruktion eines größeren Bronchus hat regionär hinsichtlich Blähung und Belüftung dieselben Konsequenzen. Wird ein Bronchus z.B. durch einen Tumor vollständig verschlossen, so entwickelt sich durch Resorption der Alveolargase eine *Atelektase.* Die Atelektasenbildung ist beschleunigt, falls die Alveolargase zur Hauptsache aus O_2 und CO_2, die viel schneller als N_2 resorbiert werden, bestehen.
Die Ganzkörperplethysmographie ermöglicht eine zuverlässige Messung der in- und exspiratorischen Atemwegwiderstände (Resistance) bei ruhiger und forcierter Spontanatmung. Der TIFFENEAU-Test ist apparativ einfacher durchführbar, gibt aber nur über die Verhältnisse bei maximal forcierter In- bzw. Exspiration

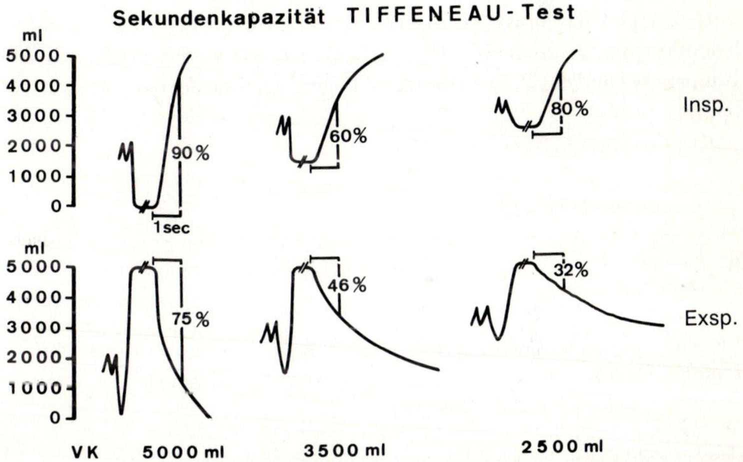

Abb. 1. Sekundenkapazität TIFFENEAU-Test

Normal
Unbehinderte forcierte In- und Exspiration

Asthma bronchiale
In- und exspiratorische Sekundenkapazität absolut und relativ eingeschränkt

Panlobuläres Emphysem
Vitalkapazität stark eingeschränkt.
Forcierte Inspiration wenig behindert. Forcierte Exspiration stark behindert wegen Bronchiolarkollaps. Stufenbildung bei Abfall der Stromstärke gegen 0

Auskunft. Eine sowohl in- als auch exspiratorisch eingeschränkte relative Sekundenkapazität beweist eine von der Atemphase wenig abhängige Obstruktion. Verbessern sich die Meßwerte nach Gabe eines β-Receptoren-Stimulators deutlich, so kann eine Obstruktion der kleinen Luftwegen als Folge von Spasmen und/oder Schleimhauthyperämie diagnostiziert werden.

Bei Stimmbandlähmung oder Malacie der extrathorakalen Trachea ist die Sekundenkapazität inspiratorisch eingeschränkt, exspiratorisch normal. Das umgekehrte Verhalten ist typisch für den Kollaps der intrathorakalen Luftwege bei forcierter Exspiration. Der kurzfristige, evtl. mehrmalige Abfall der Stromstärke gegen 0 zeigt sich in einer Stufenbildung der Exspirationskurve (Abb. 4). Die Unterscheidung zwischen Tracheal- und Bronchial- bzw. Bronchiolarkollaps erfordert zusätzliche Befunde.

Weil sich auch pathologisch vergrößerte respiratorische intrathorakale Druckänderungen auf die Aorta thoracalis übertragen, kann bei schwerer Obstruktion der arterielle Blutdruck während der Inspiration um mehr als 10 mm Hg absinken, was als *Pulsus paradoxus* bezeichnet wird. Dabei handelt es sich nicht um ein paradoxes Verhalten sondern um eine pathologische Vergrößerung der auch normalerweise vorhandenen respiratorischen Blutdruckänderungen. Der bei schwerer Obstruktion während der muskulär aktiven Exspiration positive intrathorakale Druck behindert den venösen Rückfluß zum Herzen, was zum markanten Abfall des Blutdruckes und der Pulsamplitude zu Beginn der folgenden Inspiration wesentlich beiträgt.

Übersicht: *Restriktion und Obstruktion*

Restriktion	*Obstruktion, in- und exspiratorisch*
Hauptmerkmale	
Verminderung des blähungsfähigen Lungenparenchyms, Einschränkung der ventilierten und durchbluteten Lungenoberfläche	Erhöhung der in- und exspiratorischen Atemwegwiderstände
Pathophysiologische Folgen	
Atmung eher flach und frequent	Atmung eher vertieft und verlangsamt mit verlängertem Exspirium
Einschränkung der Atemreserven und der Diffusionskapazität, Erhöhung des Lungengefäßwiderstandes	Einschränkung der Atemreserven, Vergrößerung der funktionellen Residualkapazität, ungleichmäßige Luftverteilung mit regionärer und schließlich allgemeiner alveolärer Hypoventilation. Erhöhung des Lungengefäßwiderstandes durch Vasoconstriction in den hypoventilierten Abschnitten

3. Hyperventilation

Die Hyperventilation ist durch eine im Verhältnis zum Gaswechsel gesteigerte Ventilation gekennzeichnet. Die Hyperventilation kann Ausdruck einer vergrößerten alveolären Ventilation oder einer Zunahme der Totraumventilation sein, in beiden Fällen ist die spezifische Ventilation (Atemäquivalent) erhöht. Die Totraumhyperventilation ist Begleitsymptom vieler pulmonal und kardial bedingter Atemstörungen. Die alveoläre Hyperventilation führt zu einer Senkung des art. P_{CO_2}, und kann mit den sich daraus ergebenden Folgen als pathophysiologisches Syndrom bezeichnet werden. Die wichtigsten Ursachen einer alveolären Hyperventilation sind:

Alveoläre Hyperventilation

I. Hyperventilation bei primär normalen O_2- und pH-Werten im Blut

A. Direkte Stimulierung der Atemzentren durch lokale Prozesse oder über das Blut z.B. pharmakologisch, Gravidität, Coma hepaticum

B. Psychisch bedingte Hyperventilation z.B. *Hyperventilationssyndrom*

II. Kompensatorische Hyperventilation

A. Gewebe-Hypoxie

1. Arterielle Hypoxämie (atmosphärisch, pulmonal, kardial)
2. Erniedrigter venöser P_{O_2} (kleines Herzzeitvolumen, Anämie)

B. Metabolische Acidose

III. Kombinationen von I und II

z.B. Asthma bronchiale, Myokardinfarkt

Die alveoläre Hyperventilation bei primär normalen Blutgasen führt zu sekundären Veränderungen, die symptomatologisch insbesondere beim psychisch bedingten *Hyperventilationssyndrom* im Vordergrund stehen.

Schon nach einigen Minuten nachweisbare Folgen der alveolären Hyperventilation:

1. Respiratorische Alkalose mit Abnahme der anorganischen Phosphate und des Kaliums im Serum und Senkung des Standardbicarbonates
2. Neuromuskuläre Übererregbarkeit (CHVOSTEK-Phänomen, Pfötchenstellung der Finger) bis zum tetanischen Anfall
3. Paraesthesien, vor allem in den Fingern
4. Änderungen der regionären Durchblutung, insbesondere Abnahme der Hirn- und Hautdurchblutung (Akrocyanose), evtl. der Leberdurchblutung (Anstieg der Lactatkonzentration)
5. Hämokonzentration durch eine reversible Abnahme des Plasmavolumens
6. Pulsfrequenzanstieg

Gelegentlich nehmen während der alveolären Hyperventilation die bronchialen Strömungswiderstände deutlich zu.
Beim *Hyperventilationssyndrom* stehen klinisch die Folgen der alveolären Hyperventilation im Vordergrund, nicht selten weinen und zittern diese Patienten. Bei einer stunden- und tagelangen kompensatorischen Hyperventilation beherrscht meist die Grundkrankheit das klinische Bild, was insbesondere für den Myokardinfarkt, das Coma diabeticum und die urämische Acidose gilt.

4. Verteilungsstörung

Man spricht von einer Verteilungsstörung, falls infolge unterschiedlicher regionärer Ventilations-Perfusions-Verhältnisse eine arterielle Hypoxämie entsteht. Neben normal oder hyperventilierten und durchbluteten Abschnitten bestehen:

1. Hypoventilierte und durchblutete Partien = *ventilatorische Verteilungsstörung*
2. Nicht ventilierte, aber durchblutete Partien = *intrapulmonale venöse Zumischung*
3. Ventilierte, aber nicht durchblutete Partien = *Totraumventilation*

Die einseitige Zwerchfell-Lähmung verursacht eine ventilatorische Verteilungsstörung bei primär normalen Lungen und Luftwegen. Die häufigsten Ursachen pathologischer Ventilations-Perfusions-Verhältnisse sind das Nebeneinander ungleichmäßig erhöhter Strömungswiderstände in den Luftwegen sowie regionär erheblich verminderte Dehnbarkeiten des Lungenparenchyms infolge Fibrosierung des Interstitiums oder Pleuraverschwartung (Abb. 5).
Das Nebeneinander von hypo- und hyperventilierten Abschnitten führt zum Abfall des art. P_{O_2}, während der art. P_{CO_2} wenig beeinflußt wird. Entsprechend dem unterschiedlichen Verlauf der O_2- und CO_2-Dissoziationskurven wird in den hypoventilierten Bezirken erheblich mehr O_2 aufgenommen als CO_2 abgegeben, so

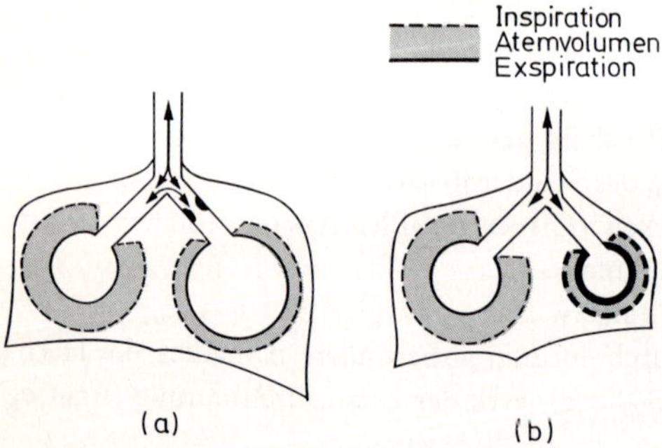

Abb. 5 a u. b. Ventilatorische Verteilungsstörung. (a) Nebeneinander verschiedener bronchialer Strömungswiderstände: (b) Nebeneinander verschiedener Lungendehnbarkeiten.

daß mit der Abnahme des respiratorischen Quotienten der alv. P_{O_2} in diesen Abschnitten zusätzlich absinkt. Die Hyperventilation anderer Partien kompensiert im Effekt auf das periphere arterielle Blut die Hyperkapnie, nicht aber die Hypoxämie der hypoventilierten Bezirke.
Dank dem alveolo-vasculären Reflex wird aber die Durchblutung der hypoventilierten Bezirke eingeschränkt, womit der Beimischungseffekt dieser Abschnitte reduziert wird, was auch für den Extremfall einer praktisch nicht mehr ventilierten, aber noch gashaltigen Lungenseite, z.B. infolge eines durch einen Tumor im Hauptbronchus bedingten Ventilmechanismus gilt.

Die ventilatorische Verteilungsstörung ist durch folgende Befunde charakterisiert:

1. Arterielle Hypoxämie bei normalem oder erniedrigtem P_{CO_2}, sofern die Mehrzahl der durchbluteten Alveolen normal oder hyperventiliert werden
2. Änderungen der regionären Durchblutung durch Vasoconstriction in den hypoventilierten Partien
3. Vergrößerung des funktionellen Totraumes wegen Pendelgas zwischen hyper- und hypoventilierten Abschnitten (Abb. 5a)
4. Abnahme der dynamischen Compliance mit zunehmender Atemfrequenz, weil die Blähung bei hohen Stromstärken immer ungleichmäßiger wird

Die Hypoxämie wird bei der reinen ventilatorischen Verteilungsstörung während Atmung eines O_2-reichen Gasgemisches vollständig behoben. Während des Schlafes nimmt die Hypoxämie zu, weil die Luftdurchmischung mit der natürlichen Sedierung und Abflachung der Atmung noch ungleichmäßiger wird.
Während körperlicher Arbeit nimmt die Hypoxämie in der Regel ab. Der Anstieg des art. P_{O_2} während der Arbeit ist bei einer ventilatorischen Verteilungsstörung das Resultat verschiedener Faktoren, wie bessere Luftverteilung infolge Bronchospasmolyse, Erhöhung des alv. P_{O_2} wegen Zunahme des respiratorischen Quotienten, Zunahme des Durchblutungsanteiles der gut ventilierten Abschnitte.
Die Verteilungsstörung kann sich mit allen anderen Formen der respiratorischen Insuffizienz kombinieren.

5. Alveoläre Hypoventilation (Globalinsuffizienz)

Die Hypoventilation der Mehrzahl der durchbluteten Alveolen führt zu einer Erhöhung des alv. P_{CO_2}, zu einer Senkung des alv. P_{O_2} und damit zu einer arteriellen Hypoxämie und Hyperkapnie. Die alveoläre Hypoventilation ist im Falle normaler Lungen und Luftwege entweder die Folge einer direkten Schädigung der Atemzentren oder einer Schwäche bzw. Lähmung der Atemmuskulatur, wobei immer dem Zwerchfell die entscheidende Bedeutung zukommt. Bei doppelseitigen Thoraxverletzungen kann die alveoläre Ventilation auch bei erhaltener Zwerchfellfunktion infolge einer gestörten Thoraxmechanik mit paradoxen Atembewegungen ungenügend werden. Der Status asthmaticus und das obstruktive Lungenemphy-

sem sind für den Internisten die häufigsten Ursachen einer akuten bzw. chronischen Globalinsuffizienz.
Die wichtigsten Folgen der akuten und chronischen alveolären Hypoventilation, die zusammen das Syndrom der Globalinsuffizienz ergeben, sind:

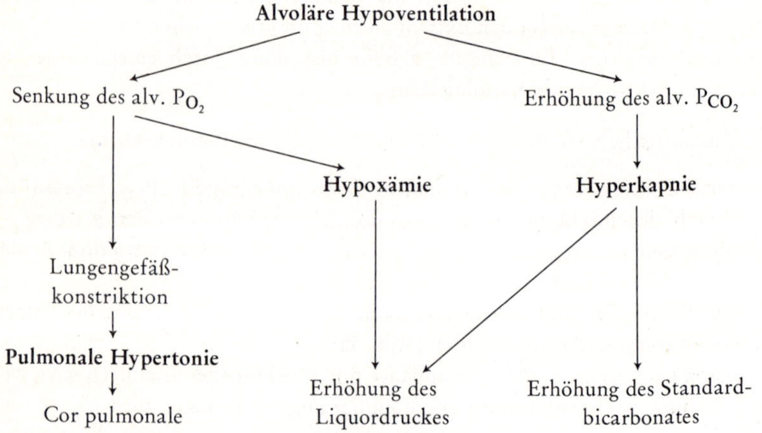

Die Senkung des alv. P_{O_2} führt über den alveolo-vasculären Reflex zu einer Steigerung des Lungengefäßwiderstandes und damit bei normalem oder gesteigertem Herzzeitvolumen zu einer pulmonalen Hypertonie.
Die arterielle Hypoxämie und vor allem die Hyperkapnie steigern die Hirndurchblutung. Wegen der damit verbundenen Zunahme des intrakraniellen Blutvolumens steigt der Liquordruck an. Gelegentlich entwickelt sich eine Stauungspapille. Die Besserung der Hypoxämie durch O_2-Atmung hat keine wesentliche Senkung des Liquordruckes zur Folge, falls nicht auch der art. P_{CO_2} durch Verbesserung der alveolären Ventilation gesenkt wird. Die Hypoxämie führt zu einer mäßigen Steigerung der Coronardurchblutung. Patienten mit einer chronischen Globalinsuffizienz haben eher selten eine Coronarinsuffizienz.
Die Hyperkapnie hat eine respiratorische Acidose zur Folge, die im chronischen Falle durch eine Erhöhung des Standardbicarbonates mehr oder weniger kompensiert wird. Diese Erhöhung der Pufferkapazität des Blutes ergibt sich mit einer Verschiebung des Natrium/Chlorid-Verhältnisses zugunsten des Natriums. Die Abnahme der Chloridkonzentration ist in der eiweißarmen interstitiellen Flüssigkeit und im Liquor cerebrospinalis besonders deutlich. Bei der chronischen Globalinsuffizienz besteht eine verminderte Ansprechbarkeit der Atemregulation auf P_{CO_2} und pH, was mit dem erhöhten Bicarbonatgehalt im Blut und im Liquor zusammenhängt, der geringere pH-Änderung für eine gegebenen P_{CO_2}-Anstieg zur Folge hat. Die O_2-abhängige Atemstimulation über die Glomera carotica gewinnt gegenüber der Norm vermehrte Bedeutung. Fällt diese Atemstimulation durch

Atmenlassen eines O_2-reichen Gasgemisches mit der Behebung der Hypoxämie weg, so wird bei einer Globalinsuffizienz die Ventilation viel stärker reduziert als im Normalfall, so daß Hyperkapnie und respiratorische Acidose massiv zunehmen. Dasselbe gilt für sedierende Medikamente. Betäubungsmittel können bei diesen Patienten in normalen Dosen einen lebensgefährlichen Atemstillstand verursachen. Die O_2-Therapie und die Anwendung von Sedativa erfordert bei Patienten mit alveolärer Hypoventilation eine regelmäßige Überwachung der Atmung.

Die Globalinsuffizienz ist insbesondere bei den obstruktiven Lungenerkrankungen immer mit einer Verteilungsstörung kombiniert. Die arterielle Hypoxämie ist deshalb meistens viel schwerer, als man es nach der Erhöhung des art. P_{CO_2} erwarten würde. Die pulmonale Anpassung an körperliche Arbeit ist bei diesen Patienten stark eingeschränkt, indem Hypoxämie, Hyperkapnie und pulmonale Hypertonie oft schon bei leichter Arbeit zunehmen.

Die chronische Hypoxämie führt zu hämatologischen Veränderungen, die bei der pulmonal bedingten Globalinsuffizienz klinisch oft ganz im Vordergrund stehen:

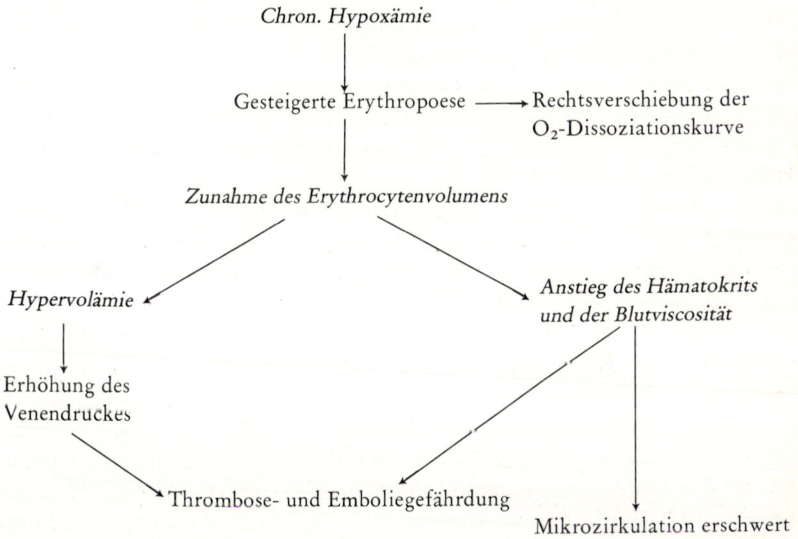

Die chronische Globalinsuffizienz entspricht beim obstruktiven Lungenemphysem einem labilen Gleichgewicht zwischen Gaswechselbedürfnis, Ventilation und arteriellen Blutgasen, das durch interkurrente Ereignisse wie z.B. eine Bronchopneumonie oder eine Lungenembolie schwer gestört wird.

6. Diffusionsstörung

Die pro Zeiteinheit mit 1 mm Hg Druckdifferenz diffundierende Gasmenge ist für ein gegebenes Gas direkt proportional zu der durchbluteten Capillaroberfläche und indirekt proportional zur Membrandicke. Diese *Membran* besteht aus der eigentlichen alveolo-capillären Membran, dem Plasmafilm und der Erythrocytenmembran. Da der O_2 an das Hämoglobin gebunden wird, hat eine verzögerte Reaktion oder eine verkürzte Kontaktzeit zwischen Erythrocyten und Alveolargasen den gleichen Effekt wie ein erhöhter Diffusionswiderstand in der Membran oder eine reduzierte Diffusionsoberfläche zwischen Alveolargasen und Capillarblut. Jeder dieser Faktoren kann pathologisch verändert sein, so daß sich eine Erhöhung der Diffusionswiderstände, was als verminderte Diffusionskapazität gemessen werden kann, ergibt.

Eine Einschränkung der Diffusionskapazität ist gleichbedeutend mit einer Zunahme der alveolo-endcapillären Druckdifferenz. Diese beträgt für den O_2 normalerweise 1–2 mm Hg. Der CO_2-Gradient beträgt wegen der viel besseren Löslichkeit dieses Gases weniger als 1 mm Hg und bleibt auch im Falle erhöhter Diffusionswiderstände kaum meßbar. Deshalb zeigen sich erhöhte Diffusionswiderstände hauptsächlich in einer Hypoxämie, weil bei normalem insp. P_{O_2} eine Vergrößerung des alv.-endcap. P_{O_2}-Gradienten zu einer Erniedrigung des art. P_{O_2} und damit zu einer Hypoxämie führen muß. Die Symptomatologie verstärkt sich während körperlicher Arbeit. Die Hypoxämie führt dann zu einer alveolären Hyperventilation, sofern die Atemreserven nicht stark eingeschränkt sind. Mit einem O_2-reichen Gasgemisch wird die Hypoxämie behoben. Eine Diffusionsstörung als Folge einer reinen Membranverdickung ohne wesentliche Einschränkung der Austauschoberfläche ist eher selten, man beobachtet sie bei Inhalationsschäden, beim Lungenödem und in den Frühstadien diffuser Lungenfibrosen.

Jeder vorübergehende oder definitive Ausfall an ventilierter und durchbluteter Lungenoberfläche ist gleichbedeutend mit einer Einschränkung der Diffusionskapazität. Nach einer Pneumonektomie ist die Diffusionskapazität zwar vermindert, doch tritt die Hypoxämie, sofern die verbleibende Lungenhälfte normal ist, erst bei Arbeit auf. Dieses Beispiel zeigt, daß bei einer reinen Restriktion die Symptomatologie der Diffusionsstörung unter Ruhebedingungen erst bei einem Parenchymverlust von ca. 2/3 auftritt. In den fortgeschrittenen Stadien der diffusen Lungenfibrosen kommt es mit der Schrumpfung des Lungengewebes ebenfalls zu einer ausgesprochenen Restriktion. Da in diesen Fällen größere Teile des noch blähungsfähigen Lungenparenchyms ebenfalls fibrotisch verändert sind, resultiert eine viel stärkere Abnahme der Compliance und der Diffusionskapazität als beim Parenchymverlust ohne Fibrose. Die Restriktion bedeutet auch eine Einschränkung des Gefäßbettes, so daß in den fortgeschrittenen Fällen eine pulmonale Hypertonie sowie eine Abnahme des capillären Blutvolumens bestehen.

Bei der Mehrzahl der Lungenkrankheiten, die zu einer Diffusionsstörung führen, insbesondere bei den diffusen Lungenfibrosen, ist die arterielle Hypoxämie die kombinierte Folge der eingeschränkten Diffusionskapazität, einer vermehrten venösen Zumischung aus nicht mehr ventilierten Abschnitten und einer ventilatorischen Verteilungsstörung.

Die Hauptbefunde der Diffusionsstörung lassen sich folgendermaßen zusammenfassen:

Diffusionsstörung

Erhöhter Diffusionswiderstand. Eingeschränkte Diffusionskapazität. Pathologisch vergrößerter alveolo-endcapillärer P_{O_2}-Gradient. Arterielle Hypoxämie, insbesondere bei Arbeit, die mit einem O_2reichen Gasgemisch behoben wird

Membranverdickung	*Einschränkung der alveolo-capillären Oberfläche = Restriktion*
Total- u. Vitalkapazität normal	Total- u. Vitalkapazität vermindert
Lungengefäßwiderstand normal	Lungengefäßwiderstand erhöht
Compliance vermindert	Compliance vermindert

Kombination
Total- u. Vitalkapazität vermindert
Lungengefäßwiderstand erhöht
Diffusionskapazität und Compliance massiv reduziert

---

7. Totraumhyperventilation

Der über den art. P_{CO_2} berechnete *funktionelle Totraum* beträgt normalerweise in Ruhe 35%, bei größerer Arbeit ca. 20% des Atemzugsvolumen. Er wird durch jede Störung des Ventilations-Durchblutungs-Verhältnisses vergrößert.

Pathophysiologisch lassen sich 3 Möglichkeiten, die sich oft kombinieren, unterscheiden:

1. **Pendelluft** in den größeren Bronchien bei ventilatorischer Verteilungsstörung mit einem Nebeneinander von hypo- und hyperventilierten Lungenpartien
2. **Alveoläre Toträume**
   a) *Paralleltoträume,* ventilierte aber nicht durchblutete Alveolen oder venöse Zumischung aus ventilierten Alveolen mit einem wegen sehr hohen Diffusionswiderständen „blockierten" Gasaustausch
   b) *Serietoträume,* Überblähung der Übergangszone (Bronchioli respiratorii u. Ductus alveolares) beim centrilobulären Emphysem
3. **Totraumeffekt** der venösen Zumischung aus nicht ventilierten Abschnitten

Die Totraumhyperventilation ist Begleitsymptom der meisten pulmonal oder kardial bedingten Atemstörungen.

8. Vermehrte venöse Zumischung (Rechts-Links-Shunt)

Die anatomisch und funktionell bedingte venöse Zumischung beträgt in Ruhe normalerweise 5–7% des Herzzeitvolumens. Sie wird bei praktisch allen Lungenkrankheiten durch nicht mehr ventilierte bzw. am Gasaustausch nicht mehr teilnehmende, aber noch durchblutete Lungenpartien und durch Vermehrung direkter arteriovenöser Kurzschlüsse vergrößert. Abgesehen von intrakardialen Kurzschlüssen mit Rechts-Links-Shunt und von größeren arteriovenösen Lungenaneurysmen führt eine vermehrte intrapulmonale venöse Zumischung nur zu einer leichten Hypoxämie, sofern keine zusätzlichen schweren Ventilations- oder Diffusionsstörungen vorliegen.

Für den Grad der arteriellen Hypoxämie ist bei gegebenem Shunt-Anteil die O_2-Sättig. des venösen Mischblutes maßgebend. Bei tiefen venösen Sättigungswerten, z.B. während Arbeit oder bei vermehrter O_2-Ausschöpfung infolge eines verminderten Herzzeitvolumens, verstärkt sich die arterielle Hypoxämie. Der Anteil der venösen Zumischung nimmt bei intrakardialen Kurzschlüssen während der Arbeit in der Regel zu, während die Durchblutung nicht ventilierter Lungenabschnitte oft relativ kleiner wird, weil sich die Unterschiede der Teil-Gefäßwiderstände zugunsten der gut ventilierten Bezirke verschieben.

Die vermehrte venöse Zumischung wird durch eine Differenz zwischen alveolären und arteriellen P_{O_2} von mehr als 50 mm Hg bei Atmung von 100% O_2 bewiesen und kann bei Kenntnis des O_2-Gehaltes des venösen Mischblutes in % des Herzzeitvolumens angegeben werden. Beträgt die venöse Zumischung mehr als 20% des Herzzeitvolumens, so sinkt die arterielle O_2-Sättigung bei körperlicher Arbeit trotz Atmung von reinem O_2 unter 100%.

Die wichtigsten Ursachen einer vermehrten venösen Zumischung sind:

Vermehrte venöse Zumischung

Extrapulmonal	*Intrapulmonal*
Angeborene Mißbildungen des Herzens und der großen Gefäße	Angeborene und erworbene arteriovenöse Kurzschlüsse Gesteigerte Bronchialdurchblutung Atelektasen Infiltrate Am Gasaustausch nicht mehr teilnehmende, aber durchblutete Alveolen

9. Lungengefäßobstruktion

Die Stenose oder der Verschluß eines Hauptastes der A. pulmonalis und die multiple Obstruktion zahlreicher kleiner Gefäße durch multiple Embolien oder thrombarteriitische Prozesse bieten das Beispiel für eine primär gefäßbedingte Störung des Ventilations/Durchblutungsverhältnisses. Die Bildung von zahlreichen noch ventilierten, aber nicht mehr durchbluteten Alveolen, d.h. von alveolären Toträumen, führt zu einer meßbaren Differenz zwischen arteriellen und endexspiratorischen P_{CO_2} und zu einer Verschlechterung der Atemökonomie. Die Einschränkung der durchbluteten Capillaroberfläche hat eine Verminderung der Diffusionskapazität zur Folge. Die Lungenvolumina und Atemreserven zeigen meist keine wesentlichen Abweichungen von der Norm. Die hämodynamischen Hauptbefunde sind die mehr oder weniger massive Erhöhung des Lungengefäßwiderstandes und in fortgeschrittenen Fällen die Einschränkung des Herzzeitvolumens sowie die vermehrte venöse Zumischung durch arterio-venöse Anastomosen und bei Drucksteigerung im rechten Vorhof durch Öffnen des Foramen ovale. Das ungenügende Herzzeitvolumen provoziert eine alveoläre Hyperventilation, die insbesondere während Arbeit sehr ausgesprochen wird, weil das Herzzeitvolumen nur ungenügend vergrößert werden kann, so daß das Gewebe stark hypoxisch wird.

Die wichtigsten Folgen der Lungengefäßobstruktionen sind:

Lungengefäßobstruktion

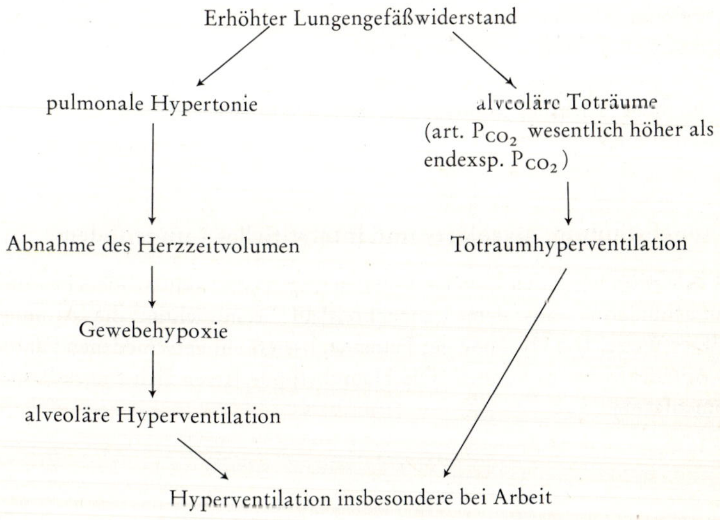

Als Nebenbefunde sind eine leichte Abnahme der dynamischen Compliance und gelegentlich eine deutliche Erhöhung der bronchialen Strömungswiderstände, was aber keine diagnostische Bedeutung hat, zu erwähnen. Das Hauptsymptom ist die ausgesprochene Anstrengungsdyspnoe mit Tachykardie schon bei geringer körperlicher Belastung, die zusammen mit einer Rechtshypertrophie im EKG bei sonst negativen Auskultations-, Lungenröntgen- und spirometrischen Befunden die Verdachtsdiagnose auf eine Lungengefäßobstruktion nahelegt.

10. Vermehrte Lungendurchblutung (Links-Rechts-Shunt)

Eine dauernd gesteigerte Lungendurchblutung, die z.B. bei einem Vorhofseptumdefekt das Dreifache des normalen Ruhewertes betragen kann, beeinflußt die Atmung in Ruhe und bei Arbeit wenig. Der Druck in der A. pulmonalis und in den Lungenvenen liegt im oberen Normbereich, sofern keine den Strömungswiderstand erhöhende Lungengefäßveränderungen vorliegen. Ein massiver Links-Rechts-Shunt ist mit einem vermehrten Blutgehalt der Lungengefäße und der am Shunt beteiligten Herzhöhlen verbunden. Diese Volumenzunahme führt zu einer leichten Einschränkung der Total- und Vitalkapazität.

11. Verminderung des Herzzeitvolumens

Ein im Verhältnis zum Gaswechsel zu kleines Herzzeitvolumen hat akut und chronisch eine alveoläre Hyperventilation mit Erniedrigung des art. P_{CO_2} und des Standardbicarbonates zur Folge, sofern die sich mit der Gewebehypoxie ergebende Stimulation zur Hyperventilation nicht durch eine Dämpfung der Atemregulation kompensiert oder durch stark eingeschränkte Ventilationsreserven verunmöglicht wird. Die schwere isolierte Pulmonalstenose ist ein typisches Beispiel für eine ausgesprochene Anstrengungsdyspnoe wegen Hyperventilation bei normalen Werten für Lungenvolumina, Lungendehnbarkeit und Atemwegwiderständen.

12. Lungenstauung, alveoläres und interstitielles Lungenödem

Die Druckerhöhung in den Lungencapillaren wegen einer akuten oder chronischen Ausflußbehinderung aus dem Lungenkreislauf beeinträchtigt die Atmung in komplexer Weise. Die Dyspnoe der Patienten basiert auf verschiedenen Faktoren, deren Anteile wechseln können. Die Hauptbefunde lassen sich folgendermaßen zusammenfassen:

Erhöhter Lungenvenen- und -capillardruck

Vermehrter Blutgehalt in A. pulm., V. pulm. und Capillaren

↓

Zunahme des interstitiellen Volumens
Transsudation in die Alveolen

↓

Abnahme der Compliance,
Total- u. Vitalkapazität.
Vermehrte venöse Zumischung.
Im chronischen Fall Gewebe- u. Gefäßumbau *(Stauungsfibrose)*

Vermehrter Blutgehalt in Vv. bronchiales

↓

Schwellung der Bronchialschleimhäute

↓

Erhöhte Atemwegwiderstände

→

Dyspnoe wegen Hyperventilation (kleines Herzzeitvolumen) bei verminderter Lungendehnbarkeit und erhöhten Atemwegwiderständen.
Verschlechterung im Liegen wegen Zunahme des intrathorakalen Blutvolumens (Orthopnoe, nächtliche Dyspnoeanfälle)

Beim akuten Lungenödem mit Transsudation in die Alveolen wird das Maximum dieser Symptomatologie erreicht.
Als *Asthma cardiale* werden anfallsweise auftretende Dyspnoeanfälle bei Patienten mit Lungenstauung und Bronchialspasmen bezeichnet.
Akute Inhalationsschäden (z.B. Nitrosegase, Phosgen, Hyperoxie), die massive Aspiration von Süßwasser oder von Magensaft, Endotoxin, aber auch ionisierende Strahlen führen bei normalem Lungencapillardruck zu einem interstitiellen Lungenödem. Werden größere Partien des Lungenparenchyms betroffen, so entsteht eine schwere arterielle Hypoxämie als Folge erhöhter Diffusionswiderstände und einer vermehrten venösen Zumischung. Die Lungendehnbarkeit nimmt wie bei allen diffusen interstitiellen Lungenerkrankungen stark ab. Diese Befunde beobachtet man auch bei der schweren Fettembolie und bei der sog. *Schocklunge* bei polytraumatisierten Patienten.

Übersicht: *Dyspnoe-Faktoren*

Dyspnoe = *Subjektiv empfundene Atemnot wegen einer im Verhältnis zum Gaswechsel zu großen Belastung der Atemmuskulatur.* Die *Ruhe-* und *Arbeitsdyspnoe* kann mit der Feststellung einer pathologisch vergrößerten Atemarbeit objektiviert werden.

Ursachen:	I *extrathorakal*	II *kardial*	III *pulmonal*
	Alveoläre Hyperventilation wegen (I und II)		
Faktoren:	1. Hypoxie 2. Anämie 3. Metabolische Acidose	1. Im Verhältnis zum Gaswechsel zu kleines Herzzeitvolumen 2. Schwere Hypoxämie bei Rechts-Links-shunt	1. Erhöhte Atemwegwiderstände 2. Verminderte Lungendehnbarkeit 3. Totraumhyperventilation 4. Hyperventilation bei pulmonal bedingter Hypoxämie
Für die Abklärung entscheidende *Meßwerte:*	Art. O_2-Sättig., P_{O_2} Hb, pH, Standardbicarbonat	Art.-ven. O_2-Differenz bzw. Herzzeitvolumen, art. O_2-Sättig., P_{O_2}	Sekundenkapazität, Resistance, Compliance art. O_2-Sättig., P_{O_2}, P_{CO_2}

Übersicht: *Störungen der Lungenfunktion bei Lungenerkrankungen*

	Totalkap	Vitalkap.	SKK	AGW	Compl.	Resist.	Spez. V.	VD/VT	P_{O_2}	P_{CO_2}	Lungengefäß-widerstand
Kyphoskoliose, Flachbrust	**↘**	**↘**	o	**↘**	↘	(↗)	o	↗	(↘)	(↗)	(↗)
Zwechfell-Lähmung, Pleuraverschwartung	**↘**	**↘**	o	**↘**	↘	o	↗	↗	(↘)	(↗)	(↗)
Asthma bronchiale Status asthmaticus	o	**↘**	**↘**	**↘**	(↘)	**↗**	↗	↗	**↘**	**↗**	↗
Emphysem bei obstruktiver Bronchiolitis/Bronchitis	↗	**↘**	**↘**	**↘**	(↗)	**↗**	↗	**↗**	**↘**	**↗**	↗
Panlobuläres Emphysem	**↗**	**↘**	**↘**	**↘**	**↗**	(↗)	↗	↗	**↘**	o	↗
Diff. interstitielle Lungenerkrankungen	↘	↘	o	↘	**↘**	o	**↗**	**↗**	↘	o	o
Diff. Lungenfibrosen mit erheblicher Schrumpfung, stark progrediente Pneumokoniosen	**↘**	**↘**	o	**↘**	**↘**	o	**↗**	**↗**	**↘**	↘	↗
Multiple Lungenembolien, Lungengefäßobstruktion	↘	↘	(↘)	↘	(↘)	(↗)	**↗**	**↗**	↘	**↘**	**↗**
Pneumonektomie	↘	↘	o	↘	↘	o	o	o	(↘)	o	(↗)

o = keine typische Veränderung; **↗**, **↘** = deutlich erhöht bzw. vermindert; ↗, ↘ in der Regel leicht erhöht bzw. vermindert; (↗), (↘) = fakultativ erhöht bzw. vermindert oder entsprechende Tendenz; SKK = exspiratorische relative Sekundenkapazität; AGW = Atemgrenzwert; Compl. = dynamische Compliance; Resist. = in- und exspiratorischer Atemwegwiderstand; Spez. V. = $\dot{V}exsp/\dot{V}O_2$; VD/VT = Totraumquotient.

Übersicht: *Cyanose*

Cyanose = Blaufärbung der Haut und Schleimhäute — insbesondere Lippen, Gesicht, Finger- und Zehenendglieder — infolge eines abnorm hohen Anteiles an reduziertem Hämoglobin im Capillarblut.

Die Cyanose wird gut erkennbar, falls der Gehalt an reduziertem Hämoglobin in der Capillarmitte 4,5 g/100 ml Blut übersteigt. Die Erkennbarkeit der Cyanose ändert zudem mit dem Blutgehalt der subpapillären Capillarnetze.

Das reduzierte Hämoglobin im arteriellen Blut addiert sich zu dem des venösen Blutes. Bei arterieller Hypoxämie wird deshalb die Cyanose bei gegebenen Werten für art. O_2-Sättig. und art.-ven. O_2-Differenz durch eine Polyglobulie verstärkt und durch eine Anämie vermindert.

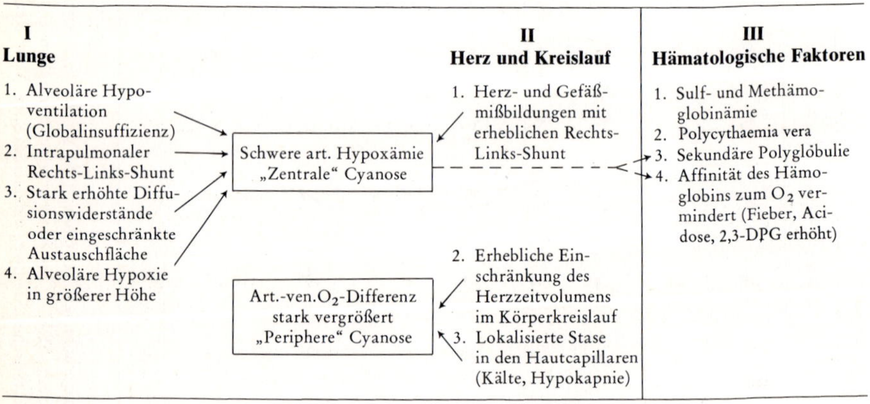

Häufigste Ursachen einer schweren Cyanose

Kinder, Jugendliche: Angeborene Herz- und Gefäßmißbildungen mit Rechts-Links-Shunt (I,2 u. II,1)

Erwachsene: Lungenemphysem bei chron. Bronchiolitis/Bronchitis (I,1), sog. *Blue Bloater*-Typ.

Bei schweren angeborenen und erworbenen „zentralen“ Cyanosen entwickeln sich oft Deformationen der Nägel = *Uhrglasnägel* und Auftreibungen der Endphalangen = *Trommelschlegelfinger, -zehen.*

HERZ UND KREISLAUF

A. A. Bühlmann und P. Lichtlen

A. Physiologische Grundlagen

A. A. Bühlmann

I. Herz

1. Regulation der Myokardkontraktion

Das Herz-Kreislaufsystem hat die Aufgabe, alle Organe entsprechend ihrem Stoffwechsel und ihrer Funktion zu durchbluten. Dabei haben die 3 Hauptfaktoren

1. Durchblutungsmenge
2. arterieller Blutdruck
3. arterieller P_{O_2}

für die verschiedenen Organe unterschiedliche Bedeutung. Gehen Metabolismus und Funktion einigermaßen parallel, wie z. B. in Gehirn, Leber und Muskulatur, so führen sowohl Mangeldurchblutung als auch Abfall des art. P_{O_2} zu einer Funktionsstörung. Ist wie z. B. in der Niere der O_2-Verbrauch im Verhältnis zur Durchblutung gering, so ist die normale Funktion vor allem von der Durchblutung und vom arteriellen Druck abhängig und wenig empfindlich gegenüber einer Hypoxämie.

Für die Regulation der Förderleistung des Herzens sind unter allen physiologischen Zuständen 4 Faktoren maßgebend, die unter pathologischen Bedingungen einzeln oder kombiniert Ursache eines ungenügenden Herzzeitvolumens sein können:

1. Kontraktilität des Myokards
2. Größe des venösen Rückflusses und des enddiastolischen Ventrikelvolumens (preload)
3. Höhe des Austreibungswiderstandes (afterload)
4. Schlagfrequenz der Ventrikel

Der Herzmuskel folgt in seiner Funktion denselben Gesetzmäßigkeiten wie der Skeletmuskel. Die Beurteilung der *Kontraktilität* des Myokards berücksichtigt die bei der Kontraktion entwickelte Kraft sowie den zeitlichen Ablauf dieser Kraftentwicklung. Die Kraftentwicklung, der Aufbau der Wandspannung, ist abhängig von:

A. Neuraler und humoraler Stimulation
B. Ausgangsspannung der Myokardfaser

Die neurale Stimulation des Herzens hat unter physiologischen Bedingungen die größte Bedeutung für die Anpassung der Kontraktilität an die jeweiligen Bedürfnisse hinsichtlich Förderleistung. Beim transplantierten Herzen wird die neurale Stimulation durch humorale Faktoren ersetzt, die aber z.B. während körperlicher Arbeit erst mit Verzögerung wirksam sind. Die Bedeutung der Ausgangsspannung wurde vor allem am isolierten Herz studiert. Die Beziehung zwischen Ausgangsspannung und Kraftentfaltung der Myokardfaser steht in vivo als Regulationsmechanismus beim geschädigten Myokard im Vordergrund.
Die auch unter klinischen Verhältnissen beim Menschen meßbare Druckanstiegsgeschwindigkeit (dP/dt) gibt einen Hinweis auf den zeitlichen Ablauf der Kraftentwicklung. Der Sympathicus und die Catecholamine fördern die Erregungsbildung und -leitung und erhöhen die Druckanstiegsgeschwindigkeit sowie den systolischen Druck in den Ventrikeln. Die Kraftentwicklung erfolgt schneller, und das erhöhte Spannungsmaximum wird zu einem früheren Zeitpunkt erreicht (Abb. 1 und 3). Diese Zunahme der Kontraktilität und des dP/dt erfolgt schon zu Beginn einer körperlichen Arbeit, bevor ein Gleichgewichtszustand zwischen gesteigertem

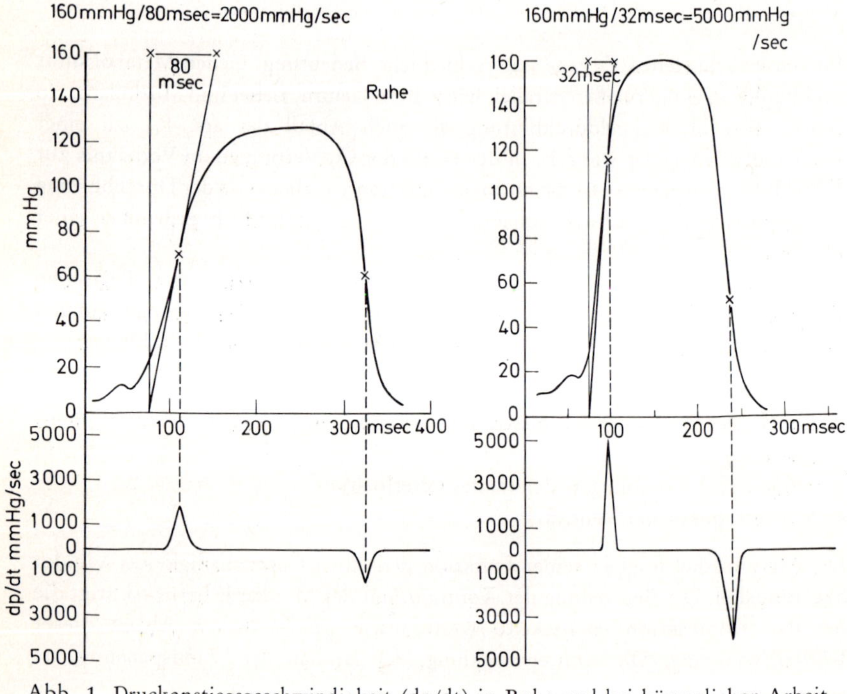

Abb. 1. Druckanstiegsgeschwindigkeit (dp/dt) in Ruhe und bei körperlicher Arbeit

Metabolismus und Herzzeitvolumen erreicht ist (Abb. 1). Bei Arbeitsbeginn ergibt sich auf diese Weise eine schnellere Entleerung, eine Abnahme des endsystolischen Volumens sowie eine Zunahme des Schlagvolumens. Das größere Schlagvolumen kann aber nur aufrecht erhalten werden, falls auch der venöse Rückfluß zum Herzen zunimmt.

Das maximale dP/dt beträgt für den linken Ventrikel in Ruhe um 2000 mm Hg/sec und steigt bei Arbeit auf 5000–6000 mm Hg/sec an. Die Werte im rechten Ventrikel sind entsprechend den normalerweise viel tieferen systolischen Druckwerten niedriger.

Der Vagus und die Blockierung der β-Receptoren haben auf die Erregungsbildung, -ausbreitung und Kontraktilität den gegensinnigen Effekt wie der Sympathicus und die Catecholamine.

Das FRANK-STARLING-STRAUBsche Herzgesetz beschreibt die Abhängigkeit der Kraftentfaltung des Myokards von der Ausgangsspannung der Muskelfasern. Entsprechend Anatomie und Funktion des Herzens als Hohlmuskel ergibt sich eine positive Beziehung zwischen der Ausgangsspannung des Myokards zu Beginn der Systole und dem enddiastolischen Volumen. Mit zunehmender diastolischer Füllung vergrößert sich die pro Systole geleistete Herzarbeit, indem Schlagvolumen und systolischer Druck ansteigen. An Stelle des enddiastolischen Volumens wird oft der gut meßbare enddiastolische Ventrikeldruck berücksichtigt. Die Beziehung zwischen Füllungsdruck und Volumen ist aber nicht linear, weil die Dehnbarkeit des Herzmuskels (dV/dP) vom entleerten Zustand bis zur vollen Füllung abnimmt. Das hypertrophe Myokard benötigt zudem einen höheren Füllungsdruck als der normale Herzmuskel.

Die Beziehung zwischen Schlagarbeit und enddiastolischem Volumen bzw. enddiastolischem Druck variiert unter physiologischen Bedingungen in beide Richtungen. Die Zunahme der Kontraktilität während körperlicher Arbeit bewirkt eine Linksverschiebung der Kurve, die unter dem Einfluß des Vagus, z. B. im Schlaf

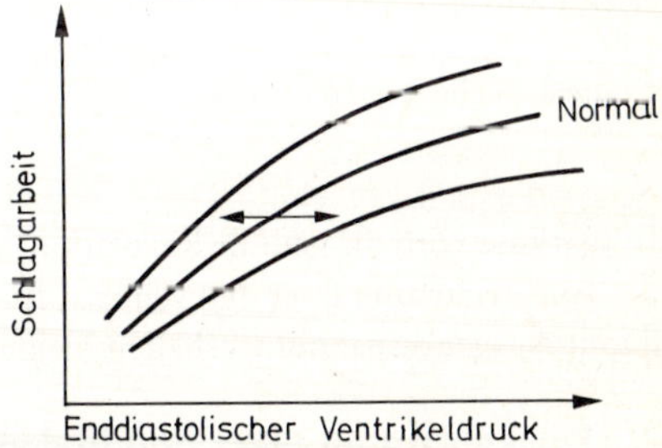

Abb. 2. Schlagarbeit/enddiastolischer Ventrikeldruck, FRANK-STARLING-STRAUB.
Die echte Zunahme der Kontraktilität, z.B. während Arbeit bewirkt, daß bei gleichem enddiastolischen Druck eine größere Schlagarbeit geleistet wird.
Das insuffiziente Myokard benötigt für dieselbe Schlagarbeit einen höheren enddiastolischen Druck

nach rechts verschoben ist (Abb. 2). Das Schlagvolumen beträgt beim Gesunden im Liegen 40–50% des enddiastolischen Volumens. Dieser Anteil wird bei einer Linksverschiebung größer, bei einer Rechtsverschiebung kleiner.
Die Rechtsverschiebung besagt, daß für dieselbe Schlagarbeit eine höhere Ausgangsspannung und damit ein höherer enddiastolischer Druck notwendig ist, was ein Charakteristikum des insuffizienten Myokards darstellt. Bei normaler Muskeldehnbarkeit ist eine Zunahme des enddiastolischen Volumens Voraussetzung für einen erhöhten enddiastolischen Druck. Ist die Dehnbarkeit des geschädigten Myokards erhöht, so kann das enddiastolische Volumen ein Mehrfaches der Norm betragen, was sich in einer entsprechenden Dilatation des betreffenden Ventrikels zeigt.
In Abb. 3 sind die primäre Beeinflussung der Kontraktilität durch neurale und humorale Faktoren und die sekundäre Beeinflussung durch die Ausgangsspannung schematisch dargestellt.

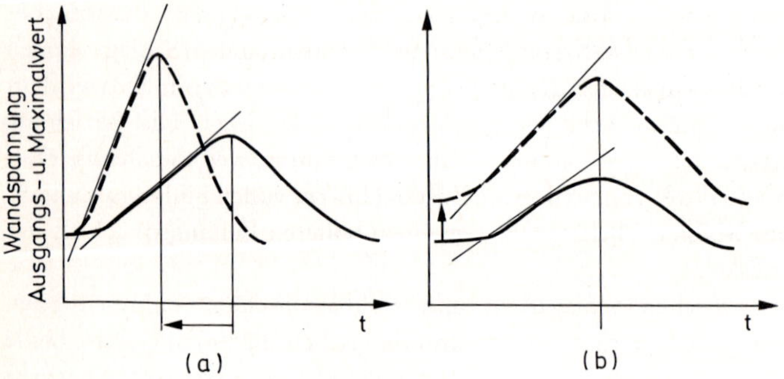

Abb. 3. (a) Zunahme der Kontraktilität bei neuraler und humoraler Stimulation. Bei gleicher Ausgangsspannung wird ein höheres Maximum zu einem früheren Zeitpunkt erreicht. (b) FRANK-STARLING-STRAUB. Die Erhöhung der Ausgangsspannung bewirkt ein höheres Maximum, das zum selben Zeitpunkt erreicht wird. Die Geschwindigkeit der Kraftentwicklung nimmt lediglich entsprechend dem höheren Spannungsmaximum zu

In Narkose wird die neurale Regulation gestört, während der humorale Einfluß und die Autoregulation über den venösen Rückfluß, diastolische Ventrikelfüllung und damit Ausgangsspannung erhalten bleiben.

2. Druckablauf im Herz und in den Gefäßen, Herzklappen

Die Kontraktion des Herzmuskels erfolgt nicht synchron, sondern gestaffelt von der Spitze in Richtung des Ausflußtraktes. Die mechanische Systole beginnt mit dem 1. Herzton, der den Schluß der atrio-ventriculären Klappen markiert und endet mit dem 2. Herzton, der den Schluß der arteriellen Klappen anzeigt. Der Schluß der

Aortenklappen zeigt sich deutlich in einer Incisur der Carotispulskurve, die sich deshalb zusammen mit dem Phonokardiogramm gut für die Messung der mechanischen Systolendauer und der Austreibungszeit (mechanischer Systole — isometrische Kontraktion) des linken Ventrikels eignet. Entsprechend dem großen Unterschied der Austreibungswiderstände zwischen rechtem und linkem Ventrikel und den unterschiedlichen Muskelmassen besteht schon normalerweise keine vollständige Synchronisation beider Herzkammern. Der rechte Vorhof kontrahiert sich bereits ca. 20 msec vor dem linken Vorhof. Umgekehrt beginnt der linke Ventrikel seine Kontraktion etwas früher als der rechte Ventrikel, was zur Folge hat, daß sich die Mitralklappen 10–20 msec vor den Tricuspidalklappen schließen. Entsprechend dem niedrigen Druck in der A. pulmonalis öffnen sich die Pulmonalisklappen vor den Aortenklappen, so daß der Auswurf aus dem rechten Ventrikel etwas früher als aus dem linken beginnt und auch etwas länger dauert. Die längere Dauer der isometrischen Kontraktion des linken Ventrikels wird auf diese Weise durch eine etwas kürzere Austreibungszeit kompensiert (Abb. 4). Die Druckkurven in der Aorta und in der A. pulmonalis folgen von der Öffnung bis zum Schluß der Klappen denen der Ventrikel und sinken dann auf den diastolischen Druck ab. Der systolische Mitteldruck in den Herzkammern entspricht bei normalen arteriellen Klappen praktisch dem über Systole und Diastole bestimmten Mitteldruck in der Aorta bzw. in der A. pulmonalis.

Frühdiastolisch fällt der Druck in den Ventrikeln normalerweise auf 0 ab. Die Mitral- und Tricuspidalklappen öffnen sich, sobald der Druck in den Ventrikeln unter den in den Vorhöfen fällt. Die Öffnung dieser Klappen ist nur dann hörbar,

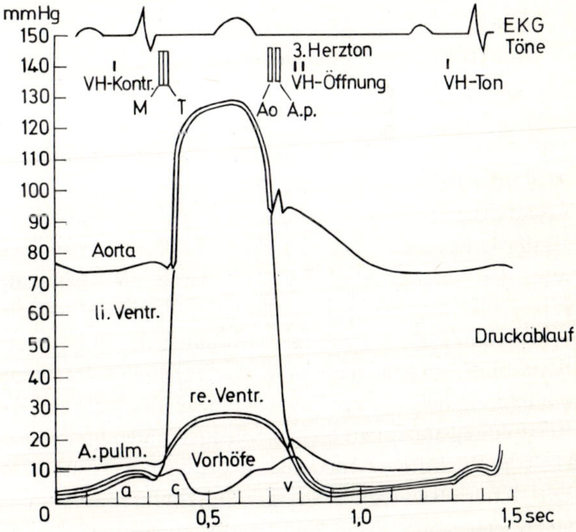

Abb. 4. Synopsis EKG, Herztöne und Druckablauf

falls eine pathologische große Druckdifferenz zwischen Vorhof und Ventrikel besteht, was zur Überwindung einer Stenose notwendig ist.
Nach dem Öffnungston folgt während der Phase der schnellen Ventrikelfüllung ein bei Jugendlichen hörbarer 3. Herzton (Abb. 4). Mit zunehmender diastolischer Füllung steigt der Ventrikeldruck wieder an und erreicht enddiastolisch sein Maximum mit der Vorhofkontraktion (a-Welle), während der gelegentlich ein Vorhofton hörbar ist. Der Druckablauf in den Vorhöfen entspricht formal der Venenpulskurve und zeigt 3 Gipfel, die a-Welle synchron mit dem Maximum der Vorhofkontraktion, die c-Welle nach Beginn der Ventrikelkontraktion mit Schluß der Mitral- und Tricuspidalklappe sowie die während der Austreibungsphase ansteigende und zwischen dem Schluß der arteriellen Klappen und Öffnung der Vorhöfe ihr Maximum erreichende v-Welle. a- und c-Wellen können zu einer Welle verschmelzen, die a-Welle fehlt beim Vorhofflimmern. Der Druck ist im linken Vorhof normalerweise 2–3mal höher als im rechten Vorhof. Der während der Inspiration im Thorax abfallende, unterhalb des Zwerchfelles im Abdomen aber ansteigende Druck unterstützt den venösen Rückfluß aus Kopf, Armen und Abdominalorganen. Beim Husten und Pressen steigt der Druck in beiden Räumen gleichsinnig an, womit sich eine Rückflußbehinderung aus Kopf und Extremitäten ergibt. Diese respiratorischen Druckänderungen übertragen sich auf die hämodynamischen Druckwerte. Die Blutdruckwerke beziehen sich unabhängig von der Körperhaltung immer auf die Mitte der Vorhöfe bzw. auf die Ebene der Atrio-Ventricular-Klappen als 0-Punkt für die Lage des Manometers. Der statische Druck der Blutsäule muß in aufrechter Körperhaltung zu den in Herzhöhe gemessenen dynamischen Druckwerken addiert bzw. subtrahiert werden.

3. Blutvolumen, Herzzeitvolumen, Kreislaufwiderstände und Herzarbeit

Die Größe des zirkulierenden Blutvolumens ist unter normalen Verhältnissen ein Maß für die Vascularisation. Der trainierte Sportler mit einer großen und gut vascularisierten Muskelmasse hat ein größeres Blutvolumen pro kg Körpergewicht als der Untrainierte. Das zirkulierende Blutvolumen beeinflußt über die Gefäßfüllung den venösen Rückfluß und damit die Größe des Schlagvolumens. Jede Hypovolämie in Folge eines Blut- oder Plasmaverlustes führt zu einer Abnahme des Schlagvolumens und zu einer Erhöhung der Pulsfrequenz, weil der Organismus bestrebt ist, ein genügendes Herzzeitvolumen aufrecht zu erhalten. Eine Tachykardie und ein inadäquater Pulsfrequenzanstieg während Arbeit weisen bei normaler Reizbildung auf ein zu kleines Schlagvolumen hin, was Folge eines ungenügenden venösen Rückflusses oder eines ungenügenden Auswurfes des Herzens sein kann. Die Arteriolen regulieren die Durchblutungsverteilung und den peripheren Gefäßwiderstand distal der arteriellen Klappen bis zum Vorhof der anderen Herzseite. Aus Herzzeitvolumen und Druckdifferenz können die Gefäßwiderstände und die Herzarbeit für die entsprechenden Kreislaufabschnitte bzw. Ventrikel berechnet werden:

$$R_{b\ vasc}\ \text{dyn sec cm}^{-5} = \frac{(\overline{P}_{aor} - \overline{P}_{atr\ d}) \cdot 80}{\text{HZV (1/min)}}$$

(Körperkreislauf)

$R_{b\ vasc}$ = Gefäßwiderstand, $\overline{P}$ = Mitteldruck in der Aorta usw,
1 mm Hg = 13,6 mm H_2O = 1 g cm^{-2} = 981 dyn,
80 = (1,36 · 0,981) · 60

Herzarbeit (mkg/min) = HZV(l/min) · 13,6 · $(\overline{P}_{aor} - \overline{P}_{atr\ s})$
(linker Ventrikel)

Bei der Berechnung der Herzarbeit wird im Falle von Stenosen der Tricuspidal- bzw. Mitralklappe der enddiastolische Druck im betreffenden Ventrikel in die Formel eingesetzt.
Für den Lungenkreislauf bzw. den rechten Ventrikel werden die Mitteldruckwerte in der A. pulmonalis und im linken bzw. rechten Vorhof in die Formeln eingesetzt. Mit diesen Berechnungen wird das Herzkreislaufsystem im Sinne eines konstanten Flusses vereinfacht. Die normalerweise nur 2–3% betragende, aber von der Pulsfrequenz abhängige Beschleunigungsarbeit und der kapazitive Widerstand werden nicht berücksichtigt, weil beim Menschen das Herzzeitvolumen (Stromstärke) und der Mitteldruck unter verschiedenen Bedingungen mit befriedigender Genauigkeit gemessen werden können, während die Registrierung der Strömungsgeschwindigkeit in der Aorta und der A. pulmonalis noch auf große Schwierigkeiten stößt. Für Vergleichszwecke, z.B. Ruhe, körperliche Arbeit, Effekt von Operationen oder Medikamenten, sind diese die komplizierten wirklichen Verhältnisse etwas vereinfachenden Berechnungen trotzdem sinnvoll.
Der hauptsächliche Druckabfall erfolgt im Bereich der Arteriolen und Capillaren. Der Reibungswiderstand in den Gefäßen ergibt sich mit der Geometrie des Gefäßsystems und mit der zur Hauptsache vom Hämatrokrit abhängigen Viscosität des Blutes. Entsprechend der Formel von Hagen-Poiseuille ist bei konstanter

$$\dot{Q} = \frac{dP \cdot r^4 \cdot \pi}{8 \cdot L \cdot \mu} \qquad (\mu = \text{Viscosität der Flüssigkeit})$$

laminärer Strömung und gegebener Viscosität sowie Länge des Gefäßes die Stromstärke direkt proportional zur Druckdifferenz und zum Radius des Gefäßes in der 4. Potenz, d.h. der Strömungwiderstand verhält sich unter diesen Bedingungen umgekehrt proportional zum Radius in der 4. Potenz. Unter Ruhebedingungen entfallen etwa 10% des Strömungswiderstandes auf die Arterien, 60% auf die präcapilläre Zone der regulierenden Arteriolen und je 15% auf die

Capillaren und die Venen einschließlich der Venolen, die den mittleren Capillardruck und damit die Filtration beeinflussen. Die Blutströmung erfolgt bis zu den Arteriolen mit abnehmender Amplitude pulsatil. Die mittlere Strömungsgeschwindigkeit beträgt in der Aorta 50 bis 100 mm/sec, nimmt in den Arterien nur wenig ab, sinkt dann in den Capillaren auf ca. 1/100 ab, steigt in den Venen wieder an und erreicht in den Hohlvenen größenordnungsmäßig 1/2 der Geschwindigkeit in der Aorta ascendens.

Bei einem Verlust an Blutvolumen und bei einem ungenügenden Herzzeitvolumen kommt es normalerweise zu einer Vasoconstriction und damit zur Erhöhung des Gefäßwiderstandes, um den arteriellen Blutdruck auf einem für die Gehirn- und Nierenfunktion genügenden Wert zu halten.

Während körperlicher Arbeit wird die Durchblutung der Muskulatur durch eine regionäre Vasodilatation um ein Mehrfaches gesteigert. Trotz Vasoconstriction in anderen Gebieten sinkt bei Arbeit der gesamte periphere Gefäßwiderstand ab, so

Normalwerte

	Kind	Erwachsener Mann		
	KOF 1,10 m^2	KOF 1,81 m^2		
	Liegen	Liegen	Sitzen	Arbeit sitzend 175 Watt
$\dot{V}_{O_2}$ ml/min	165	245	260	2500
Blutvolumen, ml/kg		67	66	62
Hämatokrit %	45	45	46	48
Pulsfrequenz/min	82	60	70	164
Schlagvolumen, ml	50	100	72	110
Herzzeitvolumen, l/min	4,1	6,0	5,0	18,0
Herzindex, l/min/m^2	3,73	3,30	3,00	9,95
art-ven. O_2-Diff., ml/l	40	41	52	139
$R_{b\ pulm}$ dyn sec cm^{-5}	195	120	160	65
$R_{b\ periph}$ dyn sec cm^{-5}	1525	1170	1420	520
$\overline{P}_{a.brach}$ mm Hg	80	90	90	120
	100/70	125/70	125/80	185/95
$\overline{P}_{a.pulm}$ mm Hg	15	15	14	25
	20/9	20/8	20/8	45/12
$\overline{P}_{atr\ s}$ mm Hg	5 8/9	5 8/9	4 5/6	10 15/17
$\overline{P}_{atr\ d}$ mm Hg	2	2	1	3
Herzarbeit, mkg/min re	0,72	1,06	0,88	5,38
Herzarbeit, mkg/min li	4,2	6,95	5,85	26,90

Blutgase s. S. 10

daß der arterielle Mitteldruck nicht proportional zur Vergrößerung des Herzzeitvolumens ansteigt (Abb. 5, S. 53).
Der Gefäßwiderstand der Lungenstrombahn ist pränatal wesentlich höher als der des peripheren Kreislaufes, weshalb der größte Teil des venösen Blutes einschließlich des in der Placenta mit O_2 angereicherten, in die V. cava inferior gelangenden Blutes durch das Foramen ovale und den D. arteriosus in den Körperkreislauf fließt. Beim Einsetzen der Atmung sinkt der Lungengefäßwiderstand mit der Entfaltung der Lungen ab, so daß die Lungendurchblutung infolge Shuntumkehr im D. arteriosus schlagartig zunimmt. Der Druckanstieg im linken Vorhof reduziert das Shuntvolumen durch das Foramen ovale, so daß auch der rechte Ventrikel mehr Blut erhält. Die Serieschaltung beider Kreisläufe mit annähernd gleichen Herzzeitvolumen für den rechten und linken Ventrikel wird erst nach einigen Wochen bis Monaten mit Verschluß des D. arteriosus erreicht.
Während des Wachstums sinkt der Lungengefäßwiderstand mit der Zunahme der Vitalkapazität noch weiter ab. Die normalen Altersveränderungen der Lungen mit Konfluieren von Alveolen und Verlust an Lungencapillaren gehen mit einer leichten Erhöhung des Lungengefäßwiderstandes einher, der aber auch im höheren Alter 8- bis 10mal niedriger ist als der Strömungswiderstand im Körperkreislauf.
Bei Zunahme der Lungendurchblutung, z. B. während körperlicher Arbeit, sinkt der Lungengefäßwiderstand ab. Die alveoläre Hypoxie z. B. in der Höhe, aber auch bei Hypoventilation führt zu einer Vasoconstriction im Lungenkreislauf. Die

Übersicht: *Normalwerte Hämodynamik Ruhe*

	Mitteldruck mm Hg	Strömungsgeschwindigkeit mm/sec	Blutgehalt, % des Gesamtblutes
Aorta	90	50	15 (Aorta und Kleine Arterien)
Kleine Arterien	80	20	
Arteriolen	70	2	
Capillaren, Anfang	45		
Mitte	30	0,5 – 1,0	
Ende	15		
Venen, extrathorakal	10	10 – 30	55
Intrathorakales Blutvolumen			30
Zentrales Blutvolumen zwischen Pulmonal- und Aortenklappen			20

Durchblutung hypoventilierter und atelektatischer Lungenpartien wird dank diesem „alveolovasculären" Reflex zugunsten gut ventilierter Regionen gedrosselt.

Verteilung des Herzzeitvolumens in Ruhe

Lungen- und Körperkreislauf in Serie geschaltet[a]		100 %	ml/min/100 g
Organdurchblutung im Körperkreislauf parallel geschaltet			
	Gehirn	15%	50
	Herz	5%	70
	Nieren	20%	400
	Splanchnicus	23%	
	Leber		80
	Muskulatur, Skelet	20%	4
	Haut, Fettgewebe u. übrige Organe	17%	5

[a] Wegen der Kurzschlußverbindungen eines Teiles der Bronchialvenen mit den Lungenvenen und der Vv. Thebesii mit dem linken Ventrikel ist das Herzzeitvolumen des linken Ventrikels normalerweise um 1–2% größer als das des rechten Ventrikels.

Alle hämodynamischen Werte und auch die regionäre Blutverteilung werden im Lungen- und Körperkreislauf von der Körperhaltung beeinflußt. Für klinische Verhältnisse werden die Kreislaufwerte in der Regel im Liegen gemessen.

Diese Normalwerte dienen in erster Linie zum Vergleich und demonstrieren die Größenordnung. Die Standardabweichung beträgt beim Hämatokrit ± 5%, beim Blutvolumen ± 10% und beim Herzzeitvolumen ± 15%. Unter Ruhebedingungen und im Liegen gelten Mitteldruckwerte in der Aorta bzw. in einer peripheren Arterie bis 100 mm Hg und in der A. pulmonalis bis zu 20 mm Hg noch als normal. Bei Frauen beträgt der Hämatokrit 40% und das Blutvolumen nur 62 ml/kg. Die Druckwerte, der Herzindex und die art.-ven. O_2-Differenz zeigen keine sicheren Geschlechtsunterschiede. In den extrathorakalen Venen befinden sich 50–60% des zirkulierenden Blutvolumens. Die Venen sind im Vergleich zu den Arterien gut dehnbar, weshalb jede chronische Venenstauung mit einer Vergrößerung der gesamten zirkulierenden Blutvolumen, d.h. mit einer Hypervolämie einhergeht.

Angiotensin und Arterenol erhöhen den peripheren Gefäßwiderstand und damit den systolischen und diastolischen Blutdruck. Der erhöhte Austreibungswiderstand erfordert bei unverändertem oder auch vermindertem Schlagvolumen eine Zunahme der Ausgangsspannung der Muskelfasern, was sich in einer Erhöhung des enddiastolischen Druckes im linken Ventrikel zeigt und eine Zunahme des enddiastolischen Volumens voraussetzt. Retrograd steigt der Druck im linken Vorhof und über die Lungencapillaren in der A. pulmonalis sowie im rechten Ventrikel an. Die akute Widerstandserhöhung im Körperkreislauf geht auf diese

Übersicht: *Myokardialer Energiestoffwechsel*

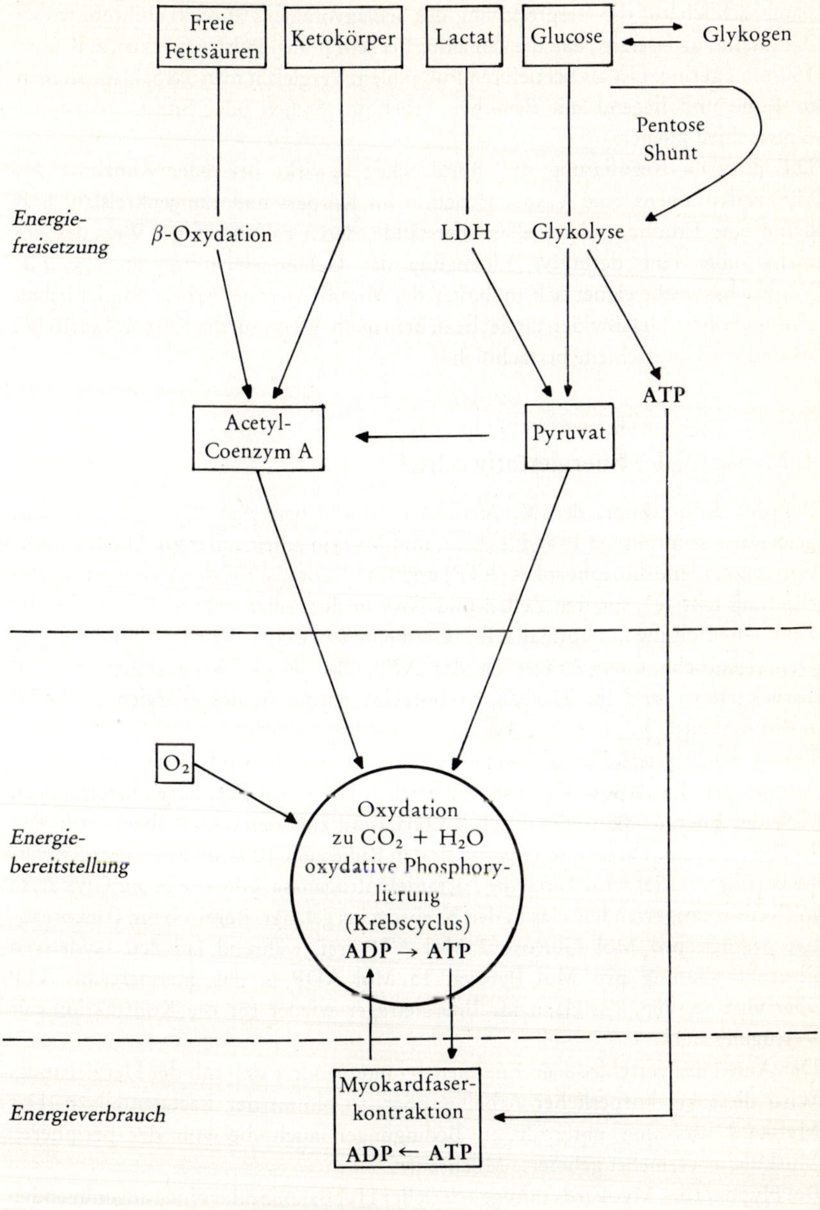

Weise auch mit einer Blutverschiebung aus dem extra- in den intrathorakalen Raum einher. Der Anstieg des enddiastolischen Druckes während körperlicher Arbeit ist hauptsächlich auf die Vergrößerung des Schlagvolumens zurückzuführen, wobei darauf hinzuweisen ist, daß die Zunahme bei sehr hohen Pulsfrequenzen, z.B. über 160/min, geringer ist als bei tieferen Pulszahlen. Vergleicht man das Schlagvolumen in Ruhe und liegend mit dem bei Arbeit im Stehen oder Sitzen, so ist der Unterschied kleiner.
Die normale Regulierung des Blutdruckes bewirkt bei jeder Abnahme des Herzzeitvolumens eine Vasoconstriction im Körper- und Lungenkreislauf und damit eine Erhöhung der Gefäßwiderstände, deren zahlenmäßiger Wert deshalb nichts über eine definitive Einengung des Gefäßquerschnittes aussagt. Für Vergleichszwecke eignet sich am besten der Minimalwert bei Arbeit. Kinder haben absolut höhere Gefäßwiderstände; bezieht man die Werte auf die Körperoberfläche, so sind die Unterschiede beträchtlich.

4. Myokardialer Energiestoffwechsel

Bei der Kontraktion der Myokardfaser verschieben sich die beiden parallel gelagerten kontraktilen Proteine Actin und Myosin aufeinander zu. Die Kontraktion setzt Adenosintriphosphat (ATP) und Ca^{++} voraus. Bei der Membrandepolarisierung tritt K^{+} aus den Zellen und Na^{+} in die Zellen ein. ATP sorgt für die Aufrechterhaltung des normalen K^{+}-Gradienten zwischen Zellen und Interstitium. Der eigentliche Energieträger ist das ATP, das bei der Kontraktion in ADP zurückgeführt und im aeroben Krebscyclus wieder in das energiereiche ATP restituiert wird.
Die 4 wichtigsten Energielieferanten des Myokards sind: Freie Fettsäuren, Ketokörper, Lactat und Glucose (Übersicht). Die freien Fettsäuren liefern bis zu 80% der Energie. Sie treten durch β-Oxydation zu Coenzym A abgebaut in den Krebscyclus ein. Lactat und Glucose sind in Ruhe zu je 10% am Energiestoffwechsel beteiligt. Lactat wird durch die Lactatdehydrogenase, Glucose in der Glykolyse in Pyruvat umgewandelt, das in den Krebscyclus gelangt. Bereits beim Glucoseabbau werden pro Mol Glucose 2 Mol ATP frei, während bei der oxydativen Phosphorylierung pro Mol Pyruvat 15 Mol ADP in das energiereiche ATP überführt werden, das dann als Energieträger wieder für die Kontraktion zur Verfügung steht.
Der Anteil der verschiedenen Energielieferanten ändert sich mit der Herzleistung. Wird diese bei körperlicher Arbeit größer, so nimmt der Lactatanteil zu. Das Myokard verwertet unter diesen Bedingungen auch die von der peripheren Muskulatur vermehrt gelieferte Milchsäure.
Bei Hypoxie des Myokards infolge arterieller Hypoxämie oder einer ungenügenden Coronardurchblutung wird die Milchsäure nicht mehr aus dem Blut zur Energiegewinnung extrahiert, sondern im Myokard produziert und an das Blut abgegeben.

Beim Fasten und beim Diabetes mellitus nimmt die Konzentration der Ketokörper im Blut zu. Unter diesen Bedingungen sind sie neben den freien Fettsäuren die wichtigsten Energielieferanten.
Der Nutzeffekt des Myokards beträgt 25–30% und nimmt bei Druckbelastung und hohen Pulsfrequenzen etwas ab.

II. Peripherer Kreislauf

1. Coronarkreislauf

Der Coronarkreislauf weist gegenüber dem übrigen peripheren Kreislauf einige Besonderheiten auf, die die Hämodynamik und die Regulation betreffen. Für die Stromstärke in den im Myokard liegenden Arterien ist die Druckdifferenz zwischen arteriellen und intramuralem Druck, der vom Epikard zum Endokard zunimmt, maßgebend. Während der isometrischen Kontraktion sinkt diese Druckdifferenz und damit der Blutfluß auf 0 ab. Während der Austreibungsphase erreicht die Stromstärke in den Coronararterien ein kurzes Maximum, um dann abzusinken und erst wieder während der Diastole auf ein zweites, länger dauerndes Maximum anzusteigen. Während der Diastole fließt etwa 3mal soviel Blut durch die Coronararterien als während der Systole, der pulsatile Fluß ist somit im Vergleich zu anderen Arterien paradox.
Die Myokarddurchblutung wird durch 3 Faktoren beeinflußt:

1. Aortendruck
2. Gefäßwiderstand
3. Diastolendauer — Herzfrequenz

Während körperlicher Arbeit nimmt die Myokarddurchblutung trotz verkürzter Diastolendauer bei erhöhter Schlagfrequenz dank Senkung des gefäßbedingten Strömungswiderstandes und Erhöhung des Aortendruckes beträchtlich zu. Der rechte Ventrikel hat mit seiner geringeren Muskelmasse und dank dem normalerweise etwa 5mal tieferen systolischen Druck bessere Voraussetzungen für eine

Normalwerte für die Myokarddurchblutung in Ruhe

	rechts		links
Myokarddurchblutung ml/min/100 g (Xenon^{133}-Clearance)	40–50		70–80
$\dot{V}_{O_2}$, ml/min/100 g		9–11	
art.-ven. O_2-Diff., ml/l		100–120	
P_{O_2} (S. venosus), mm Hg		15–20	
O_2-Sättig. %		23–27	

genügende Durchblutung. Die Mangeldurchblutung bei Coronarinsuffizienz und der Herzinfarkt betreffen deshalb vorwiegend den linken Ventrikel.
Das Coronarblut wird hinsichtlich Sauerstoff im Gegensatz zu den Verhältnissen in der peripheren Muskulatur bereits in Ruhe sehr stark ausgeschöpft. Während schwerer körperlicher Arbeit nimmt die Herzarbeit um das 4 bis 5fache zu, was eine entsprechende Vergrößerung der Sauerstoffaufnahme des Myokards erfordert, die zum kleinsten Teil durch eine erhöhte Sauerstoffextraktion und zur Hauptsache nur durch eine gesteigerte Coronardurchblutung ermöglicht werden kann, was eine erhebliche Coronardilatation voraussetzt. Körperliche Arbeit, Senkung des art. P_{O_2} und des P_{O_2} im Myokard führen deshalb bei normalen Coronargefäßen zu einer kräftigen Dilatation. Die Reserven der Sauerstoffversorgung des Myokards basieren zur Hauptsache auf der Anpassung des Strömungswiderstandes der Coronargefäße an die Stoffwechselbedürfnisse, d.h. die Herzarbeit reguliert die Coronardurchblutung. Sympathicusreizung und Adrenalin führen ebenfalls zu einer Coronardilatation mit Steigerung der Coronardurchblutung, aber auch zu einer Erhöhung der Herzarbeit und damit des Sauerstoffverbrauches des Myokards.
Die schon in Ruhe fast vollständige Sauerstoffausschöpfung des Coronarblutes erklärt, warum insbesondere während körperlicher Arbeit sowohl bei einer Coronarsklerose als auch bei einer Anämie eine Myokardhypoxie entsteht, die zu Schmerzen und zu EKG-Veränderungen führen kann.

2. Periphere Arterien und Venen

Der Aufbau der Arterienwände variiert in seinen Anteilen entsprechend den unterschiedlichen Funktionen. In der Aorta beträgt das Verhältnis zwischen Durchmesser und Wanddicke etwa 10/l. Bei den Arteriolen sind Durchmesser und Wanddicke etwa gleich. Die *Windkesselfunktion* der Aorta und größeren Arterienäste erfordert eine kräftige Schicht von elastischen Fasern, während bei den Widerstands- und Verteilungsgefäßen die Muscularis im Vordergrund steht. Mit der passiven Dehnung der Aorta und großen Arterien während der Systole wird 1/3 bis 1/2 des Schlagvolumens als Volumenzunahme aufgenommen und damit die pulsatile Blutströmung hinsichtlich positiver und negativer Beschleunigung etwas gedämpft. Nehmen z.B. im Alter die elastischen Fasern zu Gunsten des Bindegewebes ab, so vergrößert sich mit Anstieg des systolischen Druckes die Blutdruckamplitude. Mit den höheren Spitzengeschwindigkeiten ergeben sich auch größere, am Endothel angreifende und dieses schädigende Scherkräfte. Die Verschlechterung der Windkesselfunktion der Aorta fördert so die Sklerose der Arterien.
Die elastischen Fasern geben den Gefäßen eine passive Wandspannung, dazu kommt der Eigentonus sowie der regulatorische Tonus der Muscularis. Der transmurale Druck entspricht der Druckdifferenz zwischen intravasalem Blutdruck und den extravasalen Gegenkräften, die im Gegensatz zum Blutdruck wenig von der Körperhaltung abhängen. Im Stehen addiert sich zum dynamischen Blutdruck der

statische Druck der Blutsäule, damit ergibt sich für die untere Körperhälfte eine Steigerung des transmuralen Druckes und eine Erweiterung der Gefäße mit Zunahme des Blutvolumens.
Der mittlere arterielle Blutdruck (Übersicht S. 43) fällt von der Aorta bis zu den kleinen Arterien nur wenig ab. Der Gesamtquerschnitt nimmt postarteriolär in den Capillaren massiv zu und wird dann in den Venen wieder kleiner. Aus der pulsatilen Strömung in den Arterien wird in den Venen eine vorwiegend kontinuierliche Strömung. Am Capillarbeginn beträgt der Blutdruck im Liegen und in Ruhe etwa 45 mm Hg, am Capillarende noch 15 mm Hg. Der mittlere Capillardruck beträgt 30 mm Hg, was dem onkotischen Druck des Blutplasma entspricht. Für den Flüssigkeitsaustausch steht somit im Anfangsteil ein positiver und für den 2. Teil ein negativer Filtrationsdruck in der Größenordnung von 15 mm Hg zur Verfügung. Die Venolen beeinflussen den Druckabfall und damit den mittleren Capillardruck unabhängig vom arteriellen Druck. Bei einer Venendruckerhöhung, gleich welcher Ursache, steigt auch der Capillardruck an, was eine Flüssigkeitsverschiebung in den extravasalen Raum zur Folge hat. Der Austausch gelöster Substanzen erfolgt durch Diffusion entsprechend den Konzentrationsgradienten. Außerdem bestehen aktive, d.h. energieverbrauchende Austauschvorgänge.
Die Venen enthalten 50–60% des gesamten zirkulierenden Blutvolumens. Ihre Füllung ist deshalb für den venösen Rückfluß von großer Bedeutung. Eine allgemeine Venenstauung mit Vergrößerung des Gefäßdurchmessers setzt eine Zunahme des Blutvolumens voraus, weil die Venen entsprechend ihrem Aufbau gut dehnbar sind. Die ungünstigen Voraussetzungen für den venösen Rückfluß aus den Beinvenen in aufrechter Körperhaltung werden durch eine Reihe von bicuspiden Klappen verbessert, die im Zusammenspiel mit der Beinmuskulatur eine vom arteriellen Druck unabhängige, gegen das Herz gerichtete Strömung ermöglichen, indem die zwischen den Muskeln liegenden Venen durch die sich beim Laufen ergebenden wechselnden Muskelkontraktionen fraktioniert ausgepreßt werden. Diese *Muskelpumpe* fehlt beim Stehen weitgehend, was die Entwicklung von Venektasien fördert.

3. Kreislaufregulation

Die Kreislaufregulation erfüllt 3 sich gegenseitig beeinflussende Aufgaben:

1. Aufrechterhaltung eines normalen arteriellen Blutdruckes
2. Anpassung der Organdurchblutung an wechselnde Funktionszustände
3. Beeinflussung des Herzens hinsichtlich Schlagfrequenz und Kontraktilität zwecks Anpassung des Herzzeitvolumens an diese 2 Aufgaben

Die Regulation erfolgt über das vegetative Nervensystem sowie über humorale und lokale Faktoren. Alle Mechanismen beeinflussen direkt den Tonus der Widerstands- und Blutverteilungsgefäße, aber auch die Pulsfrequenz und die Kontraktilität des Myokards.

Übersicht: *Regulation des Blutdruckes*

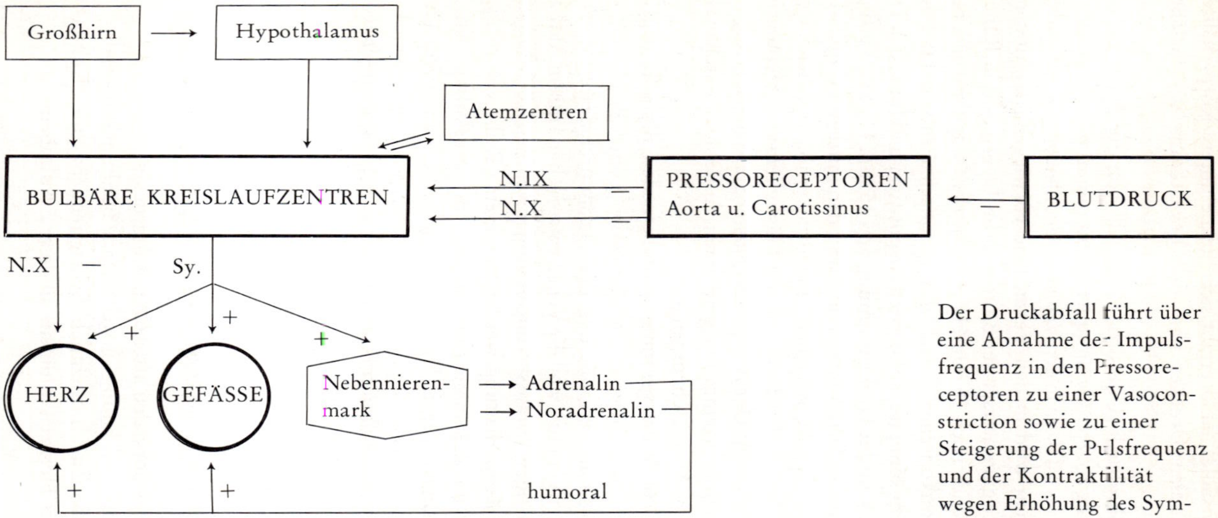

\+ = pressorischer und positiv chronotroper sowie inotroper Effekt

Der Druckabfall führt über eine Abnahme der Impulsfrequenz in den Pressoreceptoren zu einer Vasoconstriction sowie zu einer Steigerung der Pulsfrequenz und der Kontraktilität wegen Erhöhung des Sympathicotonus

Übersicht: *Regulationen für Blutdruck und Durchblutung*

	Neural	**Blutgase**	**Humoral**	**Lokale Faktoren**
VASOCONSTRICTION	**Sympathicus**	Art. Hypoxämie u. art. Hyperkapnie Acidose	**Adrenalin (α- u. β-Recept.) Noradrenalin (α-Recept.) Renin-Angiotensin**	Kälte
			Serotonin	
VASODILATATION	Hemmung des Sympathicus. Parasympathische u. sympathische cholinergische Fasern. Afferente sensible Nervenfasern	Art. Hypoxämie u. art. Hyperkapnie im Gehirn- u. Coronarkreislauf	Bradykinin (Speichel- u. Schweißdrüsen)	**Metabolite Lactat, ATP, CO_2 H^+**
				Wärme

Die für die normale Regulation wichtigen Faktoren sind fett eingerahmt

Die positiv chronotrope und inotrope Wirkung des Sympathicus bzw. des Adrenalins auf das Herz erfolgt zur Hauptsache über β-Receptoren. β-Receptorenblocker vermindern wegen Abnahme der Pulsfrequenz und des Herzzeitvolumens die Herzarbeit.

Die bulbären Kreislaufzentren liegen in der Formatio reticularis der Medulla oblongata sowie im caudalen Ende des 4. Ventrikels, werden vom Großhirn und vom Hypothalamus beeinflußt und stehen in wechselseitiger Beziehung mit dem Atemzentrum (Schema). Die Pressoreceptoren arbeiten als *Blutdruckzügler*, indem bei einem Druckanstieg in der Aorta die Impulsfrequenz in den Nn. IX und X zunimmt, so daß der Sympathicus gehemmt und umgekehrt bei einem Blutdruckabfall stimuliert wird. Der Gefäßtonus ergibt sich, abgesehen von der Eigenerregung der glatten Muskulatur, als Resultat von Nervenstimulation, humoralen und lokalen Faktoren. Die Vasoconstriction erfolgt zur Hauptsache über den Sympathicus, die Dilatation über eine Abnahme des Sympathicotonus. Das Beispiel der körperlichen Arbeit demonstriert Synergismus und Antagonismus der Regulationsfaktoren. Die Anhäufung von lokalen Metaboliten hat eine lokale Vasodilatation unabhängig vom Sympathicotonus zu Folge. Die sich mit einer Vasodilatation ergebende Senkung des Blutdruckes wird mit einer Stimulierung des Sympathicus vermieden, die auch zu einer Erhöhung der Pulsfrequenz und zu einer Vasoconstriction in den Kreislaufgebieten ohne gesteigerten Anfall von Metaboliten führt. So ergeben sich eine Zunahme des Herzzeitvolumens, eine höhere Pulsfrequenz, ein Anstieg des Blutdruckes trotz Senkung des peripheren Gefäßwiderstandes und vor allem eine Änderung der Durchblutungsanteile zu Gunsten der arbeitenden Muskulatur, wobei erst nach 5–7 min annähernd konstante Verhältnisse im Sinne eines relativen steady state erreicht werden.

III. Kreislauf während der Gravidität

Während der Gravidität nehmen Herzzeitvolumen, zirkulierendes Blutvolumen, Herzschlagvolumen und Pulsfrequenz zu. In der 32. Woche ist das Herzzeitvolumen in Ruhe um ca. $^1/_3$ größer als vor Beginn der Gravidität. Dann wird der venöse Rückfluß durch Kompression der V. cava inf. insbesondere im Liegen, weniger in Seitenlage, behindert, was einen entsprechenden Anstieg des Venendruckes in den unteren Extremitäten zur Folge hat. Während Preßwehen wird der venöse Rückfluß wie beim VALSALVA-Preßdruckversuch zusätzlich beeinträchtigt. Postpartal ist der venöse Rückfluß frei, was eine plötzliche Volumenbelastung des Herzens zur Folge hätte, wenn nicht das Blutvolumen durch den Blutverlust in der Größenordnung von 1 Liter normalisiert würde. Bei der Sectio caesarea ist der Blutverlust viel geringer, so daß es zu einem Lungenödem kommen kann, falls der linke Ventrikel das plötzlich gesteigerte Blutangebot nicht befördern kann.

IV. *Herz und Kreislauf bei regelmäßiger schwerer körperlicher Arbeit. „Sportherz"*

Das *Sportherz* ist kein pathologischer Zustand, sondern eine durch Training erreichbare und reversible Plusvariation des normalen Herz-Kreislauf-Systems. Bei fehlender körperlicher Aktivität entwickelt sich eine entsprechende Minusabweichung.

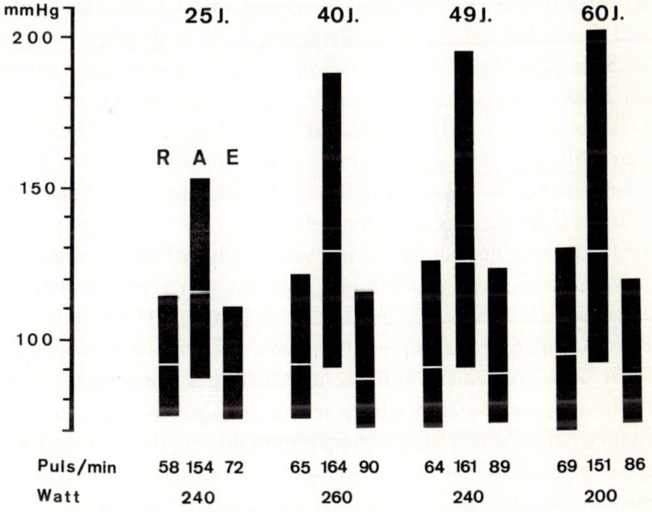

Abb. 5. Arterieller Blutdruck und Pulsfrequenz in Ruhe (R), während schwerer Arbeit (A) und nach 15 Minuten Erholung (E). Fahrradergometrie bei aktiven und ehemaligen, sportlich noch überdurchschnittlich trainierten Eliteruderern. Die normale Alterung des Gefäßsystems zeigt sich vor allem in einer Vergrößerung der Druckamplitude in Ruhe und bei Arbeit, während die Mitteldruckwerte mit dem Alter nur leicht ansteigen. Die Minimalwerte für Druckamplitude und Mitteldruck werden in der Erholungsphase gemessen (Mittelwerte von je 7–12 Probanden)

Große körperliche Leistungen, die über mehrere Minuten vollbracht werden müssen, benötigen eine große Sauerstofftransportkapazität des Kreislaufes, weil der Nutzeffekt der Muskulatur keine wesentlichen individuellen Unterschiede zeigt und auch von der Leistung wenig beeinflußt wird. Eine gegenüber der Norm vergrößerte Sauerstofftransportkapazität setzt ein größeres maximales Herzzeitvolumen, und da die optimale maximale Pulsfrequenz nicht wesentlich gesteigert werden kann, auch ein größeres Schlagvolumen und damit ein größeres enddiastolisches Ventrikelvolumen voraus. Der gut trainierte Sportler hat, um diese

Bedingungen zu erfüllen, ein größeres Blutvolumen, was auch wegen der Zunahme der Muskelmasse mit der Vergrößerung des Gefäßvolumens notwendig ist. Weil der Sportler in Ruhe aber keinen gesteigerten Metabolismus und deshalb ein entsprechend Größe und Gewicht normales Herzzeitvolumen mit einem eher großen Schlagvolumen hat, zeichnet er sich meist durch eine Ruhebradykardie aus, die im Liegen und im Schlaf besonders auffällig ist. Dank dem gegenüber der Norm vergrößerten Schlagvolumen bewältigt der trainierte Sportler eine bestimmte Leistung mit einer geringeren Pulsfrequenz und mit einer kürzeren Erholungszeit als der Untrainierte. Der Nichttrainierte kann sein Herzzeitvolumen während Arbeit um etwa das 3fache, der Leistungssportler um etwa das 4–5fache steigern. Soll dabei aber der arterielle Blutdruck nicht im gleichen Verhältnis ansteigen, so muß der periphere Gefäßwiderstand durch Gefäßdilatation stärker gesenkt werden als beim Nichttrainierten. Die Vasodilatation betrifft unter dem Einfluß von Metaboliten wie z.B. Milchsäure vor allem die arbeitende Muskulatur. Die Durchblutung der nicht arbeitenden Muskeln wird wegen der *collateralen Vasoconstriction* bei einem während Arbeit allgemein erhöhten Sympathicotonus reduziert. Bei länger dauernden Leistungen muß für eine gesteigerte Wärmeabgabe die Hautdurchblutung zunehmen, so daß sich die Durchblutungsverteilung ändert. Körperhaltung und Muskeltonus sind für den vernösen Rückfluß und für den arteriellen Blutdruck von erheblicher Bedeutung. Die plötzliche Erschlaffung der Beinmuskulatur bei abruptem Beenden der Tretarbeit auf einem Fahrradergometer führt z.B. zu einem sofortigen Abfall des Blutdruckes mit Abnahme der Druckamplitude. Bei Wiedereinsetzen der Tretarbeit oder auch bei willkürlicher isometrischer Muskelanspannung nimmt die Amplitude sofort wieder zu. Werden sofort nach Beenden der Arbeit auf dem Fahrradergometer die Beine horizontal oder hoch gelagert, so erreicht das Herzschlagvolumen für 1–2 min einen Maximalwert.

Die massive Zunahme der Capillardurchblutung während Arbeit geht mit einer Verschiebung von eiweißfreier Elektrolytlösung in der Größenordnung von 7–8% des Blutvolumens in den extravasalen Raum einher.

Hämatokritwert, Hämoglobin- und Eiweißkonzentration steigen entsprechend an. Diese Hämokonzentration ist bei Arbeitsende reversibel und bei Arbeit im Liegen weniger deutlich als bei Arbeit in aufrechter Körperhaltung. Der Flüssigkeitsverlust durch Schweiß und Wasserdampf mit der Atmung führt ohne Flüssigkeitssubstitution bei länger dauernden bzw. repetierten großen Leistungen zu einer Hypovolämie sowie Hämokonzentration, die dann auch die Elektrolyte betrifft.

Die charakteristischen Zeichen des Herz-Kreislaufsystems eines Leistungssportlers, wie größeres Blutvolumen, größeres Schlag- und Herzvolumen, größeres maximales Herzzeitvolumen sowie die größere vasomotorische Regulationsbreite und die gegenüber der Norm verkürzte Erholungszeit nach mittleren Belastungen, verlieren sich nach Beenden des regelmäßigen Trainings relativ schnell. Doch ist zu bemerken, daß viele Leistungssportler auch nach dem Ausscheiden aus dem Wettkampfsport noch sportlich aktiv bleiben und deshalb in der Regel funktionell und anatomisch einen besseren Herz-Kreislaufzustand aufweisen als die gleichaltrige Durchschnittsbevölkerung.

B. Pathophysiologie

I. Herz

1. Herzinsuffizienz, Myokardinsuffizienz

In Analogie zu anderen Organen mit vitalen Funktionen, z. B. Lunge oder Nieren, ist es naheliegend, jede Einschränkung der Förderleistung des Herzens als Insuffizienz zu bezeichnen. Entsprechend dieser Definition wären die sichere Minusabweichung des Herzzeitvolumens vom Normwert in Ruhe und ein verminderter Maximalwert bei Arbeit die entscheidenden Meßwerte. Es ist nicht möglich, die Herzinsuffizienz unabhängig von der Förderleistung mit einem einzelnen hämodynamischen oder biochemischen Meßwert bzw. mit einem typisch klinischen Symptom zu definieren. Bei normaler Hämoglobinkonzentration hat eine im Verhältnis zum Sauerstoffverbrauch in Ruhe und bei Arbeit gesteigerte periphere Sauerstoffausschöpfung, d. h. eine vergrößerte arterio-venöse Differenz, die gleiche Bedeutung wie der direkte Nachweis eines gegenüber der Norm verminderten Herzzeitvolumens.

Die Herzinsuffizienz ist als Gleichgewichtszustand während längerer Zeit mit dem Leben vereinbar, weil die Sauerstoffversorgung des Gewebes quantitativ gewährleistet bleibt, obwohl die Gewebe wegen der vergrößerten Sauerstoffausschöpfung unterschiedlich hypoxisch sind. Beim Herzversagen und auch beim Schock sinkt die Förderleistung unter einen Minimalwert ab, was nur kurzfristig ertragen wird.

Man kann unabhängig von der Ätiologie die akute von der chronischen sowie die manifeste von der erst bei Arbeit auftretenden, in Ruhe noch latenten Herzinsuffizienz unterscheiden. Ätiologisch kann die Herzinsuffizienz in 5 Hauptgruppen unterteilt werden:

Ungenügende Förderleistung in Ruhe oder erst bei Arbeit wegen:

1. Kardiomyopathie = muskuläre Insuffizienz bei normaler Volumen- und Druckbelastung
   a. bei normalen Coronargefäßen
   b. bei Coronarinsuffizienz
2. Erhöhter Volumen- oder Druckbelastung mit und ohne Myokardschädigung
3. Einflußbehinderung
4. Ungenügendem venösem Rückfluß
5. Gestörter Reizbildung oder -überleitung

Der linke Ventrikel ist abgesehen von einigen Mißbildungen entscheidend für die Förderleistung im Körperkreislauf, doch sind Herzinsuffizienz und Schädigung der linken Herzkammer keine Synonyma, weil die ungenügende Förderleistung des linken Herzens auch Folge seiner ungenügenden Füllung bei primärer Schädigung oder Überlastung des rechten Ventrikels sein kann, wie z.B. bei der Pulmonalstenose und beim Cor Pulmonale. Die Abnahme der maximalen Druckanstiegsgeschwindigkeit (dP/dt) in Ruhe und bei Arbeit weist auf eine verschlechterte Kontraktilität und damit auf eine Myokardinsuffizienz hin. Dieselbe Bedeutung hat eine im Verhältnis zum enddiastolischen Ventrikeldruck verkleinerte Schlagarbeit (Abb. 2). In diesen Fällen steigt der enddiastolische Ventrikeldruck und damit auch der Mitteldruck im entsprechenden Vorhof und in den Venen während körperlicher Arbeit beträchtlich an. Die Messung des enddiastolischen Ventrikeldruckes während Arbeit hat insbesondere bei der Coronarinsuffizienz für die Beurteilung des Myokardzustandes praktische Bedeutung.

Die Volumenüberlastung als Folge eines pathologisch vergrößerten Schlagvolumens führt zu einer Volumenszunahme der betreffenden Herzhöhlen. Das in den Körperkreislauf gelangende Schlagvolumen ist aber bei allen Klappeninsuffizienzen und bei den Mißbildungen mit Links-Rechts-Shunt gegenüber der Norm verkleinert oder günstigstenfalls normal. Beim kompletten atrioventriculären Block ist das in die Peripherie gelangende Schlagvolumen vergrößert, das Herzzeitvolumen aber verkleinert. Bei der chronischen Anämie, bei arterio-venösen Fisteln und bei der Hyperthyreose ist das Herzzeitvolumen gegenüber der Norm vergrößert (high output failure), was z.T. über eine Pulsfrequenzsteigerung, z.T. über eine Schlagvolumenvergrößerung zustande kommt, so daß die Herzhöhlen weniger auffällig vergrößert sind als bei den Shuntvitien, bei Klappeninsuffizienzen und beim vollständigen atrio-ventriculären Block.

Der Begriff der Volumenüberlastung bezieht sich auf ein gegenüber der Norm vergrößertes Schlagvolumen bzw. Herzzeitvolumen. Dasselbe Wort wird auch verwendet, falls z.B. das geschädigte Myokard des linken Ventrikels eine durch Infusion bedingte plötzliche Erhöhung des Blutvolumens nicht bewältigt, so daß der diastolische Druck massiv ansteigt und ein Lungenödem entsteht. Aus diesem Grunde ist die Bluttransfusion bei einer perniziösen Anämie kontraindiziert. Prinzipiell gilt derselbe Mechanismus bei Zunahme des Blutvolumens auch für das rechte Herz, doch ist das Auftreten von peripheren Ödemen im Gegensatz zum Lungenödem weder dramatisch noch lebensgefährlich.

Die Drucküberlastung bei Aorten- und Pulmonalstenose sowie bei peripherer und pulmonaler Hypertonie führt zu einer konzentrischen Hypertrophie der betreffenden Ventrikel. Weil das Schlagvolumen und im „kompensierten" Stadium auch das enddiastolische und endsystolische Volumen eher vermindert ist, erscheint das Herz in den Frühstadien nicht auffällig vergrößert, sondern nur anders konfiguriert. Mit der Hypertrophie und dem gesteigerten intramuralen Druck bei erhöhtem systolischem Druck verschlechtern sich aber die Voraussetzungen für eine genügende Coronardurchblutung. Besonders ungünstig sind die Verhältnisse bei der Aortenstenose. Aus diesem und anderen Gründen kommt es bei jeder chronischen Drucküberlastung schließlich zu einer sekundären Myokardinsuffizienz mit Anstieg des enddiastolischen Druckes, Zunahme des enddiastolischen und endsystolischen Volumens und damit auch zu einer Dilatation des betreffenden Ventrikels. Die Bezeichnung *Kompensation* und *Dekompensation* bezieht sich im wesentlichen auf diese Dilatation sowie auf eine beträchtliche Erhöhung des diastolischen Druckes bereits in Ruhe, was retrograd eine Druckerhöhung in den betreffenden Vorhöfen und Venen, d.h. eine *Stauung* voraussetzt.

2. Stauung im Körper- und Lungenkreislauf

Ein um mehr als das 3fache erhöhter Venendruck beweist einen erhöhten diastolischen Druck im betreffenden Ventrikel und damit eine Myokardinsuffizienz, sofern eine Einflußbehinderung durch Stenosen im Bereich der atrio-ventriculären Klappen oder wegen Behinderung der diastolischen Ventrikelerweiterung ausgeschlossen ist. Die Venendruckmessung hat deshalb für die klinische Beurteilung des Herzzustandes eine große praktische Bedeutung. Der Druck in den peripheren Venen kann mit einfachen Methoden am Krankenbett gemessen werden, die genaue Druckmessung in den Lungenvenen ist nur mittels Herzsondierung möglich, doch weisen verschiedene klinische Symptome auf einen erhöhten Lungenvenendruck hin.

Voraussetzung für die Erhöhung des Venendruckes ist die Auffüllung des Venensystems, also eine Zunahme des Blutvolumens vor den entsprechenden Vorhöfen. Wird das Blutvolumen durch Maßnahmen wie Aderlaß, Flüssigkeitseinschränkung und Diuretica vermindert, so sinkt der Venendruck ab, was dann aber nicht als Zeichen einer besseren Myokardfunktion gewertet werden darf. Für das Syndrom der Stauung ist es gleichgültig, ob die Venendruckerhöhung Folge eines erhöhten diastolischen Druckes wegen Myokardinsuffizienz oder einer behinderten Ventrikelfüllung z.B. bei Stenosen der atrio-ventriculären Klappen ist. Die Stauung betrifft je nach dem zu Grunde liegenden Leiden gleichzeitig den Lungen- und Körperkreislauf oder primär nur den einen und erst sekundär auch den anderen Kreislauf.

Der große Kapazitätsunterschied zwischen Lungenvenen und den Venen im Körperkreislauf erklärt, daß eine schwere Lungenstauung innerhalb Minuten lediglich durch Verschiebung eines kleinen Teils des zirkulierenden Blutvolumens aus dem extra- in den intrathorakalen Raum zustande kommen kann. Die vermehrte Füllung aller Körpervenen setzt hingegen eine Zunahme des zirkulierenden Blutvolumens durch Flüssigkeitsretention voraus, was in der Regel mit einer Zunahme des gesamten Kochsalzgehaltes, d.h. mit einer isotonen Überhydrierung parallel geht.

Mit dem Anstieg des Venendruckes nimmt auch der mittlere Capillardruck zu. Übertrifft der Capillardruck den normalerweise 30–35 mm Hg betragenden onkotischen Druck des Blutplasmas, so kommt es bei normaler Durchlässigkeit der Capillarwände zur Ödembildung. Beim Lungenödem handelt es sich meist um einen dramatisch auftretenden und oft lebensgefährlichen Zustand, weil die

Atmung schwer gestört wird. Der Zustand bessert sich rasch bei Verminderung des Blutvolumens um einige 100 ml. Die Ödeme im Körperkreislauf bilden sich langsam, werden relativ gut toleriert, benötigen aber für die Ausschwemmung mehrere Tage. Die Stauung im Lungenkreislauf unterscheidet sich aber nicht nur wegen der Funktionseinschränkung der betroffenen Organe, sondern auch wegen des vielen geringeren Gefäßvolumens der Lungenvenen und -capillaren von der Stauung im Körperkreislauf. In aufrechter Körperhaltung nimmt das intrathorakale Blutvolumen etwas ab, was bei einer Lungenstauung die Atmung sofort erleichtert. Diese Patienten sitzen deshalb im Bett – *Orthopnoe* – und benötigen zum Schlafen mehrere Kissen. Bei einer Lungenstauung ist auch der Abfluß aus den Bronchialvenen behindert, was zu einer Schwellung der Bronchialschleimhäute führt und einen besonders nachts auftretenden quälenden Husten verursachen kann.

Der während der Nacht überwiegende Vagotonus, aber auch die Anwendung von β-Receptorenblockern begünstigen das Auftreten von Bronchialspasmen. Wird die Atmung bei einer Herzinsuffizienz mit Lungenstauung anfallsweise durch Bronchialspasmen erschwert, so spricht man von *Asthma cardiale.*

Der Mitteldruck in der A. pulmonalis und damit die Drucküberlastung des rechten Ventrikels sind bei der Lungenstauung oft höher, als es dem gesteigerten Druck in den Lungencapillaren und -venen entsprechen würde. Die Erhöhung des Lungengefäßwiderstandes ist in diesen Fällen z.T. Folge einer Vasoconstriction, z.T. handelt es sich um irreversible obstruktive Veränderungen in den kleinen Lungenarterien und in den Arteriolen, womit insbesondere bei der chronischen Lungenstauung zu rechnen ist. Diese sekundäre Lungengefäßobstruktion kann für die Hämodynamik in schweren Fällen wichtiger sein als das die Lungenstauung verursachende primäre Herzleiden.

Übersicht: *Stauung*

	Lungenkreislauf	*Körperkreislauf*
Blutvolumen in den Lungenvenen	↗	–
Blutvolumen in den Körpervenen	–	↗
Gesamtblutvolumen	–	↗
Orthopnoe, Hustenreiz	+	–
Stauungsorgane mit Funktionseinschränkung:		
Lunge	+	–
Leber, Nieren	–	+
Gewichtszunahme	–	+
Transsudat im Pleuraraum und Bauchhöhle	–	+
Gewebsveränderungen bei chron. Stauung	+	+
Sekundäre obstruktive Gefäßveränderungen auf der arteriellen Seite	+	+

Übersicht: *Herzinsuffizienz*

	Rechtes Herz	Stauung Körper	Stauung Lunge	Linkes Herz
I. Myokardinsuffizienz				
Herzzeitvolumen normal oder vermindert				
1. Diffuse Schädigungen				
a) Myokarditis	O	+	+	O
b) Stoffwechsel-, Elektrolyt- u. hormonale Störungen	O	+	+	O
c) Hypoxie	o	(+)	+	o
d) Vitamin B_1- u. B_{12}-Mangel	O	+	+	O
e) Einbau von Fremdsubstanzen, Amyloidose, Hämochromatose, Glykogenspeicherkrankeit	O	+	+	O
f) Vergiftungen (Narkose)	o		(+)	o
2. Lokalisierte Schädigungen				
a) Coronarinsuffizienz	o		(+)	o
b) Herzinfarkt u. St. nach	o		+	O
c) Myokardfibrose	o	+	+	o
II. Chronische gesteigerte Herzarbeit				
Herzzeitvolumen normal oder vermindert				
1. Erhöhte Druckbelastung				
a) Hypertonie	o		(+)	O
b) Aortenstenose, Subaortenstenose	o		(+)	O
c) Pulmonalstenose	O	(+)		o
d) Pulmonale Hypertonie	O	(+)		o
e) Mitralstenose	O		+	o
2. Erhöhte Volumenbelastung				
Herzzeitvolumen für beide Kreisläufe vergrößert				
a) Hyperthyreose	O	(+)	(+)	O
b) Chron. Anämie	O	(+)	(+)	O
c) art.-ven. Aneurysmen	O			O
Schlagvolumen für den betroffenen Ventrikel vergrößert, Herzzeitvolumen für den Körperkreislauf vermindert				
a) Aorteninsuffizienz	o		+	O
b) Mitralinsuffizienz	O		+	O

(Fortsetzung) →

Übersicht: *Herzinsuffizienz (Fortsetzung)*

	Rechtes Herz	*Stauung* Körper	*Stauung* Lunge	*Linkes Herz*
c) Tricuspidalinsuffizienz	O	+		∘
d) Vorhofseptumdefekt u. Lungenvenentransposition	O			∘
e) Ventrikelseptumdefekt	o			o
f) Ductus arteriosus	o			o
III. Einflußbehinderung				
Schlagvolumen und Herzzeitvolumen vermindert				
1. Herztamponade	∘	+	(+)	∘
2. Percicarditis constrictiva	o	+	+	o
3. Tricuspidalstenose	∘	+		∘
4. Trichterbrust mit Verlagerung des Herzens	∘			∘
IV. Ungenügender venöser Rückfluß				
Schlagvolumen und Herzzeitvolumen vermindert				
1. Hypovolämie				
a) Akute Blutung	∘			∘
b) Plasmaverlust bei großem Flüssigkeitsverlust und bei Verschiebung in den extravasalen Raum	∘			∘
2. Akute Dilatation der Arteriolen und Venolen (Kollaps)	∘			∘
V. Störungen der Reizbildung und -überleitung				
Schlagvolumen und Herzzeitvolumen vermindert				
1. Tachykardie	∘			∘
2. Extrasystolie, Kammerflimmern	∘			∘
3. Kompl. atrio-ventr. Block,				
akut (Schlagvolumen leicht vergrößert)	o			o
chronisch	O	+	+	O

∘ = klein bis normal groß
o = leicht vergrößert, abnorme Form, Hypertrophie
O = wegen Dilatation stark vergrößert
\+ = praktisch immer nachweisbar, (+) = Tendenz

3. Schock

Sinkt die Durchblutung der lebenswichtigen Organe für längere Zeit unter ein kritisches Minimum, so entsteht ein als Schock bezeichneter, das Leben unmittelbar gefährdender Zustand, bei dem sich die Funktionsausfälle mit anoxischen Zellschädigungen kombinieren.
Die vasomotorische Dysregulation des Blutdruckes mit Bewußtseinsverlust, z.B. beim *orthostatischen Kollaps,* aber auch als Begleitsymptom akuter Infektionskrankheiten oder Magen-Darmstörungen wird nicht als Schock bezeichnet, weil die Durchblutung der vitalen Organe in horizontaler Körperlage nicht so reduziert ist, daß Zellschädigungen entstehen, deren Behebung Stunden bis Tage erfordert.
Die Diagnose eines Schockzustandes stützt sich auf die Vorgeschichte und die Kombination verschiedener Symptome. *Hypotonie, Bewußtseinsstörung* und *Anurie* weisen auf ein stark eingeschränktes Herzzeitvolumen mit Mangeldurchblutung des Gehirns bzw. der Nieren hin. Eine gleichzeitig *kühle und weiße Haut* spricht für eine periphere Vasoconstruction und zusammen mit *Tachykardie* und Hypotonie für ein sehr *kleines Herzschlagvolumen* infolge einer *Hypovolämie.* Die *Hyperventilation* ist ein Hinweis auf die respiratorische Kompensation einer metabolischen Acidose.
Mangeldurchblutung und anoxische Zellschädigung in Nieren und Leber zeigen sich blutchemisch in einem Konzentrationsanstieg für Harnstoff, Lactat (Abnahme des Standardbicarbonates) und Bilirubin sowie in einer verlängerten Thromboplastinzeit. Oft lassen sich auch erhöhte Werte für die Leber- und Pankreas-Enzyme nachweisen. Bei einer mehrere Tage dauernden Anurie/Oligurie steigen im Serum auch das Kalium und die anorganischen Phosphate an.
Einteilung des Schocks nach ätiologischen Gesichtspunkten:

1. *Hypovolämischer Schock*
   a) Hämorrhagischer Schock
   b) Großer Flüssigkeitsverlust
   c) Flüssigkeitsverschiebung in den extravasalen Raum

2. *Kardiogener Schock*
   a) Akute Myokardinsuffizienz z.B. nach Herzinfarkt und bei Aneurysma dissecans
   b) Akute Behinderung der Ventrikelfüllung, z.B. Herztamponade
   c) Kammertachykardie, -arrhythmie, -flimmern

3. *Toxischer Schock*
   a) Septischer Schock
   z.B. bei Gramnegativer Sepsis, *Endotoxinschock*
   b) Anaphylaktischer Schock, *Histaminschock*
   c) Intoxikation mit direkter Schädigung der Kreislaufzentren und des Myokards

Endotoxin erhöht die Capillarpermeabilität für Wasser und Eiweiße. Beim Endotoxinschock kann sich deshalb eine schwere Hypovolämie mit peripheren Ödemen und einem interstitiellen Lungenödem kombinieren. Der Anstieg des Hämatokritwertes ohne entsprechende Zunahme der Eiweißkonzentration im Plasma weist auf den Proteinverlust in den extravasalen Raum hin.

Auch beim kardiogenen Schock und bei den anderen Ursachen eines toxischen Schocks kann eine behandlungsbedürftige Hypovolämie durch Flüssigkeitsverlust und -verschiebung in den extravasalen Raum auftreten. Die kompensatorische Hyperventilation mit einer beträchtlichen Senkung des art. P_{CO_2} fördert ebenfalls die Flüssigkeitsverschiebung in den extravasalen Raum.

Der venöse Rückfluß wird unabhängig vom Blut- bzw. Plasmaverlust durch eine allfällige Sequestration des Blutes im Splanchnicusgebiet und die Mikrozirkulation durch zusätzliche lokale Faktoren wie Erythrocytenagglutination, Thrombocytenaggregation und intravasale Gerinnung beeinträchtigt.

Übersicht: *Schock und vitale Organe*

Folgen einer gestörten Mikrozirkulation mit länger dauerndem O_2-Mangel der Gewebe		
Gehirn	Bewußtseinstrübung Bewußtseinsverlust	
Niere	Anurie	
Herz	Myokardinsuffizienz Myokardversagen	*Circulus vitiosus*
Leber und reticuloendotheliales System	Störung der Entgiftung, Phagocytose und Bildung von Antikörpern	do
Darm	Abgabe von Endotoxinen an das Blut	do
Lungen	Interstitielles/alveoläres Oedem, art. Hypoxämie	do
	Alv. Hyperventilation	*Kompensationsmechanismus*
Nebennieren	Gesteigerte Abgabe von Catecholaminen	*Kompensationsmechanismus*

4. Angeborene Herz- und Gefäßmißbildungen

Die zahlreichen Möglichkeiten von Mißbildungen des Herz-Kreislaufsystems lassen sich anatomisch-funktionell in 6 Gruppen unterteilen:

1. *Anomalien des Ausflußtraktes*
   a) Stenosen der arteriellen Klappen sowie proximal und distal dieser Klappen = Drucküberlastung des betreffenden Ventrikels

b) Insuffizienz der arteriellen Klappen = Volumenüberlastung des betreffenden Ventrikels

2. *Insuffizienz der atrio-ventriculären Klappen*
   = Volumenüberlastung des betreffenden Ventrikels und Vorhofes
3. *Kurzschlußverbindung zwischen Körper- und Lungenkreislauf*
   Shuntrichtung und -volumen entsprechend Strömungswiderstand
   a) Links-Rechts-Shunt = Lungendurchblutung > Körperdurchblutung
   b) Rechts-Links-Shunt = Lungendurchblutung < Körperdurchblutung
   c) Gemischter Shunt
4. *Transposition der großen Gefäße*
   Anomalie der Abgänge und der Einmündung, gemischter Shunt
5. *Arterio-venöse Kurzschlüsse innerhalb eines Kreislaufes*
   = Volumenüberlastung beider Kreisläufe. Arterielle Hypoxämie im Falle von arterio-venösen Kurzschlüssen in der Lunge
6. *„Kardiomyopathien"*
   Endomyokardfibrose, Hypertrophie, Speicherkrankheit = Störung der Kontraktion und Dilatation

Für das Überleben und für die Chance, das Erwachsenenalter zu erreichen, ist entscheidend, wieviel oxygeniertes Blut in den Körperkreislauf und O_2-armes und mit CO_2 angereichertes Blut aus dem Körperkreislauf in den Lungenkreislauf gelangt. Das Spektrum der „ungenügenden" O_2-Versorgung kann für dieselbe Mißbildung, z.B. einer *Tetralogie von Fallot* (schwere Pulmonalstenose und reitende Aorta über einem großen Ventrikelseptumdefekt) sehr groß sein. Es umfaßt im ungünstigsten Fall eine hohe Säuglingssterblichkeit, bei etwas besseren hämodynamischen Bedingungen eine Beeinträchtigung der körperlichen und geistigen Entwicklung und im günstigsten Fall eine verkürzte Lebenserwartung bei eingeschränkter körperlicher Leistungsfähigkeit.
Für das Neugeborene und Kleinkind lassen sich nach funktionellen Gesichtspunkten 3 Extremsituationen unterscheiden, die zu einer ungenügenden Versorgung des Körperkreislaufes mit oxygeniertem Blut führen:

1. *Massiv gesteigerte Lungendurchblutung zu Lasten der Körperdurchblutung; z.B. vollständige Lungenvenentransposition.* In die Lungen fließt das Blut aus dem Körper- und Lungenkreislauf = massiver Links-Rechts-Shunt. In den Körperkreislauf gelangt lediglich etwas Mischblut, z.B. durch einen Vorhofseptumdefekt.
2. *Stark verminderte Lungendurchblutung, so daß nur wenig Blut oxygeniert wird; z.B. Pulmonalatresie.* In die Lungen fließt für den Gasaustausch nur wenig Blut über die Bronchialarterien oder einen engen D.arteriosus. In die Aorta gelangt vor allem venöses Blut aus dem Körperkreislauf und wenig oxygeniertes Blut = massiver Rechts-Links-Shunt.
3. *Parallelschaltung des Körper- und Lungenkreislaufes; z.B. Transposition der Aorta und der A.pulmonalis.* Das venöse Blut gelangt aus

dem rechten Ventrikel in die Aorta, das oxygenierte Blut wieder in die Lungen und zu einem kleinen Teil z.B. durch einen D.arteriosus in den Körperkreislauf.

Palliativoperationen verfolgen das Ziel, die Versorgung des Körperkreislaufes mit oxygeniertem Blut zu verbessern und damit die Überlebenschancen während der ersten Jahre zu vergrößern, bis eine Totalkorrektur möglich ist. Die Palliativoperation besteht bei 1 z.B. in einer Widerstandserhöhung im Lungenkreislauf durch Einengung der A.pulmonalis (Banding), bei 2 durch Anlegen einer Anastomose zwischen A.subclavia und A.pulmonalis (künstlicher Link-Rechts-Shunt) und bei 3 durch einen künstlichen Vorhofseptumdefekt oder ebenfalls durch eine aorta-pulmonale Fistel.

Bei allen Mißbildungen mit Rechts-Links-Shunt und gemischtem Shunt entwickeln sich eine Cyanose und eine Polyglobulie. Bei den cyanotischen Vitien ist meist auch das zirkulierende Blutvolumen vergrößert.

Die Spätprognose bei cyanotischen und acyanotischen angeborenen Herz- und Gefäßmißbildungen mit für das Überleben günstigen hämodynamischen Verhältnissen wird vor allem durch das Auftreten einer Myokardinsuffizienz als Folge einer Druck- oder Volumenüberlastung bestimmt. Die Indikation für die operative Korrektur wird bei diesen Patienten entscheidend von den hämodynamischen Befunden beeinflußt.

Pulmonalstenose

Bei der infundibulären Pulmonalstenose ist der Ausflußtrakt durch ein Septum oder infolge einer Muskelhypertrophie so eingeengt, daß ein systolischer Druckgradient zwischen Ventrikel und *3. Kammer* proximal der Pulmonalklappen entsteht. Die Pulmonalklappenstenose verursacht einen systolischen Druckgradient zwischen Ventrikel und A.pulmonalis. Die Größe dieses Gradienten ist bei gegebener Stromstärke proportional zur Schwere der Stenose. Der Druckanstieg ist in der A.pulmonalis nach Öffnung der Klappen verzögert, und die Austreibungsphase ist verlängert. Bei der isolierten Pulmonalstenose kann der systolische Druck im rechten Ventrikel höher als im linken Ventrikel sein. Die Beschleunigung des Blutstromes mit Wirbelbildung im Bereiche der Stenosen verursacht ein Austreibungsgeräusch. Die hohe kinetische Energie des Blutstrahles kann bei der wandschwachen A.pulmonalis zu einer *poststenotischen Dilatation* führen. Bei schweren Stenosen sind das Schlagvolumen und das Herzzeitvolumen vermindert. Letzteres kann bei Arbeit nicht adäquat vergrößert werden. Die Pulsfrequenz nimmt schon bei leichter Arbeit erheblich zu, und die Gewebehypoxie als Folge des zu kleinen Herzzeitvolumens provoziert eine alveoläre Hyperventilation. Tachykardie bei Arbeit und Anstrengungsdyspnoe sind Hauptsymptome der schweren, isolierten Pulmonalstenose.

Die wegen der Drucküberlastung chronisch gesteigerte Herzarbeit führt zu einer im EKG erkennbaren Myokardhypertrophie des rechten Ventrikels, die wegen der sich damit ergebenden verminderten Dehnbarkeit einen etwas höheren diastoli-

schen Füllungsdruck und damit auch einen erhöhten Druck im rechten Vorhof und in den Körpervenen voraussetzt. Zu einer massiven Venendrucksteigerung mit Bildung von Ödemen kommt es erst im Stadium der Dekompensation mit Dilatation des rechten Ventrikels. Unter diesen Bedingungen kann wegen Wiedereröffnung des Foramen ovale ein beträchtlicher Rechts-Links-Shunt auftreten.
Bei multiplen peripheren Pulmonalstenosen entsteht eine pulmonale Hypertonie und eine sehr ungleichmäßige Lungendurchblutung. Die Symptomatologie hinsichtlich Drucküberlastung des rechten Herzens und Anstrengungsdyspnoe ist von der Schwere und Zahl der peripheren Pulmonalstenosen abhängig. Die Stenose eines Hauptastes der A.pulmonalis, im Extremfall der Verschluß werden bei normalen Verhältnissen auf der Gegenseite gut toleriert. Die Mangeldurchblutung bzw. die fehlende Durchblutung einer Lungenseite zeigen sich im Röntgenbild in einer verminderten Gefäßzeichnung. Die Bronchialdurchblutung ist bei schweren Pulmonalstenosen gegenüber der Norm im Sinne eines Collateralkreislaufes gesteigert, so daß das Herzzeitvolumen des linken Ventrikels und die Lungendurchblutung beträchtlich größer sein können als das vom rechten Ventrikel geförderte Volumen.

Aortenstenose. Aortenisthmusstenose

Der infundibulären Pulmonalstenose entspricht im linken Ventrikel die muskuläre *Subaortenstenose,* die sich mit zunehmender Muskelhypertrophie sowie unter dem Einfluß des Sympathicus und bei Arbeit verstärkt und damit im Gegensatz zur Klappenstenose ein variables Hindernis darstellt. Die angeborene Aortenklappenstenose ist selten. Bei den schweren Stenosen sind das Schlagvolumen und die Blutdruckamplitude eingeschränkt. Der systolische Druckanstieg ist in der Aorta und in den peripheren Arterien verzögert, desgleichen der Anstieg der Carotispulskurve. Für die schwere Aortenstenose sind Anfälle von Bewußtlosigkeit typisch. Diese Synkopen treten oft beim Gehen und Treppensteigen auf und sind Folge eines plötzlichen Blutdruckabfalles. Normalerweise sind die Gefäße nur in der arbeitenden Muskulatur dilatiert, in den nicht belasteten Muskeln aber eng gestellt (S. 54). Bei der schweren Aortenstenose steigt der systolische Druck im linken Ventrikel bei Arbeit massiv an. Dort gelegene Pressoreceptoren können eine Vasodilatation in der nicht belasteten Muskulatur, beim Gehen z. B. in den Armen, hervorrufen, so daß es zu einem Blutdruckabfall kommt.
Häufiger als die angeborene Aortenstenose ist die *Aortenisthmusstenose* distal des Abganges des Truncus arteriosus. Typisch für die Aortenisthmusstenose *(Coarktation)* sind die Blutdruckdifferenz zwischen rechtem und linkem Arm bzw. rechtem Arm und Beinen sowie die Ausbildung eines Collateralkreislaufes über die sich stark erweiternden Intercostalarterien.
Die Dekompensation des chronisch überlasteten linken Ventrikels führt zur Lungenstauung mit den sich daraus ergebenden Folgen für die Atmung.

Kurzschlußverbindungen zwischen Körper- und Lungenkreislauf

Shunt-Vitien: Der Druck ist in allen Abschnitten des linken Herzens nach Abschluß der physiologischen Involution höher als in den entsprechenden Teilen des rechten Herzens. Deshalb besteht bei einer Kurzschlußverbindung immer ein Links-Rechts-Shunt und damit ein für den Lungenkreislauf größeres Herzzeitvolumen als im Körperkreislauf, sofern im rechten Ventrikel und in den Lungengefäßen keine den Strömungswiderstand erhöhende Veränderungen von Geburt an persistieren oder sich sekundär entwickeln. Wegen der nur einige mm Hg betragenden Druckdifferenz zwischen linkem und rechtem Vorhof fließt auch bei einem großen Vorhofseptumdefekt (ASD) höchstens 60–80% des Blutes aus dem Lungenkreislauf in den rechten Vorhof zurück, so daß der linke Ventrikel noch ein mit dem Leben vereinbares Volumen erhält (Beispiel: Herzzeitvolumen im Lungenkreislauf 16 l/min, im Körperkreislauf 4 l/min = 75% Links-Rechts-Shunt). Bei einfachen ASD sind der linke und rechte Vorhof sowie der rechte Ventrikel volumenüberlastet und entsprechend vergrößert, was auch für die Lungenarterien und -venen gilt. Der Lungengefäßwiderstand ist ähnlich wie bei der normalen Steigerung der Lungendurchblutung während körperlicher Arbeit auf einen Minimalwert gesenkt. Bei großen Shuntvolumina besteht als Ausdruck einer relativen Pulmonalstenose oft ein systolischer Druckgradient zwischen rechtem Ventrikel und A.pulmonalis. Die partielle Lungenvenentransposition hat dieselben hämodynamischen Konsequenzen wie der ASD.

Der ASD bietet das Musterbeispiel für die Shunt-Vitien mit den 3 Möglichkeiten:

1. Großes Shuntvolumen bei niedrigem Lungengefäßwiderstand = Reine Volumenüberlastung
2. Sekundäre pulmonale Hypertonie wegen obstruktiven Lungengefäßveränderungen = Volumen- und Drucküberlastung
3. Kombination mit einer schweren Lungengefäßobstruktion und pulmonalen Hypertonie bereits im Kindesalter = Vorwiegende Drucküberlastung

Der rechte Ventrikel toleriert die reine Volumenüberlastung relativ gut. Diese Patienten erreichen nicht selten ohne auffällige Herzbeschwerden das 5. Lebensjahrzehnt. Ein Teil der Patienten mit einem ASD entwickelt sekundäre obstruktive Lungengefäßveränderungen. Mit der sich dabei ergebenden Widerstandserhöhung im Lungenkreislauf und Druckerhöhung im rechten Vorhof nehmen der Links-Rechts-Shunt und die Volumenüberlastung ab.

Bei einem kleinen Teil der Patienten mit einem ASD besteht bereits in der Jugend möglicherweise ein Persistieren pränataler Kreislaufverhältnisse, eine schwere Widerstandserhöhung im Lungenkreislauf mit massiver Drucksteigerung im rechten Ventrikel und in der A.pulmonalis. In diesen Fällen ist der Shunt gekreuzt, so daß eine leichte bis mittelschwere, bei Arbeit zunehmende arterielle Hypoxämie entsteht. Für diese Fälle steht die Drucküberlastung des rechten Ventrikels ganz im Vordergrund, was auch für die Kombination des ASD mit einer schweren Pulmonalstenose (*Trilogie von* FALLOT) gilt.

Beim Ventrikelseptumdefekt (VSD) wird im Gegensatz zum ASD auch der linke Ventrikel, nicht aber der rechte Vorhof volumenüberlastet. Außerdem ist die Wand des rechten Ventrikels und der A.pulmonalis einer abnorm hohen systolischen Pulswelle und Wirbelbildung (große kinetische Energie, lautes systolisches Geräusch) ausgesetzt. Beide Ventrikel nehmen an Volumen und Muskelmasse zu. Entsprechend der großen systolischen Druckdifferenz zwischen linkem und rechtem Ventrikel entsteht schon bei einem kleinen Septumdefekt ein beträchtlicher Links-Rechts-Shunt. Ein großer VSD ist ohne zusätzliche Pulmonalstenose oder Widerstandserhöhung im Lungenkreislauf nicht mit dem Leben vereinbar, weil zu wenig Blut in die Aorta fließen würde.

Bei der Kombination mit einer schweren Pulmonalstenose (*Tetralogie von* FALLOT) oder mit einer schweren Lungengefäßobstruktion (EISENMENGER-*Komplex*) besteht neben dem Druckausgleich zwischen beiden Ventrikeln eine Durchmischung des venösen mit dem arteriellen Blut. Weil in diesen Fällen die Widerstandserhöhung rechts weitgehend fixiert ist, nimmt der Rechts-Links-Shunt bei Arbeit wegen der Abnahme des Gefäßwiderstandes im Körperkreislauf zu. Bei diesen Mißbildungen kann das Herzzeitvolumen im Lungenkreislauf erheblich kleiner als im Körperkreislauf sein. Im Gegensatz zum kleinen VSD mit Links-Rechts-Shunt und Volumenüberlastung beider Ventrikel besteht beim VSD mit Pulmonalstenose oder mit Lungengefäßobstruktion vor allem eine Drucküberlastung des rechten Ventrikels.

Der offene Ductus arteriosus (D. BOTALLI) führt je nach Länge und Durchmesser zu einem mehr oder weniger beträchtlichen Links-Rechts-Shunt von der Aorta in die A.pulmonalis und so zu einer Volumenüberlastung des linken Ventrikels. Im Gegensatz zum VSD besteht der Links-Rechts-Shunt während Systole und Diastole, so daß auch während beiden Herzphasen ein Strömungsgeräusch entsteht. Bei großem Shuntvolumen ist der diastolische Blutdruck erniedrigt und die Druckamplitude vergrößert. Wie beim ASD kann sich eine sekundäre pulmonale Hypertonie und damit eine zusätzliche Drucküberlastung des rechten Ventrikels entwickeln. Bei einer massiven Widerstandserhöhung im Lungenkreislauf kommt es zu einer Shunt-Umkehr. Der Rechts-Links-Shunt durch einen Ductus arteriosus zeigt sich in einer Differenz des O_2-Gehaltes zwischen dem arteriellen Blut des rechten Armes und der unteren Körperhälfte.

Ähnliche hämodynamische Verhältnisse ergeben sich bei der Kombination von Aortenisthmusstenose mit einem distal mündenden Ductus arteriosus apertus und schwerer pulmonaler Hypertonie wegen Lungengefäßobstruktion. Bei diesen Patienten wird der unter der Coarktation liegenden Körperteil vom rechten Ventrikel mit venösem Blut versorgt. Im Gegensatz zur reinen Aortenisthmusstenose besteht bei dieser Kombination keine sichere Blutdruckdifferenz zwischen rechtem Arm und unterer Körperhälfte.

Die Mündung einer Hohlvene in den linken Vorhof ohne zusätzliche Mißbildung ist sehr selten, bietet aber das Beispiel eines angeborenen massiven Rechts-Links-Shunts bei praktisch normalen Druck- und Widerstandsverhältnissen in allen Herz-

und Kreislaufabschnitten. Bei diesem cyanotischen Vitium besteht somit auch keine Volumen- oder Drucküberlastung des Herzens, wenn auch das zirkulierende Blutvolumen wegen der hypoxämiebedingten Polyglobulie etwas vergrößert ist. Mündet eine von nur 2 Hohlvenen in den linken Vorhof, so sind rechter Vorhof und Ventrikel wegen der geringen Volumenbelastung eher klein und evtl. nicht in der Lage, den verdoppelten venösen Rückfluß nach einer operativen Korrektur voll zu übernehmen.

Die *arterio-venösen Aneurysmen* im Lungen- oder Körperkreislauf senken den Gefäßwiderstand, was zu einer Steigerung des Herzzeitvolumens zwecks Erhaltung des Blutdruckes und einer genügenden Durchblutung der normalen Gefäßgebiete führt. Die regulatorische Vasoconstriction allein hätte eine Mangeldurchblutung der betreffenden Organe zur Folge, weil sie nur die Durchblutung der Aneurysmen steigern würde. Die Vergrößerung des Herzzeitvolumens bedeutet für beide Kreislaufabschnitte dieselbe Volumenüberlastung, so daß sich beide Ventrikel im selben Maße vergrößern. Der Anschluß eines Patienten an eine Hämodialyse-Apparatur (Künstliche Niere) mit einer Vorderarmarterie und -vene hat hinsichtlich Senkung des Teilwiderstandes im betreffenden Arm und Steigerung des Herzzeitvolumens denselben Effekt wie die peripheren aterio-venösen Kurzschlußverbindungen.

Die multiplen arterio-venösen Aneurysmen im Lungenkreislauf haben zusätzlich eine arterielle Hypoxämie zur Folge, weil das durch die Aneurysmen geshuntete Blut keinen oder nur einen minimen Kontakt mit den Alveolargasen hat.

5. Erworbene Herzfehler

a) Herzklappenfehler

Die rheumatische Endokarditis ist die häufigste Ursache von Herzklappenfehlern und befällt vorwiegend die Aorten- und Mitralklappen, die nicht selten gleichzeitig betroffen sind.

Die Klappen können durch Verwachsung, Schrumpfung und Perforation stenosieren oder insuffizient werden. Eine Klappe kann auch gleichzeitig stenosiert und insuffizient sein. Normale Klappen werden bei einer massiven Dilatation des Klappenringes insuffizient.

Die Hämodynamik der erworbenen *Aorten-* und *Pulmonalstenose* entspricht der der angeborenen Stenosen des Ausflußtraktes des linken bzw. rechten Ventrikels. Die *Aorteninsuffizienz* bietet hinsichtlich Blutdruck und Carotispulskurve mit dem raschen systolischen Anstieg und der vergrößerten Druckamplitude mit niedrigerem diastolischen Druck das Kontrastbild zu den Verhältnissen bei der Aortenstenose. Das in die Aorta ausgeworfene Schlagvolumen ist gegenüber der Norm vergrößert und Ursache der Volumenüberlastung und Vergrößerung des linken Ventrikels. Die Beurteilung der Schwere der Aorteninsuffizienz berücksichtigt den Anteil des Refluxvolumens am Schlagvolumen. Leichte Aorteninsuffizienzen werden längere Zeit gut toleriert. Die kardiale Anpassung an körperliche Arbeit ist

Stenose	Insuffizienz
↓	↓
Praktisch fixierter erhöhter Strömungswiderstand	Reflux
↓	↓
Druckgradient in Abhängigkeit vom Durchfluß	Refluxvolumen variabel in Abhängigkeit von Austreibungs- und Regurgitationswiderstand
↓	↓
Drucküberlastung des vorgeschalteten Kreislaufabschnittes	Volumenüberlastung des betroffenen Ventrikels und Vorhofes

oft bemerkenswert gut, was z.T. damit zusammenhängt, daß das Refluxvolumen bei Verkürzung der Diastolendauer und Abnahme des peripheren Gefäßwiderstandes kleiner wird.

Bei einer schweren Aorteninsuffizienz werden mehr als 50% des in die Aorta gelangenden Schlagvolumens regurgitiert. In diesen Fällen beträgt auch die peripher gemessene Blutdruckamplitude mehr als 50% des systolischen Druckes. Ein sehr großes Refluxvolumen hat eine beträchtliche Dilatation des linken Ventrikels zur Folge und führt auch ohne Myokardinsuffizienz zu einem leichten Anstieg des enddiastolischen Druckes im linken Ventrikel und retrograd des Druckes im linken Vorhof.

Eine Myokardinsuffizienz kann angenommen werden, falls der diastolische Druck im linken Ventrikel mehr als 15 mm Hg beträgt und bei Arbeit noch deutlich ansteigt. In diesen Fällen besteht auch das Vollbild der Lungenstauung mit feuchten Rasselgeräuschen, Orthopnoe sowie Einschränkung der Total- und Vitalkapazität. Bei den dekompensierten Aortenklappenfehlern beobachtet man im Liegen nicht selten eine CHEYNE-STOCKESsche Atmung. Die Aorteninsuffizienz kann sich mit einer Aortenstenose kombinieren. Die Kombination mit einer Hypertonie wegen Erhöhung des peripheren Gefäßwiderstandes ist prognostisch besonders ungünstig.

Die *Mitralstenose* ist hämodynamisch durch einen diastolischen Druckgradienten zwischen linkem Vorhof und Ventrikel charakterisiert. Bei einer Einengung der Mitralöffnungsfläche auf die Hälfte (ca. 2,0–2,5 cm^2), beträgt dieser Gradient in Ruhe nur wenige mm Hg und erreicht erst bei gesteigertem Durchfluß während Arbeit sicher pathologische Werte. Diese Patienten haben in der Regel auch erst bei größerer Arbeit Anstrengungsdyspnoe. Beträgt die Mitralöffnungsfläche weniger als 1,0 cm^2, so ist der Druck im linken Vorhof bereits in Ruhe beträchtlich erhöht und der Durchfluß und damit auch das Schlagvolumen vermindert. Die schwere Mitralstenose bietet das Musterbeispiel für die Kombination von:

1. Chronische Lungenstauung und Drucküberlastung des rechten Ventrikels
2. Kleiner linker Ventrikel wegen ungenügender Füllung

3. Vermindertes Herzzeitvolumen, das bei Arbeit nicht adäquat vergrößert werden kann

Die *Mitralinsuffizienz* bewirkt in Abhängigkeit von der Größe des systolischen Refluxvolumens eine Volumenüberlastung des linken Vorhofes und Ventrikels, die sich entsprechend vergrößern. Der Druck im linken Vorhof und in den Lungenvenen ist zwar während der Ventrikelsystole beträchtlich erhöht, während der länger dauernden Diastole hingegen normal oder nur leicht erhöht, so daß der Mitteldruck in den Lungenvenen und -capillaren relativ wenig ansteigt. Wird hingegen das Myokard des linken Ventrikels insuffizient, so steigt der Mitteldruck im linken Vorhof beträchtlich an, und es entwickelt sich eine Lungenstauung und retrograd eine Drucküberlastung des rechten Ventrikels. Ein Mitteldruck im linken Vorhof von über 15 mm Hg ist bei der reinen Mitralinsuffizienz ein Hinweis auf eine Myokardinsuffizienz.

Die Größe des Refluxvolumens ist nicht konstant, sondern wie bei der Aorteninsuffizienz vom Verhältnis zwischen Austreibungs- und Regurgitationswiderstand abhängig. Während körperlicher Arbeit sinkt mit der peripheren Gefäßdilatation der Austreibungswiderstand ab, so daß das Refluxvolumen kleiner werden kann, was mit ein Grund dafür ist, daß leichte Mitralinsuffizienzen lange Zeit gut toleriert werden. Umgekehrt nimmt das Refluxvolumen bei Erhöhung des peripheren Gefäßwiderstandes zu, was sinngemäß auch für die Kombination der Mitralinsuffizienz mit einer Aortenstenose oder einer Hypertonie gilt. Das in die Aorta gelangende Schlag- und Herzzeitvolumen ist bei großem Refluxvolumen und im Falle der Myokardinsuffizienz gegenüber der Norm vermindert.

Mitralstenose und -insuffizienz sind häufig mit einem Vorhofflimmern kombiniert.

Die *Tricuspidalstenose* führt zu einer Druckerhöhung im rechten Vorhof und in den Körpervenen. In schweren Fällen entwickelt sich das Vollbild der Einflußstauung mit prall gefüllten Venen, Stauungsorganen, Ödemen, Ascites und Hydrothorax.

Die *Tricuspidalinsuffizienz* ist meist sekundäre Folge eines dilatierenden rechten Ventrikels. Sie vergrößert dessen Volumenbelastung und zeigt sich im Venenpuls in einer überhöhten v-Welle.

b) Perikarderkrankungen

Perikarderkrankungen und -ergüsse behindern die diastolische Erweiterung der Ventrikel und führen auf diese Weise zu einer Einflußbehinderung in beide Ventrikel. Die Herztamponade ist das Extrem einer derartigen Einflußbehinderung. Typisch für die erschwerte diastolische Erweiterung ist der in den Ventrikeln frühdiastolisch normal abfallende — frühdiastolischer *Dip* —, dann aber wieder steilansteigende und ein Plateau bildende Druck. Dieser Druckablauf ergibt sich auch bei Endo- und Myokardveränderungen, die die diastolische Erweiterung der Ventrikel beeinträchtigen. Der während des größten Teiles der Diastole erhöhte

Ventrikeldruck erfordert einen entsprechendenden Druckanstieg in den Vorhöfen und Venen.

Damit eine hämodynamisch bedeutsame diastolische Behinderung der Ventrikel zustande kommt, muß deren diastolische Erweiterung mehr oder weniger konzentrisch eingeschränkt sein. Deshalb können Endo-Myokardveränderungen zu einer nur einen Ventrikel betreffenden Einflußbehinderung führen. Perikarderkrankungen haben nur dann eine Einflußbehinderung zur Folge, falls der größere Teil des Perikards beider Ventrikel beteiligt ist. Typischerweise ist in diesen Fällen das diastolische Druckplateau in beiden Ventrikeln annähernd gleich hoch.

Die *Pericarditis constrictiva,* das *Panzerherz* als Folge eines verdickten evtl. verkalkten und mit dem Epikard verwachsenen Perikards ist das Musterbeispiel einer chronischen Einflußbehinderung in den rechten und linken Ventrikel mit gleichzeitiger Stauung im Lungen- und Körperkreislauf, wobei klinisch die Folgen der Einfluß-Stauung in den rechten Ventrikel im Vordergrund stehen.

Bei der Herztamponade und beim Panzerherz führt der während der Inspiration zunehmende venöse Rückfluß nicht wie normalerweise zu einer Vergrößerung des Schlagvolumen. Es entsteht ein *Pulsus paradoxus.* Die intrathorakalen respiratorischen Druckänderungen sind wegen der Lungenstauung vergrößert, so daß der Blutdruck während der Inspiration um mehr als 10 mm Hg absinkt.

c) Diffuse Myokarderkrankungen

Akute infektiöse und toxische Myokardschädigungen sowie Stoffwechsel-, Elektrolyt- und hormonale Störungen beeinträchtigen in der Regel die Kontraktilität beider Ventrikel, wenn klinisch auch die Dilatation des linken Ventrikels mit Erhöhung des diastolischen Druckes und Lungenstauung sowie die Einschränkung des Herzzeitvolumens im Vordergrund stehen. In chronischen Fällen wird auch die Stauung im Körperkreislauf klinisch manifest, was insbesondere für Dysproteinämien, den Vitamin B_1-Mangel (Beri-Beri-Herz), den Vitamin B_{12} Mangel (*Perniziöse Anämie*) sowie die Einlagerung von Fremdsubstanzen, z.B. Amyloidose, Hämochromatose und Glykogenspeicherkrankheit gilt. Bei diesen nicht nur die Kontraktilität, sondern auch die diastolische Erschlaffung des Myokard beeinträchtigenden Einlagerungen entspricht die Ventrikeldruckkurve mit frühdiastolischen *Dip* und anschließendem Plateau dem Druckablauf beim Panzerherz.

d) Cor pulmonale (s. auch Kap. Atmung)

Die Drucküberlastung des rechten Ventrikels als Folge einer Widerstandserhöhung im Lungenkreislauf bei primär normalen linkem Herzen und Lungenvenen wird als Cor pulmonale bezeichnet. Man unterscheidet 3 Möglichkeiten für eine derartige Widerstandserhöhung:

1. Lungengefäßobstruktion
   a) Präcapillar b) Capillär

2. Einschränkung des Lungencapillarbettes mit Verlust vom Lungenparenchym
   a) Emphysem, Konfluieren von Alveolen
   b) Restriktive Lungenerkrankungen
3. Lungengefäßkonstriktion bei alveolärer Hypoxie

1. Lungengefäßobstruktion

	Präcapillär	*Capillär*
Akut	Embolie	Fett- und Gasembolie, intravasale Gerinnung
Chronisch	Rezidivierende Embolien Thromboarteriitiden und ätiologisch unklare Angiopathien (Medikamente)	

Die akute Überlastung des rechten Herzens infolge einer Lungenembolie ist eine häufige direkte Todesursache bei älteren, wegen anderen Erkrankungen längere Zeit immobilisierten Patienten.
Die multiple Lungengefäßobstruktion kann zu einer schweren pulmonalen Hypertonie führen. Die auffällige Anstrengungsdyspnoe dieser Patienten ist wie bei der schweren Pulmonalstenose Folge einer alveolären Hyperventilation bei Gewebehypoxie wegen ungenügendem Herzzeitvolumen.

2. Einschränkung des Lungencapillarbettes bei Verlust von Lungenparenchym

Der Verlust einer Lunge z.B. durch Pneumonektomie führt in Ruhe zu keiner pulmonalen Hypertonie, sofern die verbleibende Lunge normal ist, doch verringert sich die Anpassungsfähigkeit an Arbeit. Diffuse interstitielle Fibrosen mit Schrumpfung verkleinern das Capillarbett, die Gasaustauschfläche und die Lungenvolumina. Mit der Bildung von Emphysemblasen in allen Lungenpartien ergibt sich ebenfalls eine Einschränkung des Capillarbettes und der Gasaustauschfläche, doch ist die Totalkapazität der Lungen im Gegensatz zu den restriktiven Lungenerkrankungen normal oder vergrößert, vor allem ist das Residualvolumen stark vermehrt.

3. Lungengefäßconstriction bei alveolärer Hypoxie

Die pulmonale Hypertonie mit Entwicklung eines chronischen Cor pulmonale bei den Bewohnern der Anden ist ein Beispiel für die hypoxiebedingte Widerstandserhöhung des Lungenkreislaufes bei primär normalen Luftwegen und Lungen.
Bei lokalisierten Schädigungen im Bereich der Atemzentren kann sich eine chronische alveoläre Hypoventilation bei ebenfalls normalen Luftwegen und Lungen entwickeln, wobei es sich aber um ein sehr seltenes Syndrom handelt.

	Normale alveoläre Ventilation oder Hyperventilation	Alveoläre Hypoventilation (Globalinsuffizienz)
Akut	Höhe über 3000 m	Atemlähmung, schwere Obstruktion der Luftwege
Chronisch	do	Obstruktives Lungenemphysem, Kyphoskoliose, zentral bedingte alv. Hypoventilation, PICKWICK-Syndrom
art. Blutgase	Hypoxämie und Normo- bzw. Hypokapnie	Hypoxämie und Hyperkapnie

Patienten mit einer extremen Adipositas zeigen, wenn auch nicht regelmäßig, eine auffällige Schlafneigung mit alveolärer Hypoventilation. Dieses PICKWICK-Syndrom ist mit der Gewichtsreduktion reversibel.

Die chronische Globalinsuffizienz ist am häufigsten beim obstruktiven Lungenemphysem und bei schweren Thoraxdeformitäten. In diesen Fällen ist die pulmonale Hypertonie und das Cor pulmonale die kombinierte Folge der Engerstellung der Lungenarteriolen und des Capillarverlustes wegen der Parenchymveränderungen. Mit der Behebung der alveolären Hypoxie, z.B. mit Sauerstoffatmung oder künstlicher Beatmung, wird zwar der Lungengefäßwiderstand gesenkt, bei fortgeschrittenen Parenchymveränderungen aber nicht mehr normalisiert.

Einteilung der pulmonalen Hypertonie nach Schweregraden

	Lungengefäßwiderstand	*Mitteldruck in der A.pulmonalis*[a]
	dyn sec cm^{-5}	mm Hg
normal	bis 250	< 20
leicht	251–500	21–36
mittelschwer	501–1000	37–67
schwer	> 1000	> 67

a Die Mitteldruckwerte gelten für ein Herzzeitvolumen von 5,0 Liter/min und für einen Mitteldruck im linken Vorhof von 4–6 mm Hg.

Bei den restriktiven Lungenerkrankungen und bei der Lungengefäßkonstriction wegen alveolärer Hypoxie handelt es sich meist nur um leichte bis mittelschwere pulmonale Hypertonien. Die multiple Lungengefäßobstruktion führt hingegen nicht selten zu einer schweren pulmonalen Hypertonie.

Bei jeder länger bestehenden pulmonalen Hypertonie entwickeln sich im Stamm und in den Hauptästen der A.pulmonalis sklerosierende Wandveränderungen — *sekundäre Pulmonalsklerose* —, die aber im Gegensatz zur Aortensklerose, bei der die Windkesselfunktion beeinträchtigt ist, keine größere hämodynamische Bedeutung haben.

6. Rhythmusstörungen

P. Lichtlen

a) *Normale Erregung und Erregungsfolge*

Das normale *Schrittmacherzentrum* stellt der *Sinusknoten* dar, da in den hier lokalisierten, spezifischen Zellen der kritische *Schwellenwert* des (diastolischen) Schrittmacherpotentials, nach dessen Überschreitung eine spontane Depolarisation auftritt, am schnellsten erreicht wird. An der einzelnen Zelle und damit auch bezogen auf das gesamte Herz, lassen sich im wesentlichen zwei Phasen der Erregung unterscheiden: die *Depolarisation* resp. Erregungs*ausbreitung* und die *Repolarisation* resp. Erregungs*rückbildung*. Beide Vorgänge lassen sich an der Einzelzelle durch Veränderung des über die Zellmembran gemessenen Aktionspotentials erfassen, bezogen auf das ganze Herz zeichnen sie sich durch das typische Bild des Elektrokardiogramms ab. Die an der Zellmembran während De- und Repolarisation sich abspielenden Vorgänge sind schematisch auf Abb. 6 dargestellt. Sie sind vor allem von Verschiebungen der Natrium- und Kaliumionen über die Zellmembran abhängig. Im *Ruhezustand* der Zelle ist die intracelluläre Kaliumkonzentration ca. vierzigmal größer als die extracelluläre, während umgekehrt die Natriumkonzentration intracellulär ca. vierzehnmal geringer ist als extracellulär. Dadurch wird die Membran an der Außenschicht positiv aufgeladen, so daß im Zellinnern eine negative Voltage von ca. −90 mV resultiert. Mit Beginn der Depolarisation resp. Zellerregung wird die Membranpermeabilität für Natriumionen stark gesteigert, so daß — entsprechend dem Konzentrationsgefälle — ein Einstrom von Natriumionen ins Zellinnere erfolgt; die Zellmembran wird depolarisiert, d.h. die Innenschicht wird gegenüber der Außenschicht positiv aufgeladen (+ 20 mV im Zellinnern) (Phase 0 des Aktionspotentials). Anschließend bleibt die Zellmembran für eine gewisse Zeit *depolarisiert*, resp. das über die Zellmembran gemessene Potential beträgt 0 (Phase 1 und 2 des Aktionspotentials). Gleichzeitig nimmt die Membranpermeabilität für Natriumionen ab, während parallel dazu eine rasche Zunahme der Membranpermeabilität für Kaliumionen auftritt, welche nun entlang dem Konzentrationsgefälle von innen nach außen diffundieren; in dieser Phase der *Repolarisation* (Phase 3 des Aktionspotentials) wird die Zellmembran außen wieder positiv aufgeladen, resp. das Potential im Innern wieder negativ (−90 mV). Während bis zu diesem Moment sämtliche Ionenverschiebungen passiv entlang dem Konzentrationsgradienten erfolgten, wird in der folgenden Ruhepause (Phase 4 des Aktionspotentials) durch die sogenannte Natrium-Kalium-Pumpe aktiv, d.h. unter Energieverbrauch, Kalium wiederum ins Zellinnere und Natrium nach außen verschoben und damit die initiale Ionenvertei-

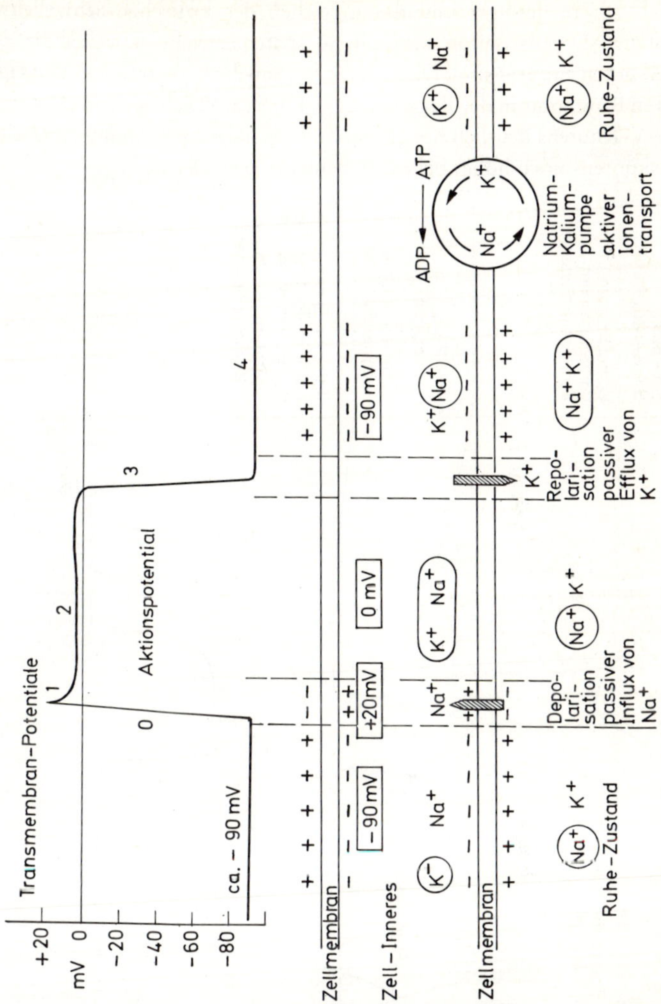

Abb. 6. Ionenaustausch und Aktionspotential

lung und -ladung an der Zellmembran wieder hergestellt. Die dazu notwendige Energie wird aus der Überführung von ATP in ADP gewonnen.

Im *Sinusknoten* ist das Ruhepotential unstabil, d. h. nach der Repolarisation nimmt das Ruhe-Transmembranpotential (Phase 4 des Aktionspotentials) rasch und stetig ab, und bei Erreichen eines gewissen Schwellenwertes resultiert eine *spontane* Depolarisation (Abb. 7). Da sämtliche Zellen des spezifischen Reizleitungssystems eine gewisse Unstabilität des Ruhepotentials aufweisen und damit zu spontaner Depolarisation neigen, können alle diese Zellen Schrittmacherfunktion übernehmen und deshalb Arrhythmien auslösen. Die Änderungen des Ruhepotentials sind jedoch um so geringer und das Erreichen des kritischen Schwellenwertes zur spontanen Depolarisation wird um so später erreicht, je weiter die Zellen vom Sinusknoten entfernt sind. Dies erklärt, warum die Eigenfrequenz eines idio-ventriculären Rhythmus in der Regel relativ tief, bei ca. 40 Schlägen pro Minute, diejenige des AV-Knotens deutlich höher, bei ca. 60 Schlägen pro Minute, und diejenige des Sinusknotens noch höher bei ca. 70 Schlägen pro Minute liegt.

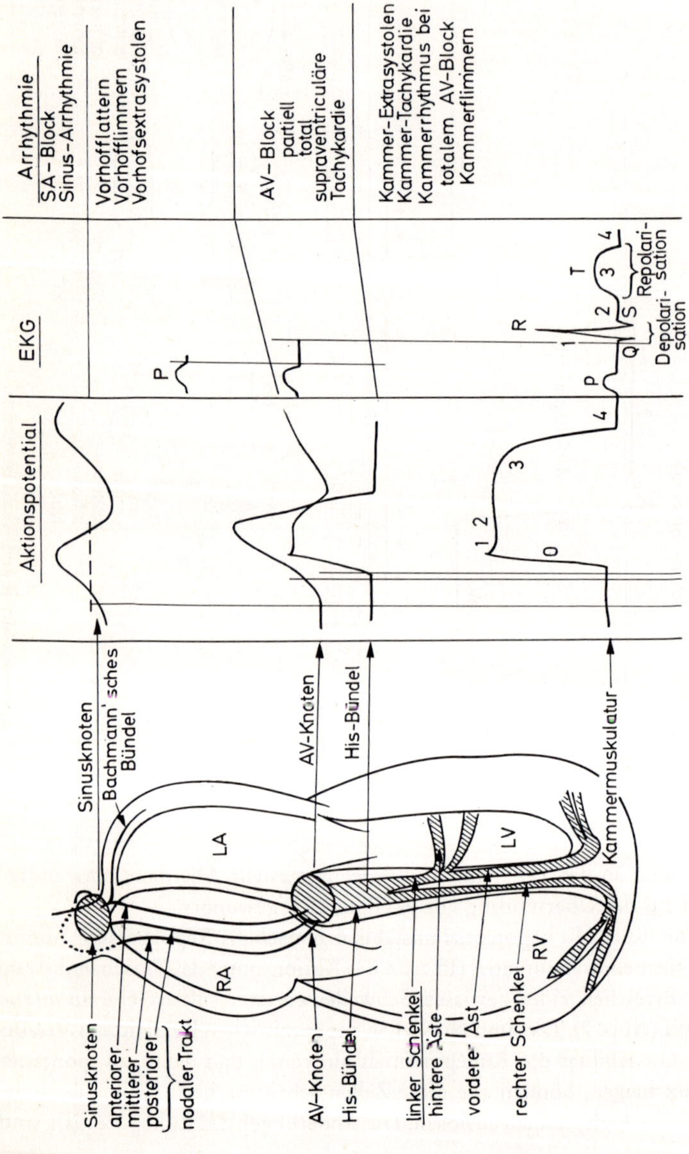

Abb. 7. Aktionsfolge, Aktionspotentiale, EKG und Lokalisation von Arrhythmien (RA und LA: rechter bzw. linker Vorhof, RV und LV: rechter bzw. linker Ventrikel)

Erregungsausbreitung (Abb. 7): Die im Sinusknoten generierte Erregung gelangt auf drei Wegen, dem vorderen, mittleren und hinteren internodalen Trakt über die Vorhöfe zum Atrioventricularknoten (AV-Knoten). Vom AV-Knoten aus wird die Erregung über das HISsche Bündel weitergeleitet und erreicht über den rechten Schenkel die Muskulatur des rechten Ventrikels, über den hinteren und vorderen Ast des linken Schenkels diejenige des linken Ventrikels.

Elektrokardiogramm: Die Erregungsfolge und -ausbreitung läßt sich im Elektrokardiogramm (Abb. 7) erfassen, wobei sich die Vorhofserregung in der P-Welle, die Überleitung vom AV-Knoten auf das HISsche Bündel in der PQ-Strecke, und die Depolarisation der Ventrikel im QRS-Komplex äußert. Die ST-Strecke entspricht dem Zustand der depolarisierten Zelle (Phase 2 des Aktionspotentials), die T-Welle der Repolarisation (Phase 3 des Aktionspotentials).

b) Arrhythmien

Zustände von Übererregbarkeit: Abnorme Schlagfolgen, sei es aufgrund von Extrasystolen oder von Tachykardien, können allen Schrittmacherzentren entspringen: aus dem Sinusknoten als Sinusextrasystolen oder Sinustachykardie; aus den Vorhöfen als Vorhofstachykardie, Vorhofsextrasystolen, Vorhofflimmern und Vorhofflattern; aus dem AV-Knoten als AV-Knoten-Extrasystolen oder -Tachykardie; aus den Kammern als Kammerextrasystolen oder -Tachykardie.
Die *Extrasystole* ist definiert als eine zu früh einsetzende, resp. prämature, oder verspätete und als Ersatz auftretende spontane Erregung eines untergeordneten Schrittmacherzentrums. Ist die prämature Extrasystole vertriculären Ursprungs oder entspringt sie dem AV-Knoten, so ist sie stets von einer *kompensatorischen* Pause gefolgt, d.h. die nach der Extrasystole folgende Diastolendauer ist gegenüber dem normalen Schlag verlängert. Dieses Phänomen erklärt sich daraus, daß bei der prämaturen vertriculären Extrasystole der vom Sinusknoten propagierte, normale Impuls auf einen zufolge der Extrasystole *refraktären* Ventrikel trifft und somit erst der übernächste Sinusimpuls wieder auf die Kammern übergeleitet werden kann. Im Gegensatz dazu sind Sinus- und Vorhofextrasystolen von einer normalen Diastolendauer gefolgt, da die Extrasystole wie der normale Sinusimpuls wirkt, resp. von der gleichen Refraktärzeit des Sinusknotens gefolgt ist.

Vorhofflimmern: Vorhoffrequenz 350 bis 600 pro Minute. Verursacht durch das Nebeneinanderbestehen zahlreicher Bezirke mit unterschiedlichem Refraktärzustand, weshalb sich die Vorhofdepolarisation in unregelmäßigem Ablauf ausbreiten muß. Zusätzlich besteht für die Reizausbreitung vom Vorhof auf den AV-Knoten eine Überleitungsblockierung wechselnden Grades, so daß eine unregelmäßige Kammeraktivierung resultiert = *absolute Arrhythmie*.

Vorhofflattern: Vorhoffrequenz zwischen 220 und 350 pro Minute. Verursacht durch eine Kreisbewegung der Aktivierung in den Vorhöfen, wodurch diese in regelmäßigem Rhythmus in rascher Folge stets neu depolarisiert werden. Auch hier besteht eine wechselnde Blockierung der Überleitung auf die Kammern, wobei entweder jede Flatterwelle, jede zweite oder dritte etc. übergeleitet wird. Es entsteht damit eine 1:1, 2:1, 3:1 etc. Überleitung.

Knotentachykardie: Kammerfrequenz ca. 140 bis 180 pro Minute. Verursacht durch einen sich rasch depolarisierenden Focus im Bereiche des AV-Knotens; im EKG daran erkenntlich, daß die QRS-Komplexe in der Regel noch nicht verbreitert und nicht deformiert sind (QRS-Dauer nicht über 0,10 sec). In der Regel erfolgt eine retrograde Überleitung auf die Vorhöfe, so daß der vom Sinusknoten normalerweise generierte Impuls stets ausgelöscht wird.

Kammertachykardie: Kammerfrequenz ca. 140 bis 180 pro Minute, Vorhofsfrequenz normal. Verursacht durch einen sich rasch depolarisierenden Focus im Kammerbereich; hier besteht eine vollständige Dissoziation zwischen Kammeraktivierung und Vorhofserregung, da die Erregung von den Kammern nicht retrograd auf die Vorhöfe übergeleitet wird (retrograder Block) und somit der Sinusimpuls normal auf die Vorhöfe übertritt. Im EKG ist die Kammertachykardie an der Verbreiterung des QRS-Komplexes (QRS-Breite mehr als 0,11 sec) sowie an der vollständigen Dissoziation zwischen QRS-Komplexen und P-Wellen erkennbar.

Kammerflimmern: Vollständige Anarchie der Kammerdepolarisation, indem kleinere Muskelbündel autonom in rascher Folge depolarisiert werden. Im EKG an unregelmäßigen, sinusiodalen Potentialen erkennbar.

Überleitungsstörungen (Abb. 8): Überleitungsstörungen können auf allen Stufen des Reizleitungssystems erfolgen; sie werden als *Block* bezeichnet. Ist die Überleitung nur verzögert, nicht unterbrochen, so wird der Block als *partiell,* bei vollständiger Unterbrechung als *total* bezeichnet.

Sinuauriculärer Block: Die Erregung kann vom Sinusknoten nicht auf die Vorhöfe weitergeleitet werden. Im EKG erkennbar an der Verdoppelung des RR-Abstandes. In der Regel resultiert keine Ersatz-Vorhofsextrasystole.

AV-Blockierungen: Die Erregung kann nur verzögert oder gar nicht von den Vorhöfen auf den AV-Knoten übergeleitet werden. Normalerweise beträgt die Überleitung im AV-Knoten ca. 0,2 sec oder weniger; längere PQ-Zeiten bei regelmäßiger Überleitung sind Zeichen einer Behinderung im AV-System und werden als AV-Block 1. Grades bezeichnet (PQ-Dauer größer als 0,2 sec). Ein AV-Block 2. Grades liegt dann vor, wenn partielle Überleitungsstörungen abwechslungsweise mit totalen vorkommen. Bei konstanter, totaler Blockierung spricht man von einem AV-Block 3. Grades. Der dabei vorliegende Ersatz-Rhythmus kann sowohl im AV-Knoten selbst, als auch in den Kammern generiert werden.

AV-Knoten-Ersatzrhythmus: Vollständige Dissoziation zwischen QRS-Komplexen und P-Wellen; Kammerfrequenz ca. 60 pro Minute; QRS-Komplex nicht verbreitert und nicht deformiert, QRS-Dauer unter 0,11 sec.

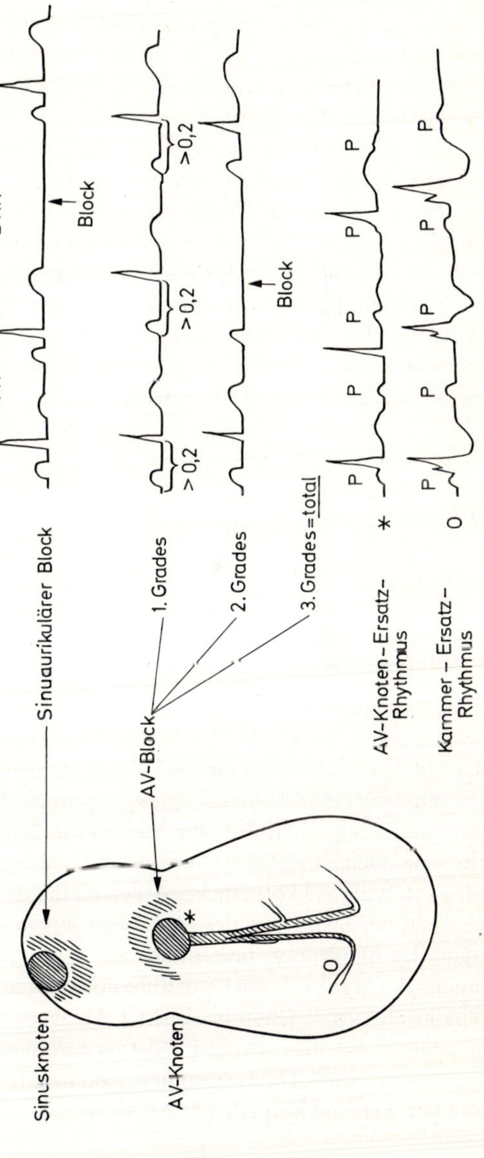

Abb. 8. Überleitungsstörungen und EKG

Ventriculärer Ersatzrhythmus: Vollständige Dissoziation zwischen QRS-Komplex und P-Wellen; Kammerfrequenz in der Regel unter 50 pro Minute; QRS-Komplex verbreitert und deformiert, QRS-Dauer über 0,11 sec.

c) Hämodynamische Folgen der Arrhythmien

Die Aufrechterhaltung einer normalen Hämodynamik resp. der Förderleistung des Herzens basiert auf einer normalen Folge von Vorhofs- und Kammerkontraktionen sowie einer entsprechend langen Diastolendauer zur Gewährleistung einer genügenden Ventrikelfüllung. Über die hämodynamischen Folgen der Arrhythmien orientiert die Übersicht S. 81. Obwohl bei allen AV-Dissoziationen resp. bei allen Typen eines totalen Blockes die normale Kammerfüllung durch die Vorhofsaktion gestört ist, resultieren hier in der Regel keine wesentlichen hämodynamischen Folgen, da die relativ lange Diastolendauer eine gute Kammerfüllung ermöglicht. Bei totalem AV-Block mit AV-Knoten- oder Kammerersatzrhythmus ist deshalb die Förderleistung gewährleistet; es besteht jedoch ein abnorm großes Schlagvolumen — entsprechend der Bradykardie — und eine große Pulsamplitude mit relativ hohem systolischem Druck. Bei supraventriculären oder ventriculären Tachykardien wird die Förderleistung dagegen rasch insuffizient, da in der Regel die Diastolendauer relativ kurz ist, die Coronardurchblutung rasch ungenügend wird und das Vorwärtsvolumen damit kritisch reduziert wird.

II. Peripherer Kreislauf

P. Lichtlen

1. Coronarinsuffizienz

Der Coronarkreislauf ist insuffizient, falls wegen einem ungenügendem Blutangebot ein Mißverhältnis zwischen momentanem O_2-Bedarf und O_2-Zufuhr zu einem Teil des Myokards oder zum ganzen Herzen besteht.

Im Herzmuskel ist die O_2-Ausschöpfung des arteriellen Blutes im Gegensatz zum Skeletmuskel bereits in Ruhe sehr hoch. Eine Erhöhung der O_2-Zufuhr setzt deshalb eine Steigerung der Coronardurchblutung voraus (s. physiologische Grundlagen). Während körperlicher Arbeit nimmt der myokardiale O_2-Verbrauch entsprechend der Steigerung der Herzarbeit wegen Zunahme des Herzzeitvolumens und des Blutdruckes beträchtlich zu. Wenn die Coronardurchblutung die Versorgung des Myokards mit O_2 in Ruhe noch gewährleistet, wird der Zustand der „Coronarinsuffizienz" schon bei leichter Arbeit erreicht, falls die Durchblutung wegen einem mehr oder weniger fixierten Strömungswiderstand nicht adäquat gesteigert werden kann. Die Symptome der akuten Myokardischämie treten deshalb insbesondere während körperlicher Arbeit auf.

Übersicht: *Hämodynamische Folgen der Arrhythmien*

Rhythmus	Pathophysiologie der Hämodynamik		Hämodynamische Folgen
Sinusrhythmus	Vorhofs- und Ventrikelkontraktion koordiniert	gute diastolische Füllung des linken Ventrikels	normale Hämodynamik
Vorhofflimmern Vorhofflattern	fehlende Vorhofskontraktionen, unregelmäßige Diastolendauer	diastolische Füllung nur passiv abhängig von Diastolendauer, wechselnder Füllungszustand	bei Tachykardie diast. Füllung behindert → Hypotonie, bei Normokardie Blutdruck syst. und diast. schwankend
supraventriculäre Tachykardie	ungenügende Diastolendauer → ungenügende Ventrikelfüllung → reduzierte Coronardurchblutung → Coronarinsuffizienz → Linksinsuffizienz	reduziertes Vorwärtsvolumen → Linksinsuffizienz	Herzzeitvolumen anfangs noch normal, später Hypotonie → Schock, kleine Pulsamplitude
Kammertachykardie	Dissoziation zwischen Vorhofs- und Kammeraktivierung, Diastolendauer kritisch verkürzt → Coronarinsuffizienz → Linksinsuffizienz	passive Ventrikelfüllung, ungenügendes Vorwärtsvolumen → Linksinsuffizienz	Hypotonie und Schock rel. frühzeitig eintretend, Herzzeitvolumen vermindert, kleine Pulsamplitude, Gefahr des Kammerflimmerns
Kammerflimmern	keine koordinierte Ventrikelaktion → keine effektive Ventrikelentleerung → Linksinsuffizienz	kein Vorwärtsvolumen → Linksinsuffizienz, Coronarinsuffizienz	sofortiger Blutdruckabfall, Schock
totaler AV-Block	Dissoziation zwischen Vorhofs- und Kammeraktivierung, lange Diastolendauer wegen Bradykardie → gute Ventrikelfüllung, gute Coronardurchblutung, leichte Mitralinsuffizienz wegen unkoordinierter Vorhofskontraktion, hämodynamisch belanglos	passive Ventrikelfüllung, großes Schlagvolumen, weite Pulsamplitude	normaler Blutdruck, lange Zeit kompensiert

Ursachen der Coronarinsuffizienz

1. Erkrankung der Herzkranzgefäße: Häufigste Ursache ist eine kritische Verengerung der Hauptstämme der Coronararterien (Reduktion des Gefäßvolumens um mehr als 75%) resp. eine abnorme Erhöhung und damit Fixierung des Coronarwiderstandes aufgrund einer Coronarsklerose; Verengerungen des Coronarlumens durch Embolien oder entzündliche Prozesse sind relativ seltene Ursachen.

2. Coronarinsuffizienz bei intakten Herzkranzgefäßen: Schwere Linkshypertrophie resp. starke Erhöhung der Herzarbeit — oft bereits in Ruhe — häufiger jedoch bei Belastung, z.B. bei Aortenstenose oder schwerer Hypertonie, führen häufig zu *Coronarinsuffizienz,* insbesondere wenn gleichzeitig das Herzzeitvolumen durch zunehmende Linksherzinsuffizienz bereits reduziert ist. Da die Coronardurchblutung vorwiegend diastolisch erfolgt, findet sich eine relative Coronarinsuffizienz bei Aorteninsuffizienz mit relativ tiefem diastolischem Aortendruck eher selten.

3. Coronarinsuffizienz bei Rhythmusstörungen, Anämie: Eine Coronarinsuffizienz bei normalem Myokard und Coronarsystem läßt sich z.B. bei langdauernder Tachykardie (kritische Verkürzung der Diastolendauer) oder bei schwerer Anämie (Hb unter 8 g%) nachweisen, wobei bei der letzteren neben der Tachykardie die Erhöhung der Herzarbeit aufgrund des gesteigerten Schlagvolumens mitbestimmend ist. Bei beiden Zuständen sind primär die inneren, subendokardialen Schichten des linken Ventrikels ungenügend durchblutet (Innenschichtischämie, ST-Senkung).

Folgen der Myokardischämie

Die akute Ischämie des Myokards kann zur Nekrose, zum *Herzinfarkt* führen, der wegen Rhythmusstörungen und Schock in der Frühphase eine hohe Letalität aufweist. Die akute Myokardischämie mit und ohne Ausbildung eines Infarktes ist beim Erwachsenen die häufigste Ursache des plötzlichen, unerwarteten Todes. Wird die Frühphase überstanden, so fibrosiert der infarcierte Bezirk, was einen Verlust an kontraktionsfähigem Myokard bedeutet. Die schlaffe Myokardschwiele beeinträchtigt auch die Kinematik der Ventrikel in ihrer Funktion als Hohlmuskel. Die Toleranz des durch einen früheren Infarkt geschädigten Herzens ist gegenüber einem neuen Ischämieereignis vermindert.

Sowohl bei einer akuten Mangeldurchblutung in Ruhe als auch bei einer ungenügenden Steigerung der Durchblutung während Arbeit wird im Myokard der nicht durch aerobe Energiefreisetzung gedeckte Bedarf durch eine *anaerobe* Energieproduktion teilweise ersetzt. Die Symptome sind direkte Folgen des O_2-Mangels und betreffen:

a) Energiestoffwechsel bei Ischämie
b) Reduktion der Kontraktionskraft

c) Herzschmerzen, „Angina pectoris“
d) Störung der Reizausbreitung und -übertragung

a) Energiestoffwechsel bei Ischämie

Bei einer im Verhältnis zur Arbeitsleistung des Myokards ungenügenden O_2-Zufuhr können die energieliefernden Substrate nicht mehr vollständig zu CO_2 und H_2O oxydiert werden (s. physiologische Grundlagen). Die Glucose wird unter diesen Bedingungen vermehrt anaerob in Milchsäure umgewandelt, die bei O_2-Mangel nicht mehr für die Energiegewinnung ausgenützt werden kann und deshalb im Myokard akkumuliert, was auch mit einer Erhöhung der H^+-Konzentration einhergeht. Als Zeichen des O_2-Mangels des Myokards werden die Quotienten NADH/NAD und Lactat/Pyruvat größer. Die Anhäufung von Lactat läßt sich im Coronarvenenblut nachweisen. Bei Ischämie entsteht ein Mangel an energiereichem ATP, was für die Reduktion der Kontraktionskraft entscheidend ist. Bei der Glykolyse werden zwar pro Mol Glucose wie unter normalen Bedingungen 2 Mol ATP frei, fällt aber die oxydative Phosphorylierung (*Krebs-Cyclus)* wegen O_2-Mangel aus, so fehlen die pro Mol Pyruvat gebildeten 15 Mol ATP.

b) Reduktion der Kontraktionskraft

Die ungenügende Energiebereitstellung bedingt eine Reduktion der Kontraktionskraft, was den FRANK-STARLING-Mechanismus auslöst. Dank der Zunahme der enddiastolischen Faserspannung, was aber eine Erhöhung des enddiastolischen Volumens und Druckes voraussetzt, kann bei nicht zu ausgedehnter Ischämie unter Ruhebedingungen noch ein normales Herzzeitvolumen aufrecht erhalten werden. Die bei Arbeit auftretende oder sich verstärkende Ischämie verringert die Anpassung in der Weise, daß der enddiastolische Druck auf eindeutig pathologische Werte (über 20 mm Hg) ansteigt, so daß eine Lungenstauung entsteht.

Bei einem ausgedehnten Myokardverlust durch vorangegangene Infarkte kann ein neues Ischämieereignis bereits in Ruhe zu einer manifesten Linksherzinsuffizienz mit ungenügender Förderleistung und Lungenstauung führen.

c) Herzschmerzen, „Angina pectoris“

Die sich ansammelnden sauren Metaboliten stimulieren die intrakardialen sensiblen Nervenendigungen und verursachen die typischen, in die linke Schulter und in den Rücken ausstrahlenden Schmerzen der *Angina pectoris*. Entsprechende anamnestische Angaben und die Feststellung, daß diese Schmerzen bei Arbeit auftreten bzw. zunehmen, weisen mit großer Wahrscheinlichkeit auf eine Myokardischämie hin.

d) Störung der Reizausbreitung und -übertragung

Im spezifischen Reizleitungssystem werden die Membranpotentiale infolge der Ansammlung von sauren Metaboliten geändert, was zu schweren Arrhythmien und im Extremfall zu Kammerflimmern oder Kammerstillstand führen kann. Diese Arrhythmien sind die Ursache des plötzlichen Herztodes bei einer akuten Myokardischämie.

Übersicht: *Coronarinsuffizienz*

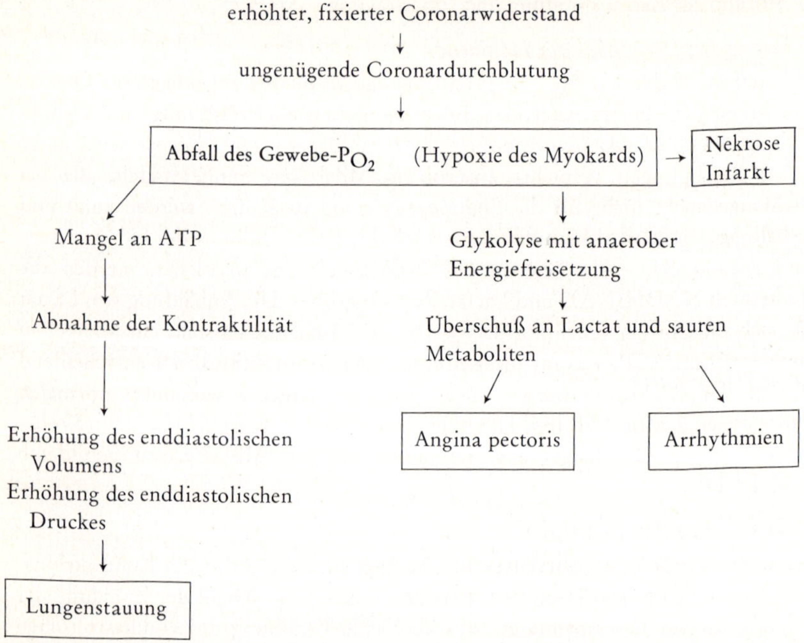

2. Hypertonie

Die Hypertonie ist definiert als ein Zustand dauernder, abnormer Blutdruckerhöhung. Die Grenzen gegenüber dem normotonen Bereich basieren auf statistischen Untersuchungen, welche vor allem die altersabhängige, durch progressive Ateriosklerose bedingte Blutdruckzunahme mitberücksichtigen. Die Blutdruckmessungen sind deshalb nicht nur liegend, sondern vor allem auch stehend zu überprüfen (orthostatische Hypotonie). Wesentlich für Pathophysiologie und Diagnostik ist vor allem die Erhöhung des diastolischen Aorten-Druckes; als oberer Grenzwert werden allgemein 95 mm Hg angenommen. Die obere Grenze des für die Diagnose weniger entscheidenden systolischen Druckes liegt bei 150 mm Hg.

Einteilung der Hypertonien

Hämodynamisch lassen sich zwei Typen unterscheiden:

1. Der *Widerstandshochdruck,* gekennzeichnet vor allem durch dauernde Erhöhung des diastolischen Druckes (über 95 mm Hg) sowie des peripheren Widerstandes (über 2000 dyn sec cm^{-5}) bei normalem Herzzeitvolumen, und

2. Der *Volumenhochdruck,* charakterisiert durch systolische Druckerhöhung (über 150 mm Hg), oft einhergehend mit erhöhtem Herzzeitvolumen und

Blutvolumen bei normalem oder erniedrigtem peripheren Gefäßwiderstand. Der „Volumenhochdruck" ist — da der periphere Widerstand normal ist — nicht zur eigentlichen *Hypertoniekrankheit* zu rechnen und bedarf in der Regel auch keiner drucksenkenden Therapie.

Essentielle Hypertonie: Die Ursache dieser häufigsten Hochdruckform (ca. 80% aller Hypertonien miteinschließend) ist bis heute nicht bekannt, deshalb der Ausdruck *essentiell* oder *idiopathisch.* Ein Zusammenhang mit einer abnormen Funktion des Angiotensin-Renin-Systems wie bei der renalen Hypertonie (s. Kap. Niere) ließ sich bis heute nicht nachweisen; ebenso fraglich sind primär neurogene Einflüsse, z.B. Änderungen der Reizschwelle der drucksensitiven Elemente im Bereich der Baroreceptoren oder des Kreislaufzentrums. Die Diagnose einer essentiellen Hypertonie muß deshalb vor allem durch Ausschluß der bekannten Ursachen gestellt werden.

Einteilung der Hypertonien

	Widerstands-Hochdruck	*Volumen-Hochdruck*
diastolischer Druck	erhöht (über 95 mm Hg)	normal, evtl. erniedrigt
systolischer Druck	normal oder erhöht (über 150 mm Hg)	erhöht (über 150 mm Hg)
Pulsamplitude	normal	vergrößert
peripherer Widerstand	erhöht (über 2000 dyn sec cm^{-5})	normal oder erniedrigt
Herzzeitvolumen	normal	erhöht
	essentielle Hypertonie renale Hypertonie Coarctatio aortae Arteriosklerose[a] Erkrankungen des ZNS (erhöhter intrakranieller Druck) Phäochromocytom Schwangerschaftstoxikose Porphyrie	Hyperthyreose Aorteninsuffizienz Arterio venöse Fisteln primärer Aldosteronismus[a] Morbus CUSHING[a]

[a]z. T. auch Volumen — bzw. Widerstandshochdruck

Pathophysiologie der chronischen Blutdruckerhöhung bei essentieller Hypertonie

Auswirkungen auf das Herz: Mit der chronischen Steigerung des peripheren Gefäßwiderstandes ist auch der Widerstand gegenüber der systolischen Austreibung dauernd erhöht (Erhöhung des *afterload*). Dies bedingt eine chronische

Erhöhung des systolischen und enddiastolischen Druckes des linken Ventrikels. Die damit einhergehende dauernde Steigerung der Kontraktilität und der Herzarbeit führt — über bis heute noch nicht geklärte Mechanismen — mit zunehmender Dauer zur Hypertrophie des Herzmuskels der linken Kammer. Die linksventriculäre Hypertrophie ist bei längerer Dauer und erheblichem Grade stets von einer (latenten oder manifesten) Insuffizienz des Myokards gefolgt. Zwei Gründe sind für die Entwicklung einer Linksinsuffizienz bei Hypertonie verantwortlich:

1. Da das Coronar- resp. Capillarsystem sich nicht im gleichen Maße wie der hypertrophierende Muskel entwickelt, reduziert sich die Anzahl Capillaren pro Muskeleinheit, und die Diffusionsstrecke für Sauerstoff zwischen Capillaren und Zellkern wird wesentlich verlängert, woraus eine ungenügende Sauerstoffversorgung der wesentlichen Zellstrukturen des Myokards resultiert; überdies führt die dauernde Druckerhöhung in den Coronargefäßen zu Wandveränderungen und schließlich zur Coronarsklerose, womit die Sauerstoffversorgung des hypertrophen Myokards sich noch zusätzlich verschlechtert.

2. Die Hypertrophie des linken Ventrikels geht mit einer beträchtlichen „Versteifung" einher (reduzierte Compliance), was wiederum zur Kontraktionseinbuße resp. Insuffizienz führt. Die Tendenz des hypertrophen Muskels zur frühzeitigen Dekompensation ist somit gegeben.

Auswirkung auf die peripheren Gefäße: Die dauernde Erhöhung des peripheren Widerstandes führt auch an den peripheren Arterien zu einer zunehmenden Sklerosierung. Die periphere *Arteriosklerose* betrifft — neben den Coronararterien — vor allem die cerebralen Arterien und damit auch die Gefäße im Augenhintergrund, sowie die Nierenarterien — vorwiegend zweiter und dritter Ordnung. Komplikationen der Cerebralsklerose sind vor allem Encephalopathie, Encephalorrhagie und -malacie. Sie finden sich bei der Hypertonie signifikant gehäuft. Der Befall der Nierengefäße resp. die Nephrosklerose führt in der Regel zu einer progredienten Niereninsuffizienz. Durch zunehmenden Befall der renalen Arteriolen kann somit eine essentielle Hypertonie sekundär in eine renale übergehen, indem die zunehmende Mangeldurchblutung der drucksensitiven Elemente der Nieren den Renin-Angiotensin-Mechanismus in vermehrtem Maße stimuliert.

Entsprechend dem Ausmaß der renalen Mitbeteiligung lassen sich je nach Verlauf zwei Typen der Hypertonie unterscheiden, eine *benigne* und eine *maligne* Form. Bei der *benignen* Hypertonie fehlt stets die Nierenbeteiligung, und der Gefäßbefall, erkennbar an den Arterien des Augenhintergrundes, hat noch zu keiner wesentlichen Gewebsschädigung (Exsudation und degenerative Netzhautprozesse aufgrund chronischer Ischämie) geführt. Bei der *malignen* Hypertonie läßt sich ein fortgeschrittener Befall der Nierengefäße und dementsprechend eine signifikante Einschränkung der Nierenfunktion nachweisen.

Übersicht: *Essentielle Hypertonie*

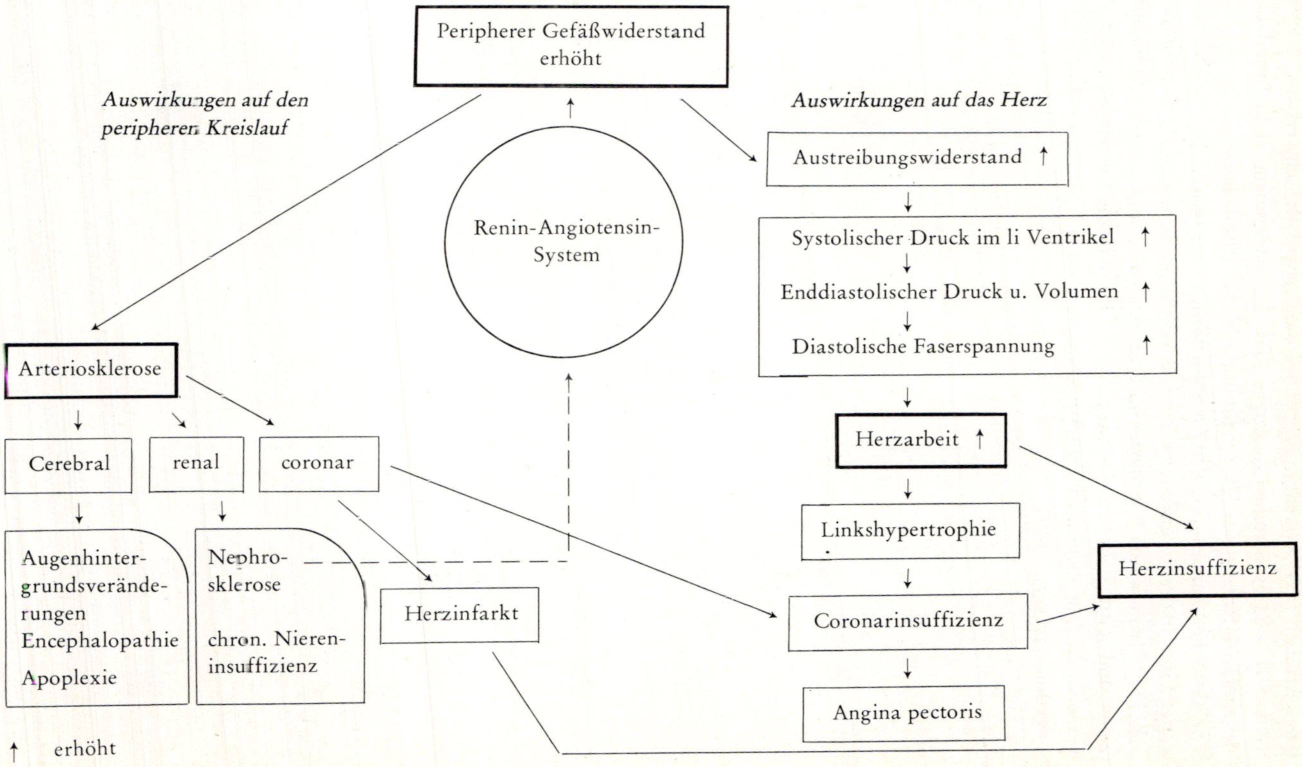

Die Arterien des Augenhintergrundes sind ebenfalls schwerstens sklerotisch verändert, und es bestehen deutliche Gewebsschädigungen resp. Exsudationen, degenerative Prozesse der Netzhaut und evtl. ein Papillenödem.
Die klinische Manifestation der Komplikationen der Hypertonie zeigt sich somit in erster Linie an drei Organen: am Zentralnervensystem, wo die Hypertonie zu einer erhöhten Neigung zur Apoplexie führt, renal in einer progredienten Niereninsuffizienz und kardial, indem die zunehmende Hypertonie zu relativer oder durch Coronarsklerose bedingter Angina pectoris, zum Infarkt und schließlich zum Linksherzversagen führt.

TEMPERATURREGULATION UND WÄRMEHAUSHALT

A. A. Bühlmann

A. Physiologische Grundlagen

Die normalen Funktionen homöothermer Lebewesen sind an eine konstante Temperatur des Körperkernes gebunden. Beim Menschen besteht dieser Kern aus Kopf und Rumpf. Die normale Temperatur beträgt 36,5–37,5° C. Der Wärmefluß erfolgt vom Kern nach außen und in den Extremitäten von oben nach unten. Das Blut ist das Transportmedium für die Wärme. Die Temperatur der Vorderarme und Unterschenkel sinkt bei tiefen Außentemperaturen unter 30° C. Bei hoher Außentemperatur sind die rumpfnahen Teile der Extremitäten praktisch gleich warm wie der Rumpf. Die Kerntemperatur wird axillär, zuverlässiger oral oder rectal gemessen.

Die Wärmeproduktion des nüchternen Menschen entspricht bei indifferenter Außentemperatur von 30° C dem *Grundumsatz*, der mit der Körperoberfläche korreliert. Er beträgt für 24 Std beim Kleinkind 1200 kcal/m^2 und beim Erwachsenen 800–1000 kcal/m^2. Die Wärme entsteht beim Stoffwechsel vor allem in der Leber und in der Muskulatur, die zudem größere Wärmemengen bei mechanischer Arbeitsleistung — Tonus und Kontraktionen — produziert. Die Erzeugung von „chemischer" Wärme wird unter dem Einfluß von Adrenalin und Thyroxin erhöht.

Die Temperatur des Körperkernes zeigt einen Tagesrhythmus mit einem Minimalwert morgens 6^{00}–7^{00} und einen um 1,0–1,5° C höheren Maximalwert abends zwischen 18^{00}–19^{00}, weshalb für die Beurteilung des Temperaturverlaufes immer Morgen- und Abendtemperaturen registriert werden. Bei Frauen variiert die Körpertemperatur zusätzlich mit dem Menstruationscyclus. Mit der Ovulation steigt die Temperatur plötzlich um 0,5° C an und sinkt nach der Menstruation wieder langsam ab, bleibt aber bei der Gravidität auf dem höheren Niveau der Ovulation einreguliert.

Beträgt die Lufttemperatur weniger als 35° C, so wird von der nicht durch Kleidung isolierten Körperoberfläche Wärme abgegeben. Diese Abgabe erfolgt an der ruhenden Grenzschicht durch *Wärmeleitung,* bei bewegter Luft durch *Wärmekonvektion* und bei feuchter Haut durch *Verdunstung*. Außerdem wird auch Wärme mit langwelliger *Wärmestrahlung* abgegeben. Unter direkter Sonnenbestrahlung nimmt die Haut auch bei niedriger Lufttemperatur Wärme auf. Diese Wärmeabsorption vermindert sich mit zunehmender Hautpigmentierung.

Mit der Atmung wird ebenfalls durch Leitung, Konvektion und Verdunstung Wärme abgegeben, was bei großen Ventilationsvolumina während Arbeit quantitative Bedeutung erhält.

Neugeborene haben im Verhältnis zu ihrem Gewicht und Volumen eine größere Oberfläche als Erwachsene und unterkühlen deshalb bei tiefen Außentemperaturen schneller.

Der Regelkreis für die Erhaltung einer konstanten Kerntemperatur besteht aus einem im Hypothalamus gelegenen Zentrum mit Verbindungen zur Formatio reticularis, das auf die Bluttemperatur anspricht, sowie in der Haut gelegenen peripheren Thermoreceptoren, die den Wärmeverlust anzeigen. Die Regulation erfolgt über die Hautdurchblutung, die Schweißproduktion und die Stimulation der quergestreiften Muskulatur.

Wärmebelastung

Vermehrte Wärmeabgabe durch:

a) Zunahme der Hautdurchblutung

b) Produktion von Schweiß

Kältebelastung

Einschränkung der Wärmeabgabe durch:

Reduktion der Hautdurchblutung

Vermehrte Wärmeproduktion durch:

Erhöhten Muskeltonus, Kontraktionen, „Kältezittern"

Mit der Produktion von Schweiß kann die Wärmeabgabe durch Verdunstung um ein Vielfaches vergrößert werden, was für die Erhaltung der Kerntemperatur bei schwerer Arbeit entscheidend ist.

Der Wassergehalt der Luft nimmt mit steigender Temperatur bei gleicher relativer Feuchtigkeit erheblich zu. So beträgt der Wasserdampfdruck bei 20°C und voller Sättigung 17,5 mm Hg, bei 37°C 47 mm Hg. Solange die Hauttemperatur etwas höher als die der umgebenden Luft ist, kann Wärme durch Verdunsten von Schweiß abgegeben werden. Die Verdampfungswärme von 1 Liter Schweiß entspricht einer Wärmeabgabe von 580 kcal. Bei sehr schwerer Arbeit kann die Schweißproduktion mehrere Liter/Std betragen, was ohne Flüssigkeitsersatz zu einer Dehydrierung führen würde. Die körperliche Arbeit ist das Beispiel einer physiologischen Wärmebelastung. Die Kerntemperatur steigt trotz Vervielfachung des Energieumsatzes nur ganz leicht an. Unter extremen Bedingungen dominiert die Temperaturregulation, indem mit der massiven Steigerung der Hautdurchblutung die Durchblutung der arbeitenden Muskulatur abnimmt.

Die Schweißdrüsen werden vom Sympathicus stimuliert, doch sind die postganglionären Fasern cholinergisch. Atropin hemmt die Schweißproduktion. Ein Überschuß an Thyroxin erhöht die Hautfeuchtigkeit und damit die Wärmeabgabe durch Verdunstung, während die Haut bei der Hypothyreose ausgesprochen trocken ist.

Die wesentlichen, das Klima beeinflussenden Umweltfaktoren sind: Lufttemperatur, Luftbewegung, Luftfeuchtigkeit, Sonnenscheindauer im Freien sowie Wandtemperaturen in Räumen.

B. Pathophysiologie

1. Hyperthermie

Überschreitet die Eigenproduktion von Wärme oder die Wärmezufuhr von außen z.B. durch Sonnenbestrahlung die Möglichkeiten der Wärmeabgabe, so steigt die Kerntemperatur an. Maximale Hautdurchblutung und Schweißproduktion unterscheiden diese immer mit den Umweltbedingungen einschließlich der Kleidung zusammenhängende Hyperthermie vom endogenen Fieber. Belastung und Risiken der umweltabhängigen Hyperthermie betreffen bis zu einer Kerntemperatur von ca. 40°C den Kreislauf. Es kann wegen Vasodilatation zum *Hitzekollaps* und bei erheblicher Dehydrierung zum *hypovolämischen Schock* mit lebensgefährlicher Mangeldurchblutung von Gehirn, Herz, Nieren und Leber kommen. Flüssigkeitsersatz und Entfernen der die Wärmestauung verursachenden Kleidung stehen therapeutisch ganz im Vordergrund.
Steigt die Kerntemperatur auf über 42°C, so ist unabhängig vom Kreislauf mit tödlichen Organschäden wie Hirnödem und -blutungen sowie fleckförmigen Myokardnekrosen zu rechnen, *Hitzetod, Hitzschlag, Sonnenstich.*
Sehr selten steigt die Körpertemperatur ohne Wärmestauung während einer Narkose mit größenordnungsmäßig 2°C/Std an. Diese ätiologisch noch unklare *maligne Hyperthermie/Hyperpyrexie* hat eine sehr hohe Letalität, falls die Narkose nicht sofort abgebrochen und eine Abkühlung eingeleitet wird. Schwere Muskelarbeit unmittelbar vor der Narkose (Sportverletzungen, Unfälle am Arbeitsplatz) scheint das Auftreten einer malignen Hyperthermie zu begünstigen.

2. Hypothermie

Sinkt die Kerntemperatur unter 35°C, so spricht man von Hypothermie, die nur durch Unterkühlung, also durch entsprechende Umweltfaktoren erreicht wird. Bei 32°C ist der Unterkühlte noch ansprechbar, kann sich aber später nicht mehr an dieses Ereignis erinnern (retrograde Amnesie). Ungefähr ab 28–25°C kommt es zu Arreflexie, Atemstillstand und Asystolie oder Kammerflimmern. Bei jeder Hypothermie wird der Metabolismus der unterkühlten Gewebe reduziert. Der O_2-Verbrauch beträgt bei 30°C noch ca. $^1/_2$, bei 25°C noch ca. $^1/_3$ des normalen Ruhewertes. Damit ergibt sich eine erhöhte Toleranz der Organe gegenüber einer Hypoxie.
Bei der *künstlichen Hypothermie* zwecks Vermeidung irreversibler Schäden des Gehirns und des Myokards während einer Kreislaufunterbrechung, z.B. bei Herzoperationen, wird die Körperwärme außen durch Eisbad oder auch von innen durch Perfusion mit kaltem Blut entzogen. Narkotica unterdrücken die zentrale Stimulation der Temperaturregulation, Muskelrelaxantien verhindern zudem die Wärmeproduktion der Muskulatur durch Zittern. Bei „mäßiger“ Hypothermie von 28°–30°C beträgt die Gehirntoleranz gegenüber einer Unterbrechung der Durchblutung 10 min, bei „tiefer“ Hypothermie von 18°–20°C etwa 20 min.

Bei jeder Hypothermie sind im Blut folgende Veränderungen zu beobachten:

1. Zunahme der Affinität des Hämoglobins zum O_2
2. Abnahme der H^+-Ionenkonzentration
3. Hypokaliämie
4. Hyperglykämie
5. Zunahme der Blutviscosität
6. Zunahme des Hämatokrits und Abnahme des Plasmavolumens wegen Flüssigkeitsverschiebung in den interstitiellen Raum

Die Pulsfrequenz nimmt schon bei mäßiger Hypothermie deutlich ab, während der periphere Blutdruck erst bei tiefer Hypothermie absinkt.

3. Verbrennen und Erfrieren

Die lokale Verbrennung beeinträchtigt nicht den Wärmehaushalt. Die Zellzerstörung führt zu einem lokalen Ödem, das bei größerer Ausdehnung ohne Plasmaersatz zum hypovolämischen Schock führt. Hämolyse und in das Blut eingeschwemmte Zellpartikel bzw. Abbauprodukte gefährden die Nierenfunktion.
Die lokale Kälteeinwirkung bewirkt durch die Gefäßconstriction und wegen der erhöhten Affinität des Hämoglobins zum O_2 eine lokale Anoxie. Die anoxische Zellschädigung führt zu Ödem, Blasenbildung und Nekrosen.
Wegen der im Vergleich zur Luft sehr großen Wärmeleitfähigkeit des Wassers ist die Wärmeabgabe durch Konvektion beim Schwimmen sehr groß. Ein dickes subcutanes Fettpolster verzögert die Unterkühlung. Das Schwimmen in Eiswasser führt ohne zusätzlichen Wärmeschutz schnell zu einer Abnahme der Kerntemperatur. Das Schwimmen in sehr kaltem Wasser erfordert einen größeren Kraftaufwand als in warmen Wasser, weil die Viscosität des Wassers mit sinkender Temperatur zunimmt. Wegen der in sehr kaltem Wasser ohnehin beeinträchtigten O_2-Versorgung der Extremitäten kann der Ertrinkungstod infolge Erschöpfung der lebensgefährlichen Hypothermie vorausgehen.
Das warme Bad ermöglicht die wirksamste und schonendste Wiedererwärmung.

4. Fieber

Exogene „Pyrogene", z.B. bakterielle Endotoxine und endogene Pyrogene aus Leukocyten oder dem Eiweißabbau stammend, bewirken eine Erhöhung des Regulationspegels für die Kerntemperatur und damit Fieber. Die normale Außentemperatur löst die Reaktion der Kältebelastung — *Schüttelfrost* — aus. Die zur Entfieberung führende vermehrte Wärmeabgabe durch eine gesteigerte Hautdurchblutung mit Schweißausbruch entspricht der Reaktion auf eine Wärmebelastung.

Man unterscheidet nach dem Tagesablauf der Temperatur verschiedene Fiebertypen:

Continua: Erhöhung des Pegels mit normalen Differenzen von ca. 1°C zwischen Morgen und Abend, z.B. beim Typhus abdominalis.
Remittierend: Temperaturdifferenzen zwischen Morgen und Abend 2°C, aber auch morgens febril, z.B. Tuberkulose.
Intermittierend: Temperaturdifferenzen zwischen Morgen und Abend größer als 2°C, morgens afebril, z.B. bei Sepsis (septische Temperaturen).
Periodisch: Afebrile Tage wechseln mit febrilen Tagen, regelmäßig bei Malaria, unregelmäßig (undulierend) mit mehrere Tage bis Wochen dauernden febrilen und afrebrilen Perioden, z.B. beim M. BANG.

Fieber ist gleichbedeutend mit einer Erhöhung des Grundumsatzes.
Sind Appetit und Nahrungsaufnahme gestört, so führt jede febrile Erkrankung zu einem beträchtlichen Gewichtsverlust.

BLUT

P. G. Frick und P. W. Straub

Erythrocyten und Hämoglobin

P. G. Frick

A. Physiologie und Biochemie

Der Erythrocyt ist eine annähernd runde, bikonkave Scheibe von 7–7,8 μ (Mittel 7,4 μ) Durchmesser und 2,5 μ Maximaldicke. Die Gesamtoberfläche aller zirkulierenden Erythrocyten, welche beim Erwachsenen zum Gasaustausch zur Verfügung steht, beträgt etwa 3500 m^2. Das Hämoglobin macht als wichtigstes Element 95% der Trockensubstanz der Zelle aus. Es ist der eigentliche Träger des Sauerstoffs und des Hauptanteils der Kohlensäure. Zudem wirkt es als Puffer.

Die wichtigsten Bestandteile des Erythrocyten sind:
1. Hämoglobin
2. Zellstroma
3. Zellmembran
4. Enzyme und Energieüberträger der anaeroben und aeroben Glykolyse von der Glucose bis zur Milchsäure nebst reduziertem und oxydiertem Glutathion
5. Blutgruppenantigene

Am Aufbau dieser Bestandteile sind folgende Elemente beteiligt:
1. Eisen
2. Aminosäuren
3. Essigsäure und Glycin
4. Vitamin B_{12}
5. Folsäure
6. Pyridoxin (Vitamin B_6)
7. Vitamin C
8. Lipide

Beim erwachsenen Mann beträgt der tägliche Eisenbedarf 1 mg, bei der Frau 3 mg, während der Bedarf an Vitamin B_{12} lediglich 1 μg und derjenige an Folsäure 25–50 μg pro Tag ausmachen.
Das Hämoglobin besteht aus dem eisenhaltigen Häm und dem Globin. Jedes Hämoglobinmolekül umfaßt 4 Häm-Gruppen. Das Eisen liegt im Protoporphyrin-

ring des Häms in zweiwertiger Form vor. Das Globin besteht aus vier Polypeptid-Ketten: 2 α-Ketten mit je 141 Aminosäuren und 2 β-Ketten mit je 146 Aminosäuren. Die Sequenz der beiden Ketten ist bekannt. Das Molekulargewicht des Hämoglobins beträgt 67000.

Der Erythrocyt enthält kein Glykogen und ist für die Aufrechterhaltung des Energiestoffwechsels auf die Zufuhr von Glucose angewiesen. Der Abbau derselben erfolgt zu etwa 90% über den anaeroben und zu etwa 10% über den aeroben Cyclus. Die täglich von der Erythrocytenmasse eines Erwachsenen verbrauchte Glucosemenge ist klein und beträgt lediglich 15–20 g. Endprodukt der Glykolyse ist die Milchsäure, welche aus den Erythrocyten diffundiert. Die auf dem Wege der Glykolyse gewonnene Energie dient zwei Hauptzwecken:

1. Aufrechterhaltung der funktionellen Integrität der Zellmembran, welche ihrerseits die Konstanz des intracellulären Elektrolytmilieus gewährleistet und die Konstanz der Zellform sichert
2. Reduktion des dauernd aus Hämoglobin (Fe^{++}-Hb) entstehenden Met-Hämoglobins (Fe^{+++}-Hb)

Die Energie zur Sicherung der cellulären Integrität und der intracellulären Elektrolytkonstanz stammt vorwiegend aus der anaeroben Glykolyse, diejenige zur Reduktion von Met-Hb zu Hämoglobin aus dem aeroben Pentose-Phosphat-Shunt.

Für die Sauerstoffversorgung der Gewebe ist der Verlauf der Sauerstoff-Dissoziationskurve bestimmend. Dieselbe wird durch pH und Temperatur beeinflußt. In neuester Zeit wurde ein zusätzliches Regulationssystem der Sauerstoff-Affinität des Hämoglobins entdeckt: Es handelt sich um das an der intraerythrocytären anaeroben Glykolyse beteiligte 2,3-Diphosphoglycerat (2,3-DPG). Sauerstoffbindungsvermögen des Hämoglobins und Konzentration des 2,3-DPG in den Erythrocyten verhalten sich umgekehrt proportional, d.h.: Hohe Konzentrationen von 2,3-DPG senken die Sauerstoff-Affinität, führen zu einer Verschiebung der Sauerstoff-Dissoziationskurve nach rechts und erleichtern die Sauerstoffabgabe an das Gewebe; tiefe Werte von 2,3-DPG erhöhen die Affinität, verschieben die Sauerstoff-Dissoziationskurve nach links und erschweren die Sauerstoffabgabe (s. Abb. 2, Atmung). Die Zweckmäßigkeit dieser Relation läßt sich am besten bei Gewebshypoxien verschiedenster Genese illustrieren: Bei Höhenaufenthalt, bei Anämien, bei Hyperthyreose steigt die 2,3-DPG-Konzentration in den Erythrocyten merklich an, die Sauerstoff-Dissoziationskurve wird nach rechts verschoben und damit wird die Sauerstoffabgabe an das Gewebe erleichtert.

Die mittlere Überlebensdauer der Erythrocyten beträgt 120 Tage. Der Abbau der roten Blutzelle erfolgt im reticuloendothelialen System der Milz, Leber und des Knochenmarkes.

B. Pathophysiologie

I. Anämien

Die Normalwerte für das Hämoglobin sind 16 ± 2g/100 ml Blut für Männer und 14 ± 2g/100 ml für Frauen. Eine Anämie liegt vor, wenn beim Manne das Hämoglobin unter 14g/100 ml und bei der Frau unter 12g/100 ml abfällt. Wird die Hämoglobinkonzentration in % der Norm ausgedrückt, so entspricht der 100%-Wert einer Konzentration von 16g/100 ml Blut. Die genaue Charakterisierung der einzelnen Anämieformen bedingt eine gleichzeitige Bestimmung des Hämoglobingehaltes, der Erythrocytenzahl und des Hämatokrits. Aus diesen drei Werten lassen sich wichtige Indices berechnen (Tabelle 1). Der mittlere Hämoglobingehalt der Einzelerythrocyten ermöglicht die Einteilung in normochrome, hypochrome und hyperchrome Anämien (Tabelle 2).

Tabelle 1. *Zellindices der Erythrocyten (Normwerte)*

Mittlerer Hämoglobingehalt der Einzelerythrocyten

$$Hb_E = \frac{\text{Hb (g/100 ml)} \times 10}{\text{Erythrocyten/mm}^3} = 29 \pm 2 \text{ pg (Pikogramm)}$$

Mittlere Hämoglobinkonzentration in den Erythrocyten

$$HbK_E = \frac{\text{Hb (g/100 ml)} \times 100}{\text{Hämatokrit}} = 33 \pm 2\,\%$$

Durchschnittliches Erythrocytenvolumen

$$DV_E = \frac{\text{Hämatokrit} \times 10}{\text{Erythroc.}(10^6)/\text{mm}^3} = 89 \pm 5 \text{ fl (Femtoliter)}$$

1. Einteilung der Anämien

Von den verschiedenen Einteilungsmöglichkeiten der Anämien erscheint diejenige, welche auf der Kinetik der Erythroblasten und Erythrocyten basiert, die zweckmäßigste (Tabelle 3).

2. Anämie-Symptome

Die Symptomatologie der Anämien wird von folgenden Faktoren beeinflußt:

1. Grad der Anämie
2. Zeit der Entwicklung der Anämie
3. Art der Anämie

Tabelle 2. *Laborbefunde der roten Blutreihe bei Normalen und häufigsten Anämien*

	Hämoglobin g/100 ml	Erythrocyten 10^6/mm³	Hämatokrit %	HbE pg	HbK_E %	DV_E fl
Normwerte						
Mann	16±2	5±0.5	48±4	29±2	33±2	89±5
Frau	14±2	4.5±0.5	42±4			
Hypochrome Anämien (z.B. Eisenmangel-Anämie)	↓	↓	↓	↓	↓	↓
Hyperchrome Anämien (z.B. Anaemia perniciosa)	↓	↓	↓	↑	n	↑
Normochrome Anämien (z.B. aplastische Anämie)	↓	↓	↓	n	n	n

Tabelle 3. *Einteilung der Anämien*

I. Hypoproliferative, aplastische Anämien und Pancytopenien
Sideroachrestische Anämien
II. Anämien infolge Mangel an Bau- und Wirkstoffen:
Eisenmangelanämie
Vitamin B_{12}-Mangel-Anämie
Folsäure-Mangel-Anämie
III. Hämolytische Anämien infolge
a) cellulärer Störungen
b) extracellulärer Störungen
c) Kombination cellulärer und extracellulärer Störungen
IV. Anämien infolge multipler pathogenetischer Störungen

Die Faktoren 1 und 2 bestimmen die allgemeinen anämieunspezifischen Symptome, der Faktor 3 die diagnostisch wichtigen anämiespezifischen Symptome.

ad 1. Die Abhängigkeit der Symptomatologie vom Grad der Anämie ist klar.

ad 2. Ein sehr langsam, über Monate abfallender Hämoglobinwert wird auffallend gut ertragen, weil der Organismus Zeit hat, sich daran zu adaptieren und das totale Blutvolumen nicht abfällt. Dies im Gegensatz zur Symptomatologie eines akuten oder subakuten Blutverlustes, der besonders wegen der Hypovolämie viel rascher Symptome verursacht.

ad 3. Die anämiespezifischen Symptome, d.h. Symptome, die nur bei besonderen Arten von Anämien beobachtet werden, haben eine eminente differentialdiagnostische Bedeutung.

Im folgenden werden die anämieunspezifischen Symptome nach Organsystemen besprochen:

Haut und Schleimhäute: Blässe. Die Farbe der Schleimhäute ist informativer als diejenige der Haut, weil die Eigenfarbe des Integumentes erhebliche Anämiegrade kaschieren kann. Dies gilt insbesondere bei Negern und dunkelpigmentierten Individuen.

Zirkulationssystem: Tachykardie, als Herzklopfen empfunden, tritt besonders bei körperlicher Belastung auf und ist die Folge der Erhöhung des Herzzeitvolumens. Die Verbreiterung der Blutdruckamplitude ist Ausdruck der Vergrößerung des Schlagvolumens. Das vom Patienten empfundene Ohrensausen ist ebenfalls Ausdruck des gesteigerten Herzzeitvolumens. Langdauernde Anämien belasten das Myokard erheblich und bedingen eine Herzerweiterung. Mit der Zeit kommt es zur Herzinsuffizienz und zur Entwicklung peripherer Ödeme. Das häufig beobachtete akzidentelle systolische Geräusch ist die Folge des erhöhten Herzzeitvolumens.

Respirationssystem: Die besonders bei körperlicher Belastung empfundene Dyspnoe ist Ausdruck einer Hyperventilation wahrscheinlich als Folge einer Hypoxie des Gewebes.

Neuromuskuläres System: Schwindel und Schwarzwerden vor den Augen, insbesondere bei raschem Lagewechsel vom Liegen ins Stehen sind Ausdruck einer temporären, ungenügenden cerebralen Durchblutung. Die auffallende Ermüdbarkeit bis zum Muskelschmerz bei körperlicher Belastung ist auf eine lokale Hypoxie zurückzuführen. Die Kälteempfindlichkeit rührt wahrscheinlich von der ungenügenden peripheren Zirkulation her.

Die anämiespezifischen Symptome werden bei den einzelnen Anämieformen besprochen.

3. Hypoproliferative, aplastische Anämien und Pancytopenien

Bei diesen Krankheitsbildern ist das Knochenmark, trotz adäquater Zufuhr aller für die Blutbildung notwendigen Elemente, nicht in der Lage, genügend Zellen zu bilden.

Hypoproliferative, aplastische Anämien

Die Störung ist auf die Erythropoese beschränkt. Im Knochenmark ist die Zahl der Erythroblasten deutlich vermindert und im peripheren Blut diejenige der Reticulocyten entsprechend tief. Aplastische Anämien können congenital (Typ DIAMOND-

BLACKFAN und Typ FANCONI) oder erworben sein. Die Ursache der erworbenen Formen ist unbekannt.

Pancytopenien
Sie sind viel häufiger als die aplastischen Anämien und zeichnen sich durch eine simultane Verminderung von Erythrocyten, Granulocyten und Thrombocyten aus. Als Ursache kommen folgende knochenmarksschädigende Noxen in Frage: Totalkörperbestrahlung (Atombombe, Nuklearzwischenfälle), Cytostatica, Benzol, Cloramphenicol, Phenylbutazon, Hydantoine und Goldpräparate. Eine Invasion des Knochenmarkes mit malignen Elementen führt ebenfalls zur Pancytopenie durch Verdrängung der normalen Blutbildung. Die Marmorknochenkrankheit führt infolge Verdrängung des Markraumes zu einer Pancytopenie. Splenomegalien benigner Natur (Lebercirrhose, Thrombose der Vena portae oder lienalis, Morbus BOECK, Morbus GAUCHER, Morbus FELTY) können durch Hemmung der Blutbildung wie auch durch lienale Sequestration der Blutzellen zu einer Pancytopenie führen. Pathogenetisch nicht klare Pancytopenien bezeichnet man als idiopathisch.

4. Sideroachrestische Anämien

Sideroachrestische Anämien sind eine Sonderform hypoproliferativer Anämien, bei welchen eine Eiseneinbaustörung in das Hämoglobin vorliegt, Ein eigentlicher Eisenmangel besteht nicht, das Eisen ist sogar in erhöhter Menge im RES anzutreffen; es wird auch von den Normoblasten aufgenommen, aber in ungenügender Menge in das Hämoglobin eingebaut. Das im Cytoplasma der Normoblasten vorhandene Nicht-Hämoglobineisen ist mit der Berlinerblau-Färbung darstellbar und charakterisiert das morphologische Bild der Sideroblasten. Siderocyten sind Erythrocyten, welche Nicht-Hämoglobineisen enthalten. Die hyperplastische Erythropoese im Knochenmark enthält 90 und mehr % Sideroblasten. Die Reticulumzellen enthalten ebenfalls reichlich Eisen. Das Serum-Eisen ist erhöht. Diese Gruppe von Anämien umfaßt folgende Formen: Anaemia sideroachrestica hereditaria, die auf Pyridoxin (Vitamin B_6) ansprechende Anämie, die Blei-Anämie, die Thalassämie und die idiopathische erworbene sideroachrestische Anämie.

5. Eisenmangel-Anämie

Normaler Eisenstoffwechsel
Das Hämoglobin enthält den größten Teil des Gesamtkörpereisens (Tabelle 4). Der Neugeborene besitzt ca. 300 mg Eisen. Die Steigerung auf 3–5 g beim Erwachsenen und die Erhaltung dieses Wertes erfolgt durch enterale Resorption aus der Nahrung. Diese geht vorwiegend im Duodenum und obersten Dünndarm vor sich. Sie ist grundsätzlich unabhängig von der Anwesenheit freier Salzsäure. Das Eisen, das in Nahrungsmitteln vorhanden ist, wird zum Teil als Eisensalz und nach neueren

Untersuchungen auch in toto als Eisen innerhalb des Porphyrins von der Dünndarmmucosa aufgenommen. Die Entbehrbarkeit der Salzsäure wird in eindrücklicher Weise vom Patienten mit Anaemia perniciosa illustriert, der unter adäquater Substitutionstherapie mit Vitamin B_{12} auch ohne Salzsäure keine Eisenmangelanämie entwickelt. Die Salzsäure hat hingegen einen positiven Einfluß auf die Eisenresorption bei der Verabreichung von Eisensalzen in medikamentöser Form. Dies gilt nur bei dreiwertigen Eisenkombinationen und insbesondere beim anämischen Patienten. Von der in der Nahrung enthaltenen Eisenmenge werden lediglich 10–15% resorbiert. Die Eisenbilanz ist im Gleichgewicht, wenn beim Manne täglich 1 mg und bei der Frau im gebärfähigen Alter 3 mg resorbiert werden. Im Plasma wird das Eisen an das Transferrin (oder Siderophilin) gebunden und transportiert. Dieses Protein ist ein β_1-Globulin. Die maximale Transportfähigkeit beträgt 300 ± 60 μg per 100 ml Plasma. Dieser Wert entspricht der totalen Eisenbindungskapazität. Normalerweise wird dieselbe ungefähr zu einem Drittel ausgenützt. Der entsprechende Wert beträgt beim Manne 120 ± 30 μg, bei der Frau 100 ± 30μg/100 ml Plasma. Diese Größe entspricht der normalen Plasmaeisenkonzentration. Der Unterschied zwischen totaler Eisenbindungskapazität und Plasmaeisenkonzentration wird als ungesättigte Eisenbindungskapazität bezeichnet.

Tabelle 4. *Eisenverteilung im menschlichen Körper*

Hämoglobin	2,0–3,0 g
Myoglobin und Zellfermente	0,5 g
Eisendepot	0,5–1,5 g
Total	3,0–5,0 g

Der Hauptanteil des resorbierten Eisens (70–90%) wird im Knochenmark zur Hämoglobin-Synthese verwertet. Der Rest wird zum Aufbau von Myoglobin und Enzymen benützt oder als Eisendepot im RES der Leber, Milz und Knochenmark abgelagert. Der Verlust von Eisen ist normalerweise minimal. Beim Manne beträgt er maximal 1 mg pro Tag und ist das Resultat der Desquamation von Darm- und Haut-Epithelien sowie Ausscheidung in Urin, Galle und Schweiß. Bei der Frau kommen die menstruellen Blutverluste dazu. Der menschliche Organismus hat keinerlei Möglichkeiten, die Eisenbilanz durch Steigerung oder Drosselung der Eisenelimination zu regulieren. Die Regulation der Eisenbilanz erfolgt ausschließlich durch die Eisenresorption. Aus der Abb. 1 geht klar hervor, daß quantitativ die externe Eisenbilanz (Eisenresorption und Eisenverlust) im Gegensatz zum inneren Umsatz recht klein ist. Zur Hämoglobinsynthese allein werden täglich 20–30 mg Eisen benötigt. Von dieser Menge werden höchstens 1–3 mg mit der Außenwelt ausgetauscht. Der Rest stammt aus dem täglichen Erythrocytenabbau. Es ist dies ein eindrückliches Beispiel der Wiederverwertung des aus dem Hämoglobinkatabolismus frei werdenden Eisens.

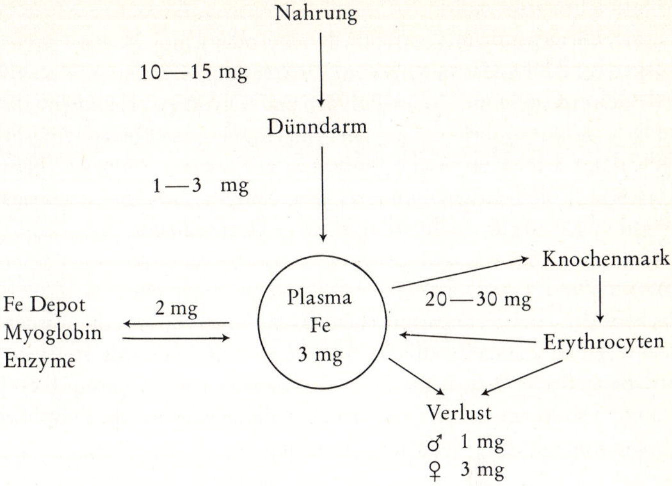

Abb. 1. Normaler Eisenstoffwechsel (täglicher Umsatz)

Ursachen von Eisenmangel

Die Eisenbilanz wird negativ, wenn der physiologische Bedarf oder Blutverluste nicht durch entsprechende Eisenresorption gedeckt werden.

1. Ungenügender Eisengehalt der Nahrung: Wird am häufigsten beim Säugling und Kleinkind beobachtet. Das Wachstum geht mit einer Vermehrung des Blutvolumens und der Muskelmasse einher und bedingt eine entsprechende Hämoglobin- und Myoglobin-Synthese. Bei relativ eisenarmer Ernährung (vorwiegend Milch und Kohlenhydrate) tritt meist in der zweiten Hälfte des ersten Lebensjahres eine Eisenmangel-Anämie ein. Beim Erwachsenen ist diese Ursache der Anämie relativ selten und nur bei äußerst einseitiger Ernährung zu erwarten (z.B. Milchkaffee plus Brot).

2. Ungenügende Eisenresorption: Es sei vorausgeschickt, daß ein Mangel an Salzsäure nie Ursache einer ungenügenden Eisenresorption aus der Nahrung ist. Grund für mangelhafte Eisenresorption ist das Malabsorptionssyndrom (Sprue). Die bei der Sprue beobachtete Anämie ist jedoch selten die Folge reinen Eisenmangels, sondern eine komplexe Anämie, bei welcher auch ungenügende Vitamin B_{12}- und Folsäureresorption kausal beteiligt sind.

3. Blutverlust: Chronische Blutungen sind bei weitem die wichtigsten Ursachen einer Eisenmangelanämie. In der täglichen Praxis ist diese Form bei Frauen recht häufig infolge Menorrhagien, Metrorrhagien oder wiederholten Geburten. In zweiter Linie stehen Blutverluste aus dem Gastrointestinaltrakt im Vordergrund.

Die Quellen sind multipel: Oesophagusvaricen, Oesophagus-Carcinom, Hiatushernie, Ulcus pepticum ventriculi, duodeni oder jejuni, Magen-Carcinom, gutartige Magen- und Dünndarm-Tumoren, Pankreaskopf-Carcinom, Meckelsches Divertikel, Colon-Carcinom, Colon-Polypen und -Divertikel, Hämorrhoiden. Magenblutungen können auch Folge der Einnahme von Butazolidin, Steroiden und Salicylaten sein. Chronische Blutungen aus anderen Organen (Nase, Mund und Harnwege) sind seltener und werden vom Patienten — im Gegensatz zu den okkulten gastrointestinalen Blutungen — rasch erkannt.

Symptome

Neben den anämieunspezifischen Symptomen macht die Eisenmangelanämie relativ selten anämiespezifische Symptome. Man beobachtet gelegentlich dünne, brüchige, flache Nägel, die zum Teil konkav sind (Koilonychie). Seltener sind Mundwinkelrhagaden und als Rarität sei die sideropenische Dysphagie (sogenanntes Plummer-Vinson-Syndrom) erwähnt.

Laborbefunde

Typischer Ausdruck der ungenügenden Hämoglobin-Synthese bei weitgehend aufrecht erhaltener Blutkörperchenbildung ist das hypochrome Blutbild. Das divergierende Verhalten zwischen Zellzahl und Farbstoffkonzentration führt zu einer Verminderung des Hb_E und des $Hb\,K_E$. Das Serum-Eisen ist tief, im Knochenmark fehlen die eisenhaltigen RES-Zellen und die Sideroblasten. Da die verminderte Hämoglobinproduktion auch zu einer Reduktion des Hämoglobinabbaus führt, ist der Bilirubinanfall klein und das Serum entsprechend hell (beachte Serumfarbe bei der Blutsenkungsreaktion!).

6. Megaloblastäre Anämien

Die megaloblastären Anämien sind die Folge von
1. Vitamin B_{12}-Mangel
2. Folsäure-Mangel

Der Mangel des einen oder anderen Vitamins führt zu folgenden identischen hämatologischen Störungen:

1. Megaloblastäre Erythropoese
2. Riesenformen der Myelopoese
3. Hyperchrome megalocytäre Anämie mit leichter hämolytischer Komponente
4. Leukopenie, Neutropenie mit großen, übersegmentierten Formen
5. Thrombopenie

Die gemeinsamen Veränderungen sind auf die Tatsache zurückzuführen, daß beide Vitamine eine essentielle Rolle bei der Synthese der Desoxyribonucleinsäure unreifer Knochenmarkzellen einnehmen. Das Vitamin B_{12} katalysiert die Umwandlung von Thymidylsäure zu Thymidin, einem für die Desoxyribonucleinsäuren spezifischen Nucleosid. Es beeinflußt die Übertragung von Methylgruppen von 5-Methyltetrahydrofolsäure auf Homocystein, wobei Tetrahydrofolsäure frei wird. Die Tetrahydrofolsäure ist für die Aktivierung von C_1-Einheiten und deren Übertragung auf Purinnucleotide verantwortlich. Bei Mangel an Vitamin B_{12} oder Folsäure tritt eine Verzögerung der Zellteilung auf, ohne daß das Wachstum der Zellen wesentlich beeinflußt wird. Dies erklärt die verschiedenen Riesenformen der hämatologischen Zellreihen. Die verzögerte Teilung hat zudem eine Verminderung der Zellzahl (Erythrocyten, Granulocyten und Thrombocyten) zur Folge.

Vitamin B_{12}-Mangel

Vitamin B_{12}-Stoffwechsel

Einzige Quellen für das Vitamin B_{12} sind Nahrungsmittel tierischen Ursprungs. Das Vitamin wird von verschiedensten Bakterien im Darm oder Rumen herbivorer Tiere synthetisiert und vom Tier resorbiert. Das Vitamin ist daher in tierischen Muskeln, in den Eiern und in Milch und Käse zu erwarten. Beim Menschen erfolgt die Resorption des Vitamins im Ileum. Vorbedingung für die Aufnahme durch die Dünndarmmucosa ist das Vorhandensein eines von den Belegzellen der Magenschleimhaut secernierten Mucopolysaccharids, dem sogenannten *Intrinsic Factor.* Das Vitamin B_{12} ist der sogenannte *Extrinsic Factor.* Im Plasma wird das Vitamin an das α_1-Globulin gebunden. Es gelangt zum Teil in das Knochenmark für die Synthese hämatologischer Zellen und zum Teil in die Leber, wo es als Depot gestapelt wird. Der tägliche Bedarf von Vitamin B_{12} beträgt lediglich $1 \mu g$, die Leber enthält zwischen 1 000 und 2 000 μg. Dieses reichliche Depot erklärt die interessante Beobachtung, daß nach Versiegen der Vitamin B_{12}-Resorption (spontan oder nach totaler Magenresektion) zwei bis fünf Jahre vergehen müssen bis zur Entwicklung einer megaloblastären Anämie.

Ursachen von Vitamin B_{12}-Mangel

1. **Ungenügende orale Zufuhr:** Dieser Extremzustand wird nur bei strengsten Vegetariern beobachtet, welche nicht nur Fleisch, sondern auch Eier- und Milchprodukte meiden.

2. **Fehlende Produktion an „Intrinsic Factor“:** Sie ist die häufigste Ursache und der pathogenetische Faktor der klassischen Anaemia perniciosa. Bei letzterer ist die Magenschleimhaut atrophisch und secerniert weder Salzsäure noch „Intrinsic Factor“. Bei ungefähr 60% der Patienten mit Anaemia perniciosa konnten Antikörper gegen „Intrinsic Factor“ oder gegen Magenschleimhautzellen nachgewiesen werden. Die pathogenetische Bedeutung dieser Antikörper ist noch unklar. Andere Ursachen für das Fehlen von „Intrinsic Factor“ sind die totale Magenresektion und eine seltene, congenitale, autosomal recessiv vererbte selektive Unfähigkeit der Bildung des „Intrinsic Factor“.

3. Resorptionsstörung im Dünndarm: Sie wird beim erworbenen Malabsorptionssyndrom beobachtet. Auch kommt sie als seltene autosomal-recessiv vererbte selektive congenitale Störung vor.

4. Interferenz mit der intestinalen Absorption: Dieselbe wird bei Infektion mit Fischbandwurm (Diphyllobothrium latum) oder Überwucherung höherer Darmabschnitte mit enteralen Bakterien beobachtet. Letztere Situation tritt besonders bei blinden Darmschlingen und Dünndarmdiverticulose auf. Der Fischbandwurm und die Bakterien treten mit dem Wirtsorganismus in bezug auf Vitamin B_{12}-Bedarf in Konkurrenz und nehmen das Vitamin auf, bevor es im Ileum zur Resorption gelangen kann.
Die Resultate des zur Differenzierung der verschiedenen Vitamin B_{12}-Mangelzustände angewandten Vitamin B_{12}-Resorptionstests nach Schilling sind in Tabelle 5 dargestellt.

Tabelle 5. *Resultate des Vitamin B_{12}-Resorptionstests nach Schilling bei den verschiedenen Ursachen von Vitamin B_{12}-Mangel*

Ursachen von Vitamin B_{12}-Mangel	Resorptionstest mit			
	Vitamin B_{12} allein	Vitamin B_{12} + „Intrinsic Factor"	Vitamin B_{12} nach Antibiotica	Vitamin B_{12} nach Anthelminthica
1. Vitamin B_{12}-Mangel in der Nahrung	+	+	+	+
2. „Intrinsic Factor"-Mangel	–	+	–	–
3. Intestinale Resorptionsstörung	–	–	–	–
4. Bakterielle Interferenz	–	–	+	–
5. Parasitäre Interferenz	–	–	–	+

+ normale Resorption – mangelhafte Resorption (Radioaktivität im Urin unterhalb 5 % der peroralen Dosis)

Symptome

Der Vitamin B_{12}-Mangel führt zu verschiedenen anämiespezifischen Symptomen, welche von eminenter diagnostischer Wichtigkeit sind. Infolge leichter Begleithämolyse besteht eine Hyperbilirubinämie, welche die blaß-gelbliche Verfärbung der Haut (Café au lait – Farbe) und einen leichten scleralen Ikterus erklart. Die Zellteilungsstörung wirkt sich auch auf nicht hämopoetische Organe aus. Betroffen ist zum Beispiel die Zungenschleimhaut, welche atrophisch erscheint und von lästigen Zungenbrennen begleitet ist (HUNTERsche Glossitis). Besonders wichtig ist die Beteiligung des zentralen Nervensystems in Form der funiculären Myelose. Die fleckförmige Demyelinisierung verursacht sensorische und motorische Ausfälle (Kribbeln, Gefühllosigkeit, Schwäche, Lähmungen, besonders der unteren Extremitäten) wie auch psychische Veränderungen.

Laborbefunde

Neben den eingehend erwähnten hämatologischen Charakteristika megaloblastärer Anämien besteht infolge vorzeitigen Abbaus der Erythrocyten eine Hyperbilirubinämie (beachte gelbes Plasma bei der Blutsenkungsreaktion!) und ein erhöhtes Serum-Eisen. Im Urin sind die Urobilinogen- und Urobilinproben positiv.

Folsäure-Mangel

Folsäurestoffwechsel

Der Mensch ist auch in bezug auf Folsäure auf die orale Zufuhr des Vitamins angewiesen. Die Folsäure (folium = Blatt) findet sich in Nahrungsmitteln vegetarischen Ursprungs und in der Leber. Leider ist sie sehr thermolabil, was ihren niedrigen Gehalt in Nahrungsmitteln, die in Büchsen konserviert werden, erklärt. Durchgekochtes Gemüse ist ebenfalls praktisch Folsäure-frei. Die in der Nahrung vorkommenden Folsäurekonjugate werden im Dünndarm aufgespalten, womit die freie Folsäure als solche resorbiert werden kann. Der größte Anteil des Vitamins wird durch Reductasen via Dihydrofolsäure zum aktiven Prinzip Tetrahydrofolsäure umgewandelt und in der Blutbildung verwertet. Kleinere Mengen gelangen in die Leber, wo sie als Depot gestapelt werden. Der tägliche Bedarf liegt zwischen 25 und 50μg. DasDepot in der Leber reicht für 2–4 Monate.

Ursachen von Folsäuremangel

1. **Ungenügende Zufuhr in der Nahrung:** Sie wird bei schweren Alkoholikern und auch bei Nichtalkoholikern beobachtet, welche weder frische Früchte noch Gemüse essen. Es sei an dieser Stelle nochmals vermerkt, daß durchgekochte Speisen und Konservenprodukte praktisch Folsäure-frei sind.

2. **Resorptionsstörung im Dünndarm:** Sie kommt bei der klassischen Sprue, gelegentlich bei Ileitis terminalis und selten bei gewissen Hämochromatosefällen vor.

3. **Vermehrter Verbrauch:** Dieser tritt bei Gravidität (Bedarf des Fetus!) und bei hämolytischen Anämien ein.

4. **Medikamentös durch Folsäureantagonisten:** Cytostatica (Aminopterin und Amethopterin), Anticonvulsiva (Dilantin, Phenytoin-Natrium), Daraprim (bei der Toxoplasmose-Behandlung).

Die verschiedenen ursächlichen Faktoren kommen nicht selten in Kombination vor. In der Schwangerschaft kann zum Beispiel neben dem erhöhten Bedarf eine inadäquate Diät eine zusätzliche pathognetische Rolle spielen. Bei Epileptikern führt die anticonvulsive Therapie eher zu Anämien, wenn dieselben sich inadäquat ernähren. Der biochemische Nachweis des Folsäuremangels im Serum ist an Speziallaboratorien gebunden. Indirekter Beweis für den Folsäuremangel ist eine hämatologische Remission nach Verabreichung physiologischer parenteralen Dosen (50–100μg pro Tag). Höhere Folsäuredosen (5–10 mg pro Tag) sind differentialdiagnostisch nicht verwertbar, weil sie auch Vitamin B_{12}-Mangel-Zustände korrigieren.

Symptome

Im Gegensatz zum Vitamin B_{12}-Mangel zeigt der Patient mit Folsäure-Mangel, mit Ausnahme der gelb-blassen Hautfarbe infolge leicht gesteigerter Hämolyse, keine anämiespezifischen Symptome.

Laborbefunde

Sie entsprechen denjenigen des Vitamin B_{12}-Mangels.

7. Hämolytische Anämien

Hämolytische Anämien sind die Folge einer erheblichen Verkürzung der Lebensdauer der Erythrocyten. Mäßige Grade gesteigerter Hämolyse werden durch Mehrproduktion im Knochenmark kompensiert und führen nicht zur Anämie. Bei Bedarf ist das menschliche Knochenmark in der Lage, seine Produktion um das 6–7fache der Norm zu steigern. Eine Anämie tritt erst ein, wenn die gesteigerte Blutbildung den erhöhten Blutzerfall nicht mehr kompensieren kann.

Physiologie und Pathophysiologie des Erythrocyten- und Hämoglobinabbaus

Die Erythrocyten werden nach einer durchschnittlichen Lebensdauer von 120 Tagen normalerweise im reticuloendothelialen System von Leber, Milz und Knochenmark abgebaut. Die biochemischen Stufen dieses Prozesses sind in Abb. 2 dargestellt. Aus diesem Schema können die bei gesteigerter Hämolyse zu erwartenden biochemischen Veränderungen abgeleitet werden:

1. Anstieg des Bilirubins im Serum (indirekt reagierende Bilirubinfraktion im VAN DEN BERGH-Test über 1 mg%, totales Bilirubin über 1,3 mg%)
2. Anstieg des Serum–Eisens
3. Erhöhte Ausscheidung von Stercobilinogen und Stercobilin im Stuhl (über 280 mg pro Tag)
4. Erhöhte Ausscheidung von Urobilinogen und Urobilin im Urin (über 3 mg pro Tag)

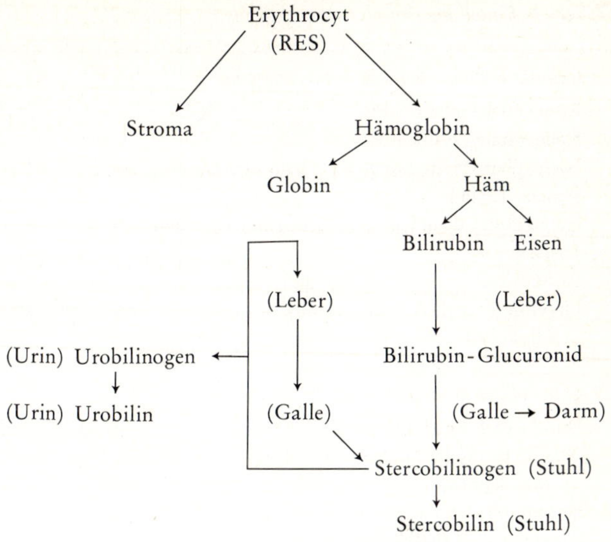

Abb. 2. Erythrocytenabbau

5. Anstieg der Serum-Lactat-Dehydrogenase in Abhängigkeit vom Grad der Hämolyse
6. Abfall des Haptoglobinwertes bis auf Null.

Die Steigerung der Blutneubildung äußert sich in einer peripheren Reticulocytose. Im Knochenmark beobachtet man gleichzeitig eine Hyperplasie der Erythropoese. Letztere kann durch Auflockerung der Trabekularstruktur und sekundärer periostaler Verdickung zu Knochendeformationen wie Turmschädel und Bürstenschädel führen.
Der gesteigerte Erythrocytenabbau erfolgt bei den meisten hämolytischen Anämien auf dem physiologischen Wege. Bei einzelnen Formen ist die Hämolyse intravasal mit folglicher Hämoglobinämie und Hämoglobinurie.

Einteilung hämolytischer Anämien

Die in Tabelle 6 dargestellte Einteilung stützt sich auf pathophysiologische Grundlagen. Die cellulär bedingten Formen sind mit Ausnahme der paroxysmalen nächtlichen Hämoglobinurie kongenitaler Genese, während die extracellulär bedingten Formen erworben sind.

Cellulär bedingte hämolytische Anämien

Kongenitale Sphärocytose, Kugelzellen-Anämie: Charakteristisch sind besonders die kleinen Erythrocyten (sogenannte Kugelzellen) und die erhebliche

Tabelle 6. *Einteilung hämolytischer Anämien*

1. *Cellulär bedingte hämolytische Anämien*
   - Kongenitale Sphärocytose
   - Kongenitale Ovalocytose
   - Nichtsphärocytäre kongenitale hämolytische Anämien
   - Sichelzellanämie
   - Hämoglobin C und andere Hämoglobinopathien
   - Thalassämie
   - Paroxysmale nächtliche Hämoglobinurie
   - Enzymopenische Anämien infolge Störungen der anaeroben erythrocytären Glykolyse

2. *Extracellulär bedingte hämolytische Anämien*
   - Durch Infekterreger (Plasmodium malariae, Bartonella bacilliformis)
   - Durch chemische Noxen (Blei, Nitrokörper, Benzol, Phenylhydrazin, phenacetinhaltige Medikamente)
   - Autoimmune hämolytische Anämien
   - Paroxysmale Kältehämoglobinurie
   - Marschhämoglobinurie

3. *Cellulär und extracellulär bedingte hämolytische Anämien*
   - Störungen der aeroben erythrocytären Glykolyse und medikamentöse Einwirkung
   - Hämoglobin Zürich und andere medikamentempfindliche Hämoglobinopathien

Anisocytose in den Blutausstrichen. Bei den Kugelzellen vermißt man die zentrale Eindellung. Die Kugelzelle hat eine verminderte osmotische Resistenz. Die verkürzte Lebensdauer der Kugelzellen beruht auf der formbedingten Behinderung des Durchtrittes der Zelle durch die Milzsinus. Die Stase in der Milz bewirkt eine metabolische Schädigung der Zelle, weil lokal ein Mangel an Glucose eintritt. Wiederholte Schädigungen führen schließlich zum Tode der Kugelzelle, welcher meist in der Milz erfolgt und zur Splenomegalie führt. Dies erklärt die Tatsache, daß nach Splenektomie das Krankheitsbild klinisch behoben wird, obwohl die Kugelzellen weiter zirkulieren. Sie haben nach der Splenektomie jedoch eine normale Lebensdauer. Bei der Sphärocytose wird oft eine gleichzeitige Cholelithiasis festgestellt, welche einem Überangebot an Bilirubin in der Galle zuzuschreiben ist. Bei Überschreitung einer kritischen Konzentration in der Gallenblase kommt es zum Ausfall des Pigmentes und zur Bildung von Konkrementen. Die Sphärocytose wird autosomal dominant vererbt.

Congenitale Ovalocytose: Die kongenitalen Ovalocytosen verlaufen zum Teil mit und zum Teil ohne Hämolyse. Bei den hämolytischen Formen ist die Milz vergrößert. Dem gesteigerten Abbau der Erythrocyten liegt der gleiche Mechanismus wie bei der Kugelzellanämie zugrunde. Daher wirkt die Splenektomie kurativ.

Sichelzell-Anämie: Diese meist bei der schwarzen Rasse verbreitete Anämie ist das Paradebeispiel der sogenannten Hämoglobinopathien. Das anomale Hämoglobin (Hämoglobin S) ist durch die Substitution des Glutamins in Stellung 6 der β-Kette durch Valin gekennzeichnet. Die abnorme Globinstruktur bedingt eine veränderte elektrophoretische Beweglichkeit des Hämoglobins. Dadurch ist es möglich, das Hämoglobin S vom normalen Hämoglobin A zu trennen und quantitativ zu erfassen. Bei der homozygoten Form der Sichelzell-Anämie beträgt der Anteil Hämoglobin S 75–100% des totalen Hämoglobins, bei den heterozygoten Sichelzellträgern liegt der Anteil Hämoglobin S zwischen 22 und 45%. Das Hämoglobin S ist die Ursache der Umwandlung der Erythrocyten in Sichelzellen bei Abfall des pH oder Verminderung der O_2-Spannung. Im gewöhnlichen Blutausstrich sind die Zellen meist rund. Der Prozeß der Sichelung hat weitreichende klinische Auswirkungen. Sie erhöht die Viscosität des Blutes, verlangsamt die capilläre Zirkulation und führt schließlich zur Bildung eines Pfropfes ineinander verhakter Sichelzellen mit thrombotischem Verschluß der Gefäße. Die Symptome der Sichelzellanämie sind Ausdruck multipler Verschlüsse kleiner Gefäße mit folglicher Organinfarktbildung (Hirn, Nieren, Darm, Milz, Haut in Form von Ulcera cruris, Knochen und Herz). Diese Komplikationen bestimmen die Prognose. Patienten mit Sichelzellanämie erreichen höchst selten das Erwachsenenalter. Die Sichelzellträger haben hingegen eine praktisch normale Lebenserwartung.

Hämoglobin C und andere Hämoglobinopathien: Abnorme Sequenzen der Aminosäuren des Globins sind die Grundlage einer Vielfalt von Hämoglobinopathein, welche entweder mit großen Alphabetbuchstaben, Eigennamen des erstbeschriebenen Patienten oder Ort der Entdeckung bezeichnet werden, zum Beispiel Hämoglobin C, D, E, G, H, Hb Lepore, Singapore, Stanleyville, usw. Diese Hämoglobinopathien kommen bei der weißen Rasse äußerst selten vor. Hämoglobin C kommt am häufigsten bei Negern vor, Hämoglobin E vorwiegend bei Indonesiern, Malaien, Siamesen und Ceylonesen. Zudem sind Kombinationen von Hämoglobinopathien im gleichen Individuum bekannt.

Thalassämie, Mittelmeeranämie, Cooley-Anämie: Diese Anämie wird vorwiegend bei Einwohnern der Mittelmeerregion (Italiener, Griechen, Syrer, Türken, Araber) wie auch bei Indern und Siamesen beobachtet. Die konjunkturbedingte Auswanderung der südländischen Population nach Mittel- und Nordeuropa hat dazu geführt, daß die Thalassämie die heute in der Schweiz häufigst beobachtete hämolytische Anämieform ist. Die primäre Störung liegt in einer genetischen Fehlregulation der Globinsynthese. Bei der häufigsten β-Thalassämie ist die Bildung von β-Ketten beeinträchtigt, bei der seltenen α-Thalassämie betrifft die Störung die α-Ketten. Die beeinträchtigte Produktion von β-Ketten wird zum Teil durch vermehrte Synthese von γ- und δ-Ketten kompensiert. Die Konstellation 2 α- plus 2 γ-Ketten entspricht dem Hämoglobin F (Fetales Hämoglobin) und die

Konstellation 2 α- plus 2 δ-Ketten dem Hämoglobin A_2. Diese beiden Hämoglobine sind physiologischerweise in kleinen Mengen auch beim Normalen vorhanden (maximal 0,75% HbF und 3% HbA_2). Die Thalassaemia minor weist vermehrt Hämoglobin A_2 (über 3% des totalen Hb), während die Thalassaemia major einen erhöhten Hämoglobin F-Anteil aufweist. Die gestörte Globin-Synthese bei normaler oder hyperaktiver Zellproduktion führt gezwungenerweise zur Hypochromasie der Erythrocyten mit Mikrocyten und Target-Zellen. Das Serum-Eisen ist erhöht. Die auf den ersten Blick paradoxe Assoziation von hypochromen Blutbild und hohem Serum-Eisen ist charakteristisch für die Thalassämie; sie ist typischer Ausdruck der zweifachen Pathogenese der Thalassämie:

1. Verminderte Hb-Synthese bei gesteigerter Zellproliferation und
2. erhöhtem Zellabbau

Die Hämolyse erfolgt im ganzen RES und führt damit auch zu einem gewissen Grade von Splenomegalie. Diese ist besonders bei der Thalassaemia major ausgeprägt. Therapeutisch ist eine Splenektomie aussichtslos, da die Hämolyse nicht vorwiegend lienal erfolgt. Die Thalassaemia minor verläuft meist symptomfrei, weil die Patienten von der Geburt weg an mehr oder weniger verminderte Hämoglobinwerte adaptiert sind. Die Thalassaemia major hingegen hat eine schlechte Prognose: selten wird die Pubertät erreicht.

Paroxysmale nächtliche Hämoglobinurie (PNH): Es ist dies die einzige bisher bekannte nicht congenitale, cellulär bedingte hämolytische Anämie. Der Abbau der Erythrocyten erfolgt intravasal während des Schlafes. Der Nachturin kann in extremen Schüben braun-schwarz aussehen. Bei milden Fällen hat er eine normale Farbe, enthält aber im Sediment eisenhaltige Epithelien. Wahrscheinlich beruht die auffallende Neigung der Erythrocyten zur Hämolyse auf einem Defekt der Zellmembran. Die PNH-Zellen sind vermehrt Wärme- und Säure-empfindlich. Diese Eigenschaften ermöglichen eine einfache Diagnosestellung: im Säureresistenztest nach HAM und im Wärmeresistenztest nach MAIER/HEGGLIN tritt das Hämoglobin bei PNH-Zellen aus den Erythrocyten aus, während normale Zellen resistent sind. Neben der Anämie ist oft eine Leukopenie oder Thrombopenie vorhanden, die möglicherweise einem gemeinsamen Defekt zuzuschreiben ist. Deshalb sollen grundsätzlich alle Pancytopenien auf die Möglichkeit einer PNH untersucht werden. Die Tendenz der Patienten mit PNH, trotz bestehender Thrombopenie, Thrombosen zu entwickeln, beruht wahrscheinlich auf der Freisetzung einer aktiven Thrombokinase-ähnlichen Substanz aus dem Stroma intravasal abgebauter Erythrocyten.

Enzymopenische hämolytische Anämien bei Störungen der anaeroben-erythrocytären Glykolyse: Die bis heute bekannten Störungen sind in Abb. 3 schematisch unter Ziffer 1–7 eingezeichnet. Am häufigsten ist der Pyruvatkinase-

Mangel. Die anderen Störungen sind äußerst selten. Sie illustrieren jedoch als Experimente der Natur in eindrücklicher Weise die Notwendigkeit einer intakten anaeroben Glykloyse für die Aufrechterhaltung der cellulären Integrität.

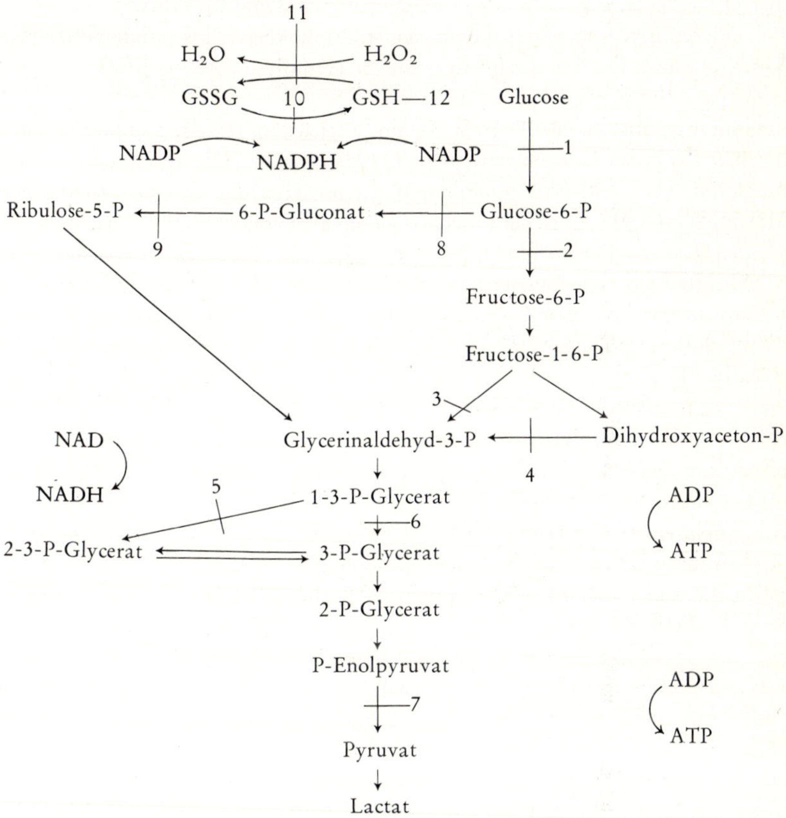

Abb. 3. Intraerythrocytäre Glykolyse und bisher bekannte Störungen

Störungen der anaeroben Glykolyse

1 Hexokinasemangel
2 Glucose-P-Isomerasemangel
3 Fructo-Aldolasemangel
4 Triose-P-Isomerasemangel
5 2-3-P-Glyceromutasemangel
6 P-Glyceratkinasemangel
7 Pyruvatkinasemangel

Störungen der aeroben Glykolyse

8 Glucose-6-Phosphatdehydrogenase-mangel
9 6-Phosphogluconatdehydrogenase-mangel
10 Glutathionreductasemangel
11 Glutathionperoxydasemangel
12 Glutathionmangel

Extracellulär bedingte hämolytische Anämien

Infektionserreger: Malariaplasmodien befallen direkt die Erythrocyten und bedingen deren Untergang im reticuloendothelialen System. Ganz selten tritt eine intravasale Hämolyse mit Hämoglobinurie auf (sogenanntes Schwarzwasserfieber). Bartonella bacilliformis, Erreger des Oroya-Fiebers in Südamerika, ist ebenfalls ein intraerythrocytärer Parasit, der zu beschleunigter Hämolyse führt.
Bei anderen Erregern, wie hämolytische Streptokokken, Clostridium perfringens, Vibrio cholerae sind humorale Stoffe für die Hämolyse verantwortlich.

Chemische Substanzen: Phenylhydrazin, Phenacetin, gewisse Sulfonamide, usw. bewirken in hoher Konzentration eine Oxydierung des Hämoglobins zu Met-Hämoglobin, evtl. Sulf-Hämoglobin und denaturieren das Globin. Denaturiertes Met-Hb kann als HEINZscher Innenkörper mit der Supravitalfärbung nachgewiesen werden. Das oxydierte Pigment ist nicht in der Lage, Sauerstoff zu transportieren, hat eine dunkelbraune Eigenfarbe und verursacht die für Patienten mit Schmerzmittelabusus typische, blasse Cyanose. Bei Blei- und Benzolintoxikationen ist sowohl die Erythrocytenlebensdauer verkürzt wie auch die Erythropoese toxisch beeinträchtigt.

Autoimmune hämolytische Anämien: Gegen Erythrocyten gerichtete inkomplette Antikörper können ohne ersichtlichen Grund auftreten (sogenannte idiopathische Formen) oder auch Teilerscheinung einer anderen immunologischen Krankheit sein (z. B. disseminierter Lupus erythematodes). Gelegentlich findet man diese Antikörper auch bei malignen, proliferativen Erkrankungen des lymphatischen oder reticuloendothelialen Systems (z. B. chronische lymphatische Leukämie, Lympho-Sarkom, Reticulo-Sarkom). Bei letzterer Gruppe muß man annehmen, daß die Zell-Proliferation in einem Organ, das physiologischerweise an der Antikörperbildung beteiligt ist, bei maligner Entartung zur Bildung abnormer Antikörper geführt hat. Je nach Temperaturwirkungsoptimum werden die Antikörper in Wärme- und Kälteantikörper eingeteilt. Die Kälteantikörper, insbesondere die Kälteagglutinine können neben der hämolytischen Anämie nach Akrocyanose, Raynaud-Phänomen und in gewissen Fällen intravasale Hämolysen bei Kälteexposition auslösen. Zum Nachweis der inkompletten Antikörper muß der COOMBS-Test herangezogen werden.

Paroxysmale Kältehämoglobinurie: Dieses Zustandsbild, das meist bei Lues beobachtet wird, ist dem Auftreten von sogenannten Kälte/Wärme-Hämolysinen zuzuschreiben. Wird auch nur ein kleiner Körperteil der Kälte ausgesetzt, so tritt die Lyse innerhalb Minuten nach Exposition ein, wenn die mit Antikörpern beladenen Zellen im Körperinneren bei 37° C aufgelöst werden. In dieser Phase empfindet der Patient Muskelschmerzen und Krämpfe im Rücken, in den Beinen und im Abdomen. Der Nachweis der Antikörper erfolgt mit dem DONATH-LANDSTEINER-Test.

Marschhämoglobinurie: Die Erythrocyten von befallenen Patienten sind mechanisch vermindert resistent und werden bei längeren Märschen oder Rennen im Bereiche der Fußsohle so traumatisiert, daß sie intravasal aufgelöst werden. Der Prozeß ist gutartig und hat die Tendenz zur Spontanremission.

Hämolytische Anämien als Folge einer Kombination cellulärer und extracellulärer Störungen

Störungen der aeroben erythrocytären Glykolyse und medikamentöse Einwirkung: Diese Gruppe umfaßt die in Abb. 3 unter Ziffer 8–12 angeführten Defekte. Normalerweise schützt die intakte aerobe Glykolyse das Hämoglobin vor oxydativer Denaturierung. Bei Enzymdefekten im aeroben Cyclus fehlt dieser Schutz. Die Träger dieser Mängel haben jedoch meist keine Anämie, solange sie nicht einer oxydierenden Noxe ausgesetzt sind. Bei Exposition hingegen kommt es zur Bildung von Met-Hämoglobin, von HEINZschen Innenkörpern und zur hämolytischen Anämie. Die häufigsten Formen sind der Glucose-6-Phosphat-Dehydrogenase-(G-6-PD)-Mangel und der Favismus. G-6-PD-Mangel wird bei 15% der Neger in USA, bei 11% der sephardischen Juden und viel seltener bei anderen Rassen angetroffen. Präcipitierende Medikamente sind: Primaquin, Plasmochin, Salicylate, Furadantin usw. Dem vorwiegend in Sardinien vorkommenden Favismus liegt der gleiche Enzymdefekt zugrunde, wobei es sich um eine Variante der bei den Negern in USA beobachteten Störung handelt. Die Hämolyse wird durch Genuß von Favabohnen oder lediglich Inhalation des Pollens von Favablüten ausgelöst.

Hämoglobin Zürich: Es handelt sich um die erstbeschriebene Hämoglobinopathie, die an sich selbst asymptomatisch verläuft, jedoch nach Einnahme von Sulfonamiden, Primaquin, Causyth usw. zu einer äußerst schweren, lebensbedrohlichen, intravasalen Hämolyse führt. Diese geht mit der Bildung ungewöhnlich großer HEINZscher Innenkörper einher, die schon bei gewöhnlicher Giemsafärbung darstellbar sind. Das autosomal dominant vererbte Leiden beruht auf den Austausch des Histidins in Stellung 63 der β-Kette durch Arginin. Weitere Medikamenten-empfindliche unstabile Hämoglobine sind das Hämoglobin Ube I, das Hämoglobin Köln, das Hämoglobin Genova usw. Gemeinsame Störung dieser unstabilen Hämoglobine ist die Substitution von spezifischen Aminosäuren der β-Kette, welche das Fe^{++}-Häm vor der Oxydation schützen.

8. Anämien multipler pathogenetischer Störungen

Die sogenannten therapierefraktären Anämien bei chronischen Infekten, bei Urämie, bei primär-chronischer Polyarthritis, bei nicht hämatologischen Tumoren und bei Lebercirrhose haben eine doppelte Genese. Meist liegt sowohl eine verminderte Erythrocytenproduktion wie ein beschleunigter Abbau der roten Blutzellen vor. Die Bedeutung der beiden pathogenetischen Komponenten variiert von Fall zu Fall.

II. Polycythämie und Polyglobulie

Eine Polycythämie, resp. Polyglobulie liegt vor, wenn Hämoglobin- oder Erythrocyten-Werte die obere Grenze der Norm überschritten haben. Die Pathogenese einer solchen Veränderung ist vielfältig (Tabelle 7).

Bei der absoluten Polycythämie ist die hochgradige Vermehrung der Erythrocytenzahl auf eine gesteigerte Zellbildung im Knochenmark zurückzuführen. Die Polycythaemia vera ist der Ausdruck einer gutartigen Proliferation der Hämopoese, wobei neben den Erythrocyten oft auch Granulocyten und Thrombocyten betroffen sind. Diese Hyperplasie dehnt sich meist über die Knochenmarksgrenze auf die Milz und Leber aus. Die Splenomegalie ist charakteristisch für die Polycythaemia vera. In der Gruppe der hypoxämischen Formen bedingt ein äußerer (Höhenpolyglobulie) oder innerer Sauerstoffmangel eine selektive Hyperplasie der Erythropoese. Charakteristisch ist die arterielle Sauerstoffuntersättigung bei dieser Gruppe. Die Genese kann sowohl kardial wie pulmonal wie auch pigmentbedingt sein. Die nicht hypoxämische Gruppe der Polyglobulien ist recht heterogen. Bei den renalen Formen scheint das in der Niere produzierte oder aktivierte Erythropoetin, welches selektiv die Erythropoese steigert, eine pathogenetische Rolle zu spielen. Die hormonellen Formen beruhen auf der Erythropoese-stimulierenden Wirkung überphysiologischer Konzentrationen von Cortisol oder Testosteron.

Tabelle 7. *Ursachen von Polycythämie oder Polyglobulie*

Absolute Polycythämie oder Polyglobulie

Polycythaemia vera

Polycythaemia secundaria oder Polyglobulie

1. Hypoxämisch
   a) Kardial (meist congenitale cyanotische Vitien, seltener erworbene Kardiopathien)
   b) Pulmonal (obstruktives Emphysem, Lungenfibrose, Pickwick-Syndrom)
   c) Höhenaufenthalt
   d) Abnorme Hämoglobinpigmente (Met-Hb und Hb-M)

2. Nicht hypoxämisch
   a) Hormonal (Morbus Cushing, maskulinisierende Tumoren)
   b) Renal (Hypernephrom, Nierencyste, Nierenadenom, Hydronephrose)
   c) Varia (cerebelläres Hämangiom, Hepatom, Phäochromocytom, Uterus myomatosus)

Relative Polyglobulie

Hämokonzentration

Die relative Polyglobulie ist lediglich Ausdruck einer Hämokonzentration durch Verminderung des Plasmavolumens (bei massivem Durchfall, langdauerndem Erbrechen, massivem Schwitzen und Polyurie).

Die klinische Symptomatologie hängt von der Grundkrankheit ab. Gemeinsame Symptome sind die tiefdunkelrote Farbe der Haut und Schleimhäute mit Begleitcyanose und die Häufung von Thrombosen. Letztere sind besonders bei Polycythaemia vera ein prognosebestimmender Faktor, weil neben dem hohen Hämatokrit die erhöhte Thrombocytenzahl die Tendenz zur Thrombenbildung im arteriellen und venösen System begünstigt. Bei Polycythaemia vera führt der erhöhte Zellumsatz zur Steigerung der Harnsäure im Serum und im Urin mit eventueller sekundärer Gicht und Nephrolithiasis.

LEUKOCYTEN

P. G. Frick

A. Physiologie

Die weißen Blutzellen spielen eine eminente Rolle in der Abwehr gegen Infektionserreger. Granulocyten und Monocyten verrichten diese Funktion dank ihrer phagocytierenden Eigenschaft. Bei bakteriellen Infekten spielt die granulocytäre Abwehr die Hauptrolle. Zur Überwindung der Infektion müssen die Mikroorganismen nach der Phagocytose durch intracelluläre Lyse zerstört werden. Lymphocyten und Plasmazellen produzieren Antikörper. Diese wichtige Funktion erfolgt im reticuloendothelialen System der Lymphknoten, Milz, Leber und Knochenmarkes. Inwieweit zirkulierende Zellen an der Antikörperbildung beteiligt sind, steht noch offen. Spezifische Funktionen der eosinophilen und basophilen Granulocyten sind bis heute nicht bekannt. Ein Anstieg der Eosinophilen wird in erster Linie bei Erkrankungen allergischer Natur und bei Infestationen mit Parasiten beobachtet. Eine Basophilie ist am ehesten Teilerscheinung von myeloproliferativen Erkrankungen wie chronisch-myeloischer Leukämie, Osteomyelosklerose und Polycythaemia vera.

Kinetik der neutrophilen Granulocyten: Die Untersuchungen mit markierten Granulocyten unter Benützung von Diisopropylfluorphosphat hat folgende Resultate ergeben: reife und unreife Granulocyten verteilen sich auf drei Räume: das Knochenmark, das Blut und das Gewebe. Das Knochenmark enthält zur Hälfte unreife Zellen und zur Hälfte reife Granulocyten. Das Verhältnis Knochenmarks-Granulocyten zu Blut-Granulocyten beträgt ungefähr 25–30:1. Im Blut sind die Granulocyten auf zwei Pools verteilt: den zirkulierenden und den marginalen oder Randpool. Bei der Leukocytenzählung erfassen wir lediglich den zirkulierenden Pool. Die beiden Blutpools haben ungefähr gleiche Größe. Die Granulocyten, welche aus der Blutbahn ins Gewebe austreten, können nie mehr zurückwandern. Die Halbwertszeit der Granulocyten im Blut beträgt lediglich 6,6 Stunden.

Physiologische Leukocytose: Ein rascher, wenn auch kurzfristiger Anstieg der Leukocytenzahl im Sinne einer neutrophilen Leukocytose wird nach abrupter, strenger körperlicher oder psychischer Belastung beobachtet. Das Reservoir, welches diesen prompten Anstieg ermöglicht, ist in erster Linie der marginale Blutpool und in zweiter Linie das Knochenmarksreservoir an reifen Zellen.

B. Pathophysiologie

I. Leukocytose und Leukopenie

1. Neutrophile Leukocytose (Tabelle 8)

Der weitaus größte Teil bakterieller Infekte löst eine spezifische neutrophile Leukocytose aus. Es ist dies der erste Ausdruck der prompt einsetzenden Abwehrmechanismen. Unspezifische neutrophile Leukocytosen beobachtet man bei schweren Intoxikationen, diabetischem oder urämischem Koma, Zuständen mit akuten Schmerzereignissen (Herzinfarkt, Nierenkoliken), epileptischen Anfällen, usw. Als pathogenetischer Faktor der unspezifischen Leukocytosen wird der sogenannte Streß vermutet.

Tabelle 8. *Ursachen neutrophiler Leukocytose*

1. Akute bakterielle Infektionen, insbesondere durch Kokken bedingten Formen
2. Akute Intoxikationen
3. Coma diabeticum, Coma uraemicum
4. Plötzliche Schmerzereignisse (Herzinfarkt, Ureterenkolik, Trauma, usw.)
5. Akute Blutung
6. Epileptische Anfälle
7. Rasch progrediente maligne Tumoren

2. Leukopenie und Agranulocytose (Tabelle 9)

Ein Abfall der absoluten Granulocytenzahl ist entweder Ausdruck einer verminderten Ausschwemmung aus dem Knochenmark oder einer beschleunigten Zerstörung in der Blutbahn. Ionisierende Strahlen, Cytostatica und Benzol führen bei genügender Dosierung bei allen Individuen zur Mark-Hypoplasie oder -Aplasie mit folglicher Leukopenie. Gewisse Medikamente wirken selektiv, bei individueller Überempfindlichkeit, leukopenisch (z.B. Pyramidon, Anticonvulsiva, Thyreostatica). Hier ist der periphere Abbau beschleunigt und die zentrale Produktion

Tabelle 9. *Ursachen von Leukopenien*

1. Physikalische oder chemische Knochenmarksschädigung (ionisierende Strahlen, Cytostatica, Benzol)
2. Medikamente (Pyramidon, Anticonvulsiva, Thyreostatica, usw.)
3. Infekte (Sepsis, Miliar-Tbc, Malaria und manche Viruserkrankungen: Masern, Röteln, Grippe, usw.)
4. Splenomegalie (Lebercirrhose, Thrombose der Vena lienalis oder Vena portae, Morbus Boeck, Morbus Gaucher, Morbus Felty, usw.)

verzögert oder aufgehoben. Der beschleunigte periphere Abbau ist Leukocytenagglutininen zuzuschreiben, welche als inkomplette Antikörper nur in Anwesenheit des Medikamentes wirken. Der Mechanismus der Leukopenie bei perakuten Infekten, Sepsis und Miliar-Tuberkulose ist unbekannt. Die bei Splenomegalie beobachtete Leukopenie scheint in erster Linie durch eine lienale Hemmung der Myelopoese bedingt zu sein. Die Agranulocytose als Extremzustand der Leukopenie ist praktisch immer medikamentös bedingt.

3. Eosinophilie

Der Anstieg eosinophiler Leukocyten bei den in Tabelle 10 aufgezählten Krankheiten ist pathogenetisch unklar. Auffallend ist die Korrelation der Eosinophilie mit Erkrankungen allergischer Natur und bei Infestationen mit Parasiten, wobei auch hier die allergische Reaktion des Organismus auf die Parasiten von Bedeutung ist.

Tabelle 10. *Ursachen von Eosinophilie*

1. Allergische Störungen (Asthma bronchiale, Rhinitis allergica, Serumkrankheit, usw.)
2. Parasitäre Infestationen, insbesondere bei Lokalisation im Gewebe (Trichinose, Echinococcus, Filariose), etwas seltener bei rein intestinalem Befall
3. Chronische Hauterkrankungen (Ekzem, Pemphigus, Dermatitis herpetiformis, usw.)
4. Periarteriitis nodosa, Endocarditis parietalis fibroplastica, eosinophile Lungeninfiltrate
5. Nach Streptokokken-bedingten Infekten (Scharlach, Chorea, Erythema multiforme)
6. Chronische myeloische Leukämie

4. Lymphocytose

Entzündliche Affektionen der Lymphknoten, die meist viralen Ursprungs sind (Mononucleosis infectiosa, Toxoplasmose, Cytomegalie-Virus, infektiöse Lymphocytose) sind von einem Anstieg der Lymphocyten im peripheren Blut begleitet. Oft beobachtet man dabei junge, reaktive Formen. Gewisse bakterielle Infekte (Salmonellosen, Brucellosen, Pertussis) gehen in der Phase der maximalen Antikörperbildung ebenfalls mit einem Anstieg der Lymphocyten einher.

II. Leukämie

Leukämien sind maligne Erkrankungen mit einer abnormen, diffusen Proliferation weißer Blutzellen und ihrer Vorstufen im Knochenmark und extramedullären hämopoetischen Organen. Dieser Prozeß ist meist, aber nicht immer, vom Auftreten unreifer Zellen im peripheren Blut begleitet.

Die Einteilung der Leukämien (Tabelle 11) erfolgt nach: a) Zelltyp und Zellreife und b) Krankheitsverlauf.

Tabelle 11. *Einteilung der Leukämien*

Akute Formen	*Chronische Formen*
1. Myeloische (myeloblastische) Leukämie	1. Myeloische Leukämie
2. Lymphatische (lymphoblastische) Leukämie	2. Lymphatische Leukämie
3. Monocyten-Leukämie	3. Monocyten-Leukämie
Gemischte Formen	
1. Erythroleukämie	
2. Megakaryocyten-Leukämie	

1. Chronische Leukämien

Der langsame Verlauf erklärt die Beobachtung, daß die Organmanifestationen infolge der cellulären Proliferation sehr ausgesprochen sind. Bei chronisch-myeloischen Leukämien steht die Splenomegalie und die Hepatomegalie im Vordergrund, bei chronisch-lymphatischen Leukämien sind Lymphknoten und Milz vergrößert. Die abnorme, celluläre Proliferation im Knochenmark verdrängt die Erythropoese und führt zur Anämie. Dies gilt besonders für die myeloischen Formen. Bei chronisch-lymphatischen Leukämien ist der Prozeß primär extramedullär, daher kommt es erst spät zur Anämie. Ein Abfall der Thrombocyten infolge Verdrängung der Megakaryocyten wird meist erst in der terminalen Phase der chronischen Leukämien beobachtet. Die Leukocytenzahl ist oft erheblich vermehrt. Bei der chronisch-myeloischen Form erscheinen typischerweise alle Reifungsstufen der Myelopoese vom Myeloblasten bis zum segmentkernigen Granulocyten im peripheren Blut.

Die Prognose der Leukämien wird bestimmt durch:
a) Schwere Infekte, mangels einer genügenden Zahl reifer phagocytosefähiger Granulocyten
b) Cerebrale Blutungen infolge Thrombopenie

Bei lymphatischen Leukämien kann zudem ein erworbenes Antikörpermangelsyndrom auftreten, weil die normalen Antikörper-bildenden Zellen durch die Proliferation der leukämischen Formen im RES der Lymphknoten, Milz und Leber verdrängt werden.

2. Akute Leukämien

Im Gegensatz zu den chronischen Formen stehen die hämatologischen Auswirkungen gegenüber den Organmanifestationen im Vordergrund. Die Proliferation abnormer, atypischer, unreifster Zellelemente hat in diesen Fällen die normale Hämopoese fast vollständig ersetzt. Dabei sind die extramedullären Zentren kaum beteiligt; daher besteht keine wesentliche Vergrößerung von Milz, Leber oder Lymphknoten. Die auf wenige Elemente reduzierte normale Hämopoese ist Ursache von Anämie, Thrombopenie und Granulocytopenie. Die absolute periphere weiße Zellzahl kann nieder oder hoch sein, besteht aber fast ausschließlich aus unreifen, funktionsuntüchtigen Elementen (Paramyeloblasten, Lymphoblasten). Der rasche Verlauf erklärt sich aus der ausgesprochenen Thrombopenie und Granulocytopenie, welche zu letalen cerebralen Blutungen, resp. therapierefraktärer Sepsis führen.

Die Harnsäure ist als metabolisches Endprodukt des Nucleinsäurestoffwechsels bei Leukämien sowohl im Serum wie im Urin vermehrt, wegen des absolut gesteigerten Zellumsatzes. Dies kann von Gichtanfällen und Niereninsuffizienz begleitet sein.

III. Plasmocytom oder multiples Myelom

Es handelt sich um eine maligne Proliferation abnormer Plasmazellen, welche im Gegensatz zu den Leukämien zu einer herdförmigen Zerstörung der Knochenstruktur führt. Diese ist radiologisch besonders leicht am Schädel festzustellen. Der Befall anderer Knochen, insbesondere der Wirbelsäule, erklärt die typischen Skeletschmerzen beim Myelom. Die Zellproliferation geht praktisch immer ohne Ausschwemmung von Plasmazellen ins Blut einher. Plasmazellen-Leukämien sind äußerst selten.

Die abnormen Plasmazellen sind befähigt, Paraproteine (IgG-, IgA-, IgM-, IgD- und IgE-Immunglobuline) und L-Ketten zu synthetisieren. Die kleinmolekularen L-Ketten werden im Urin als BENCE-JONES-Protein ausgeschieden. Die Paraproteine sind abnorm strukturierte, funktionell bedeutungslose Proteine, welche in der Elektrophorese als spitze, schmalbasige Gradienten erscheinen. Diese metabolische Aktivität der abnormen Plasmazellen erklärt die oft beobachtete Hyperproteinämie des Myeloms. Die Paraproteine sind Ursache der massiv erhöhten Blutsenkung. Langdauernde BENCE-JONES-Proteinurie führt zur Schädigung der Nieren, Niereninsuffizienz und Urämie. Die Skeletzerstörung und zum Teil die abnorme Bindungsfähigkeit gewisser Paraproteine für Calcium führt bei gewissen Patienten zur lebensbedrohlichen Hypercalcämie. Mäßige Grade von Hypercalcämie werden sehr oft beobachtet. Die renale Insuffizienz beim Myelom kann daher sowohl auf die Paraproteinurie wie auch auf die Hypercalcämie zurückgeführt werden. Erstere ist irreversibel, während die zweite durch adäquate Therapie positiv beeinflußt werden kann.

Die Verdrängung des normalen Knochenmarkes durch das Myelom führt in erster Linie zur Anämie. Seltener werden Leukopenien und ganz selten Thrombopenien beobachtet.

IV. *Makroglobulinämie (Morbus Waldenström)*

Das Krankheitsbild ist die Folge der Proliferation abnormer lymphoider Elemente in Knochenmark, Lymphknoten, Milz und Leber mit sekundärer Lymphadenopathie, Splenomegalie und eventuell Hepatomegalie. Diese Zellen sind metabolisch ebenfalls aktiv und produzieren Paraproteine, die meist Immunglobuline vom Typ IgM sind mit einem Molekulargewicht von über 1 Million. Die Skeletstruktur wird grundsätzlich nicht befallen. Die Auswirkungen der Paraproteinämie und Paraproteinurie in hämatologischer wie in klinischer Hinsicht entsprechen denjenigen des Myeloms. Zusätzlich wird eine auffallende hämorrhagische Diathese beobachtet, deren Genese nicht klar ist. Sie manifestiert sich in erster Linie in den Augenfundi (Retina-Blutungen) und an den Schleimhäuten des Magen-Darmtraktes (Gingiva- und Magenblutungen).

V. *Maligne Lymphome*

Maligne Lymphome sind bösartige Erkrankungen der Lymphknoten und der Milz, die sekundär auch Leber, Skelet und Knochenmark befallen können. Die Einteilung der malignen Lymphome erfolgt nach rein histologischen Kriterien (Tabelle 12).

Tabelle 12. *Histologische Einteilung maligner Lymphome*

1. Malignes Lymphogranulom (Morbus Hodgkin)
2. Lymphosarkom
3. Reticulumzellsarkom
4. Großfolliculäres Lymphom (Brill-Symmers)

Tabelle 13. *Stadieneinteilung maligner Lymphome*

Stadium I:	Krankheit beschränkt auf eine Lymphknotenregion
Stadium II:	Krankheit beschränkt auf zwei Lymphknotenregionen auf der gleichen Seite des Zwerchfells
Stadium III:	Krankheitsbefall von Lymphknotenregionen beiderseits des Zwerchfells sowie der Milz
Stadium IV:	Krankheitsbefall extralymphatischer Organe (Skelet, Knochenmark, Leber, Lungen, Haut, usw.)
Untergruppe A:	Ohne Allgemeinsymptome
Untergruppe B:	Mit Allgemeinsymptomen: Fieber, erheblicher Gewichtsverlust, Nachtschweiß, Pruritus

Jedes Stadium (I, II, III, IV) wird in A und B unterteilt

Am häufigsten ist das Lymphogranulom, am wenigsten maligne das großfolliculäre Lymphom. Als Grundlage für eine differenzierte Therapie werden die malignen Lymphome in Stadien eingeteilt (Tabelle 13). Bisher hat die Strahlenbehandlung in den Stadien I und II, die Chemotherapie in den Stadien III und IV die besten Resultate ergeben.

Symptome

Im Vordergrund stehen Lymphknotenschwellungen und Splenomegalie, wobei die turmorbefallenen Organe derb und nicht schmerzhaft sind. Sie können jedoch durch Druck auf umgebendes Gewebe Sekundärsymptome auslösen wie Husten bei paratrachealem Befall, Ödeme bei inguinaler Lokalisation und hartnäckige Schmerzen bei meningealer und epiduraler Invasion. Allgemeinsymptome sind beim Morbus HODGKIN am häufigsten. Sie umfassen Fieber, Pruritus und ganz selten den sogenannten Alkoholschmerz am Ort des neoplastischen Befalls, unmittelbar nach Genuß auch nur kleiner Mengen Alkohol.

Laborbefunde

Im Gegensatz zu den Leukämien gibt es bei malignen Lymphomen im Frühstadium und initialen Verlauf keine Befunde von spezifischer diagnostischer Bedeutung. In fortgeschrittenen Stadien kann das Knochenmark beim Morbus HODGKIN typische REED-STERNBERG-Zellen enthalten, bei anderen Lymphomen vermehrt lymphatische und reticuläre Zellen. In gewissen Fällen werden bei den Nicht-HODGKIN-Lymphomen die abnormen Zellelemente auch ins periphere Blut ausgeschwemmt (sog. leukämischer Verlauf maligner Nicht-HODGKIN-Lymphome). Es sei jedoch nochmals hervorgehoben, daß in den wichtigen ersten Stadien der Erkrankung die Diagnose nur mittels Histologie bioptisch entfernter Lymphknoten gestellt werden kann.

DAS IMMUNOLOGISCHE SYSTEM

P. G. Frick

Wir beschränken uns auf die cellulären Grundlagen der Immunologie und auf eine geraffte Zusammenstellung immunologischer Abwehrstörungen. Für die anderen Aspekte der Immunologie muß die Fachliteratur konsultiert werden.

A. Physiologie

Celluläre Grundlagen immunologischer Vorgänge

Das lymphatische System ist die essentielle anatomische Grundlage des immunologischen Systems. Sowohl funktionell wie anatomisch müssen zweierlei lymphatische Gewebe unterschieden werden:

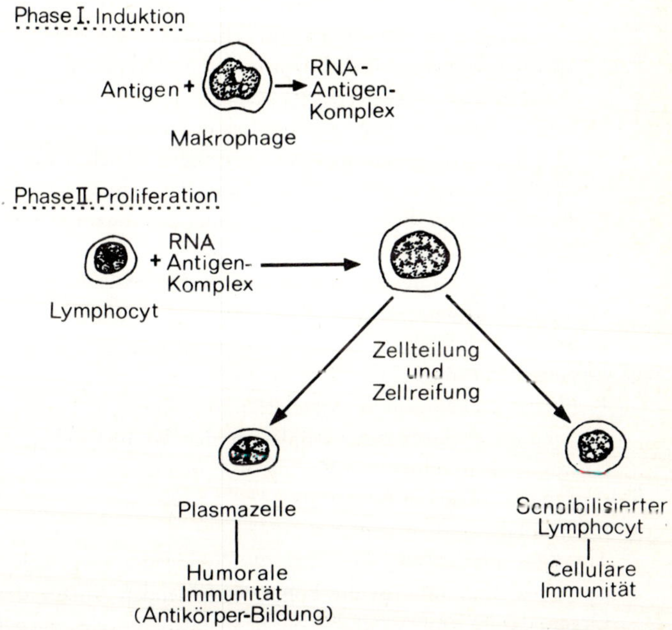

Abb. 4. Immunologische Reaktionen

a) Lymphatisches Gewebe, welches für die celluläre Immunität verantwortlich ist (kleine Lymphocyten im Cortex der Lymphknoten)
b) Lymphatisches Gewebe, welches für die humorale Immunität verantwortlich ist (Lymphocyten und Plasmazellen in der Medulla der Lymphknoten und in den Keimzentren des Lymphfollikel in der Milz, sowie Plasmazellen in Leber und Knochenmark).

Die Lymphocyten im peripheren Blut sind auch an diesen Geschehnissen beteiligt, weil sie rezirkulieren: Lymphatische Zellen verlassen das lymphatische Gewebe, gelangen in die Blutbahn und kehren in das lymphatische Gewebe zurück. Dieses Verhalten ist absolut verschieden von demjenigen der Granulocyten und Monocyten, welche nach Verlassen der Blutbahn nie mehr in dieselbe zurückkehren können. Der Anteil zirkulierender Lymphocyten ist äußerst klein: Er liegt unterhalb 5% des gesamten lymphocytären Körperpools. Der weitaus größte Teil der lymphatischen Zellelemente ist sessil. Der Ablauf cellulärer immunologischer Reaktionen ist in Abb. 4 dargestellt.

B. Pathophysiologie

Störungen der immunologischen Abwehr

1. Simultaner Mangel der humoralen und cellulären Immunität
   a) Congenital: hereditäre lymphoplasmocytäre Dysgenesie (GLANZMANN-RINIKER, HITZIG-WILLI)
   Dieses autosomal-recessiv vererbte Leiden ist das einzige klassische Beispiel des kompletten immunologischen Versagens, welches auf das Fehlen von Plasmazellen und von lymphatischem Parenchym zurückzuführen ist. Dementsprechend besteht eine Agammaglobulinämie und eine extreme Lymphopenie.
2. Störungen der humoralen Immunität (sog. Antikörpermangel-Syndrom)
   a) Congenitale Form
      1. Recessiv geschlechtsgebundene Form bei Knaben
   b) Erworbene Formen
      1. Idiopathische Form bei Männern und Frauen
      2. Sekundäre Form bei Neoplasien des lymphatischen Systems, beim multiplen Myelom und Morbus WALDENSTRÖM
3. Störungen der cellulären Immunität
   a) Congenital
   Thymus-Aplasie (sog. DI GEORGES Syndrom). Der isolierte Abfall der cellulären Immunität ist die Folge der fehlenden Anlage des Thymus, ein Organ, das im Embryo und in der neonatalen Periode eine Schlüsselstellung in der Entwicklung des lymphatischen Systems einnimmt.

b) Erworben

Beim Morbus HODGKIN ist das lymphatische Gewebe weitgehend durch das maligne Lymphogranulom ersetzt. Dieser Prozeß ist in erster Linie von einer Störung der cellulären Immunität begleitet, welche die Anfälligkeit für Tuberkulose, virale Infekte (Herpes zoster) und Organmykosen erklärt.

Ein sekundärer Mangel von Antikörpern wird beim Lymphogranulom höchst selten beobachtet.

PLASMAPROTEINE

P. G. Frick

A. Physiologie und Biochemie

Die Einteilung der Plasmaproteine erfolgt nach ihrem physikalisch-chemischen Verhalten (z. B. in der Elektrophorese) und nach ihrer Funktion (z. B. Gerinnungsfaktoren).
Die unterschiedliche elektrische Nettoladung der einzelnen Proteine bedingt eine verschiedene Wanderungsgeschwindigkeit in der Serum-Elektrophorese (Abb. 5), welche die Trennung und die quantitative Erfassung von verschiedenen Fraktionen ermöglicht (Tabelle 14). Im Gegensatz zu den Serum-Proteinen muß das Fibrinogen

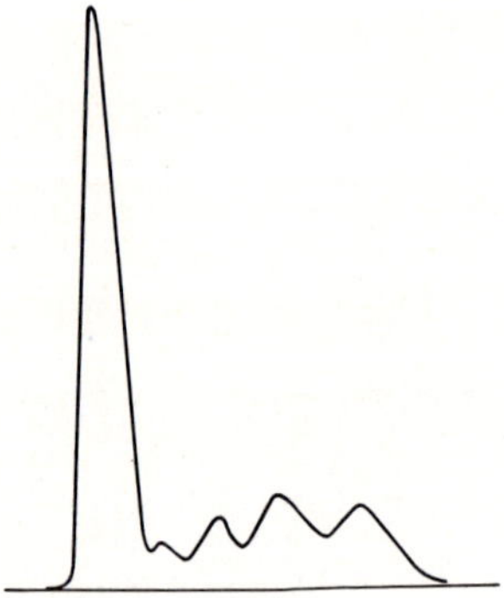

Abb. 5. Normale Serum-Elektrophorese

Tabelle 14. *Normale elektrophoretische Verteilung der Serumeiweiße*

	Prozentualer Anteil	Absolute Menge	
Albumine	55%	4	g%
α_1-Globuline	5%	0,4	1,1 g% (für α_1 und α_2)
α_2-Globuline	10%	0,7	
β-Globuline	12%	0,9	g%
γ-Globuline	18%	1,3	g%
Total	100%	7,3	g%

mit anderen Methoden im Plasma bestimmt werden: sein normaler Durchschnittswert beträgt 300 mg%.
Die Ultrazentrifugen-Sedimentationsanalyse ermöglicht die Trennung der Serum-Proteine nach ihrem Molekulargewicht. Sie dient in erster Linie zur Erfassung der klinisch wichtigen Makroglobuline.
Die Immunelektrophorese erlaubt durch die Kombination von Elektrophorese und Antigen-Antikörper-bedingter Präcipitatbildung die Serum-Eiweißkörper und ihre immunologischen Untergruppen darzustellen (Abb. 6).

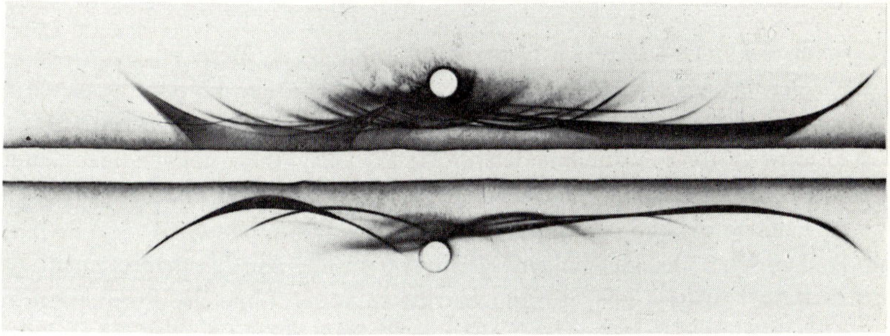

Albumine α_1 Glob. α_2 Glob. β Glob. γ Glob.

Abb. 6. Immunelektrophorese von Normalserum

Der Syntheseort der Albumine, α-Globuline und β-Globuline ist die Leber. Die γ-Globuline werden von Plasmazellen und großen lymphatischen Elementen im RES der Leber, Milz, Lymphknoten und Knochenmark gebildet. Die in der Blutbahn vorhandenen Proteine stehen mit den Proteinen im extravasculären, interstitiellen Raum in konstantem Austausch. Die Eiweißkonzentration im Interstitium ist jedoch erheblich kleiner als im Plasma und beträgt etwa 1 g%.
Wichtige gemeinsame Funktion der Bluteiweißkörper, insbesondere der Albumine ist die Aufrechterhaltung des kolloidosmotischen Druckes. Eine weitere wesentliche Funktion ist die Pufferwirkung.
Die Transportfunktion der Serum-Proteine ist äußerst vielfältig: Albumin dient als Vehikel für Bilirubin, Gallensäuren, Hämatin, usw., das α_1-Globulin für Cortisol und Thyroxin, das α_2-Globulin für Kupfer (Coeruloplasmin) und das β_1-Globulin für Eisen (Transferrin). Die Fette werden hauptsächlich als α- und β-Lipoproteine transportiert. Die γ-Globuline bestehen fast ausschließlich aus Antikörpern. Die Immunelektrophorese erlaubt die Differenzierung derselben in Immunglobuline (IgA, IgM, IgD, IgE und IgG).

B. Pathophysiologie

1. Hypoproteinämie

Der Serum-Eiweißgehalt wird von folgenden Prozessen beeinflußt:

a) Orale Eiweißzufuhr
b) Intestinale Aufnahme der zur Eiweißsynthese benötigten Aminosäuren
c) Eiweißsynthese aus resorbierten Aminosäuren
d) Eiweiß-Katabolismus
e) Eiweiß-Verlust

Hypoproteinämien lassen sich systematisch wie folgt ableiten:

ad a) Der exogene Eiweißmangel ist die Ursache der Hypoproteinämie bei Hungersnot, Anorexia mentalis und ganz fanatischen Vegetariern.

ad b) Eine gestörte Aufnahme der für die Eiweißsynthese notwendigen Aminosäuren beobachtet man beim Malabsorptionssyndrom, bei chronischer Pankreatitis und nach ausgedehnten Dünndarmresektionen.

ad c) Typisches Beispiel für eine gestörte Synthese von Plasmaproteinen is die Lebercirrhose. Die Störung betrifft in erster Linie die Produktion von Albuminen. Paradoxerweise besteht gleichzeitig fast regelmäßig eine absolute Hypergammaglobulinämie als Ausdruck der histologisch nachweisbaren hepatischen Infiltraten von Lymphocyten und Plasmazellen, welche bekanntlich γ-Globuline bilden. Dies erklärt die Tatsache, daß trotz Hypalbuminämie der totale Eiweißgehalt im Serum bei Lebercirrhose nicht vermindert ist.

ad d) Der Eiweiß-Katabolismus ist bei Hypercorticismus (Morbus CUSHING) gesteigert.

ad e) Häufige Ursachen von Hypoproteinämie sind exogene Eiweißverluste. Erhebliche renale Verluste führen zum nephrotischen Syndrom. Im Urin lassen sich in variablen Mengen alle Serum-Eiweißfraktionen elektrophoretisch nachweisen. Im Serum hingegen steht der Albumin und γ-Globulin-Abfall im Vordergrund, während die im α- und β-Bereich wandernden Lipoproteine normal oder sogar erhöht sind, weil der renale Verlust dieser großmolekularen Elemente spärlich ist und gleichzeitig die Syntheserate gesteigert wird (Abb. 7). Enterale Verluste werden bei chronischer Pankreatitis infolge ungenügender enzymatischer Eiweißaufspaltung im Darm und beim Syndrom der Gastroenteropathie mit Proteinverlust (Protein Loosing Gastroenteropathy) beobachtet. Letzterer kann eine massive hypertrophische Gastritis (Ménétrier-Syndrom), eine Enteritis regionalis, eine Colitis ulcerosa oder ein Carcinom des Magendarmtraktes zugrunde liegen. Die Behinderung des intestinalen Lymphabflusses durch entzündliche (z. B. Tbc) oder tumorale (z. B. maligne Lymphome) Prozesse wie auch intestinale Lymphangiektasien können ebenfalls zu enteralem Proteinverlust führen.

Cutane Eiweißverlust entstehen bei Verbrennungen und bei diffusen, nässenden Ekzemen und Dermatosen.

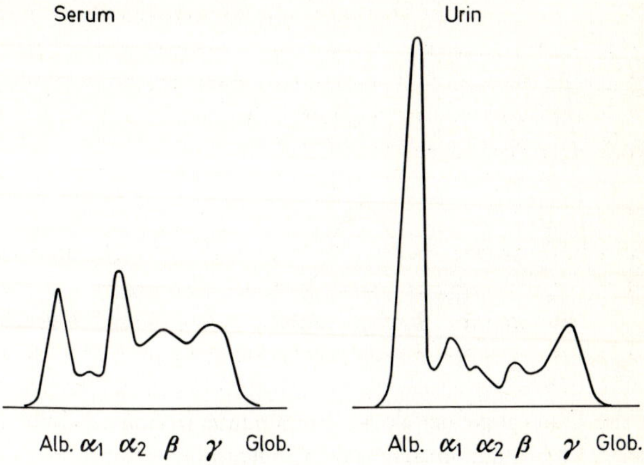

Abb. 7. Serum- und Urin-Elektrophorese bei nephrotischem Syndrom

Klinische Auswirkungen

Schwere Hypoproteinämien, insbesondere Hypalbuminämien, sind Ursache von Ödemen wegen Verminderung des intravasalen Kolloid-osmotischen Druckes.

2. Dysproteinämien

Unter Dysproteinämien versteht man eine Verschiebung der normalen proportionalen Verteilung der elektrophoretischen Eiweißanteile. Es handelt sich immer um die Vermehrung einer oder mehrerer Globulinfraktionen, die erwartungsgemäß von einem relativen oder absoluten Abfall des Albuminanteils begleitet ist.

Erhöhte α-Globuline beobachtet man bei akut-entzündlichen Prozessen und bei Gewebsnekrosen. Der Mechanismus dieses Vorganges ist nicht geklärt.

Die γ-Globuline steigen bei chronisch-entzündlichen Erkrankungen bei Immunisationsprozessen und bei chronischen Lebererkrankungen an. Es ist einleuchtend, daß bei den ersten beiden Krankheitsgruppen eine erhöhte Antikörperbildung (Antikörper sind γ-Globuline) im RES vor sich gehen muß mit Vermehrung der darin enthaltenen Plasmazellen und Lymphocyten. Dieser Vorgang hat eine eminente Bedeutung in der Abwehr gegen Infektionserreger, kann aber in anderen Situationen, wie bei Autoaggressionskrankheiten (z.B. disseminierter Lupus erythematodes), für den Organismus nachteilig sein. Die Bedeutung der oft erheblichen Hypergamma-Globulinämie bei chronischen Lebererkrankungen ist hingegen nicht geklärt. Der γ-Globulin-Gradient bei allen obigen Zuständen erscheint in der Elektrophorese breitbasig und rundgipfelig (Abb. 8), ein Befund, der für die Heterogenität der γ-Globuline spricht (sog. polyklonale Proteine). Dies im Gegensatz zu den später zu besprechenden monoklonalen Paraproteinen, welche als schmalbasiger spitzer Gradient erscheinen.

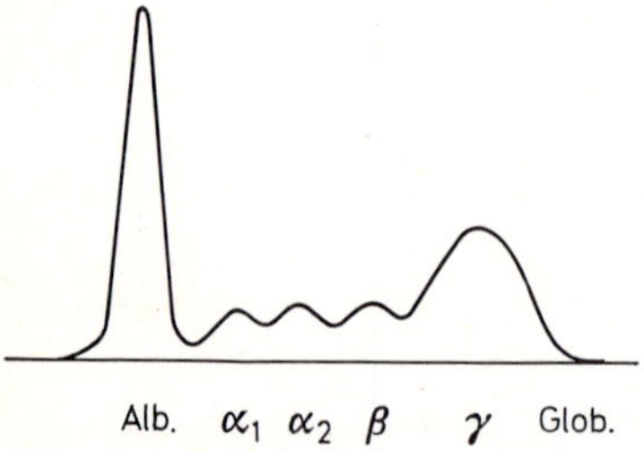

Abb. 8.
Serum-Elektrophorese bei Lebercirrhose

Beim Übergang einer akuten Entzündung in eine subakute oder chronische Phase wie auch im Stadium der maximalen Antikörperabwehr nach akuten Entzündungen liegt oft eine gleichzeitige Vermehrung der α- und γ-Globuline vor.

3. Paraproteinämien

Paraproteine sind abnorm strukturierte Immunglobuline ohne funktionelle Bedeutung. Sie bestehen wie die Immunglobuline aus zwei Arten von Polypeptidketten, d.h. aus H-Ketten („heavy chains") und L-Ketten („light chains"). Einzig das BENCE-JONES-Protein besteht nur aus L-Ketten. Es steht bis heute nicht fest, ob Paraproteine abnorme Elemente sind, die nur bei besonderen Erkrankungen de novo gebildet werden, oder ob es sich um normale Eiweiße handelt, die physiologischerweise nur in kleinster Konzentration vorliegen und bei spezifischen Krankheiten selektiv in großen Mengen produziert werden. Trotzdem soll vorläufig die Bezeichnung „Paraprotein" für diejenigen Eiweißkörper aufrechterhalten werden, die sich qualitativ mit den zur Verfügung stehenden Methoden von den normalen trennen lassen. In der Elektrophorese erscheinen Paraproteine als schmalbasige spitzgipfelige Gradienten (Abb. 9). Die Konfiguration spricht für eine relativ homogene Struktur der Paraproteine (sog. monoklonale Proteine). Sie liegen meist im Bereiche der Gammaglobuline, können aber auch die Motilität der α- und β-Globuline besitzen. Das BENCE-JONES-Protein erscheint in der Urinelektrophorese ebenfalls als isolierter, schmaler Gipfel. Paraproteine beobachtet man beim multiplen Myelom, beim Morbus WALDENSTRÖM und gelegentlich bei chronisch-lymphatischen Leukämien und Retikulosen. Da bekanntlich normale Plasmazellen γ-Globuline bilden, ist es kaum verwunderlich, daß die massiv proliferierenden neoplastischen Plasmazellen beim multiplen Myelom Paraproteine wie auch BENCE-JONES-Proteine synthetisieren. Beim Morbus WALDENSTRÖM sind es lymphoide Reticulumzellen, welche IgM-Paraproteine mit Molekulargewichten von über einer Million bilden (sog. Makroglobuline). Die oft beträchtliche Menge von Paraproteinen im Serum führt zu einem Anstieg des totalen Serum-Eiweiß-Spiegels.

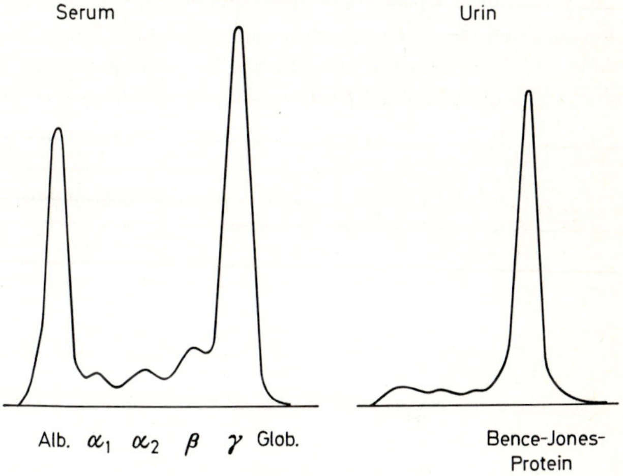

Abb. 9. Serum- und Urin-Elektrophorese bei multiplem Myelom

Klinische Auswirkungen

Extreme Paraproteinämien mit totalen Eiweißwerten über 12 g% können zu Stupor und Koma führen. Wenn auch die erhöhte Plasma-Viscosität zu capillaren Zirkulationsstörungen führen kann, so bleibt der wahre Grund der cerebralen Symptomatologie ungeklärt. Eine langdauernde Paraproteinurie führt zur Niereninsuffizienz.

4. Mangel-Proteinämien

Einzelne elektrophoretische Eiweißfraktionen können selektiv fehlen, oder so stark vermindert sein, daß es zu klinischen Symptomen kommt.

Die wichtigste Form ist die Agammaglobulinämie, auch Antikörpermangelsyndrom bezeichnet. Dabei können eine bis mehrere Immunglobulinfraktionen (IgG, IgA, IgM) fehlen, oder stark vermindert sein, weil keine oder nur wenige normale Plasmazellen oder große lymphatische Elemente im RES anzutreffen sind.

Antikörpermangelsyndrome lassen sich folgendermaßen einteilen:

1. Die congenitale, recessive, geschlechtsgebundene Form bei Knaben
2. Die erworbene, idiopathische Form bei Männern und Frauen, meist mit Bronchiektasen verbunden

3. Die sekundäre Form bei Neoplasien des lymphatischen Systems, beim multiplen Myelom und Morbus WALDENSTRÖM, alles Erkrankungen, bei welchen pathologische Zellformen die normalen antikörperbildenden Elemente im RES verdrängen können.

Die γ-Globuline fehlen in der Elektrophorese der congenitalen und idiopathischen Formen und sind oft wesentlich vermindert bei chronisch-lymphatischer Leukämie. Die beim Myelom und Morbus WALDENSTRÖM angetroffene Vermehrung der γ-Globuline ist durch funktionslose Paraproteine bedingt ohne Antikörpereigenschaften.
Andere Mangelproteinämien (Analbuminämie, α_1-Lipoprotein-Mangel und β-Lipoproteinmangel) sind im Vergleich zur Agammaglobulinämie extrem selten und klinisch von untergeordneter Bedeutung.

PORPHYRIEN

P. G. Frick

A. Physiologie und Biochemie

Die Biosynthese der Porphyrine ist in vereinfachter Form in Abb. 10 dargestellt. Lediglich Porphyrine vom Typ III haben physiologische Funktionen, während diejenigen vom Typ I bedeutungslose Nebenprodukte sind. Porphyrine sind in

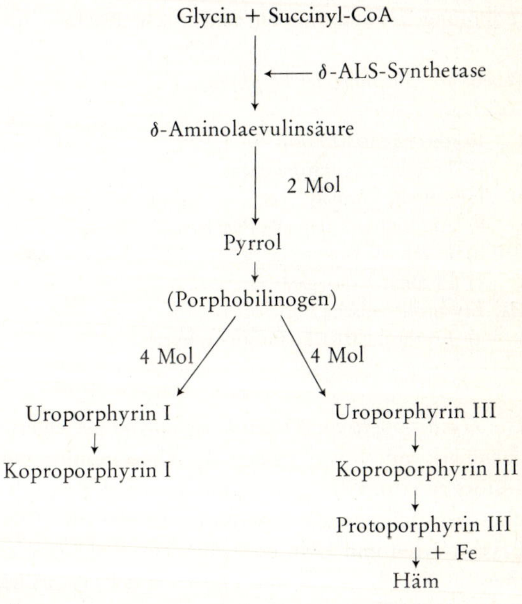

Abb. 10. Biosynthese der Porphyrine

Tabelle 15. *Normalwerte der Porphyrine und ihrer Vorstufen*

	ALS	PBG	Uro.	Kopro.	Proto.
Erythrocyten/100 ml				1–2 μg	15–60 μg
Urin/24 Std	3 mg	1,5 mg	30 μg	300 μg	
Stuhl/g Trockensubstanz				15–40 μg	30–100 μg

allen Körperzellen anzutreffen, welche hämhaltige Elemente besitzen; am wichtigsten sind die Knochenmarks-, Muskel- und Leberzellen. Die Normalwerte der Porphyrine und ihrer Vorstufen in Blut, Urin und Stuhl sind in Tabelle 15. aufgezeichnet.

B. Pathophysiologie

Die Einteilung der Porphyrien (Tabelle 16) beschränkt sich auf die bei uns am häufigsten beobachteten Typen. Hauptsymptom der erythropoetischen Form, der Porphyria cutanea tarda, der Porphyria variegata und der erythrohepatischen Protoporphyrie ist die Photosensibilität. Die akut intermittierende Form ist hingegen durch Abdominalschmerzen, Hypertonie und neurologische Symptome (Lähmungen, Paraesthesien, sensorische Ausfälle, usw.) gekennzeichnet.

Tabelle 16. *Einteilung der Porphyrien*

I. Erythropoetische Form
  a) Porphyria erythropoetica
II. Hepatische Formen
  a) Akut intermittierende Porphyrie
  b) Porphyria cutanea tarda
  c) Porphyria variegata
III. Erythrohepatische Form
  a) Erythrohepatische Protoporphyrie

Die *erythropoetische Form* weist massiv gesteigerte Porphyrinmengen im Knochenmark auf. Dabei scheint die Umwandlung von PBG in Uroporphyrin III gestört zu sein, während die Bildung von Uroporphyrin I gesteigert ist und dieses photosensibilisierende Porphyrin in hohen Konzentrationen in Erythroblasten, Erythrocyten und Urin erscheint. Die Pathogenese der erhöhten Porphyrinsynthese in Knochenmark und Leber bei der *erythrohepatischen Protoporphyrie* ist nicht geklärt.

Die *hepatischen Porphyrien* besitzen alle einen abnormen Porphyringehalt in der Leber.

Die photosensibilisierende Wirkung der Porphyrine ist am ausgesprochensten bei den Uroporphyrinen; in vermindertem Maße besitzen auch die Koproporphyrine und sogar die δ-ALS die gleiche Eigenschaft. Damit erklärt sich das Erythem und die cutane Blasenbildung nach Sonnenlichtexposition. Absolut unklar ist hingegen die Beziehung des abnormen Porphyrinstoffwechsels zu Gefäßspasmen und Darmspasmen (Ursache von Hypertonie, resp. Abdominalschmerzen) wie auch zu den neurologischen Ausfallerscheinungen (Lähmungen, Paraesthesien, usw.).

BLUTGERINNUNG UND BLUTSTILLUNG

P. W. Straub

A. Normale Blutstillung

Sie soll nach Gefäßläsionen die Integrität der Strombahn wiederherstellen, ohne die Flüssigkeit des Blutes zu beeinträchtigen. Voraussetzungen sind die Gefäße selber, die Blutplättchen und das plasmatische Blutgerinnungssystem (Abb. 11). Läsionen von Capillaren und kleinen Venulen werden fast ausschließlich durch Adhäsion von Plättchen gestillt. Je größer das Gefäß, desto mehr ist ein intaktes Gerinnungssystem nötig. Bei arteriellen Blutungen erfolgt die Blutstillung hauptsächlich durch Gefäßkontraktion, da das Druckgefälle den Verschluß durch Plättchen und Gerinnung stört.

1. Lokal vasculäre Faktoren

Das Gefäß reagiert durch Vascoconstriction. Neben neuralen Mechanismen spielen dabei vasoaktive Amine eine Rolle, welche aus aggregierten Plättchen freigesetzt werden. Zum Stillstand der Blutung kommt es nicht nur, wenn die Läsion oder das Gefäßlumen verschlossen sind, sondern auch, wenn es bei der Bildung eines Blutergusses zum Druckausgleich kommt.

2. Plättchen

Voraussetzung für die Funktion der Plättchen ist ihre große Klebrigkeit. Bei Gefäßwandläsionen kleben sie sofort an exponiertem Bindegewebe und an freigelegter Basalmembran des Endothels an. Sie setzen ADP frei, welches eine sehr starke aggregierende Wirkung auf weitere Plättchen hat, so daß es zur Bildung eines Plättchenpfropfens kommt. In diesem Stadium ist die Plättchenaggregation noch reversibel, der Pfropf brüchig. Zur irreversiblen Aggregation und Konsolidierung kommt es erst durch die eigentliche Gerinnung. Die Plättchen steuern dazu das für die plasmatische Gerinnung unentbehrliche Phospholipid-Plättchenfaktor 3 (Pl.f. 3) bei, sowie die an ihrer Oberfläche adsorbierten plasmatischen Gerinnungsfaktoren. Das Endprodukt der Gerinnungsaktivierung, Thrombin, führt nicht nur das lösliche Fibrinogen in den unlöslichen Faserstoff Fibrin über, sondern bringt auch die aggregierten Plättchen zur irreversiblen Fusion. Sie platzen, geben weiteres ADP frei, sowie vasoaktive Amine wie Serotonin, Adrenalin und Histamin. Das Fibrin verankert den Plättchenpfropf an der Gefäßwand und strukturiert ihn. Schließlich führt die Kontraktion des actomyosinähnlichen Plättchenproteins Thrombosthenin zur Retraktion und damit zur weiteren Verstärkung des Pfropfes.

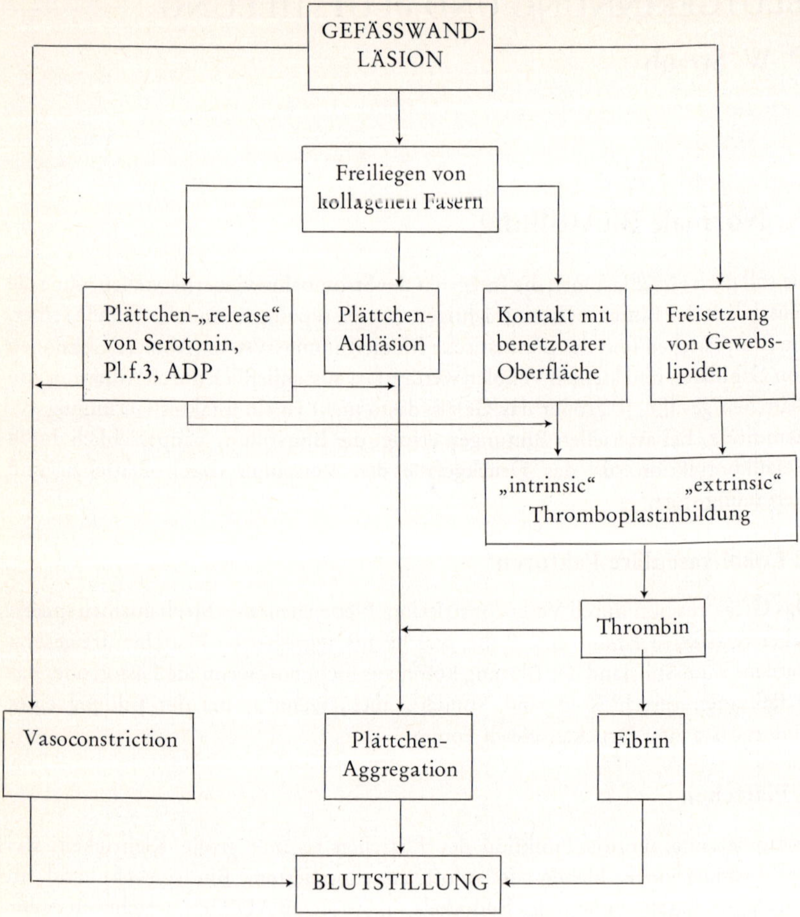

Abb. 11. Schema der Blutstillung

Thrombocytenzahl, Adhäsivität, Aggregationsfähigkeit, Plättchenfaktor 3 und Gerinnselretraktion können in vitro gemessen werden. Klinisch der wichtigste Test für die Plättchenfunktion ist die Blutungszeit.

3. Blutgerinnung und Fibrinolyse

Neben der Konsolidierung des Plättchenpfropfes führt die Blutgerinnung in größeren Gefäßen zur Bildung eigentlicher Gerinnsel, dem Endprodukt der Fibrinogen-Fibrin-Umwandlung. Die enzymatische Reaktionskette vieler Gerinnungsfaktoren, welche zur Thrombinbildung und damit zu dieser Umwandlung

Tabelle 17. *Nomenklatur, Eigenschaften der einzelnen Gerinnungsfaktoren. Angeborene Mangelzustände*

Faktor	Synonyma	Lagerungseigenschaft	bei Gerinnung verbraucht	Synthese Vitamin K-abhängig	isolierter congenitaler Mangel	Laborbefunde bei isoliertem Mangel	
						Gerinnungszeit Recalc.-Zeit Rest-Prothrombin im Serum	QUICK-Test
I	Fibrinogen	stabil	+	–	Afibrinogenämie	p	p
II	Prothrombin	stabil	+	+	Hypoprothrombinämie	p	p
V	Proaccelerin (labiler Faktor)	labil	+	–	Parahämophilie	p	p
VII	Proconvertin (stabiler Faktor)	stabil	–	+	F.VII-Mangel	n	p
VIII	Antihämophiler Faktor A	labil	+	–	Hämophilie A	p	n
IX	Antihämophiler Faktor B „plasma thromboplastin component" (PTC) *Christmas* factor	stabil	–	+	Hämophilie B	p	n
X	*Stuart-Prower*-Faktor	stabil	–	+	F. X-Mangel	p	p
XI	„plasma thromboplastin antecedent" (PTA) Antihämophiler Faktor C	stabil	–	–	F. XI-Mangel	p	n
XII	*Hageman*-Faktor	stabil	–	–	F. XII-Mangel	p	n
XIII	Fibrin-stabilisierender Faktor (FSF)	stabil	–	–	F. XIII-Mangel	n	n

p = pathologisch, n = normal

führt, kann über zwei Mechanismen in Gang gesetzt werden (Abb. 12), einerseits durch Kontakt mit benetzbaren Oberflächen (intrinsic system), z. B. freiliegender Endothelbasalmembran oder Kollagen, andererseits durch ein blutfremdes Element, den Lipidgewebefaktor (extrinsic system), welches bei jeder Läsion von Gewebe freigesetzt wird. Die Faktoren XII und XI, die bei den Hämophilen fehlenden Faktoren VIII oder IX sowie Plättchenfaktor 3 sind nur für die Aktivierung im intrinsic system nötig, Faktor VII nur für die Aktivierung des extrinsic systems, die Faktoren V und X in beiden Systemen. Daß für die normale Blutstillung beide Systeme intakt sein müssen, ist dadurch belegt, daß nicht nur Mangel beispielsweise von Faktor VIII, sondern auch angeborener Mangel von Faktor VII zu schweren Blutungen führt. Während des Gerinnungsablaufes werden die einzelnen Gerinnungsfaktoren aus inaktiven Vorstufen in die aktive Form — z. B. X → Xa — übergeführt, wobei die aktivierte Form jeweils die inaktive Form des in der Gerinnungssequenz nächstfolgenden Faktors aktiviert, *Kaskaden-Theorie* der Blutgerinnung. Es bestehen drei Sicherungen gegenüber einer unkontrollierten Ausdehnung der für Blutstillungszwecke ausgelösten Gerinnung:

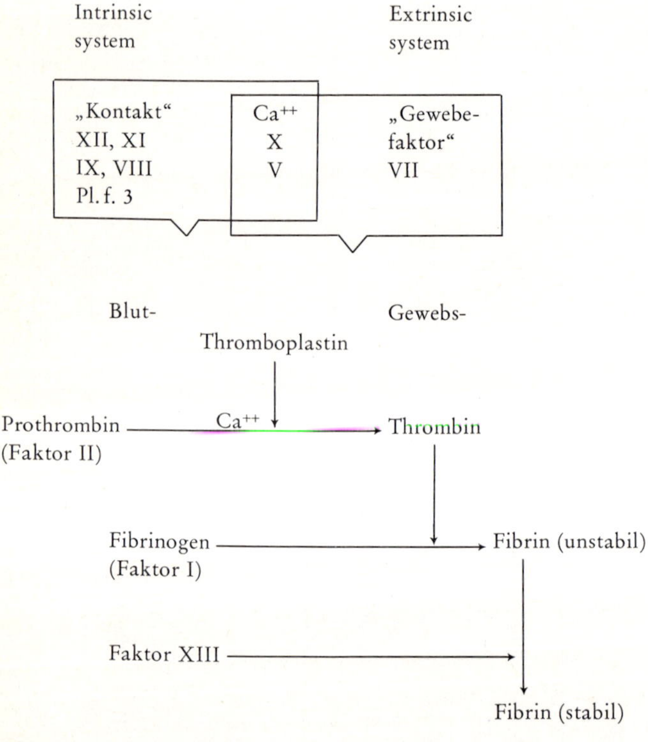

Abb. 12. Gerinnungsschema

1. Wirksame physiologische Inhibitoren neutralisieren Überschüsse an aktivierten Faktoren, z.B. Thrombin und Faktor Xa. Die Wirkung dieser Inhibitoren wird durch Heparin potenziert.
2. Zwischenprodukte der Gerinnung, wie Thromboplastin und Fibrin, können sehr rasch phagocytotisch durch das RES und die Leukocyten aus der Zirkulation eliminiert werden.
3. Es steht ein fibrinolytisches System bereit (Abb. 13), welches überflüssiges Fibrin durch das proteolytische Enzym Plasmin rasch eliminieren kann. Auch dieses System ist durch normalerweise vorhandene Inhibitoren (Antiplasmin, Anti-Aktivator) vor unerwünscht rascher Ingangsetzung gesichert. Exogene, z.B. medikamentöse Inhibitoren sind die ε-Aminocapronsäure (ε ACS) und das Trasylol. Proteolyse von Fibrin führt zur Bildung ungerinnbarer Fibrin-Spaltprodukte, welche mit der Polymerisation des Fibrins interferieren und damit die weitere Fibrinbildung behindern.

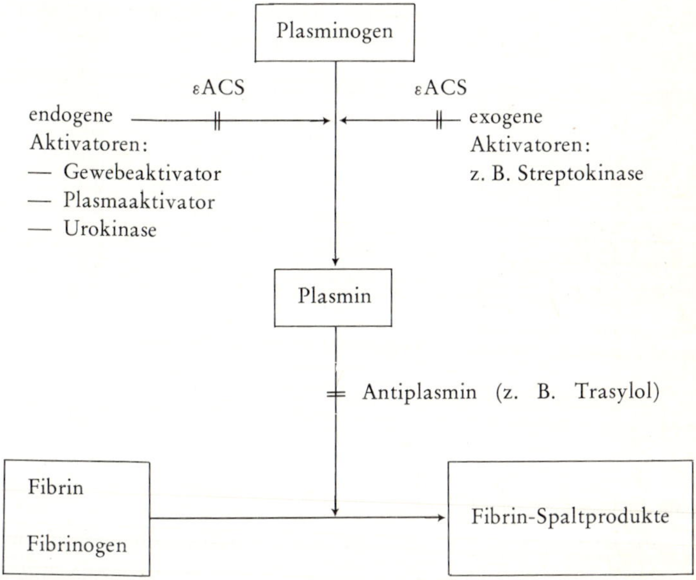

Abb. 13. Fibrinolyse (εACS = ε-Aminocapronsäure)

Die drei wichtigsten Methoden zur Prüfung der Blutgerinnung sind:

1. Die Gerinnungszeit ohne Zusatz zum Blut, welche abhängig ist von der Integrität des intrinsic systems, wobei die Aktivierung durch Glaskontakt erfolgt
2. Der Quick-Test unter Zusatz von Gewebefaktor (Prothrombinzeit), welcher abhängig ist von der Integrität des extrinsic systems

3. Die Thrombinzeit, welche die Fibrinogen-Fibrin-Umwandlung testet und verlängert ist bei Gegenwart von Antithrombinen wie Heparin oder Fibrin-Spaltprodukten. Bei gesteigerter Fibrinolyse lösen sich in vitro gebildete Gerinnsel beschleunigt auf

B. Pathophysiologie

I. Störungen der Blutstillung

Tabelle 18 zeigt die Befunde bei den wichtigsten Blutstillungsstörungen.

Tabelle 18. *Die wesentlichen angeborenen und erworbenen Blutstillungsstörungen und die für den Nachweis wichtigen Laboratoriumsbefunde*

	Blutungs-zeit	Gerin-nungszeit	QUICK-Test	Thrombin-zeit	Fibrino-lysetests
1. Hämophilien	n	p	n	n	n
2. Vitamin K-Mangel, Leberschaden	n	n-p	p	n	n
3. Heparin-Therapie	n	p	p	p	n
4. Intravasale Gerinnung	n-p	p	p	p	n
5. Fibrinolyse	n	p	p	p	p
6. Thrombocytopenie	p	p	n	n	n

n = normal, p = pathologisch

1. Vasculäre Störungen

Vasculäre Störungen können familiär vorkommen, z.B. die hereditäre Teleangiektasie OSLER, sie können aber auch bedingt sein durch Vitamin C-Mangel, durch bakteriell oder immunologisch bedingte Entzündungen der Gefäße. Bei rein vasculären Störungen sind meist alle Blutstillungsuntersuchungen normal.

2. Plättchen

Störungen sind entweder quantitativer oder qualitativer Art. Eine durch überschießende Produktion bedingte Thrombocytose begünstigt Blutungen durch die Neigung zur Bildung von Mikroaggregaten, welche durch arterioläre Verstopfung zur Mikroinfarcierung und damit zu Blutaustritt aus nekrotischen Gefäßen führen kann. Bei Thrombopenien kommt es bei Traumatisierung (z.B. bei Bestimmung der Blutungszeit mit Lanzette) zu einer Störung der Plättchen-Pfropfbildung, aber auch ohne Trauma zu punktförmigen Blutaustritten. Auch eine intakte plasmatische

Gerinnung kann in diesem Fall diese Mikroblutungen nicht verhindern. Bei schwerer Thrombocytopenie ist wegen Mangels an Plättchenfaktor 3 auch die Blutgerinnung gestört, so daß es zu großen Blutergüssen kommen kann. Thrombocytopenien sind bedingt entweder durch ungenügende Produktion im Knochenmark, durch Sequestration großer Plättchenmassen in der Milz bei gewissen Krankheiten oder durch einen gesteigerten Abbau in der Peripherie oder in der Milz. Die Plättchen leben normalerweise 8–10 Tage. Da ihre Produktion durch die Megakaryocyten des Knochenmarkes auf das Mehrfache gesteigert werden kann, muß die Destruktion beträchtlich sein, um zur Thrombocytopenie zu führen. Ist die Blutungszeit trotz normaler Plättchenzahl verlängert, kommen qualitative Plättchendefekte in Frage. Die familiäre Thrombasthenie ist gekennzeichnet durch abnorme Plättchenaggregation und fehlende Gerinnselretraktion. Verschiedene hereditäre Abnormitäten wurden als Thrombopathien bezeichnet. Erworbene Störungen finden sich unter Aspirintherapie und in der Urämie.

3. Gerinnung und Fibrinolyse

Die Gerinnungsfaktoren werden mit Ausnahme von Faktor VIII in der Leber gebildet, vier davon nur in Gegenwart von Vitamin K (Tabelle 17).

a) Bei angeborenen Gerinnungsstörungen (Tabelle 17) fehlt nur ein einzelner Gerinnungsfaktor, bei erworbenen in der Regel mehrere. Musterbeispiel der angeborenen Störung ist die Hämophilie, bedingt durch Mangel entweder an Faktor VIII oder an Faktor IX. Beide sind im intrinsic system nötig, ihr Fehlen führt deshalb zur Verlängerung der Gerinnungszeit bei normalem Quick-Test. Mikroläsionen können durch die Plättchen allein abgedichtet werden, so daß bei der Hämophilie die Blutungszeit normal ist.
b) Die häufigste erworbene Gerinnungsstörung ist bedingt durch Vitamin K-Mangel, sei es durch therapeutische Antikoagulation mit Vitamin K-Antagonisten wie Dicumarole, sei es durch verminderte Resorption bei Malabsorptionssyndromen oder bei Verschlußikterus. Hier ist der Quick-Test pathologisch, wird aber durch Vitamin K-Zufuhr innerhalb 24 Std normalisiert. Auch bei Leberschaden wird zuerst die Synthese dieser vier Faktoren beeinträchtigt. In diesem Fall erfolgt durch parenterale Vitamin K-Zufuhr aber keine Normalisierung. Erst bei sehr schwerer Leberinsuffizienz werden auch andere Gerinnungsfaktoren, wie das Fibrinogen, erniedrigt gefunden.
c) Freisetzung thromboplastischer Substanzen bei schwerer Hämolyse, Sepsis, geburtshilflichen Komplikationen oder Krebs kann zur Auslösung einer disseminierten intravasalen Gerinnung mit meist deletären ischämischen Komplikationen führen. Paradoxerweise kommt es dabei auch zu schweren Blutungen, weil die Gerinnungskomponenten verbraucht werden, namentlich das Fibrinogen und die Thrombocyten (Tabelle 17). Bei gesteigerter Fibrinolyse kommt es zum Fibrinogenmangel, weil Plasmin auch Fibrinogen proteolysiert.

d) Hemmkörper der Blutgerinnung können spontan im Rahmen von Autoimmunisierungsprozessen beobachtet werden. Heparin kommt endogen nie in gerinnungshemmender Konzentration vor. Therapeutisch ist es infolge seiner potenzierenden Wirkung auf endogene Inhibitoren wie Antithrombin und Anti-Faktor Xa ein außerordentlich wirksames gerinnungshemmendes Mittel.

4. Klinische Symptomatologie der Gerinnungsstörungen

Thrombocytopenie führt zu punktförmigen, sogenannten petechialen Blutungen, sowie zu flächenförmig ausgedehnten Hautblutungen (Suffusionen). Die plasmatischen Gerinnungsstörungen führen viel eher zu eigentlichen Blutergüssen (Hämatome). Bei der Hämophilie finden sich charakteristischerweise auch Blutungen in die Gelenke. Schleimhautblutungen, z.B. Hämaturie, werden sowohl bei Thrombopenie wie bei Gerinnungsstörungen beobachtet.

II. Thrombose

Die Thrombose ist definiert als Gefäßverschluß durch blutstillendes Material, also durch den Thrombus. Sie ist somit Folge der Übertreibung eines an sich physiologischen Prozesses. Ist der Prozeß nicht lokalisiert, sondern generalisiert, spricht man von disseminierter intravasaler Gerinnung. Wesentliche pathogenetische Faktoren sind Schädigung der Gefäßwand, Verminderung des Blutflusses (Stase), sowie Störungen des Blutstillungssystems. Da die Strömungsgeschwindigkeit in den Venen am kleinsten ist, sind dort Thrombosen am häufigsten und am größten. In Arterien kommt es gewöhnlich nur zu kleineren „weißen" Plättchen-Thromben. Erst im stagnierenden Blut bildet sich der rote, dem in vitro-Gerinnsel entsprechende Thrombus.

Vasculärer Faktor: Wahrscheinlich ist jede Thrombose primär ein vasculärer Prozeß. Chemischer (bakterielle Toxine) oder mechanischer Schaden führt zu Abschilferung von Endothelzellen. An freiliegenden Basalmembranen und kollagenen Fasern kleben Plättchen an, Kollagen aktiviert das intrinsic system der Blutgerinnung, Gewebesaft das extrinsic system.

Stase: Thrombose begünstigend sind eine hohe Viscosität des Blutes, z.B. bei Polycythämie, bei Vermehrung pathologischer Bluteiweiße (Paraproteine), sowie Übergewicht, Trägheit und Bettlägrigkeit. Lokal wird die Stase durch Varicen begünstigt, sowie durch Gewebstrauma (Unfall, Operationen).

Blutstillungssystem: Vermehrung der Thrombocyten, wie sie z.B. nach Milzexstirpation beobachtet wird, begünstigt die Thrombosebildung. Vermehrung der Gerinnungsfaktoren, wie in der Schwangerschaft, hat wahrscheinlich keine

Bedeutung. Möglicherweise haben Zwischenprodukte des Gerinnungsprozesses eine thrombosefördernde Wirkung. Mangel an physiologischen Inhibitoren (Antithrombin) wird ebenfalls für Thromboseneigung verantwortlich gemacht.

Klinisch führen Thrombosen gewöhnlich erst zu Symptomen bei vollständigem Verschluß des Lumens. Bei Arterien ist die Thrombose meist nur letzter Akt eines Grundleidens, der Arteriosklerose; die Gefahr liegt im Falle von Endarterien in ischämischen Nekrosen (Herzinfarkt, Hirnschlag). Die Großzahl der venösen Thrombosen macht keine Symptome, da Collateralen reichlich sind. Andernfalls kommt es zum Ödem. Die Gefahr liegt hier in der Möglichkeit der Lungenembolie, langfristig in der Entwicklung venöser Zirkulationsstörungen (postthrombotisches Syndrom).

NIERE

W. A. Scheitlin und A. A. Bühlmann

A. Physiologische Grundlagen

Die Nieren erfüllen im Interesse des Gesamtorganismus als exokrines und endokrines Organ 4 Aufgaben:

1. **Ausscheidung von Stoffwechselendprodukten:**
   Die aus dem Eiweiß-Stoffwechsel anfallenden Schlackenprodukte werden vor allem durch die Nieren ausgeschieden.

2. **Regulation des Säure-Basen-Gleichgewichtes:**
   Ausscheidung von H^+-Ionen, d.h. Ansäuerung des Urins, Ausscheidung von Bicarbonat.

3. **Regulation des Salz- und Wasserhaushaltes:**
   Die Nieren variieren die Salz- und Wasserausscheidung zwecks Erhaltung der extra- und intracellulären Isotonie und Isovolämie. Dabei werden sie als Ausführungsorgan durch extra- und intrarenal secernierte Hormone gesteuert.

4. **Bildung von Renin und Erythropoetin:**
   Das Renin-Angiotensin-System ist bei der Regulation des Blutdruckes und der Nierendurchblutung beteiligt. Die Nieren beeinflussen mit der Bildung oder Aktivierung von Erythropoetin die Erythropoese.

Die komplexe Arbeitsweise der Nieren bedingt ein breites Spektrum von Funktionsstörungen.

I. Nierendurchblutung

Die Nierendurchblutung beträgt beim Erwachsenen ca. 1200 ml/min (700 ml/min/m^2). Das ca. 300 g schwere Doppelorgan erhält somit in Ruhe ein Fünftel bis ein Viertel des Herzzeitvolumens. Der größte Anteil des Strömungsvolumens gelangt in die Nierenrinde, die innere Markzone erhält nur ca. 1%. Die Nierenpapillen sind deshalb bei einer Mangeldurchblutung besonders gefährdet, nekrotisch zu werden. Dabei ist auch die große Länge der in die Papillen führenden Gefäße und die in Richtung Papillenspitze zunehmende Blutviscosität von Bedeutung.

Die Durchblutung des Nierenmarkes ist druckabhängig, sie nimmt mit steigendem arteriellen Blutdruck zu. Die Durchblutung der Nierenrinde, der „Filterzone", ist hingegen bei Änderungen des Blutdruckes im physiologischen Bereich praktisch konstant, was zur Folge hat, daß auch die glomeruläre Filtration konstant bleibt (Abb. 1).

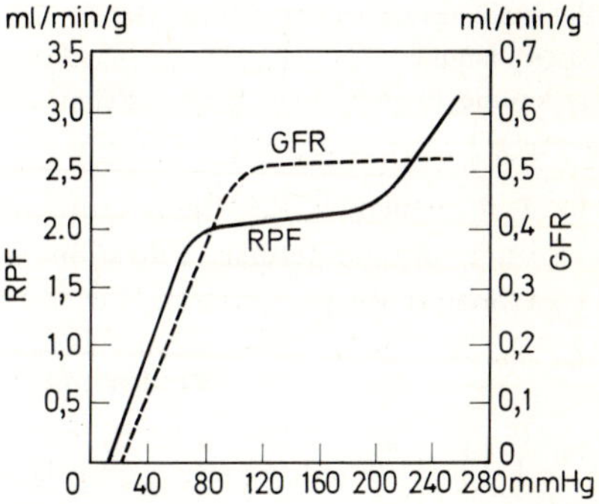

Abb. 1. Nierendurchblutung (RPF) und glomeruläre Filtration (GFR) in Abhängigkeit vom arteriellen Blutdruck (nach E. Wetzels in F. Grosse-Brockhoff, Pathologische Physiologie)

Bei transplantierten und denervierten Nieren bleibt diese Anpassungsfähigkeit erhalten, was auf eine vom Nervensystem unabhängige *Autoregulation* der Nierenrinden-Durchblutung hinweist.

Macula densa im distalen Tubulus-Convolut und Vas afferens sind anatomisch sehr eng benachbart und bilden zusammen den *juxtaglomerulären Apparat*, der Renin secerniert. Druck- und Volumenreceptoren stimulieren bei abnorm tiefen Druck im Vas afferens die Reninausschüttung, was über Angiotensin zu einer Vasoconstriction im peripheren Kreislauf führt (S. 178). Der Regelkreis für die Autoregulation der Nierenrinden-Durchblutung benutzt das Renin-Angiotensin-System, ohne daß eine Rückwirkung auf den Tonus der peripheren Gefäße auftritt. Dieser Regelkreis ist noch teilweise hypothetisch. Es werden Receptoren postuliert, die auf die Natriumkonzentration der normalerweise hypotonen Tubulusflüssigkeit im distalen Convolut ansprechen und die epitheloiden Zellen zur Reninabgabe stimulieren, was zur Constriction des Vas afferens und damit zur Senkung des Filtrationsdruckes in der Glomerulumcapillare führt. Auf diese Weise bleibt bei erheblichen Änderungen des arteriellen Blutdruckes der Filtrationsdruck mit 25 bis 35 mm Hg konstant. Es ist anzunehmen, daß diese Autoregulation nicht alle Nephronen gleichmäßig betrifft.

Die Nierendurchblutung kann mit der Paraaminohippursäure-Clearance (C_{PAH}), womit der effektive renale Plasmafluß (ERPF) — bei einem Hämatokritwert von 50% ca. 350 ml/min/m² — erfaßt wird, in der Klinik gemessen werden. Diese Messung beruht auf der Annahme, daß bei niedriger PAH-Konzentration im Plasma die gesamte PAH-Menge bei einer Nierenpassage aus dem Blut entfernt wird, was nicht bei allen pathologischen Zuständen der Fall ist.

	Durchblutung	
	Nierenrinde äußeres Mark (Anteil ca. 99%)	*Nierenmark*
Blutdruckanstieg bei körperlicher Arbeit	↘	↗
Catecholamine	↘	↗
Hypotonie, Hypovolämie, Hyponatriämie	↘	↘

Die Autoregulation der Nierendurchblutung betrifft nur die Nierenrinde, sie stabilisiert die glomeruläre Filtration bei Blutdruckänderungen im normo- und hypertonen Bereich.

Regelkreis (z. T. hypothetisch):

Blutdruckanstieg = Erhöhung des Filtrationsdruckes

↓

Initial Zunahme von:

1. Glomerulumfiltrat
2. Flußgeschwindigkeit in der HENLEschen Schleife
3. Natriumkonzentration im distalen Convolut

↓

Die Zellen der Macula densa stimulieren die epitheloiden Zellen im Vas afferens zur Abgabe von Renin

↓

Angiotensinogen

↓

Angiotensin I

↓

Angiotensin II

↓

Constriction des Vas afferens

↓

Senkung des Filtrationsdruckes

↓

Abnahme des Glomerulumfiltrates auf die ursprüngliche Menge vor dem Blutdruckanstieg

Störungen der Nierendurchblutung: Eine verminderte Durchblutung von normalen Nierenparenchym, die Nierenischämie, z.B. bei einem Blutdruckabfall oder einer Stenose der Nierenarterie, kann zu einer Reninausschüttung führen (vgl. B.I. und B. VI.).
Bei chronischen Nierenerkrankungen mit Nierenschrumpfung besteht in der Regel eine Parallelität zwischen Parenchymverlust und Einschränkung der Nierendurchblutung sowie der glomerulären Filtration. Die Filtrationsfraktion (GFR/RPF) kann dabei mit 20–25% normal bleiben. Dieses Verhältnis ändert sich bei akuten Nierenerkrankungen, die die Filterpermeabilität beeinflussen.

II. Glomeruläre Filtration

Durch die Glomerulumcapillaren werden 100–140 ml/min *Ultrafiltrat* (*Primärharn*) passiv abgepreßt. In diesem Filtrat sind alle im Plasma gelösten Substanzen bis zu einem Molekulargewicht von ca. 70000 enthalten. Im übrigen entspricht die chemische Zusammensetzung des Ultrafiltrates derjenigen des Plasmas.
Die Messung der glomerulären Filtration hat insbesondere bei chronischen Nierenleiden praktische Bedeutung für die Beurteilung der Nierenfunktion. Definitionsgemäß entspricht die glomeruläre Filtration der Inulin-Clearance. Inulin wird glomerulär filtriert und durch die Tubulusepithelien nicht transportiert. Der große Aufwand bei der Durchführung der Inulin-Clearance machte die Anwendung anderer Methoden zur Beurteilung der glomerulären Filtration für klinische Untersuchungen notwendig. In abnehmender Genauigkeit läßt sich die glomeruläre Filtration beurteilen durch:

Thiosulfat-Clearance	Harnstoff-Clearance
Vitamin B_{12}-Clearance	Serum-Kreatinin
Kreatinin-Clearance	Serum-Harnstoff

Die endogene Kreatinin-Clearance (C_{Kreat}) ist wohl die gebräuchlichste Methode zur Beurteilung der glomerulären Filtration in der Klinik.

$$C_{Kreat} = \frac{UV \cdot 100}{P \cdot 1440}$$

UV = mg Kreatinin ausgeschieden in 24 Std
P = Plasmakonzentration Kreatinin in mg-%
1440 = min/24 Std

Die Kreatininausscheidung erfolgt bei normaler Nierenfunktion ausschließlich durch glomeruläre Filtration. Bei eingeschränkter Nierenfunktion wird Kreatinin tubulär secerniert, weshalb die ermittelten Clearancewerte im Vergleich zur

Inulin-Clearance relativ zu hoch sind. Das Kreatinin ist ein wichtiges Endprodukt des Muskelstoffwechsels. Die Kreatininausscheidung hängt deshalb von der totalen Muskelmasse ab und ist mehr oder weniger konstant. Bei sehr muskulösen Patienten ist das Serumkreatinin relativ hoch, bei Kindern und Patienten mit atrophischer Muskulatur relativ tief. Die alleinige Betrachtung des Serumkreatinins ist deshalb als Maßstab für die glomeruläre Filtration wesentlich ungenauer als die Errechnung des Clearance-Wertes.

Die Harnstoff-Clearance ist von extrarenalen Faktoren abhängig, entsprechend der vermehrten tubulären Harnstoffrückresorption unter Antidiurese, z.B. bei Dehydrierung. Auch Serumharnstoff und Serum-Kreatinin sind abhängig von der glomerulären Filtration, wobei das Kreatinin durch extrarenale Faktoren weniger beeinflußt wird. Das im Normbereich und auch bei Niereninsuffizienz bestehende Verhältnis von Harnstoff/Kreatinin = 20/1 kann durch zahlreiche extrarenale Faktoren verändert werden. Eine relative Erhöhung von Harnstoff wird beobachtet bei Erhöhung des Eiweißabbaus, z.B. Resorption von Hämatomen und nekrotischem Gewebe, Magendarmblutung mit Resorption von Ammoniak, Fieber, Steroidmedikation, eiweißreicher Diät sowie bei Exsiccose und unter Diuretica. Eine relative Senkung des Serumharnstoffs wird bei eiweißarmer Ernährung trotz konstanter Nierenfunktion gefunden, z.B. bei eiweißarmer Diät bei Niereninsuffizienz.

Störungen der glomerulären Filtration: Die glomeruläre Filtration kann verändert werden durch:

1. Abfall des effektiven Filtrationsdruckes in den Glomerulumcapillaren
2. Einschränkung der Membran- = Filter-Oberfläche
3. Zunahme der Filterpermeabilität

ad 1: Der effektive Filtrationsdruck beträgt normalerweise 25–35 mm Hg.

Eff. Filtr. Druck	=	hydrost. Druck	−	(onkot. Druck	+	Kapseldruck)
30 mm Hg		75 mm Hg		25–30 mm Hg		10–20 mm Hg

Der effektive Filtrationsdruck wird mit der Nierenrindendurchblutung dank intrarenaler Regulationsmechanismen auch bei erheblich variierendem arteriellem Blutdruck konstant gehalten. Sinkt der arterielle Blutdruck unter 80 mm Hg und damit auch der hydrostatische Druck in den Glomerulumcapillaren ab, so nimmt die glomeruläre Filtration infolge eines ungenügenden Filtrationsdruckes ab.

Der Kapseldruck kann bei Obstruktion der ableitenden Harnwege und Ausbildung einer Hydronephrose ansteigen und zum Versiegen der glomerulären Filtration führen.

Der onkotische Druck weicht bei Hypo- und Hyperproteinämie von der Norm ab. Klinisch kommt dieser Veränderung in bezug auf das Glomerulumfiltrat ohne gleichzeitige Veränderung der Viscosität kaum Bedeutung zu.

ad 2: Bei krankhaften morphologischen Veränderungen ist eine Verminderung der glomerulären Filtration die Folge einer Einschränkung der filtrierenden Oberfläche, d.h. Ausfall von einzelnen Capillarschlingen und vor allem ganzer Glomerula. Eine Filtratabnahme wegen Veränderung der Filtereigenschaften, z.B. Veränderung der Porengröße, kommt offenbar nicht vor. Ein Ausfall von 50% der gesamten filtrierenden Oberfläche kann innerhalb von Tagen bis Wochen durch Hypertrophie kompensiert werden, wie dies z.B. eine normale glomeruläre Filtrationsrate der Restniere nach einseitiger Nephrektomie zeigt.
Schwere morphologische Veränderungen der glomerulären Capillarschlingen mit Läsionen der Basalmembran, z.B. bei membranöser Glomerulonephritis oder Amyloidnephrose, führen nicht unbedingt zu einer entsprechenden Abnahme der Filtration. Diskrepanzen zwischen Morphologie und Funktion sind häufig. Eine mit den heute zur Verfügung stehenden Methoden meßbare Abnahme der glomerulären Filtration spricht für einen bereits fortgeschrittenen Parenchymschwund.

ad 3: Normalerweise treten nur kleine Mengen von Albuminen (Mol. Gew. unter 69000) durch den glomerulären Filter, welche tubulär vollständig rückresorbiert werden. Auch Hämoglobin, Myoglobin und niedermolekulare pathologische Eiweißkörper (z.B. BENCE-JONES-Eiweiß) können ohne krankhafte Veränderungen der Glomerula filtriert werden.
Bei einer „orthostatischen" Albuminurie werden ohne andere Krankheitssymptome in aufrechter Körperhaltung geringe Mengen von Eiweiß ausgeschieden.
Bei einer krankhaften Proteinpermeabilität gelangen die normalerweise im Blut vorhandenen Eiweiße in den Urin. Diese Proteinurie nimmt unabhängig von der Genese bei Bettruhe etwas ab. Werden mehr als 3,5 g/24 Std Proteine ausgeschieden, so spricht man von einem *nephrotischen Syndrom.* Erscheinen alle Bluteiweißfraktionen im Urin, wie z.B. bei der membranösen Glomerulonephritis, so handelt es sich um eine unselektive Proteinurie. Von einer selektiven Proteinurie spricht man bei einem Verlust von vorwiegend niedermolekularen Eiweißkörpern.

III. Tubuläre Funktion

Das Ultrafiltrat wird hinsichtlich Volumen, Konzentration und Zusammensetzung in den Tubuli und Sammalrohren durch Rückresorption und Sekretion von Substanzen zwecks Erhaltung einer isotonen Hydrierung und einer normalen H^+-Konzentration des Körpers verändert (Abb. 2). Beträgt der Primärharn 170 Liter/24 Std, so müssen 90% des Wassers rückresorbiert werden, damit dem Gesamtorganismus mit dem Urin nur 0,5–2,0 Liter/24 Std Wasser verloren gehen. Auch die Rückresorption von NaCl kann unter extremen Bedingungen, z.B. bei salzloser Diät, fast vollständig sein. Die für die Wasser- und NaCl-Ausscheidung

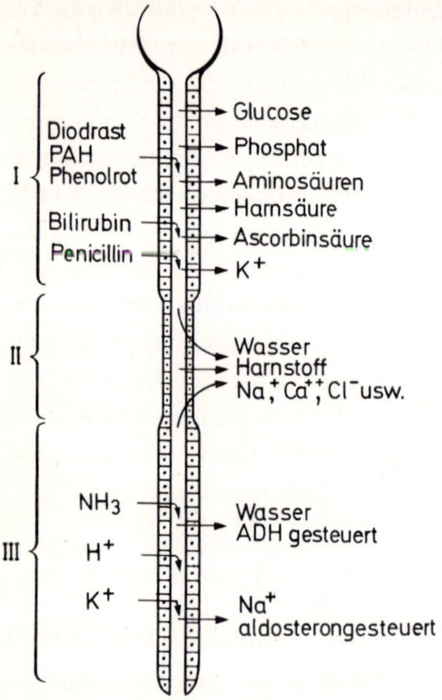

Abb. 2. Transportvorgänge in den verschiedenen Tubulusabschnitten (nach E. Wetzels in Grosse-Brockhoff: Pathologische Physiologie)

sehr große Anpassungsfähigkeit wird endokrin gesteuert und zeigt sich in den Extremwerten für die Urin-Osmolarität, zwischen 40 bis 1200 mosmol/l.
80% des filtrierten Wassers, Natriums, ein Teil des Harnstoffes sowie die gesamte physiologischerweise filtrierte Glucose und die Proteine werden im proximalen Tubulus, das restliche Wasser im distalen Tubulus und in den Sammelrohren rückresorbiert. Auch Aminosäuren, Phosphate, Harnsäure, Calcium und Kalium werden tubulär rückresorbiert und in distalen Segmenten des Nephrons zum Teil wieder secerniert. Sekretorische Vorgänge sind von Bedeutung bei der Ansäuerung des Urins und der Ausscheidung von körperfremden Substanzen, z.B. Medikamenten.

Die Urinkonzentrierung und deren Störungen

Im proximalen Tubulus werden ca. 80% des Ultrafiltrates isoton resorbiert. Es handelt sich zur Hauptsache um eine passive Rückresorption von Salzen und Wasser. Die Tubuluszellen sind in diesem Abschnitt für Cl^- gleich gut durchgängig wie für Na^+. Die Druckdifferenz in der Größenordnung von 10–20 mm Hg zwischen Lumen (Kapseldruck) und Interstitium sowie Nierenvenen stellt einen wesentlichen Teil der treibenden Kraft dar. Der aufsteigende Schenkel der Henleschen Schleife ist für Wasser undurchlässig. Hier werden Na^+ aktiv gegen eine elektrochemische Potentialdifferenz in das Interstitium des Nierenmarks transportiert. Damit ergibt sich eine in Richtung der Schleifenspitze (Papille) ansteigende Osmolarität bis ca. 1200 mosmol/l im Interstitium sowie eine Hypotonie des Urins beim Einfließen in den distalen Tubulus (Abb. 3).

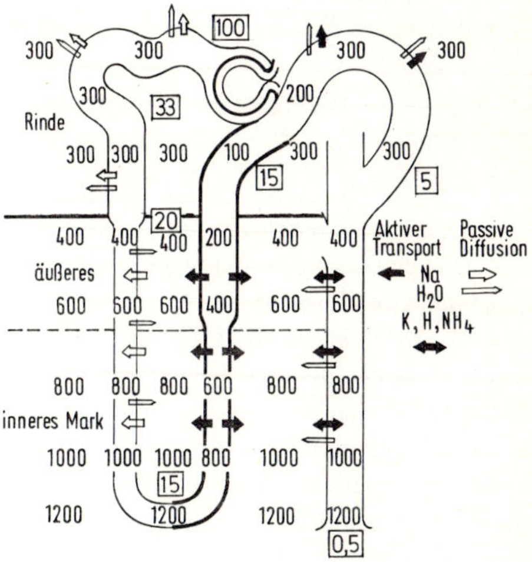

Abb. 3. Urinkonzentrierung im Gegenstromprinzip. Elektrolyttransport. Rinde, äußeres und inneres Mark

Im distalen Tubulus werden ebenfalls Na^+ aktiv in das Interstitium transportiert. Weil dieses Convolut aber für Wasser durchlässig ist, ergibt sich mit der Wiederherstellung der Isotonie zwischen Urin und Interstitium der Nierenrinde eine Wasserrückresorption, die das Urinvolumen auf ca. 5% des Ultrafiltrates reduziert. Die hohe Osmolarität des Interstitiums des Nierenmarks überträgt sich auf den Urin im absteigenden Schenkel der Schleife. Wasser diffundiert in das Nierenmark, Natrium in den Urin. Die infolge des aktiven Natriumtransports im aufsteigenden Schenkel entstehenden Differenzen der Osmolarität zwischen Interstitium und Tubulusflüssigkeit sind lokal nicht sehr groß. Dank dem Gegenstrom in der HENLEschen Schleife addieren sich die lokalen Differenzen, so daß sich ein großer Konzentrationsunterschied zwischen Nierenrinde und äußerem Nierenmark ergeben. Zwischen dem Interstitium und den die Schleife begleitenden Blutgefäßen, den Vasa recta, besteht Isotonie, d.h. das Blut wird gegen die Papillenspitze ebenfalls hyperton.

Im distalen Tubulus und den Sammelrohren wird die definitive Konzentration des Urins bestimmt. Zwei Faktoren entscheiden und ermöglichen die enormen im Interesse des Gesamtorganismus notwendigen Veränderungen der Urinkonzentration: Die zunehmende osmolare Konzentration in den Nierenpapillen und die unterschiedliche Konzentration von antidiuretischem Hormon (ADH). Bei hoher Konzentration von antidiuretischem Hormon im Blut sind die Sammelrohre wasserundurchlässig. Infolge der hohen osmolaren Konzentration im Interstitium (bis 1200 mosmol/l) wird Wasser aus den Sammelrohren bis zur Isotonie zur

interstitiellen Flüssigkeit rückresorbiert, es resultiert ein hochkonzentrierter Urin. Bei Fehlen von ADH (unter Wasserdiurese und bei Diabetes insipidus) sind die Epithelien der Sammelrohre kaum wasserdurchlässig, und es wird nach zusätzlicher Rückresorption von Natrium ein hypotoner Urin ausgeschieden. Unter Antidiurese wird im distalen Tubulus und den Sammelrohren auch vermehrt Harnstoff rückresorbiert, welcher zum Anstieg der Osmolarität im Interstitium beiträgt.
Die möglichen *Störungen der Harnkonzentrierung* lassen sich aus der komplexen Funktion des Haarnadel-Gegenstromprinzips ableiten:

1. Bei besonders raschem Urinfluß durch das Tubulussystem wird die erreichbare Osmolarität im Interstitium geringer sein als bei langsamem Urinfluß. So wird unter osmotischer Diurese, z.B. hohe Filtrat-Konzentrationen von Glucose bei Hyperglykämie, von Harnstoff bei Azotämie, ein größeres Urinvolumen die HENLEsche Schleife erreichen, da diese Substanzen im proximalen Tubulus Wasser osmotisch binden. Das Haarnadel-Gegenstromprinzip wird „überfahren", es kann sich keine hohe Osmolarität im Interstitium der Papille aufbauen. Therapeutisch wird dieser Effekt bei Verabreichung osmotischer Diuretica, wie Mannit, angewandt.
2. Bei Hyperämie der Markgefäße wirkt die vermehrte Durchblutung dem Aufbau einer hohen Osmolarität in der Papillenspitze entgegen. Dieser Mechanismus spielt bei entzündlichen Vorgängen in der Nierenpapille (Pyelonephritis) eine Rolle. Es wird dabei häufig als erstes Symptom eine Einschränkung der Konzentrierungsfähigkeit der Nieren beobachtet.
Umgekehrt kann bei verminderter Markdurchblutung, z.B. Ischämie infolge Nierenarterienstenose, der Aufbau eines hohen osmotischen Gradienten erleichtert werden, es wird ein hochkonzentrierter Urin ausgeschieden.
3. Zum Aufbau eines hohen osmotischen Gradienten trägt Harnstoff bei. Unter eiweißarmer Ernährung wird im Interstitium der Nierenpapille ein niedrigerer osmotischer Druck erreicht als unter hohem Harnstoff-Anfall.
4. Bei mangelhafter Sekretion von antidiuretischem Hormon infolge Krankheit der Neurohypophyse (Diabetes insipidus) und bei fehlendem Ansprechen der Tubuluszellen auf ADH (Diabetes insipidus renalis) wird gegen die Interessen des Gesamtorganismus ein verdünnter Urin ausgeschieden.
5. Hypokaliämie, Hypercalcämie und Harnwegobstruktion führen auch zur Konzentrationsschwäche über eine Störung der Funktion der Tubuluszellen.

Funktionsprüfungen

Der VOLHARDsche Verdünnungs- und Konzentrationsversuch ist eine der ersten Nierenfunktionsprüfungen. Nach Zufuhr von 20 ml Wasser/kg Körpergewicht werden innerhalb von 4 Std normalerweise 75% oder mehr des zugeführten Wasservolumens ausgeschieden. Das spezifische Gewicht des Urins sinkt auf 1004 oder tiefer und steigt nach Entzug der Wasserzufuhr über Nacht mindestens auf 1020. Die maximale Urinkonzentration wird erst nach 24–36stündigem Wasserentzug erreicht. Anstelle des spezifischen Gewichtes des Urins wird besser seine

Osmolarität gemessen. Der Verdünnungsversuch ist für den Patienten belastend und sein Ergebnis wird auch von extrarenalen Faktoren, z.B. Störungen der Hydrierung und Herzinsuffizienz beeinflußt. Der Konzentrationsversuch hat seine große praktische Bedeutung behalten.

Phenolrotprobe: Phenolrot wird zu 95% tubulär secerniert. Nach intravenöser Injektion von 6 mg Phenolrot werden normalerweise 50% des Farbstoffs innerhalb von 35 min, 80% innerhalb von 2 Std im Urin ausgeschieden. Die Bestimmung des Farbstoffs im Labor ist einfach, weshalb sich dieser Test auch für die Arztpraxis eignet. Die Probe ist genau, sofern die Fehlermöglichkeiten ausgeschaltet werden (vollständige Blasenentleerung, Einhaltung der Sammelperioden, vorgängige Hydrierung). Eine Beeinflussung durch extrarenale Faktoren und durch die Diurese erfolgt nicht.

Tubuläre Teilfunktionen: Das tubuläre Transportmaximum für Glucose (Tm-Glucose) mißt die maximale Kapazität der Tubuluszellen, Glucose aus dem Ultrafiltrat rückzuresorbieren. Es wird die Differenz von glomerulär filtrierter und im Urin ausgeschiedener Glucose bei steigender Blutglucosekonzentration bestimmt. Durch diese Größe läßt sich die Leistung der Gesamtheit der Glucose transportierenden Tubuluszellen erfassen.
Das tubuläre Transportmaximum für PAH (Tm PAH) mißt die sekretorische Leistung der Gesamtheit der Tubuluszellen. Die PAH-Konzentration im Blut muß dabei hoch sein im Gegensatz zu den Untersuchungsbedingungen bei der PAH-Clearance zur Bestimmung der Nierendurchblutung, bei der die Elimination von PAH bei einer Passage durch die Nieren möglichst vollständig sein muß.

Urinansäuerung

Täglich müssen 40–80 mval Säure, welche aus dem Stoffwechsel anfallen, durch die Nieren ausgeschieden werden. 30–50 mval werden voll neutralisiert in Ammoniumionen (NH_4^+) ausgeschieden, 10–30 mval als titrierbare Säure. Über diese Mechanismen ist es für die normalen Nieren möglich, das gesamte glomerulär filtrierte Bicarbonat durch Rückresorption einzusparen. Bei normaler Nierenfunktion kann eine auf das Vielfache der Norm erhöhte Säureproduktion, z.B. Acidose im Coma diabeticum, durch Steigerung der Ammoniak-(NH_3) Produktion in den Nieren und durch vermehrte Ausscheidung von titrierbarer Säure kompensiert werden. NH_3 wird aus Glutamin in den Tubuluszellen gebildet und kann H^+-Ionen aufnehmen und als NH_4^+ ausscheiden. Hyperkaliämie, z.B. bei Hypoaldosteronismus vermindert die NH_4-Ausscheidung und begünstigt die Acidose im Blut. Mit Phosphat und Sulfat wird H^+ als titrierbare Säure ausgeschieden, indem Na^+ im Austausch gegen H^+ eingespart wird.
Bei Nierenversagen nimmt die Fähigkeit der Nieren, NH_3 zu bilden und auszuscheiden, ab. Der Patient mit chronischer Niereninsuffizienz befindet sich

in einer positiven Wasserstoff-Ionen-Bilanz. Trotzdem kommt es zu keinem progredienten Abfall des Blut-pH. Wahrscheinlich werden H^+-Ionen im Knochen in Calciumsalzen neutralisiert.
Weitere tubuläre Funktionen und deren Störungen werden im Abschnitt B.III besprochen.

Diuretica

Saluretica reduzieren wie die früher üblichen Quecksilberdiuretica die Durchlässigkeit für Salz im proximalen Tubulus. Mit der auf diese Weise gesteigerten NaCl- und Wasserausscheidung geht aber auch Kalium verloren, das substituiert werden muß. Aldosteronantagonisten (z. B. Spirolactone) erhöhen die Diurese, indem der aktive Natriumrücktransport im distalen Tubulus eingeschänkt wird. Dabei ist der Kaliumverlust geringer. Die Tubuluszellen sind reich an Carboanhydrase. Inhibitoren hemmen die Bildung von $H^+HCO_3^-$ mit dem Resultat, daß an Stelle der H^+ vermehrt Na^+ und K^+ und damit auch Wasser ausgeschieden werden. Der Urin wird alkalisch.

B. Pathophysiologie

1. Akutes Nierenversagen

Das Syndrom des akuten Nierenversagens ist unabhängig von der zu Grunde liegenden Krankheit oder Störung durch eine *Oligurie/Anurie* mit raschem Anstieg der harnpflichtigen stickstoffhaltigen Substanzen (z. B. Harnstoff) im Blut gekennzeichnet (*Azotämie*). Wie bei der chronischen Niereninsuffizienz (S. 159) können

Übersicht: *Ursachen für akutes Nierenversagen*

1. Läsionen des Nierenparenchyms
   a) Akute Glomerulonephritis und Pyelonephritis
   b) Nephrotoxine (z. B. Hg, Tetrachlorkohlenstoff, Butazolidin)
   c) Kombination von Nierenischämie und Nephrotoxinen
      - Hämolyse, Hämoglobin
      - Myoglobin, (Muskelabbau bei ausgedehnten Weichteilverletzungen)
      - Verbrennungen
2. Prärenale Störungen
   a) Hypovolämischer Schock (Blutung, Salz- und Wasserverlust)
   b) Verschluß der Nierenarterien durch Thrombosen, Embolien, Aneurysma dissecans der Aorta, Thrombose von intrarenalen Arterien (Nierenrindennekrose)
3. Postrenale Störungen
   - beids. Ureterobstruktion (Steine, Tumor)
   - Nierenvenenthrombose

neurologische, gastro-intestinale und kardiale Symptome auftreten = *urämisches Syndrom* bei akuten Nierenversagen.

1. Akutes Nierenversagen bei parenchymatösen renalen Läsionen

a) *Entzündliche Nierenerkrankungen*

Bei der *akuten Glomerulonephritis* kann eine Anurie/Oligurie als Folge der glomerulären Läsionen auftreten. Trotz dieser schweren Verlaufsform ist eine vollständige Erholung in seltenen Fällen möglich. Die Urinosmolarität kann bei einer akuten Glomerulonephritis mit Oligurie initial hoch sein. Bei der akuten Glomerulonephritis findet sich meistens eine Hypertonie, die in ihrer Genese jedoch nicht „renal" im engeren Sinn ist (vgl. Abschn. VI). Die Ödeme sind auf eine vermehrte Capillarpermeabilität und auf Wasserretention zurückzuführen. Die Filtrationsfraktion (glomeruläre Filtration/Plasmadurchströmung) ist bei akuter Glomerulonephritis unter 20%.

Auch bei der *akuten Pyelonephritis* kann bei einer ausgeprägten Entzündung der Nierenpapillen ausnahmsweise eine Oligurie auftreten. Häufiger ist die Obstruktion der Ureteren durch abgestoßene nekrotische Papillen.

b und c) Akutes Nierenversagen als Folge von Nephrotoxinen mit und ohne prärenal bedingter Nierenischämie

Bei diesen Formen des Nierenversagens besteht morphologisch eine *akute Tubulusnekrose.* Der allenfalls noch in geringen Mengen ausgeschiedene Urin ist isoton mit dem Blutplasma. Die wichtigsten Nephrotoxine, die zum akuten Nierenversagen führen können, sind Quecksilberverbindungen, Tetrachlorkohlenstoff, Sulfonamide, Butazolidin und eine große Zahl weiterer Chemikalien und Medikamente. Die morphologische Grundlage besteht hier ebenfalls in einer vor allem den proximalen Tubulus betreffenden Nekrose.

Die akute Nierendurchblutungsstörung genügt allein meistens nicht zur Auslösung eines parenchymatösen Nierenschadens. So kann die Nierenfunktion nach vorübergehender Hypotonie, z.B. bei Lungenembolie, nach Normalisierung des Blutdrucks sofort wieder voll einsetzen. Auch die Beobachtung, daß bei Nierentransplantationen selbst nach stundenlanger vollständiger Unterbrechung der Durchblutung die Organfunktion sofort nach Eröffnen der Gefäßanastomosen normal sein kann, spricht gegen die Ischämie als alleinige Ursache für die Nierenläsion. Meistens läßt sich ein zusätzlicher Faktor finden. Von größter Bedeutung ist ein Zusammentreffen von Hämolyse und Nierendurchblutungsstörung (Hämolyse-Niere), z.B. bei der Transfusion einer incompatiblen oder infizierten Blutkonserve, bei medikamentös-toxischer Hämolyse, bei infektiös-toxischer Hämolyse (z.B. Schwarzwasserfieber bei Malaria, Clostridium perfringens-Sepsis bei septischem Abort) und bei osmotischer Hämolyse nach Infusion von destilliertem Wasser. Anstelle des Hämoglobins kann auch Myoglobin die gleichen Folgen haben. So sind akute Nierenversagen häufig bei Muskelabbau und gleichzeitiger Hypotonie, z.B.

bei Verschütteten (Crush-Niere), bei Muskelstoffwechselstörungen und bei arteriellen Durchblutungsstörungen der Muskulatur, z. B. akute Gefäßverschlüsse der Extremitäten. Klinisch und histologisch findet sich das gleiche Syndrom bei Verbrennungen.

Pathogenese: Histologische und experimentelle Untersuchungen vermögen bis heute die Pathogenese des akuten Nierenversagens nicht befriedigend zu erklären. Vor allem ist die Ursache der evtl. über Wochen dauernden Anurie/Oligurie nicht sicher bekannt. Folgende Mechanismen wurden diskutiert: Tubulusobstruktion durch nekrotische Epithelien, interstitielles Ödem, Rückdiffusion des Glomerulum-Filtrats durch zerstörte Tubulusepithelien. Durch Mikropunktionsuntersuchungen sind diese Mechanismen als Ursache für das Versiegen der Urinausscheidung heute weitgehend ausgeschlossen. Wahrscheinlich ist die Oligurie die Folge der Reduktion der glomerulären Filtration, verursacht durch eine präglomeruläre Vasoconstriction, wobei dem Renin-Angiotensin-Mechanismus große Bedeutung zukommt. Möglicherweise spielen auch Fibrinablagerungen in den Glomerula eine Rolle.
Bei der akuten Tubulusnekrose ist der Urin isoton zum Blutplasma. Einem kleinen noch ausgeschiedenen Urinvolumen kommt deshalb bei der Erfüllung der Aufgaben der Nieren keine Bedeutung zu.

Klinik: Die Phase der Oligurie (< 400 ml/24 Std) oder Anurie (< 100 ml/24 Std) kann bis 3 Wochen dauern. Das Einsetzen einer polyurischen Phase und eine volle Reversibilität sind charakteristisch für das akute Nierenversagen bei akuter Tubulusnekrose. Therapeutisch steht die Überbrückung der oligurischen Phase bis zum Wiedereinsetzen einer genügenden Nierenfunktion im Vordergrund.

Die Gefahren für die anurischen Patienten sind:

Überhydrierung: Oft werden Patienten mit ungenügender Urinsekretion große Flüssigkeitsvolumina zugeführt in der Hoffnung, eine Diurese erzwingen zu können, was jedoch bei diesem Syndrom bei normaler Hydrierung unmöglich ist. Bei anurischen Patienten dürfen nur der extrarenale Wasserverlust und zusätzliche gastrointenstinale und eventuelle renale Flüssigkeitsverluste kompensiert werden (vgl. Kap. Wasser- und Elektrolythaushalt). Eine Überhydrierung mit elektrolytfreier Flüssigkeit, z. B. perorale Flüssigkeitszufuhr oder Glucoseinfusionen, führt zum Bild der Wasserintoxikation mit Hirnödem, Krämpfen und Koma. Bei Überhydrierung mit isotoner NaCl-Lösung besteht die Gefahr von Herzversagen und Lungenödem.

Hyperkaliämie: Deren Ausbildung setzt beim anurischen Patienten nicht notwendigerweise eine exogene Kaliumzufuhr voraus. Bei Schwerkranken, besonders nach chirurgischen Eingriffen und Unfällen, kommt der endogenen Kaliumzufuhr infolge Gewebeabbau (Resorption der Abbauprodukte von Hämatomen und nekrotischem Gewebe) und der Verschiebung von Kalium vom intracellulären in den extracellulären Raum größere Bedeutung zu. Bei schwerer Hyperkaliämie von über 7 mval/l kann es durch die toxische Wirkung auf das Herz zum plötzlichen Herztod durch Herzstillstand kommen.

Die oligurische Phase eines akuten Nierenversagens kann durch Peritonealdialyse und Hämodialyse überbrückt werden. Die Prognose wird deshalb hauptsächlich durch die Begleitkrankheiten, z.B. chirurgische Komplikationen, entschieden. Sie ist bei nephrotoxischen Nierenläsionen besser als bei postoperativem Nierenversagen.

Nach der oligurischen Phase setzt die Diurese mit meist rasch zunehmenden Urinvolumina ein. Der Serumharnstoff fällt jedoch erst bei einem Urinvolumen von über 2 l/24 Std wieder ab, da vorerst ein Ultrafiltrat ausgeschieden wird, dem keine große Bedeutung bei der Ausscheidung von Stoffwechselendprodukten zukommt. In der nachfolgenden polyurischen Phase können die Nieren wieder ihren exkretorischen Funktionen gerecht werden. Häufig fehlt die Anpassungsfähigkeit über lange Zeit. Insbesondere besteht während mehrerer Wochen bis Monate eine Konzentrierungsschwäche und evtl. ein Natrium- und Kaliumverlustsyndrom.

2. Akutes Nierenversagen infolge prärenaler Störungen

Eine akute Abnahme des Blutvolumens mit Abfall des systolischen Blutdruckes auf Werte unter 80 mm Hg führt zum Versiegen der glomerulären Filtration. Die renale Durchblutung und die glomeruläre Filtration können infolge renaler Vasoconstriction bei Volumenverlust (z.B. Blutung, Exsiccose), evtl. ohne Abfall des arteriellen Blutdruckes, schwer eingeschränkt sein. Rehydrierung und Blutersatz führen bei kurzer Dauer der Ischämie zur raschen Normalisierung der Nierenfunktion. Es liegt vorerst nur eine funktionelle Störung vor, die jedoch bei langer Dauer zu einem Parenchymschaden führt, dessen Auswirkungen nach Normalisierung der Kreislaufverhältnisse weiterdauern, z.B. akutes Nierenversagen infolge Dehydrierung bei Ileus (Volumenverlust in Darmschlingen), bei Erbrechen und Diarrhoe, bei ungenügender Flüssigkeitszufuhr im Koma irgendwelcher Genese.

Prognostisch wesentlich schwerwiegender sind Durchblutungsstörungen mit Anurie bei Nieren-Gefäßverschlüssen durch Thrombosen und Embolien, bei Aneurysma dissecans der Aorta und bei Verschluß der intrarenalen Arterien (Nierenrindennekrose). Die allmähliche Stenosierung mit Verschluß der Nierenhauptarterie kann durch Ausbildung eines Collateralkreislaufs eventuell kompensiert werden und ist mit einer erhaltenen Funktion vereinbar.

3. Akutes Nierenversagen infolge postrenaler Ursachen

Bei Verschluß der Tubuli oder der Ureteren steigt der glomeruläre Kapseldruck an, und die Filtration versiegt. Akute Anurien werden bei massiver Harnsäureausscheidung im konzentrierten Urin durch Bildung von Uratkristallen beobachtet, z.B. unter Cytostatica bei malignen Tumoren und unter Butazolidinmedikation bei

Übersicht: *Niere im Schock* → *„Schockniere"*

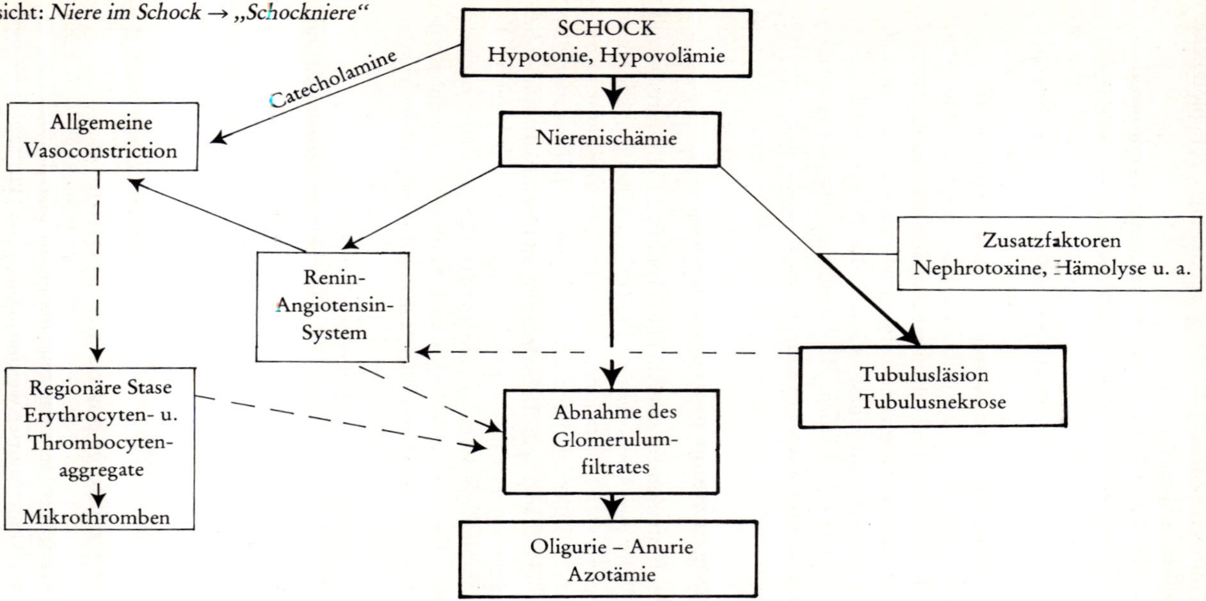

Oligurie/Anurie sind in der akuten Phase direkte Folge der Hypotonie. Nierenischämie und Nephrotoxine können zur Tubulusläsion und -nekrose und damit auch zur Störung der Tubulusfunktion, z.B. der Na^{+}-Rückresorption führen. *Niere im Schock.*

Eine nach Normalisierung des Blutdruckes andauernde Oligurie/Anurie kann Folge einer Constriction des Vas afferens infolge Stimulation durch den juxtaglomerulären Apparat wegen gestörter Tubulusfunktion sein. Allfällige Erythrocyten- und Thrombocytenaggregate können ebenfalls zu einer länger dauernden Einschränkung der glomerulären Filtration führen. Bei der irreversiblen Schockniere sind zahlreiche Gefäße durch Mikrothromben verlegt.

Gicht. Tumoren (vor allem Cervixcarcinom) und Nierensteine können durch beidseitige Ureterenobstruktion zur Anurie führen, wobei eine Niere meist unbeachtet ausgefallen ist und erst die Obstruktion der zweiten Niere durch die Anurie erkannt wird. Nach Behebung einer nur wenige Tage dauernden Obstruktion der Ureteren erholt sich die Nierenfunktion sehr rasch, die Harnstoffwerte fallen innerhalb weniger Tage in den Normbereich. Gelegentlich wird gleichzeitig eine Polyurie und ein Salzverlustsyndrom infolge einer Störung der tubulären Salz- und Wasserrückresorption gefunden. Auch eine mehrere Wochen dauernde vollständige Obstruktion eines Ureters ist mit der Erholung der Nierenfunktion vereinbar, wenn keine Infektion vorliegt.

II. Chronische Niereninsuffizienz

Die häufigsten Ursachen für eine chronische Niereninsuffizienz sind chronische Glomerulonephritis, chronische interstitielle Nephritis („Phenacetin-Niere"), chronische Pyelonephritis und Fehlbildungen mit der Entwicklung von Cystennieren. Allen diesen Krankheiten gemeinsam ist eine progrediente Zerstörung des Nierenparenchyms, also der Filteroberfläche und Zahl der Tubuli. Damit ergibt sich eine progrediente Abnahme der glomerulären Filtration und der tubulären Funktionen. In den Frühstadien ist lediglich die Anpassungsfähigkeit hinsichtlich Regulierung des Wasser-, Elektrolyt- und Säure-Basen Haushaltes eingeschränkt. Schließlich kommt es mit der immer kleiner werdenden Anzahl von noch funktionierenden Nephronen zur Retention von stickstoffhaltigen Stoffwechselendprodukten, zur *Azotämie* und beim Auftreten von zusätzlichen Störungen und Symptomen anderer Organe zum Syndrom der *Urämie.*
Alle chronischen Nephropathien mit progredienter Abnahme der glomerulären Filtration führen zum klinischen Bild der Urämie. Die wenig differierenden blutchemischen Befunde, klinischen Symptome und Komplikationen erlauben dann keine Rückschlüsse mehr auf die Genese der Nierenerkrankung.

1. Funktion der insuffizienten Niere

a) Intact Nephron-Hypothese

Experimentielle Untersuchungen weisen darauf hin, daß die Nephronen bei chronischen Nierenkrankheiten mit Nierenschrumpfung entweder normal funktionieren oder voll ausfallen. Insbesondere sind für das funktionierende Nephron die glomeruläre Filtration, das Verhältnis von glomerulärer Filtration zu tubulären Transportmaxima für PAH und Glucose sowie die Urinkonzentrierung und -ansäuerung normal. Für die Richtigkeit dieser Vorstellung spricht die Funktion der überlebenden Nephronen einer einseitigen Schrumpfniere bei normaler contralateraler Niere. Sofern der Serumharnstoff durch die gesunde Niere im Normbereich gehalten wird, kann bei der intravenösen Pyelographie das Kontrastmittel von der

Schrumpfniere trotz minimaler glomerulärer Filtration in guter Konzentration ausgeschieden werden. Bei einem Anstieg des Blutharnstoffes nimmt mit Einsetzen der osmotischen Diurese die Konzentrierungsfähigkeit ab.

b) Anpassungsunfähigkeit der insuffizienten Niere

Der sehr große Funktionsspielraum der normalen Niere nimmt mit Abnahme der Anzahl funktionierender Nephronen ab. Die rasche funktionelle Anpassungsfähigkeit geht mit zunehmender Nierenfunktionseinschränkung verloren. Eine zusätzliche Wasserbelastung, z.B. bei forcierter Flüssigkeitszufuhr, oder ein vermehrter Wasserverlust, z.B. bei Erbrechen und Durchfällen, können durch die insuffiziente Niere nicht genügend rasch kompensiert werden. Es kommt zur Entgleisung des Wasserhaushalts, d.h. zur Ödembildung oder Wasserintoxikation im ersten Falle oder zur Exsiccose im zweiten Fall. Solche Störungen werden häufig durch unzweckmäßige therapeutische Maßnahmen und Nichtbeachtung des Durstgefühls ausgelöst. Die Abnahme der Konzentrierungsfähigkeit der insuffizienten Niere mit Ausscheidung von zum Plasma isotonen Urins (Isosthenurie) ist typisch und wird als grober Hinweis für die Nierenfunktionseinschränkung beachtet. Die Fähigkeit, den Urin zu verdünnen, bleibt länger erhalten.

c) Azotämie

Bei abnehmender glomerulärer Filtration lassen sich vorerst keine blutchemischen Veränderungen erkennen. Die Erhaltung des normalen Blutchemismus ist möglich. Ein Anstieg des Serumkreatinins kann meist erst bei einer Einschränkung der glomerulären Filtration auf ca. 60% der Norm beobachtet werden. Der Serumharnstoff steigt je nach Harnstoffanfall bei Reduktion der Filtration auf 30–35% an (Abb. 4). Harnsäure und anorganische Phosphate steigen erst bei einer Abnahme der glomerulären Filtration auf unter 20% der Norm an.

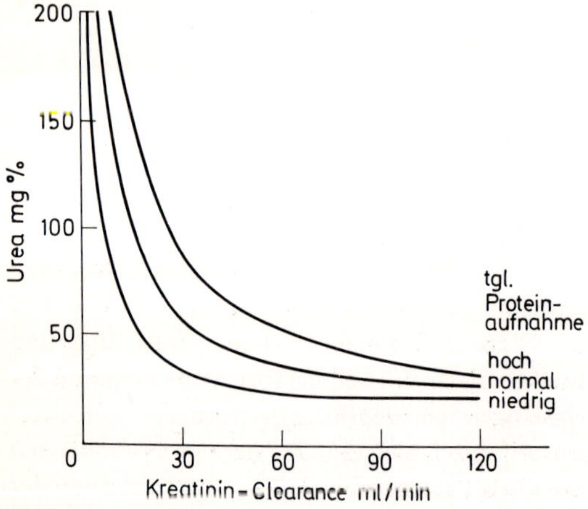

Abb. 4. Beziehung zwischen Harnstoffkonzentration im Blut und Kreatinin-Clearance bei verschieden großer täglicher Eiweißaufnahme (nach H. E. De Wardener)

Die regelmäßige Messung des Kreatinins und des Harnstoffes im Blut hat deshalb für die Verlaufsbeurteilung einer chronischen Nierenerkrankung große praktische Bedeutung.

Mit der Ausbildung einer Azotämie entsteht ein neues Gleichgewicht zwischen glomerulärer Filtration und Ausscheidung N-haltiger Stoffwechselprodukte. Die Erhöhung der Konzentration der betreffenden Substanzen im Ultrafiltrat kompensiert die Abnahme der glomerulären Filtration. Die pro Zeiteinheit ausgeschiedenen Mengen, z.B. Harnstoff und Kreatinin bleiben normal (Abb. 4).

Die Konzentrierungsschwäche bei Azotämie ist mit dem Vorgang der *osmotischen Diurese* erklärt. Bei gleichem Harnstoffanfall und verminderter Anzahl funktionierender Nephronen wird jedes verbleibende Nephron eine erhöhte Menge von gelösten Substanzen ausscheiden müssen. Die hohe Harnstoffkonzentration im Filtrat führt zu einer verminderten Rückresorption des osmotisch gebundenen Wassers. Pro funktionierendes Nephron wird somit eine größeres Filtratvolumen die HENLEsche Schleife erreichen. Die beschleunigte Durchströmung der Schleife verhindert den Aufbau des für die normale Harnkonzentrierung erforderlichen osmotischen Gradienten in der Nierenpapille, das Haarnadelgegenstrom-System wird „überfahren".

Wird die Harnstoffkonzentration im Blut bei einem azotämischen Patienten durch eine Hämodialyse gesenkt, so nehmen bei konstant erniedrigter glomerulärer Filtration die Harnstoffausscheidung wegen der geringeren Konzentration im Ultrafiltrat und das Urinvolumen wegen Wegfall der osmotischen Diurese ab.

Die tubulären Transportmechanismen können die glomeruläre Insuffizienz zum Teil kompensieren. So wird ein immer größerer Anteil des filtrierten Harnstoffs, Natriums und Phosphats ausgeschieden (Abb. 5). Die Natrium- und Kaliumausscheidung bleibt bis in die terminalen Stadien eines progressiven Nierenversagens normal, da die überlebenden Tubuli weniger Natrium rückresorbieren und mehr Kalium secernieren. Eine Hyperkaliämie tritt deshalb bei chronischer Niereninsuffizienz erst im terminalen oligurischen Stadium auf.

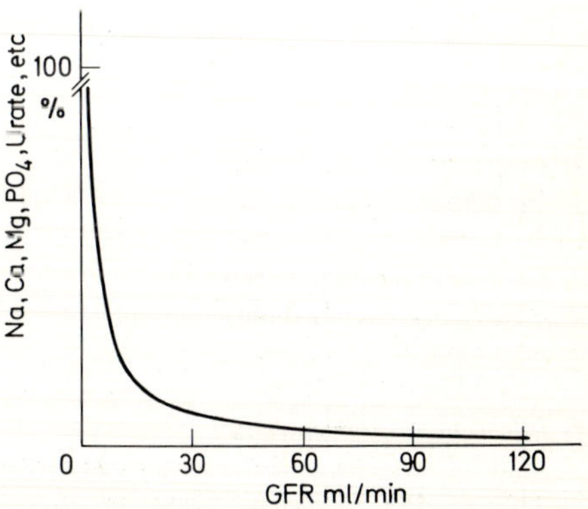

Abb. 5. Abnahme der tubulären Rückresorption und damit Vergrößerung der Ausscheidungsrate bei Abnahme der glomerulären Filtrationsrate

2. Urämie, extrarenale Komplikationen

Die bei chronischer Niereninsuffizienz bekannten blutchemischen Veränderungen vermögen die meisten Hauptsymptome der Urämie, z.B. die gastrointestinalen Symptome, die neurologischen Symptome und die Perikarditis, nicht zu erklären. Es wurde bis jetzt kein „Urämietoxin“ gefunden, welches diese Symptome verursacht. Die Toxicität von Harnstoff ist gering. Das Allgemeinbefinden eines urämischen Patienten bessert sich unter Hämodialyse selbst dann, wenn der Serumharnstoff durch Zusatz zur Dialysierflüssigkeit konstant gehalten wird. Möglicherweise kommt den Guanidinen bei der Entwicklung des urämischen Syndroms große Bedeutung zu. Zwischen Veränderungen der Blutchemie und Schwere der extrarenalen Symptome bestehen keine direkten quantitativen Beziehungen. Mit der in regelmäßigen Abständen durchgeführten Hämodialyse erreicht man lediglich eine Besserung der blutchemischen Befunde und Milderung der urämischen Symptome. Die geglückte Nierentransplantation führt hingegen zu einer Normalisierung der von der Nierenfunktion abhängigen Blutwerte sowie zu einer Heilung der extrarenalen Komplikationen.

Die Anämie ist häufig das erste Krankheitssymptom bei progressiver Nierenfunktionsabnahme und der Grund des ersten Arztbesuches. Die Neubildung von Erythrocyten ist vermindert. Dies führt zusammen mit einer meistens gleichzeitig bestehenden leichten Hämolyse zur oft schweren Anämie. Das Knochenmark des Urämikers ist nicht fähig, die Produktion zu steigern, und es entwickelt sich eine normochrome Anämie. Als Ursache für die Störung der Erythropoese kann ein Mangel an Erythropoetin nachgewiesen werden. Dieses Hormon wird bei Nierenparenchymschwund in den juxtaglomerulären Zellen nicht mehr in genügender Menge secerniert. Als Ursache der leichten Hämolyse, die bei relativer Knochenmarkinsuffizienz jedoch Bedeutung hat, müssen extracelluläre Faktoren angenommen werden. Transfundierte Erythrocyten haben im urämischen Empfänger eine bis auf ein Drittel der Norm verkürzte Überlebenszeit. Erythrocyten eines Urämikers überleben im stoffwechselgesunden Empfänger hingegen normal. Gastrointestinale Blutungen können in einzelnen Fällen einen zusätzlichen Faktor darstellen und einen Eisenmangel bedingen. Patienten mit Niereninsuffizienz

Übersicht: *Renale Anämie, ursächliche Faktoren*

---

1. *Ungenügende Stimulation*
   a) Mangel an Erythropoetin
   b) Humorale Depression bei Azotämie (bessert sich mit Hämodialyse)
2. *Vermehrter Abbbau = Hämolyse*
   (Reticulocytenzahl erhöht)
3. *Medikamente*
   (Innenkörper, Met-Hb)
4. *Infektion = „Infektanämie“*
   Eine Infektion kann das Gleichgewicht der renalen Anämie zur Entgleisung bringen

---

tolerieren eine schwere Anämie relativ gut. Eine Erhöhung des Hämatokrit durch Bluttransfusionen ist wegen der hämolytischen Komponente nur von kurzer Dauer. Dabei nimmt die glomeruläre Filtration entsprechend dem geringeren Plasmaflow bei gegebener Nierendurchblutung ab.

Gastrointestinale Symptome: Im Vordergrund stehen Übelkeit und Erbrechen. Diese Symptome verunmöglichen schließlich eine adäquate Ernährung. Möglicherweise kommt dem Harnstoff bei der Ätiologie dieser Symptome Bedeutung zu. Magenulcerationen sind bei Urämie häufig. Eine Parotitis wird vor allem bei somnolenten Patienten als terminales Symptom beobachtet. Ein hartnäckiger Singultus kann ätiologisch auch nicht erklärt werden.

Neurologische Symptome: Urämische Patienten klagen häufig über Unruhe in den Beinen und Wadenkrämpfe. Daneben entwickelt sich nicht selten eine periphere Neuropathie mit Paraesthesien im Bereich der Füße. Es treten Lähmungen der unteren Extremitäten auf. Die Neuropathie kann elektromyographisch durch die Bestimmung der Nervenleitungsgeschwindigkeit objektiviert werden. Die Ätiologie der urämischen Neuropathie ist unbekannt. Die Symptomatologie erinnert an einen Pyridoxinmangel (Vitamin B_6); dieses Vitamin vermag aber die Ausbildung der Neuropathie nicht zu verhindern. Oft läßt sich auch eine alle Frequenzen betreffende Abnahme der Hörfähigkeit nachweisen, die nach Hämodialyse wieder zunimmt. Ein Hirnödem führt zu epileptiformen/eklamptischen Krämpfen und terminal zum Coma uraemicum.
Bei der Hämodialyse können bei raschem Absenken des Serumharnstoffs „urämische" Symptome wie Erbrechen, Muskelkrämpfe, Zuckungen, tetanische Krämpfe, Somnolenz und Koma auftreten. Dieses Geschehen wird als Disäquilibrium-Syndrom bezeichnet. Beim raschen Abfall des Harnstoffs im extracellulären Raum hinkt die Konzentration im intracellulären Raum nach. Es entwickelt sich ein osmotischer Gradient, Wasser strömt in den Hirnliquorraum ein, und es entsteht ein Hirnödem mit der erwähnten Symptomatologie.

Dermatologische Symptome: Ein hartnäckiger Pruritus ist wahrscheinlich meistens die Folge von neurologischen Störungen. Selten besteht eine Beziehung zu einem schweren sekundären Hyperparathyreoidismus. Kratzeffekte als Folge des Pruritus heilen langsam und neigen zu Infektionen. Blutsuffusionen müssen auf vermehrte Gefäßfragilität zurückgeführt werden, außerdem scheint eine Störung der Plättchenfunktion vorzuliegen.
Auch die *Perikarditis* ist bezüglich Pathogenese völlig unklar. Als lebensbedrohliche Komplikation kann bei Hämodialyse eine Herztamponade unter Heparinisierung auftreten.

Störungen des Calciumstoffwechsels und renale Osteopathie: Bei chronischer Niereninsuffizienz ist die intestinale Resorption von Calcium unabhängig von der Vitamin D-Zufuhr vermindert. Die auf diese Weise entstehende Hypocalcämie kann durch eine Einschränkung der renalen Calciumausscheidung nicht voll kompensiert werden. Die Abnahme des ionisierten Calciums ist bei der Niereninsuffizienz nicht allein Folge einer Hypocalcämie wegen verminderter intestinaler Resorption, sondern kann auch auf der Bildung von Komplexen mit in höherer Konzentration vorhandenem Phosphat und Sulfat beruhen. Die Erhöhung des Produktes Calcium × Phosphat infolge Hyperphosphatämie führt besonders bei Hämodialysepatienten häufig zu extraossären metastatischen Verkalkungen, z.B. in den Gelenken und den Conjunktiven („Pseudogicht"). Bei jeder langdauernden Hypocalcämie kommt es zu einer Verkalkungsstörung des Osteoids, d.h. zur *Osteomalacie.* Der ionisierte Anteil des Serumcalciums reguliert die Parathormonausschüttung. Als Folge einer dauernden Senkung des ionisierten Calciums im Serum entwickelt sich das Syndrom des *sekundären Hyperparathyreoidismus.* Bei normaler Vitamin D-Wirkung wird Calcium aus dem Knochen mobilisiert, was zum Bild der *Ostitis fibrosa* RECKLINGHAUSEN führt. Dank der Calcium-Mobilisierung aus dem Knochen kann das Blutcalcium annähernd normalisiert werden. Der Hyperparathyreoidismus reduziert auch die tubuläre Rückresorption von Phosphat und vermag den weiteren Anstieg im Blut bis zu einem Absinken der glomerulären Filtration auf ca. 20% der Norm weitgehend verhindern. Entwickelt sich eine Vitamin D-Resistenz, so sinkt das Calcium im Serum trotz erhöhtem Parathormonspiegel wieder ab. Osteomalacie und Ostitis fibrosa können schließlich bei einer chronischen Niereninsuffizienz nebeneinander bestehen.

Sehr selten geht der sekundäre renale Hyperparathyreodismus nach Heilung der chronischen Niereninsuffizienz durch Nierentransplantation autonom weiter (tertiärer Hyperparathyreodismus), so daß eine Hypercalcämie entsteht. In diesen Fällen ist eine Resektion der Nebenschilddrüsen zu erwägen.

Acidose: Das Standardbicarbonat ist bei der chronischen Niereninsuffizienz in der Regel leicht bis deutlich erniedrigt. Diese metabolische Acidose wird durch Hyperventilation mit Senkung des art. P_{CO_2} z.T. kompensiert. Im Serum ist die Relation Na^+/Cl^- zu Gunsten der Cl^- verschoben (hyperchlorämische Acidose). Mit einer der eingeschränkten glomerulären Filtration angepaßten Salzzufuhr kann der Bicarbonatverlust durch die Nieren etwas reduziert und die Acidose gebessert werden.

Proteinurie, Ödeme und Hypertonie s. Abschnitt IV, V und VI.

III. Tubuläre Syndrome

Verschiedene tubuläre Teilfunktionen können von angeborenen Störungen betroffen sein. Es entwickeln sich in der Folge genau umschriebene tubuläre Syndrome, die in seltenen Fällen auch bei erworbenen Nierenkrankheiten entstehen und in den Vordergrund der Symptomatologie treten können.

1. Störungen der Wasserrückresorption

Angeboren: *Nephrogener Diabetes insipidus.* Bei diesem seltenen familiären Syndrom sprechen die Zellen des distalen Tubulus auf ADH nicht normal an. Der ausgeschiedene Urin ist zum Serum hypoton. Die Folge sind Polyurie, Polydipsie und evtl. Exsiccose.

Erworben: ein nephrogener Diabetes insipidus kann als Phase im Ablauf zahlreicher Nierenkrankheiten beobachtet werden, so z.B. bei der chronischen Pyelonepritis, in der Erholungsphase nach akuter Tubulusnekrose, bei Hypokaliämie und Hypercalcämie, unter osmotischer Diurese und nach Behebung einer Ureter-Obstruktion. Bei zahlreichen dieser erworbenen Formen von nephrogenem Diabetes insipidus besteht gleichzeitig ein *Salzverlust-Syndrom*. Bei chronischem Nierenversagen mit Salzverlust-Syndrom fallen klinisch die dabei oft bestehende Normotonie und die starke Hautpigmentierung auf. Die Patienten geben einen ausgesprochenen Salzhunger an. Therapeutisch muß dem Verlust von Salz und Wasser Rechnung getragen werden, denn Dehydrierung und Hyponatriämie führen zu einer weiteren Verschlechterung der Nierenfunktion.

2. Störungen der Aminosäurenrückresorption

Angeboren: Der *familiären Cystinurie* liegt eine Störung der proximal tubulären Rückresorption von Cystin, Lysin, Arginin und Ornithin vor. Der Cystinstoffwechsel ist normal. Die von der Krankheit betroffenen Patienten scheiden vermehrt Cystin im Urin aus, es bilden sich Cystin-Nierensteine.
Bei der *Cystinose* handelt es sich hingegen um eine angeborene Störung des Aminosäurestoffwechsels. Cystin wird in vermehrtem Maße gebildet und in verschiedenen Geweben, so auch in den Nieren abgelagert. Die Folge ist eine komplexe sekundäre tubuläre Funktionsstörung.

FANCONI-*Syndrom*

Eine erhöhte Ausscheidung von Aminosäuren (Lysin, Arginin und Ornithin) kann gekoppelt sein mit einer Hyperphosphaturie (bei Hypophosphatämie), einer Glucosurie (bei normalem Blutzucker) und einem proximal tubulären Bicarbonatverlust. Ursache ist bei Kindern die Cystinose. Das Syndrom tritt im Erwachsenenalter bei multiplem Myelom, bei Schwermetallvergiftungen und gewissen Medikamenten, z.B. zu lange gelagerten Tetracyclinen, auf.

3. Störung der Phosphatrückresorption

Angeboren: Die familiäre Hyperphosphaturie mit Hypophosphatämie manifestiert sich im Kindesalter durch eine Vitamin D-resistente Rachitis und Zwergwuchs. Als Ursache liegt möglicherweise eine Störung der intestinalen Calciumresorption mit sekundärem Hyperparathyreoidismus vor.

4. Störung der Glucoseresorption (= Renale Glucosurie)

Angeboren: Die Glucoserückresorption kann in einzelnen Nephronen gestört sein, das tubuläre Transportmaximum für Glucose ist jedoch gesamthaft normal, die Schwelle für die Zuckerausscheidung tief. Es handelt sich dabei um eine harmlose familiäre Krankheit. Wenn viele Tubuli die Störung aufweisen, so ist das Tm-Glucose erniedrigt.

Erworben: Eine erworbene renale Glucosurie findet sich beim FANCONI-Syndrom, gelegentlich bei verschiedenen chronischen Nierenleiden (z.B. bei chronischer Pyelonephritis, chronischer Glomerulonephritis, Cystennieren) und in der Erholungsphase nach akuter Tubulusnekrose.

5. Störungen der H^+Ionenausscheidung

Angeboren: Bei der *renal-tubulären Acidose* kann der Urin infolge einer isolierten tubulären Läsion (im Gegensatz zur Acidose bei chronischer Niereninsuffizienz mit glomerulärer Insuffizienz) nicht normal angesäuert werden. Die H^+-Ionenausscheidung ist vermindert. Der Urin-pH sinkt nicht normal ab, die Ausscheidung von titrierbarer Säure und Ammoniak ist reduziert. Das Serum-Bicarbonat ist herabgesetzt und die Chloride sind — bei normaler glomerulärer Filtration — erhöht, da Phosphate und andere Anionen normal ausgeschieden werden (= hyperchlorämische Acidose). Häufig besteht gleichzeitig eine Einschränkung

Übersicht: *Blutchemische und extrarenale Folgeerscheinungen der chronischen Niereninsuffizienz*

Blutchemische Veränderungen	*Ursache*
Anstieg Serum-Harnstoff Anstieg Serum-Kreatinin Anstieg Serum-Phosphat	Verminderung des Ultrafiltrates (GFR)
Anstieg Serum-Harnsäure	Verminderung GFR und tubuläre Sekretion
Abfall Serum-Calcium	Verminderte intestinale Absorption
Abfall Serum-Bicarbonat Abfall Blut-pH	Störung der Urinansäuerung und kompensatorische Hyperventilation
Klinische Symptome der Urämie	
Anämie (relative Knochenmarkinsuffizienz, Hämolyse)	
Gastrointestinale Symptome	(Übelkeit, Erbrechen, Ulcera, Parotitis, Singultus)
Neurologische Symptome	(periphere Neuropathie, Pruritus, Muskelkrämpfe, eklamptische Anfälle, Koma)
Perikarditis	
Osteopathie	
sekundärer Hyperparathyreoidismus	
Ödembildung	
Hypertonie	

der Konzentrierungsfähigkeit, eine Polyurie und eine Hypokaliämie. Calcium wird im Urin vermehrt ausgeschieden, weshalb Verkalkungen in den Nierenpapillen (*Nephrocalcinose*) häufig im Vordergrund der klinischen Symptomatologie stehen. Die Störung kann durch Zufuhr von Alkali, z.B. Natriumbicarbonat korrigiert werden.

Erworben: Ausnahmsweise besteht bei der chronischen Pyelonephritis und chronischen interstitiellen Nephritis eine renaltubuläre Acidose ohne wesentliche Einschränkung der glomerulären Filtration.

IV. Nephrotisches Syndrom

Bei einer Proteinurie von über 3,5 g/24 Std spricht man von einem *nephrotischen Syndrom.* Dabei treten meistens als direkte Folgeerscheinungen Hypoproteinämie, Ödeme und Hypercholesterinämie auf. Im Urin besteht eine Zylinderurie, und es werden vermehrt Lipide ausgeschieden, die im polarisierten Licht als doppelbrechende Substanzen (Malteserkreuze) imponieren. Als *Nephrose* bezeichnet der Kliniker ein nephrotisches Syndrom bei lichtmikroskopisch normalem histologischem Bild. Elektronenmikroskopisch liegen jedoch charakteristische Veränderungen im Bereiche der Basalmembran der Glomerula vor. Wahrscheinlich handelt es sich um eine besondere Verlaufsform einer chronischen Glomerulonephritis. Im Kindesalter ist diese Form eines nephrotischen Syndrom häufig, es wird dafür der Ausdruck *Lipoid-Nephrose* gebraucht. Die häufigsten Ursachen für ein nephrotisches Syndrom sind:

Chronische Glomerulonephritis (membranöse, proliferative und lichtmikroskopisch histologisch negative), Nierenamyloidose
KIMMELSTIEL-WILSON-Syndrom bei Diabetes mellitus
Multiples Myelom
Lupus erythematodes
Nierenvenenthrombose

Jede andere glomeruläre Erkrankung, Rechtsherzinsuffizienz, maligne Hypertonie, Überempfindlichkeitsreaktion können in seltenen Fällen für ein nephrotisches Syndrom verantwortlich sein. Ein nephrotisches Syndrom wird somit als Phase pathogenetisch völlig verschiedener Nierenerkrankungen angetroffen. Die glomeruläre Filtration kann bei nephrotischem Syndrom völlig normal sein.
Bei der massiven Albuminurie infolge einer Permeabilitätsstörung des glomerulären Filters werden normale Bluteiweißkörper im Urin ausgeschieden. Im Urin erscheinen vor allem Albumine und gelegentlich auch γ-Globuline. Dementsprechend kommt es im Serum zu einer Abnahme der Albumine bis auf 1 g% (normal über 3 g%). Die γ-Globuline sind gelegentlich auch wesentlich erniedrigt, während

die α_2-Globuline erhöht sind. Diese Verhältnisse werden durch das typische Bild der Serumelektrophorese dokumentiert. Möglicherweise spielen bei der Genese der Hypoproteinämie ein erhöhter Proteinabbau und eine verminderte Proteinsynthese (z.B. infolge vermehrter Ausscheidung von Aminosäuren) eine zusätzliche Rolle. Eine Erhöhung der Albuminkonzentration im Blut, z.B. durch Albumininfusionen, vergrößert bei konstanter Albumin-Clearance die Albuminausscheidung. Wird im weiteren Verlaufe der Erkrankung die glomeruläre Filtration erheblich eingeschränkt, so kann die Albuminurie abnehmen.
Die Pathogenese der Hypercholesterinämie bei nephrotischem Syndrom ist noch nicht völlig geklärt. Sie geht der Hypoalbuminämie ungefähr parallel, kann aber in seltenen Fällen, z.B. bei Lupus erythematodes, fehlen und dauert bei Heilung der Nierenkrankheit länger als die Störung des Eiweißstoffwechsels.

V. Ödeme bei Nierenerkrankungen

Beim *akuten Nierenversagen* (akute Tubulusnekrose, Oligurie/Anurie) kann ein die Atmung schwer beeinträchtigendes *interstitielles Lungenödem* auftreten. Dabei handelt es sich um die kombinierte Folge einer erhöhten Capillarpermeabilität bei Hypervolämie und Erhöhung des Lungenvenendruckes wegen akuter Linksherzinsuffizienz. Dieses Lungenödem läßt sich mit einer dem Urinvolumen angepaßten Flüssigkeitszufuhr vermeiden.
Bei der *akuten Glomerulonephritis* treten periphere Ödeme auf. Sie beruhen auf einer erhöhten Capillarpermeabilität bei allgemeiner Capillaritis und einer Wasser- und Salzretention. Die Ödemflüssigkeit ist eiweißreich.
Die Ödeme beim *nephrotischen Syndrom* sind Folge des wegen der Hypoproteinämie erniedrigten onkotischen Druckes und eines sekundären Hyperaldosteronismus bei vermindertem Blutvolumen. Die oft viele Liter betragende Ödemflüssigkeit ist eiweißarm und sammelt sich in den abschüssigen Körperpartien. In der Regel besteht kein eine Orthopnoe verursachendes Lungenödem. Liegen die Patienten flach im Bett, so ist das Ödem auch an der oberen Körperhälfte, typischerweise z.B. periorbital, nachweisbar.
Bei *chronischer Niereninsuffizienz* mit schwer eingeschränkter glomerulärer Filtration treten bei adäquater Salz- und Wasserzufuhr, sofern keine Herzinsuffizienz besteht, keine klinisch relevanten Ödeme auf.

VI. Niere und Hypertonie

Zahlreiche akute und chronische Nierenkrankheiten gehen mit einer Hypertonie einher. Bei chronischen Nierenkrankheiten kann die Hypertonie als erstes Symptom bereits vor einer sicher nachweisbaren Einschränkung der Nierenfunktion auftreten.

Das tierexperimentelle Modell zur Erzeugung einer Hypertonie nach GOLDBLATT hat den Begriff der *renalen Hypertonie* etabliert. Dieser Begriff mußte im Sinne zusätzlicher pathophysiologischer Mechanismen differenziert werden, nachdem gezeigt wurde, daß die Reninkonzentration im Blut nur bei einem Teil der Patienten mit einer „renalen" Hypertonie sicher erhöht ist.

1. Renal-vasculäre Hypertonie

Beim GOLDBLATT-Versuch führt die Stenosierung einer Nierenarterie zu einem Blutdruckanstieg im Körperkreislauf. Diese Hypertonie ist Folge einer peripheren Vasoconstriction bei vermehrter Renin-Ausschüttung der ischämischen Niere und bildet sich nach Entfernen der stenosierenden Gefäßklammer sofort zurück. Läßt man hingegen die einseitige Nierenarterienstenose längere Zeit bestehen, so entwickeln sich in der der Hypertonie ausgesetzten contralateralen Niere im Bereich der Arterien stenosierende Gefäßveränderungen, die auch in dieser, primär normal durchbluteten Niere den Renin-Angiotensin-Mechanismus auslösen. Unter diesen Bedingungen ist die Hypertonie nur reversibel, falls die Durchblutung der primär ischämischen Niere durch Beseitigung der Nierenarterienstenose normalisiert werden kann und die Gegenniere mit den sekundären Gefäßveränderungen entfernt wird.

Eine renal-vasculäre Hypertonie nach dem GOLDBLATT-Modell kann bei Krankheiten mit prä- oder intrarenalen Gefäßveränderungen angenommen werden, falls eine Nephrektomie oder ein gefäßchirurgischer Eingriff den Blutdruck normalisiert. Die möglichen Ursachen sind auf S. 170 angeführt. Bei einem Teil dieser Patienten kann die ursächliche Bedeutung des Renin-Angiotensin-Mechanismus durch eine erhöhte Konzentration dieser Substanzen im Venenblut der ischämischen Niere nachgewiesen werden. Es ist wahrscheinlich, daß Druck- und Volumenreceptoren im juxtaglomerulären Apparat den Reiz zur vermehrten Renin-Bildung auslösen.

Eine hämodynamisch relevante Nierenarterienstenose führt zu typischen funktionellen Veränderungen. In der minderdurchbluteten Niere wird tubulär vermehrt Salz und Wasser rückresorbiert. Diese Funktionsveränderungen lassen sich bereits bei geringgradiger, kaum meßbarer Verminderung der renalen Durchblutung und der glomerulären Filtration nachweisen. Wahrscheinlich sind Veränderungen der intrarenalen Durchblutung ursächlich für diese tubuläre Funktionsstörung verantwortlich. Ein Patient mit einseitiger Nierenarterienstenose, welche für die Genese einer Hypertonie verantwortlich ist, zeigt auf der Seite der Ischämie eine Verminderung des Urinvolumens pro Zeiteinheit auf ca. 50%, auf der Seite der Gegenniere ebenfalls eine Verminderung der Urinnatriumkonzentration um ca. 15% pro Volumeneinheit. Diese Verhältnisse werden diagnostisch im sogenannten HOWARD-Test angewandt. Die vermehrte tubuläre Wasserrückresorption hat eine höhere Konzentration der glomerulär filtrierten und tubulär nicht rückresorbierten Substanzen im Urin zur Folge. So ist bei Stenosen der Nierenhauptarterie auf der

Seite der Ischämie die Konzentration von Kreatinin, Inulin und intravenösen Kontrastmitteln erhöht. Klinische Untersuchungen zeigen eine sehr gute Übereinstimmung zwischen Renin-Bestimmungen im Nierenvenenblut und den durch Separatharn-Untersuchungen nachgewiesenen ischämischen Funktionsveränderungen. Bei beidseitigen Nierenarterienstenosen läßt sich in der Regel ein einseitiges Überwiegen der Ischämie nachweisen.

Übersicht: *Morphologische Grundlagen für eine behebbare renal-vasculäre Hypertonie*

Atheromatöse Plaques
Fibromuskuläre Hyperplasie
Aneurysmata, Angiome, arteriovenöse Fisteln
Embolien, Thrombosen
Kompression der Nierenarterie durch Nervenstränge, Muskelfasern, Tumoren und Hämatome
Angeborene Stenosen
Arteriitis und Aneurysmata der Aorta
Koarktation der Aorta
Pyelonephritis und Hydronephrose
Nierentuberkulose
Strahlennephritis

---

2. Hypertonie bei chronischer Niereninsuffizienz

Bei chronischen Nierenerkrankungen mit progredientem Verlust an Nierenparenchym (Schrumpfnieren verschiedener Genese) besteht oft eine Hypertonie, ohne daß eine Aktivierung des Renin-Angiotensin-Mechanismus nachweisbar wäre. Beobachtungen bei chronisch hämodialysierten Patienten zeigen, daß die oft schwere Hypertonie bei Urämikern durch einen Entzug von Salz und Wasser meistens behoben werden kann. Es muß somit angenommen werden, daß die Hypertonie in diesen Fällen vor allem Folge einer Hypervolämie wegen Salzretention ist. Mit Natriumbicarbonat werden Natrium-Retention und Hypervolämie vermieden.

Bei ca. 10% der chronisch hämodialysierten Patienten kann im Blut eine erhöhte Renin-Aktivität nachgewiesen werden. In diesen Fällen wird der Blutdruck durch eine beidseitige Nephrektomie normalisiert.

Die *maligne Hypertonie,* charakterisiert durch schwere Augenhintergrundblutungen, rasche Progredienz und eingeschränkte Nierenfunktion, kann im Verlaufe von zahlreichen Nierenkrankheiten und bei essentieller Hypertonie auftreten. Sie geht meistens mit einer Aktivierung der Renin-Sekretion einher.

3. Hypertonie bei akuter Glomerulonephritis

Auch hier spielt der Renin-Angiotensin-Mechanismus keine Rolle, so daß Gefäßspasmen und Hypervolämie als Ursache angenommen werden müssen.

4. Renoprive Hypertonie

Experimentiell kann eine solche bewiesen werden. Möglicherweise wird in der Niere eine drucksenkende Substanz secerniert, oder es werden extrarenale Pressorsubstanzen durch die Nieren inaktiviert. Die Beobachtungen bei chronisch hämodialysierten Patienten lassen die Bedeutung dieser Hypertonie-Genese als gering erscheinen.

WASSER- UND ELEKTROLYTHAUSHALT

A. A. Bühlmann

A. Physiologische Grundlagen

I. Wasser- und Elektrolythaushalt

1. Wasserhaushalt

Der Wassergehalt des Erwachsenen beträgt je nach Anteil des Fettgewebes 50–60% des Körpergewichtes. Normalerweise verteilt sich das Gewicht folgendermaßen:

Feste Substanz	40–50%			
Körperwasser	60–50%			
Körperwasser intracellulär		40–30%		
Körperwasser extracellulär		20%		ca. 200 ml/kg
Extracelluläres Wasser interstitiell			16%	ca. 160 ml/kg
Extracelluläres Wasser intravasal			4%	ca. 40 ml/kg

Es lassen sich somit 3 volumenmäßig und in ihrer Funktion sowie Zusammensetzung sehr unterschiedliche Flüssigkeitsräume unterscheiden: Der *intracelluläre*, der *interstitielle* und der *intravasale* Raum.

Das zirkulierende Plasmavolumen entspricht mit 4% des Körpergewichtes praktisch dem extracellulären intravasalen Wassergehalt und stellt zusammen mit dem Erythrocytenvolumen, das ca. 3% des Körpergewichtes beträgt, das Transportmedium zwischen Verdauungstrakt und Interstitium einerseits sowie Nieren und Lungen andererseits dar. Der Wassergehalt der Erythrocyten gehort zum intracellulären Körperwasser.

Die serösen Körperhöhlen enthalten normalerweise sehr wenig Flüssigkeit, können aber viele Liter aufnehmen. Unter pathologischen Bedingungen kann auch das Flüssigkeitsvolumen der Hohlorgane wie Magen-Darmtrakt, Urogenitaltrakt, Gefäße und Liquorraum um ein Mehrfaches zunehmen. Beim Säugling beträgt das interstitielle Flüssigkeitsvolumen 30%, womit sich ein Wasseranteil am Körpergewicht von ca. 75% ergibt.

Der gesunde 70–80 kg schwere Erwachsene nimmt pro 24 Std bei normalen Eß- und Trinkgewohnheiten 2000–2500 ml Wasser auf und scheidet gleich viel aus. Die großen Variablen sind Trinkmenge und Urinausscheidung. Das Durstgefühl sowie die Urinkonzentrierung in den Nieren sind deshalb für die Regulation des Wasserhaushaltes ausschlaggebend.

Die Wasserabgabe durch Haut und Luftwege beträgt in Ruhe zusammen mit dem Wasserverlust durch den Stuhl ca. 700 ml/24 Std. Bei einer Anurie muß diese Flüssigkeitsmenge zugeführt werden, damit keine Dehydrierung entsteht. Bei normaler Nierenfunktion genügt ein Urinvolumen von 500–600 ml/24 Std, damit die mit der Nahrung zugeführten Salze ausgeschieden werden und der Blut-Harnstoff konstant bleibt. Bei dieser Situation müssen mindestens 1200 ml/24 Std Flüssigkeit zugeführt werden.

Die Menge des Oxydationswassers, ca. 15 ml/100 Calorien, variiert zwar etwas mit dem Stoffwechsel und der Nahrungszusammensetzung, kann aber für Bilanz-Berechnungen als praktisch konstant eingesetzt werden, während sich der Wasserverlust mit der Atmung und durch die Haut bei Fieber, Ventilationssteigerung und vor allem beim Schwitzen vervielfachen kann.

Aufnahme pro 24 Std		Abgabe pro 24 Std	
Trinkmenge	1000–1500 ml	Urin	1000–1500 ml
Wasser in Nahrungsmitteln	700 ml	Stuhl	100 ml
Oxydationswasser	300 ml	Lungen	400 ml
		Haut (ohne Schweiß)	500 ml
Total	2000–2500 ml		2000–2500 ml

Der Schweiß ist bei erheblicher Variation des NaCl-Gehaltes (10–160 mval/l im Vergleich zum Blut immer hypoton, weshalb starkes Schwitzen primär zu einem Wasserverlust führt.

Die Produktion von Verdauungssäften beträgt 5–10 Liter/24 Std. Im Magen-Darmtrakt findet somit ein intensiver Flüssigkeitsaustausch durch Sekretionen und Resorption statt. Erbrechen und Durchfälle führen deshalb zu Störungen des Wasserhaushaltes.

2. Elektrolythaushalt

	Tägliche Aufnahme und Ausscheidung mval	g	Gesamtgehalt des Körpers mval/kg	davon extracellulär %
Na^+	120–180	3–4	58	97
K^+	70–100	3–4	54	2
Cl^-	100–150	4–5	33	88

Die Elektrolytaufnahme erfolgt mit Nahrung und Getränken, die Ausscheidung zur Hauptsache durch die Nieren. Für das Kalium ist auch die Ausscheidung mit dem Stuhl mit einem Anteil von normalerweise 10–20% quantitativ zu berücksichtigen.

Die extracelluläre Natrium- und Kaliumkonzentration wird durch Niere und Nebennierenrinde auch bei mengenmäßig sehr unterschiedlicher Aufnahme und Ausscheidung genau reguliert. In den Nierentubuli und Sammelröhren werden bis zu 99,5% des Natriums und der Chloride rückresorbiert. Diese Rückresorption erfolgt jedoch nicht in äquivalenten Mengen, weil Cl^- durch HCO_3^- ersetzt werden kann und auch in Verbindung mit K^+, Ca^{++} und NH_4^+ ausgeschieden wird, was für die renale Regulation des Säure-Basen-Gleichgewichtes große Bedeutung hat (s. Abb. 3, Kapitel Niere). Die hormonale Regulation der Elektrolyt- und Wasserausscheidung erfolgt zur Hauptsache über die distalen Tubuli und die Sammelrohre. Aldosteron fördert im distalen Tubulus die aktive Rückresorption von Na^+ im Austausch mit K^+ und H^+. Das antidiuretische Hormon (ADH) beeinflußt die Wasserdurchlässigkeit der distalen Tubuli und vor allem der Sammelrohre und reguliert auf diese Weise unabhängig von der Elektrolytausscheidung die Urinkonzentrierung und den Wasserhaushalt. Das Kalium wird im proximalen Tubulus rückresorbiert und im distalen Tubulus unter Einwirkung des Aldosterons secerniert.

Die Elektrolytkonzentrationen unterscheiden sich in den 3 Flüssigkeitsräumen z. T. erheblich. Durch die Capillarmembran können mit dem Wasser Na^+, K^+, Mg^{++}, Ca^+, Phosphate, Sulfate, Glucose und Harnstoff frei diffundieren, während die Proteine die Gefäßwand normalerweise nicht passieren. Im Gehirnkreislauf ist allerdings die Diffusion der Glucose ebenfalls nicht ganz frei. Die geringe Eiweißkonzentration in der interstitiellen Flüssigkeit wird durch eine höhere Cl^--Konzentration ausgeglichen. Der Na^+-Gehalt ist im Plasma höher als im Liquor, falls die Werte auf das freie Wasser bezogen werden.

Durch die Zellmembran können nur Wasser und Harnstoff frei diffundieren. Alle anderen Substanzen werden filtriert oder aktiv ausgetauscht. Damit ergeben sich sehr große Konzentrationsdifferenzen zur extracellulären Flüssigkeit und auch erhebliche Unterschiede zwischen den verschiedenen Geweben, z. B. zwischen Muskulatur und Knochen. Die intracellulären Konzentrationen an K^+, Mg^{++}, Phosphat, Sulfat und Protein sind wesentlich höher, die an Na^+ und HCO_3^- bedeutend niedriger als im Blutplasma und im Interstitium. Die Gesamtkonzeption an Kationen und Anionen liegt intracellulär mit 180–210 mval/kg H_2O bedeutend höher als in der extracellulären Flüssigkeit. Diese Differenzen bedingen aber keine osmotischen Gradienten, weil die Elektrolyte intracellulär nur z. T. dissoziiert sind. Die in die Struktur eingebauten, z. B. mit Eiweiß oder Glykogen verbundenen Elektrolyte, sind osmotisch nicht wirksam.

Kalium und Phosphat sind intracellulär mit ca. 160 bzw. 100 mval/kg H_2O das mengenmäßig wichtigste Kation bzw. Anion. Für den Aufbau von Zellen muß Kalium retiniert werden, während bei Zellabbau Kalium frei wird und aus den

Elektrolytkonzentrationen in den Körperflüssigkeiten

		Extracelluläre Flüssigkeit		Intracelluläre Flüssigkeit
		Blutplasma[c] (Art. Blut)	*Liquor cerebrospinalis* (Zusammensetzung entspricht der interstitiellen Flüssigkeit)	*Skeletmuskel*
Kationen		mval/l	mval/l	mval/kg H_2O
Na^+		138	144	10
K^+		4,5	3,3	160
Ca^{++}		4,5[a]	2,4	2
Mg^{++}		2,0	2,3	25
total		149	152	197
Anionen		mval/l	mval/l	mval/kg H_2O
Cl^-		103	123	3
HCO_3^-		24	25	10
HPO_4^{--}		2	2	100
SO_4^{--}		1	1	20
org. Säuren		2	1	2
Proteine		17	–	62
Total		149	152	197
pH		7,40	7,30	6,90
nicht ionisiert				
Harnstoff	mg %	24	25	25
Glucose	mg %	95	90	–
Molalität[b]				
mosmol/kg H_2O		318	317	(317)

[a] Gesamt-Ca^{++} incl. der an Eiweiß gebundenen Fraktion.
[b] Ideale Molalität bei Annahme einer vollständigen Dissoziation.
[c] Freies Wasser/l Plasma = 984 − (0,718 × Prot. in g/l Plasma) ≈ 935 ml/l

Zellen in die extracelluläre Flüssigkeit gelangt, was bei gestörter Nierenfunktion zu einer Hyperkaliämie führen kann. Der größere Teil des intracellulären Kalium ist dissoziiert und in dieser Form für die Elektrostabilität, für die Isotonie und für die Enzymaktivität sehr wichtig.

Während der Nerventätigkeit und der Muskelkontraktion tritt K^+ im Austausch gegen Na^+ und H^+ aus der Zelle unter Freigabe von Energie aus. Dabei nimmt die intracelluläre H^+-Konzentration zu. In der Erholungsphase erfolgt der Vorgang unter Energiebildung in umgekehrter Richtung. Es werden jeweils 3 K^+ gegen

$2\,Na^+ + 1\,H^+$ durch die Zellmembran ausgetauscht, was auch eine Verschiebung von Wasser bedeutet, weil sich mit dem Austausch von $3\,K^+$ gegen $2\,Na^+$ die intracelluläre Molalität leicht ändert. Der Austausch von K^+ gegen Na^+ und H^+ durch die Zellmembran erfolgt auch bei Änderungen des Säure-Basen-Gleichgewichtes. Bei Abnahme der H^+-Konzentration in der extracellulären Flüssigkeit tritt K^+ in die Zellen ein, und umgekehrt geben die Zellen bei einer extracellulären Acidose K^+ an das Interstitium und das Blut ab.

Der Erwachsene produziert bei normaler Ernährung 5–10 Liter/24 Std Verdauungssekrete mit unterschiedlichen Elektrolytkonzentrationen. Im Magen-Darm-Trakt erfolgt deshalb zusätzlich zu den Nahrungsmitteln ein beträchtlicher interner Wasser- und Elektrolytumsatz, was zu entsprechenden Störungen führt, falls diese Sekrete nicht normal resorbiert, sondern z.B. durch Erbrechen, Durchfälle oder äußere Fisteln verloren gehen.

Der Haushalt für Calcium, Magnesium, Phosphor und Schwefel steht in keiner engen Verbindung zum Wasserhaushalt (s. Kap. Stoffwechsel, Knochen, Nebenschilddrüse, Niere).

Elektrolytkonzentrationen in den Verdauungssekreten

		Speichel	Magensaft	Pankreassaft	Galle	Duodenum
Menge,	ml/24 Std	1500	1500	1500	1000	500
Na^+	mval/l	20	20	140	140	140
K^+	do	20	10	5	5	5
Ca^{++}	do	3	3	3	3	2
Cl^-	do	30	140	35	100	100
HCO_3^-	do	10	5	120	40	40
pH		6	2	8	7	7

Der Speichel ist gegenüber dem Serum hypoton. Die angegebenen Werte orientieren über die Größenordnung, sie variieren mit dem Funktionszustand. Im Dünndarm beträgt die Wasserverschiebung zwischen Lumen und Schleimhaut ein Mehrfaches des in das Jejunum gelangenden Flüssigkeitsvolumens, von dem im Dünndarm schließlich ca. 93% und im Colon weitere 5–6% resorbiert werden.

3. Flüssigkeitsverschiebung zwischen Capillaren und Interstitium

Bei Isotonie zwischen intravasaler und interstitieller Flüssigkeit sowie normaler Permeabilität der Capillarwände besteht ein Gleichgewicht zwischen Flüssigkeitsaustritt in das Interstitium und -rückfluß in die Capillaren. Die ausgeglichene Bilanz beruht auf den lokal unterschiedlichen, sich über die ganze Capillare aber gegenseitig aufhebenden Kräften des hydrostatischen Druckes einerseits und des onkotischen Druckes des Blutplasmas sowie des Gewebedruckes andererseits. Der onkotische Druck beträgt ohne das osmotisch kaum wirksame Fibrinogen bei normaler Eiweißkonzentration 28 bis 35 mm Hg, der Gewebedruck ca. 2 mm Hg. Die Summe entspricht dem hydrostatischen Druck in der Mitte der Capillaren:

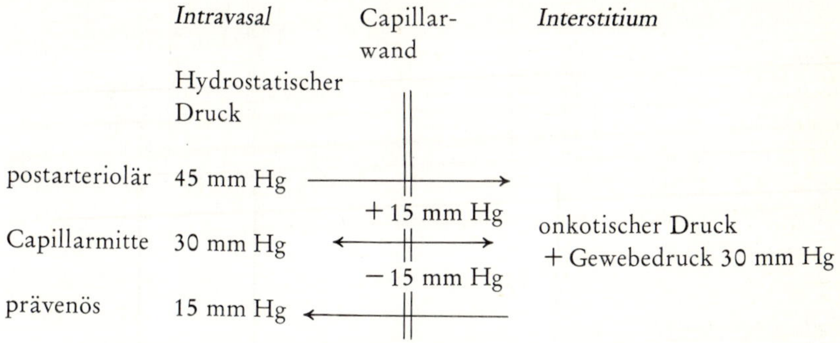

Diese Werte gelten für Ruhe und im Liegen. Im Stehen addiert sich zum dynamischen Blutdruck die Höhe der Blutsäule bis zum rechten Vorhof, während der onkotische Druck praktisch gleich bleibt. Damit kommt es zu einer quantitativ allerdings geringen Flüssigkeitsverschiebung in das Interstitium der unteren Extremitäten. Mit dieser Flüssigkeitsverschiebung steigt der Gewebedruck als limitierende und die Ödembildung verhindernde Gegenkraft an. Die Wirksamkeit des Gummistrumpfes beruht darauf, daß der Gewebedruck schon bei relativ kleinen Flüssigkeitsverschiebungen kräftig erhöht wird.
Während körperlicher Arbeit steigt mit dem arteriellen Blutdruck auch der postarterioläre hydrostatische Druck an. Diese Änderung des Gleichgewichtes führt zu einer bei Arbeitsende reversiblen Flüssigkeitsverschiebung in den extravasalen Raum in der Größenordnung von 7–8% des Plasmavolumens.

4. Regulation des Wasser- und Elektrolytgleichgewichtes

Durstgefühl und Wasserrückresorption in den Nieren sind ausschlaggebend für die Erhaltung der Isovolämie und Isotonie. Abgesehen von psychischen Einflüssen und lokalen Faktoren wie Mund- und Rachenschleimhäute wird das Durstgefühl durch eine Dehydrierung gesteigert. Die Regulation der Isotonie und Isovolämie mittels der tubulären Wasserrückresorption erfolgt über 2 hormonale Systeme, die z.T. miteinander gekoppelt sind, aber auf verschiedene Receptoren ansprechen. Das antidiuretische Hormon (ADH), wird im Bereich des Hypothalamus gebildet, in der Neurohypophyse gespeichert und durch eine Erhöhung der Serumosmolarität freigesetzt. Dieses über Osmoreceptoren gesteuerte System dient vorwiegend der Erhaltung der Isotonie. ADH wird aber auch freigesetzt im Falle einer Hypovolämie, indem eine Verbindung zwischen Volumenreceptoren in den Hohl- und Lungenvenen sowie beiden Vorhöfen und Neurohypophyse besteht. In erster Linie

Die hormonale Regulation des Flüssigkeitshaushaltes läßt sich schematisch folgendermaßen darstellen:

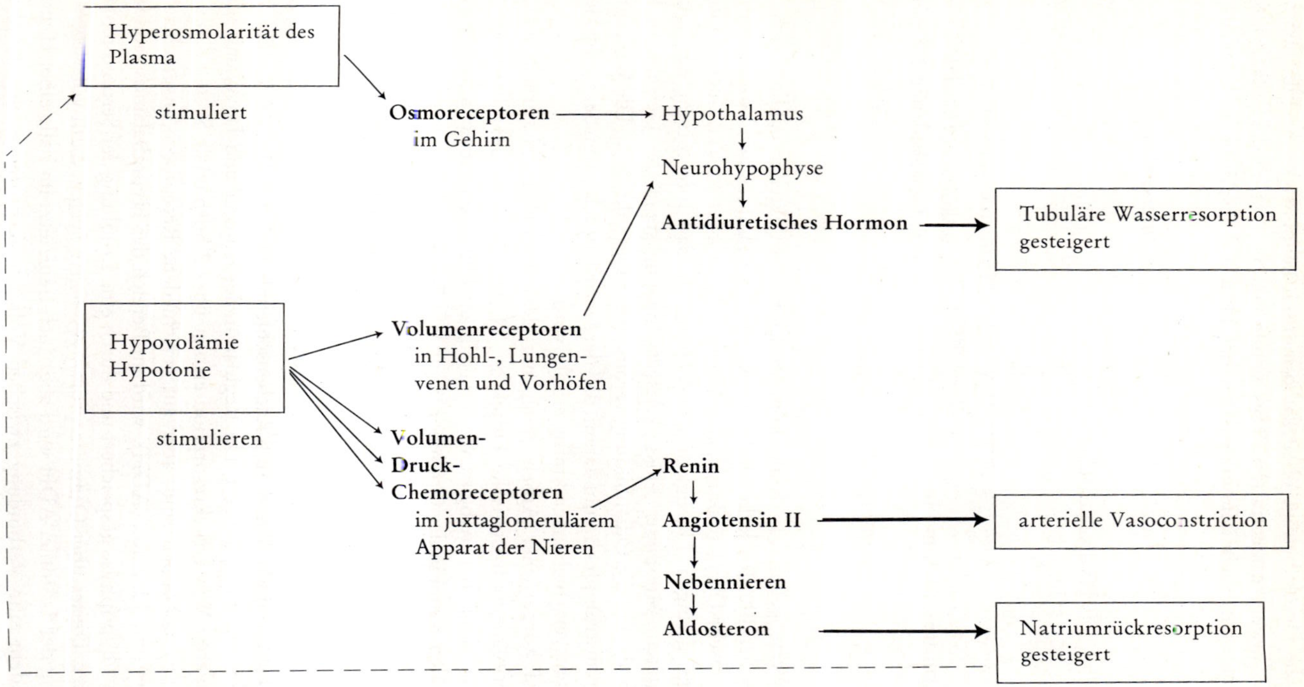

erfolgt aber die Volumenregulation über das Renin-Angiotensin II-Aldosteron-System mit in der Niere gelegenen Druck- und Volumen- evtl. auch Chemoreceptoren. Die Senkung des arteriellen Blutdrucks wie auch eine Abnahme des Blutvolumens führt über Angiotensin II zu einer Vasoconstriction und stimuliert in den Nebennieren die Aldosteronausschüttung, die über eine vermehrte Natriumrückresorption eine gesteigerte Wasserrückresorption bewirkt. Umgekehrt steigert eine Hypervolämie die Natriumbicarbonat- und Kochsalzausscheidung. Bei der „osmotischen" Diurese wegen Erhöhung der Harnstoff- oder Glucosekonzentration im Plasma wird das ADH-System in dem Sinne „überfahren", daß es trotz erhöhter Plasmamolarität zu einer Polyurie kommt. Obwohl mit der gesteigerten Diurese auch vermehrt Na^+, K^+ und Cl^- ausgeschieden wird und bilanzmäßig ein Salzverlust vorliegt, kann ohne genügend Wasserzufuhr eine hypertone Dehydrierung entstehen.

B. Pathophysiologie

I. Überhydrierung und Dehydrierung

Überhydrierung bedeutet Zunahme, Dehydrierung Abnahme des Wassergehaltes im Interstitium im Vergleich zur Norm. Die Begriffe Hyper- und Hypovolämie beziehen sich nur auf Abweichungen des Blutvolumens von der Norm und sind nicht gleichbedeutend mit Über- bzw. Dehydrierung. Bei einer Flüssigkeitsverschiebung aus dem intravasalen in den interstitiellen Raum kann mit der Abnahme des Plasmavolumens eine schwere, die Hämodynamik beeinträchtigende Hypovolämie entstehen. Solange aber der Flüssigkeitsgehalt des Interstitiums nicht vermindert ist, liegt keine Dehydrierung vor.

Für die Wasserverteilung zwischen dem extra- und intracellulären Raum sind die osmotischen Druckverhältnisse, die extracellulär zur Hauptsache vom Natrium sowie von der Glucose, vom Harnstoff und im Blutplasma zusätzlich vom Eiweiß bestimmt werden, maßgebend. Für den Harnstoff entstehen wegen seiner raschen Verteilung nur bei intravenöser Infusion oder bei schneller Senkung eines pathologisch erhöhten Wertes während einer Hämodialyse osmotisch wirksame Gradienten, die zu einer akuten Flüssigkeitsverschiebung zwischen intracellulärem, interstitiellem und intravasalem Raum führen.

Die extracelluläre Hypertonie hat einen Wasserverlust der Zellen zur Folge, was bei der Osmotherapie des Hirnödems mit Infusion von hypertoner Zucker- oder Harnstofflösung ausgenützt wird. Umgekehrt führt die Senkung des osmotischen Druckes im extracellulären Raum zu einer Wasserverschiebung in die Zellen. Bei isotonen Zuständen besteht hingegen ein Gleichgewicht zwischen dem intra- und extracellulären Raum, so daß unabhängig vom Wassergehalt keine Flüssigkeitsverschiebung zugunsten eines Raumes stattfindet.

Die einer Untersuchung leicht zugänglichen Erythrocyten erlauben Rückschlüsse auf den Wassergehalt des intracellulären Raumes. Aus Erythrocytenzahl, Hämatokrit und Hämoglobinkonzentration können das mittlere Erythrocytenvolumen und die mittlere Hämoglobinkonzentration berechnet werden (S. 182). Bei einer extracellulären Hypertonie schrumpfen die Erythrocyten, so daß der Hämatokrit abnimmt und die mittlere Hämoglobinkonzentration ansteigt.

1. Isotone Überhydrierung, Überschuß an extracellulärem Wasser und Natrium

Die isotone Retention von Natrium und Wasser führt zu einer isotonen Überhydrierung, was bei normaler Nierenfunktion eine erhöhte Aldosteronaktivität voraussetzt. Eine isotone Überhydrierung mit Ödemen entsteht, falls das Gleichgewicht zwischen Capillarpermeabilität, hydrostatischem Druck sowie onkotischem Druck und Gewebedruck dauernd schwer gestört ist. Somit können 3 Ursachen der Bildung eines interstitiellen Ödems unterschieden werden:

1. Erhöhter Venendruck
2. Verminderter kolloidosmotischer (onkotischer) Druck des Blutplasmas
3. Erhöhte Capillarpermeabilität

Bei der kardialen *Rechtsinsuffizienz* und auch bei einer lokalen Behinderung des venösen Abflusses steht die Erhöhung des mittleren capillären hydrostatischen Druckes als Folge der Stauung in den Venen im Vordergrund. Die Venenstauung setzt eine Zunahme des Blutvolumens voraus. Bei der Rechtsherzinsuffizienz gehen isotone Überhydrierung und Hypervolämie parallel.

Die Hypoproteinämie ist die primäre Ursache der Ödeme bei ungenügender Eiweißzufuhr (*Hunger* oder *Malabsorption*), beim *nephrotischen Syndrom* und bei der *Lebercirrhose*.

Bei primär normalen hydrostatischen und onkotischen Druck führt eine infektiös oder toxisch bedingte Capillarschädigung mit erhöhter Durchlässigkeit zu lokalen oder generalisierten Ödemen, wofür als Beispiel die *akute Glomerulonephritis* angeführt werden kann. Dieses infektiös oder toxisch verursachte Ödem ist im Gegensatz zum hydrostatisch oder hypoproteinämisch bedingten Ödem eiweißreich, weil die Capillarwände für Proteine durchlässig werden.

Der behinderte Lymphabfluß, z. B. bei Lymphknotenmetastasen, führt unabhängig von den Druckverhältnissen, von der Capillarpermeabilität und von der Aldosteronaktivität zu einem regionärem Lymphödem.

Bei einer schweren Niereninsuffizienz mit Oligurie und bei Anurie hat die Zufuhr großer Mengen isotoner Flüssigkeit eine isotone Überhydrierung mit generalisierten Ödemen zur Folge. Unter diesen Bedingungen steigt auch der Venendruck an und das Blutvolumen nimmt zu, während der onkotische Druck des Blutplasmas als Folge der Verdünnungshypoproteinämie abnimmt.

2. Isotone Dehydrierung, Mangel an extracellulärem Wasser und Natrium

Jeder größere Verlust an isotonen Flüssigkeiten wie Blut, Plasma, interstitielle Flüssigkeit und Verdauungssekrete führt ohne Ersatz zur isotonen Dehydrierung, was auch für den *Verlust nach Innen* gilt, sofern die Flüssigkeit wie z.B. beim Ileus, dem extracellulären Raum entzogen bleibt.
Der Verlust an Verdauungssäften geht entsprechend ihren vom Serum abweichenden Elektrolytzusammensetzungen mit Störungen des Elektrolyt- und Säure-Basen-Gleichgewichtes einher. Erbrechen oder Absaugen von saurem Magensaft führt zur metabolischen Alkalose und Hypokaliämie, der Verlust an bicarbonatreichen Darmsekreten hat eine metabolische Acidose zur Folge. Bei großen Blut- und Plasmaverlusten weisen Blutdruckabfall und Tachykardie auf eine therapiebedürftige bedrohliche Hypovolämie hin.

3. Hypertone Überhydrierung, Natriumüberschuß

Das generalisierte Ödem beim Trinken von Meerwasser mit einer Kochsalzkonzentration von 3–4% (Schiffbrüchige, Kon-Tiki) ist das klassische Beispiel einer hypertonen Überhydrierung infolge einer im Verhältnis zum Wasser zu großen Natriumszufuhr mit Anstieg der extracellulären Osmolarität. Die intravenöse Zufuhr von hypertoner Kochsalzlösung hat denselben Effekt. Wegen der einsetzenden osmotischen Diurese entwickelt sich, falls keine Flüssigkeit mehr zugeführt wird, eine hypertone Dehydrierung. Ist die Konzentrierungsfähigkeit der Nieren stark eingeschränkt, so können auch isotone Kochsalzlösungen zu einem Anstieg der Serumosmolarität führen, sofern der Wasserverlust durch Haut und Lungen nicht durch salzfreies Wasser ersetzt wird.
Die hormonalbedingte Natriumretention bei Überfunktion der Nebennierenrinde, z.B. CONN- und CUSHING-*Syndrom, Hyperaldosteronismus,* hat eine leichte hypertone Überhydrierung zur Folge. Die Feststellung einer erhöhten Natriumkonzentration im Serum hat deshalb für diese Fälle diagnostische Bedeutung.
Bei der Osmotherapie mit hypertoner Zucker- oder Harnstofflösung kommt es kurzfristig zu einer beträchtlichen Wasserverschiebung aus den Zellen über das Interstitium in die Blutbahn mit Hypervolämie und Vergrößerung der Blutdruckamplitude. Es entwickelt sich jedoch keine hypertone Überhydrierung, weil das osmotische Gleichgewicht wegen der einsetzenden osmotischen Diurese sowie der relativ raschen Diffusion des Harnstoffes bzw. des Abbaus des Zuckers schnell wiederhergestellt ist.

4. Hypertone Dehydrierung, Wassermangel

Ungenügende Wasserzufuhr bei Durst bzw. mangelndes Durstgefühl, z.B. nach Hirnverletzungen oder großem Wasserverlust, z.B. wegen starkem Schwitzen und bei protrahierter osmotischer Diurese, führen zur hypertonen Dehydrierung.

Beim Coma diabeticum ist die Hyperosmolarität primär Folge des stark erhöhten Blutzuckers. Zur Erhöhung der Natriumkonzentration im Serum kommt es sekundär, falls der renale Wasserverlust wegen der osmotisch bedingten Polyurie nicht durch Trinken ersetzt wird. Das gesamte extracelluläre Natrium kann vermindert sein.

Beim *Diabetes insipidus* führt der Mangel an antidiuretischem Hormon bzw. das ungenügende Ansprechen der Tubuluszellen der Nieren ebenfalls zu einem Wasserverlust mit Anstieg der Natriumkonzentration im extracellulären Raum und damit zu einer Exsiccose der Zellen.

Die Schweißproduktion dient der Erhaltung der normalen Körpertemperatur und kann bei schwerer Arbeit innerhalb weniger Stunden mehrere Liter betragen. Da der Schweiß hypoton ist, entsteht ohne Wassersubstitution eine hypertone

Übersicht

	Über-	*De-hydrierung*		*Normalwerte*	
	↗	(↘)	Gesamt-Na extracellulär	29 mval/kg	
Isotone	~	~	**Serum-Na, Glucose**	140 mval/l, 100 mg/100 ml	
	~	~	**mittl. Hb-Konzentration der Erythrocyten**	33%	[(Hb g/100 ml × 100)/Hkt]
	~	~	**mittl. Erythrocytenvol.**	89 fl	[(Hkt × 10)/Erythroc. $10^6/mm^3$]
	↗	~(↘)	Gesamt-Na extracellulär		
Hypertone	↗	↗	Serum-Na oder Glucose		
Exsiccose der Zellen	↗	↗	mittl. Hb-Konzentration der Erythrocyten		
	↘	↘	mittl. Erythrocytenvol.		
	(↘)	↘	Gesamt-Na extracellulär		
Hypotone	↘	↘	Serum-Na		
Ödem der Zellen	↘	↘	mittl. Hb-Konzentration der Erythrocyten		
	↗	↗	mittl. Erythrocytenvol.		

↗ erhöht ↘ erniedrigt. Der Hämatokrit wird nicht nur durch die Erythrocytenzahl, sondern auch durch das mit dem intracellulären Wasser variierende mittlere Erythrocytenvolumen beeinflußt. Deshalb ist die Hämatokritabnahme bei einer hypertonen Überhydrierung sehr ausgesprochen und bei einer hypotonen Überhydrierung nur diskret. Umgekehrt kommt es bei der hypotonen Dehydrierung zu einem starken Hämatokritanstieg, der bei der hypertonen Dehydrierung infolge der Abnahme des mittleren Erythrocytenvolumens geringer ist.

Dehydrierung. Weil aber das gesamte extracelluläre Natrium abnimmt, muß über längere Perioden auch NaCl substituiert werden.

5. Hypotone Überhydrierung, Wasserüberschuß

Die vermehrte Sekretion von antidiuretischen Hormon bzw. die Überdosierung von Pitressin beim Diabetes insipidus kann zu einer *Wasserintoxikation* mit Hirnschwellung bzw. Hirnödem führen. Die Hypotonie des Blutplasmas und der interstitiellen Flüssigkeit ist die kombinierte Folge der Verdünnung durch Wasserretention und eines renalen Salzverlustes, weil die Nieren bei gesteigerter ADH-Produktion einen gegenüber dem Blutplasma hypertonen Urin ausscheiden. Die Abnahme der Eiweißkonzentration im Plasma gibt einen Hinweis auf den Anteil der Verdünnung.

Die hypotone Überhydrierung beim *cerebralen Salzverlustsyndrom* nach Schädelunfällen bzw. -operationen sowie bei Tumoren, die Substanzen mit vasopressinähnlicher Wirkung produzieren, beruht ebenfalls auf einer ungenügenden renalen Natriumrückresorption bei reichlicher Wasserzufuhr.

Bei eingeschränkter Nierenfunktion kann eine Wasserintoxikation auch nach Zufuhr großer Mengen hypotoner Flüssigkeit, z. B. in Form von Trinkwasser oder Glucoselösungen, entstehen. In diesen Fällen ist die Erniedrigung des Serumnatriums nur Folge der Verdünnung.

Die hypotone Überhydrierung geht mit einer Hypervolämie einher. Ist das Myokard insuffizient, so kann sich als Folge der Volumenüberlastung ein Lungenödem entwickeln.

6. Hypotone Dehydrierung, Natrium- und Wassermangel

Bei Nierenerkrankungen mit Polyurie und gestörter tubulärer Natriumrückresorption wird im Verhältnis zum Wasser vermehrt Natrium ausgeschieden, so daß ein Natriummangel mit extracellulärem Flüssigkeitsverlust, d.h. eine *Kochsalzexsiccose* entsteht, die durch die Wasserverschiebung in den intracellulären Raum verstärkt wird. Bei chronischer und unkontrollierter Anwendung von Saluretica ergibt sich dieselbe Situation.

Der Mangel an Aldosteron bei der Nebennierenrinden-Insuffizienz führt mit der vermehrten renalen Wasser- und Natriumausscheidung ebenfalls zu einer hypotonen Dehydrierung. Wie bei der hypotonen Überhydrierung können cerebrale Symptome z. B. Übelkeit und Koma, mit der Wasserverschiebung in den intracellulären Raum erklärt werden. Im Gegensatz zur Überhydrierung liegt aber bei der hypotonen Dehydrierung oft eine beträchtliche Hypovolämie vor, auf die ein niedriger Blutdruck und eine Tachykardie hinweisen.

Wird bei gastrointestinalen Salz- und Wasserverlusten, z. B. wegen Erbrechen und Durchfällen, nur das Wasser, nicht aber das Natrium ersetzt, so entsteht ebenfalls ein Natrium- und Wassermangel, sofern entsprechend den normalen Regulationsmechanismen die Wasserrückresorption bei niedriger Serumosmolarität vermindert wird. Das zu ersetzende Defizit an isotoner Kochsalz-Lösung beträgt beim Natrium-Mangelsyndrom bis zu mehreren Litern.

II. Störungen des Elektrolythaushaltes

Natrium, Kalium und Chloride

Die renale Natriumausscheidung ist für die Erhaltung des normalen Hydrierungszustandes des Organismus sehr genau reguliert. Die wichtigsten pathophysiologischen Folgen eines Natriumverlustes oder einer Natriumretention sowie der Hypo- und Hypernatriämie betreffen den Wasserhaushalt mit Störungen der Isotonie zwischen intra- und extracellulärem Raum sowie den Kreislauf wegen Zu- oder Abnahme des Plasmavolumens.

Grenzwerte für Hyper- und Hyponatriämie, -chlorämie und -kaliämie:

	Hyper-natriämie	*Hypo-natriämie*	Die Störungen betreffen in erster Linie:
Na^+ mval/l	>145	<135	Wasserhaushalt und Isotonie zwischen extra- und intracellulärem Raum
K^+ "	> 5,5	< 3,5	Myokard, quergestreifte und glatte Muskulatur. Säure-Basen-Gleichgewicht
Cl^- "	>105	< 90	Wasserhaushalt (NaCl) Säure-Basen-Gleichgewicht bei Verschiebung der Relation zum Na^+

Die mengenmäßig wichtigsten Anionen in der extracellulären Flüssigkeit sind Cl^- und HCO_3^-. Ihre Aufnahme und Ausscheidung ist weitgehend an die des Na^+ und K^+ gebunden. Der Quotient Na^+/Cl^- beträgt im Plasma ca 1,4. Abweichungen weisen auf eine Störung des Säure-Basen-Gleichgewichts hin. Bei einem Verlust von H^+ und Cl^- mit sauren Magensaft (Erbrechen, Absaugen) entsteht eine Alkalose und eine *Hypochlorämie*. Bei praktisch unveränderter Natriumkonzentration werden die fehlenden Cl^- durch HCO_3^- ersetzt. Damit ergeben sich eine Erhöhung der Pufferkapazität und des Standardbicarbonates des Blutes sowie bei normalem P_{CO_2} von 40 mm Hg eine Verschiebung des pH zur alkalischen Seite. Umgekehrt führt ein Verlust von HCO_3^- mit dem Urin, z. B. bei Blockierung der Carboanhydrase, zu einer Senkung des Standardbicarbonates und zu einer Acidose. Die Relation Na^+/Cl^- im Plasma wird kleiner als 1,4, d. h. es entsteht eine relative oder absolute *Hyperchlorämie*.

Bei Störungen des Kaliumhaushaltes können Veränderungen der neuromuskulären Erregbarkeit und der Kontraktilität auftreten. Dabei sind vor allem das Herz und

Übersicht: *Störungen des Natriumhaushaltes*

	Gesamt-Na	Serum-Na	Überhydrierung	Dehydrierung
Gastro-intestinale Verluste Renale Verluste bei Niereninsuffizienz Diuretica Verlust durch die Haut (Schwitzen, Verbrennung) Nebennierenrinden-insuffizienz	↘	↘		+
Nebennierenrinden-überfunktion Aldosteron	↗	↗	+	
Wasserverlust z. B. bei verminderter ADH-Aktivität	(↘)	↗		+
Übermäßige Wasserzufuhr, erhöhte ADH-Aktivität	~	↘	+	
Generalisierte Ödeme bei Herzinsuffizienz, Lebercirrhose, Schwangerschafts-toxicose	(↗)	(↗)	+	
Verminderte Wirksamkeit der „Natriumpumpe" z. B. bei schwerer Hypoxie	~	↘		+

die quergestreifte Muskulatur betroffen. Das Membran-Ruhepotential beträgt bei normalen Konzentrationen für das intra- und extracelluläre Kalium (160/4,5) ca. 85 mV. Bei einer *Hyperkaliämie* ergibt sich mit einer Abnahme des Gradienten eine Verminderung des Ruhepotentials und Senkung der Reizschwelle und damit eine Übererregbarkeit und Hyperreflexie. Hyponatriämie, Hypocalcämie und Acidose potenzieren den Effekt der Hyperkaliämie, was z. T. erklärt, warum keine engen quantitativen Beziehungen zwischen Erhöhung der Kaliumwerte im Plasma und Schwere der muskulären Symptome bestehen. Bei schweren Hyperkaliämien kann die Reizschwelle soweit absinken, daß wegen einer Dauerdepolarisierung eine Lähmung auftritt.

Die *Hypokaliämie* mit Zunahme des Gradienten erhöht das Ruhepotential. Die deshalb verminderte Erregbarkeit erklärt Hyporflexie, Tonusverlust und Adynamie. In schweren Fällen kommt es zu einer schlaffen Lähmung. Schwere Hypokaliämien können auch zur Blasenlähmung und zur Darmlähmung mit Ileus führen.

Die Störungen des Herzens bei Hyper- und Hypokaliämie sind unmittelbar lebensgefährlich. Das Elektrokardiogramm spiegelt die Veränderungen der Reizbildung, der Reizausbreitung und der Repolarisation. Die Hyperkaliämie vermindert die Reizbildung im Vorhof, verzögert die Reizausbreitung in den Klammern und kann zum plötzlichen Herztod wegen Kammerflimmern oder -stillstand führen. Der QRS-Komplex ist verbreitert, die QT-Zeit verkürzt und die T-Zacke spitz-zeltförmig ausgezogen.

Bei Hypokaliämie besteht eine Tendenz zur Vorhofstachykardie und Extrasystolie. Die QT-Zeit ist eher verlängert, die T-Zacke abgeflacht. Die Störung der Repolarisation zeigt sich auch im Auftreten einer normalerweise kaum vorhandenen U-Welle, die in schweren Fällen mit der T-Welle verschmilzt.

Der Austausch von 3 K^+ gegen 2 Na^+ + 1 H^+ durch die Zellmembran spielt auch bei Störungen des Säure-Basen-Gleichgewichtes eine Rolle. Bei der metabolischen und respiratorischen Acidose tritt Kalium aus den Zellen in den extracellulären Raum aus, so daß die Tendenz zu einer Hyperkaliämie besteht, die jedoch bei normaler Nierenfunktion wegen einer gesteigerten Kaliumdiurese keine extremen Werte erreicht. Bei jeder matabolischen und respiratorischen Alkalose kann sich eine Hypokaliämie entwickeln, weil Kalium in den intracellulären Raum verschoben wird.

Diese Beziehungen sind auch therapeutisch zu berücksichtigen. Bei der diabetischen Ketoacidose bestehen eine Hyperkaliämie und eine vermehrte renale Kaliumauscheidung, so daß eine negative Kaliumbilanz vorliegt. Wird nun diese metabolische Acidose durch Insulin- und Bicarbonatzufuhr behoben, so wandert das Kalium wieder in die Zellen, und es kann sich ohne Kaliumsubstitution aus der Hyperkaliämie eine gefährliche Hypokaliämie entwickeln.

Bei einem schweren alimentär oder durch gastrointestinale Verluste bedingten Kaliummangel entsteht mit der Hypokaliämie eine metabolische Alkalose, weil H^+ in die Zellen wandert. Beträgt der Kaliumverlust größenordnungsmäßig mehr als 10% des Gesamtkörperkaliums, so nimmt die Kaliumkonzentration in den Zellen der Nierentubuli so stark ab, daß trotz metabolischer Alkalose ein saurer Urin ausgeschieden wird, weil relativ mehr H^+ als K^+ im Austausch gegen Na^+ in den Urin gelangen.

Die anorganischen Phosphate nehmen im Blut bei einer Alkalose etwas ab, und bei einer Acidose steigen sie leicht an. Die Abnahme der Phosphate ist bei einer

Übersicht: *Störungen des Kaliumhaushaltes*

	Gesamt–K^+	Serum-K^+	Alkalose	Acidose
Gastro-intestinale Verluste (Erbrechen, Durchfall, Laxantien)	↘	↘	+	
Renale Verluste bei tubulärer Insuffizienz	↘	↘		+
Saluretica	↘	↘	+	
Renale Retention bei verminderter glomerulärer Filtration	~	↗		+
Nebennierenrinden-überfunktion	↘	↘	+	
Nebennierenrinden-insuffizienz (Aldosteron, Cortisol)	(↗)	↗		+
Diabetische Ketoacidose	↘	↗		+
Ausgedehnte Nekrosen oder Hämolyse (Quetschungen, Verbrennungen,Pankreatitis)	↘	↗		+

respiratorischen Alkalose wegen willkürlicher Hyperventilation innerhalb weniger Minuten nachweisbar. Der beträchtliche Anstieg der anorganischen Phosphate bei der Niereninsuffizienz ist zur Hauptsache auf eine ungenügende Ausscheidung und nicht auf die Acidose zurückzuführen.

Bei parenteraler Hyperalimentation kann ohne genügende Zufuhr von Phosphor eine *Hypophosphatämie* auftreten. Kommt es zu einer Verarmung an ATP, so treten Störungen des Energieumsatzes und der Membranfunktionen auf. Die klinischen Symptome sind: Paraesthesien, Krämpfe, Koma, Muskelschwäche und -schmerzen, Kammerflimmern und Asystolie, Bildung von Sphärocyten und Hämolyse. Diese lebensgefährliche Hypophosphatämie wird durch die Zufuhr von 5–10 mval/24 Std Phosphaten vermieden.

Hyper- und *Hypocalcämie* s. Calciumstoffwechsel.

SÄURE-BASEN-GLEICHGEWICHT

A. A. Bühlmann

A. Physiologische Grundlagen

Ein Molekül oder ein Ion, das Protonen und damit auch H^+ abgibt, wird als Protonendonator, als Säure bezeichnet. Ein Anion nimmt H^+ auf, dissoziiert in wäßriger Lösung, gibt dann H^+ ab und wird damit zur Säure.

Der menschliche Organismus besteht u. a. aus einer Vielzahl von wäßrigen Lösungen. Seine normale Funktion ist an eine konstante H^+-Konzentration gebunden.

Normalwerte der H^+-Konzentrationen in Ruhe

$pH = -\log cH^+$	$7{,}40 = 3{,}98 \cdot 10^{-5}$ mval/l H^+
	pH
Arterielles Blut	7,35–7,45
Venöses Blut	7,30–7,40
(regionäre Unterschiede)	
Interstitielle Flüssigkeit	idem
Intracelluläre Flüssigkeit	7,00–7,10

Die normale H^+-Konzentration beträgt im arteriellen Blut $3{,}55$–$4{,}47 \cdot 10^{-5}$ mval/l, was pH-Werten von 7,45–7,35 entspricht. Der pH-Wert im venösen Blut variiert mit den regionär unterschiedlichen Verhältnissen zwischen Stoffwechsel und Durchblutung. Der pH-Wert der interstitiellen Flüssigkeit entspricht dem des venösen Blutes der betreffenden Region. Während körperlicher Arbeit fällt der pH-Wert im venösen Mischblut in der A. pulmonalis etwas stärker ab als im arteriellen Blut (s. Kap. Atmung, S. 10). Für die Beurteilung ist der pH-Wert im arteriellen Blut maßgebend. Im Capillarblut des hyperämisierten Ohrläppchens werden praktisch dieselben Werte gemessen.

Im menschlichen Organismus entstehen beim Stoffwechsel *Anionen,* die im wäßrigen Milieu H^+ abgeben und zwecks Erhaltung einer konstanten H^+-Konzentration ausgeschieden werden müssen:

Kohlenhydrat- und Fett-Stoffwechsel $\rightarrow$ *$CO_2 \approx 20000$ mmol/24 Std*

Eiweiß-Stoffwechsel $\rightarrow$ *Phosphate, Sulfate ≈ 160 mval/24 Std*

Bei normaler Kost und körperlicher Tätigkeit entstehen bei der Verbrennung von Zucker und Triglyceriden pro 24 Std ca. 20000 mmol CO_2, was einem Gasvolumen von 445 Litern (STPD) entspricht. Das in den Zellen entstehende CO_2 diffundiert in das Interstitium und in das Blut. Es bildet mit Wasser unter Mitwirkung des Fermentes Carboanhydrase H_2CO_3. In den Lungen diffundiert das CO_2 aus dem Blut in die Alveolen. Die Konzentration an H_2CO_3 ist im arteriellen Blut vom P_{CO_2} der durchbluteten und ventilierten Alveolen abhängig. Es ist deshalb üblich, die H_2CO_3 als P_{CO_2} anzugeben (s. Formel von HASSELBALCH-HENDERSON).
Der Eiweiß-Stoffwechsel liefert pro 24 Std ca. 160 mval Phosphate und Sulfate. Die Ausscheidung der nichtflüchtigen Säuren durch die Nieren erfolgt in den Glomerula passiv durch Filtration und in den Tubuli zusätzlich aktiv durch Sekretion. Mengenmäßig werden in den Lungen mit dem CO_2 rund 200mal mehr saure Valenzen ausgeschieden als mit dem Urin.
Die Produktion von nicht flüchtigen Säuren übersteigt die verfügbaren Basen pro 24 Std um ca. 50–100 mval. Dieser Überschuß kann ohne Störung des Säure-Basen-Gleichgewichtes ausgeschieden werden, indem die Nieren einen Urin produzieren, der eine wesentlich höhere H^+-Konzentration hat als das Blut. Bei einem Urin-pH von 4,5 beträgt das Verhältnis vom sauren primären Phosphat zum alkalischen sekundären Phosphat ca. 200/1. Die Nieren scheiden die 100 mval/24 Std H^+ ca. zu 1/2 als NaH_2PO_4 und zur anderen Hälfte als Ammoniumsalz aus, wobei das NH_3 in der Niere selbst gebildet wird. Das im Glomerulum entsprechend der Konzentration im Plasma filtrierte Bicarbonat kann vollständig rückresorbiert werden, indem in den Tubuli sowohl bei der Umwandlung von Na_2HPO_4 in NaH_2PO_4, sowie bei dem Ersatz von Na^+ durch NH_4^+ und schließlich beim Austausch von Na^+ mit K^+ immer Na^+ frei wird und wieder in die Zellen eintreten kann, von wo es mit HCO_3^- in das Blut gelangt. Kompensatorisch wird die Bicarbonat-Rückresorption bei einer Alkalose vermindert. Bicarbonat-Ausscheidung und -Rückresorption sind somit auf das Engste mit der Rückresorption von Na^+, dem im Blutplasma und in der interstitiellen Flüssigkeit mengenmäßig wichtigsten Kation, kombiniert. Bei tubulären Nierenschäden kann die Fähigkeit der Nieren, das Bicarbonat zurückzuresorbieren derartig vermindert sein, daß infolge des Bicarbonatverlustes eine Acidose entsteht.
Die 4 wichtigsten Puffersysteme im menschlichen Organismus sind das Hämoglobin (1 g Oxy-Hb bindet 0,18 mmol H^+), die Proteine (1 g Serumproteine binden 0,11 mmol H^+), das Bicarbonat und das Phosphat. In den Zellen stehen für die Pufferung vor allem Phosphat und Proteine, in der interstitiellen Flüssigkeit hauptsächlich Bicarbonat und im Blut Hämoglobin, Bicarbonat und Proteine zur Verfügung. Reduziertes Hämoglobin bindet etwas mehr H^+ als Oxyhämoglobin, die Ansäuerung des Blutes im Gewebe infolge CO_2-Aufnahme wird durch die gleichzeitige Reduktion eines Teiles des Hämoglobins weitgehend kompensiert. Bei der Bildung von Oxyhömoglobin und Senkung des P_{CO_2} in der Lunge geben die Erythrocyten Cl^- ab, was zu einem geringen, aber meßbaren Unterschied im Chloridgehalt zwischen arteriellen und venösem Plasma führt. Im Gegensatz zum

Vollblut gibt die eiweißarme und erythrocytenfreie interstitielle Flüssigkeit beim Äquilibrieren mit einem CO_2-freien Gasgemisch nicht das gesamte CO_2 ab, d.h. die CO_2-Dissoziationskurve geht nicht wie die des Blutes durch den 0-Punkt, was die Pufferwirkung des Hämoglobins eindrücklich illustriert.
Die Pufferung wird mathematisch mit der Formel von HASSELBALCH-HENDERSON dargestellt:

$$pH = pk + \log \frac{\text{Salz}}{\text{Säure}}$$

für CO_2:

$$pH = pk' + \log \frac{(HCO_3^-)}{(H^+HCO_3^-)}$$

oder entsprechend den Meßwerten im Blut:

$$pH = pk'_1 + \log \left[\frac{CO_2\ \text{mmol/l}}{\alpha \cdot P_{CO_2}\ \text{mmHg}} - 1\right]$$

pk'_1 = 1. Dissoziationskonstante der CO_2 bei 37° C = 6,10,
α = Löslichkeit der CO_2 im Plasma bei 37° C = 0,0308 mmol/l/mm Hg.

Mit der Messung von 2 Werten dieser Gleichung im arteriellen Plasma kannn jede Störung des Säure-Basen-Gleichgewichtes in ihrer Auswirkung auf das Blut und die aktuelle Kompensation definiert werden. Der Zähler der Formel wird durch die Nieren, der Nenner durch die Lungen direkt beeinflußt. Über den von der Ventilation abhängige art. P_{CO_2} ist eine erhebliche pH-Änderung innerhalb Minuten möglich. Die Beeinflussung des Zählers durch die Nieren, z.B. über eine vermehrte oder verminderte Bicarbonatausscheidung oder eine ungenügende Filtration von nichtflüchtigen Säuren z.B. bei Mangeldurchblutung, benötigt Stunden bis Tage. Bei der vermehrten Produktion von sauren Metaboliten, z.B. Milchsäure während schwerer körperlicher Arbeit oder Ketosäuren bei der Entgleisung des Fettstoffwechsels während des diabetischen Komas, wird auch der Zähler dieser Formel kurzfristig stark beeinflußt. Mit der intravenösen Infusion von Bicarbonat wird der Zähler schnell vergrößert, mit der Infusion von verdünnter Salzsäure schnell verkleinert. Bei einem pH-Wert von 7,40 beträgt das Verhältnis von Bicarbonat zu freier CO_2 20/1.
Wird das Vollblut bei 37° C mit einem P_{CO_2} von 40 mm Hg und einem hohen P_{O_2} zwecks voller Sättigung des Hämoglobins mit O_2 ausgeglichen, so entspricht der Bicarbonatsgehalt im Plasma dem *Standardbicarbonat* (Alkalireserve). Der Normalwert beträgt 21–25 mval/l, was gleichbedeutend mit 40–45 mval/l *Pufferbasen* im Plasma oder Serum ist. Ein erhöhtes Standardbicarbonat entspricht einer vergrößerten Pufferkapazität des Blutes, einer Erhöhung der CO_2-Dissoziationskurve und einer Zunahme der Pufferbasen, einem *Basenüberschuß.* Die Abnahme

des Standardbicarbonates ist gleichbedeutend mit einem *Basendefizit* bzw. einem Überschuß an nichtflüchtigen Säuren.

B. Störungen des Säure-Basen-Gleichgewichtes

Mit der Bestimmung von 2 Werten der Formel von HASSELBALCH-HENDERSON lassen sich alle Störungen des Säure-Basen-Gleichgewichtes in 2 Hauptgruppen, *metabolisch* und *respiratorisch*, einteilen. Die zusätzliche Messung oder Berechnung des Standardbicarbonates gibt Aufschluß über die Pufferkapazität des Blutes und bei primär respiratorischen Störungen über die renale Kompensation. Mittels eines Nomogrammes können aus pH und P_{CO_2} oder CO_2-Gehalt im Plasma auch der sog. Basenüberschuß bzw. das Basendefizit als Abweichung von den normalen Pufferbasen im Serum von ca. 40–45 mval/l abgelesen werden. Das Basendefizit bei einer metabolischen Acidose gibt einen quantitativen Hinweis für die Substitution z.B. mit Natriumbicarbonat. Sind zudem die Natrium-, Kalium- und Chloridkonzentrationen im Serum bekannt, so können mittels des Ionogrammes die nichtflüchtigen Säuren global berechnet werden.

	Arterielles Blut pH	*Acidose* <7,35	*Alkalose* >7,45
Metabolisch	Standardbicarbonat (normal 21–25 mval/l)	↘	↗
	P_{CO_2} (normal 40 mm Hg)	↘	↘
Respiratorisch	Standardbicarbonat	↗	↗
	P_{CO_2}	↗	↘

↗ ↘ deutlich erhöht bzw. erniedrigt

Acidose und Alkalose werden nach den Blutwerten beurteilt, dabei ist aber zu berücksichtigen, daß bei schnell ändernden Zuständen erhebliche Differenzen zwischen Blut und interstitieller Flüssigkeit und auch zum Liquor cerebrospinalis, dessen pH für die Atemregulation von Bedeutung ist, entstehen können.

1. Respiratorische Acidose und Alkalose

Jede Hypoventilation der Mehrzahl der durchbluteten Alveolen hat einen Anstieg des art. P_{CO_2} und damit bei normalem Standardbicarbonat innerhalb Minuten eine Verschiebung des pH zur sauren Seite, und jede alveoläre Hyperventilation eine

Alkalose zur Folge. Die chronische respiratorische Acidose gleich welcher Genese wird renal durch eine vermehrte Chloridausscheidung und damit durch eine Erhöhung des Standardbicarbonates mehr oder weniger kompensiert, doch bleibt das pH meist im unteren Normbereich. Umgekehrt wird die respiratorische Alkalose durch eine vermehrte renale Bicarbonatausscheidung mit einer Senkung des Standardbicarbonates teilweise kompensiert. Die renale Kompensation benötigt immer Stunden bis Tage. Bei der akuten respiratorischen Alkalose stehen sekundäre Symptome wie Übererregbarkeit und regionäre Durchblutungsänderungen, bei der akuten und chronischen respiratorischen Acidose die Symptome des pulmonalen Grundleidens im Vordergrund.

2. Metabolische Acidose und Alkalose

Eine massive Erhöhung des Standardbicarbonates, d.h. eine metabolische Alkalose, ist nur bei einer absoluten oder relativen Hypochlorämie möglich. Die metabolische Acidose hingegen kann Folge einer absoluten oder relativen Hyperchlorämie oder der Ansammlung von normalerweise nicht oder nur in geringen Konzentrationen vorhandenen nichtflüchtigen Anionen sein. Bei jeder schweren metabolischen

Übersicht. *Metabolische Acidose und Alkalose*

Acidose	*Alkalose*
1. Milchsäureacidose	*1. Verlust von HCl, NaCl, KCl*
Muskelarbeit	Erbrechen, Absaugen von Magensaft
Gewebehypoxie (Höhe,	Durchfall, Laxantien
Mangeldurchblutung,	Saluretica
CO-Intoxikation)	
Biguanid-Therapie	
Leberfunktionsstörungen	
Malignome	
2. Ketoacidose	*2. Nebennierenrindenüberfunktion*
Diabetes mellitus	
3. Retention von verschiedenen Anionen	*3. Zufuhr von Na^+*
Akutes Nierenversagen	z.B. Natriumbicarbonat oder -lactat
Chron. Glomerulonephritis	
Pyelonephritis	
4. Zufuhr von Cl^-	
z.B. Ammoniumchlorid, HCl	
5. Verlust von Bicarbonat	
Gastrointestinal	
Renal	
Nebennierenrindeninsuffizienz	
Carboanhydraseblockierung	

Acidose wird die Atmung, sofern Atemregulation und Lungen nicht schwer gestört sind, gesteigert. Diese kompensatorische Hyperventilation (KUSSMAULsche Atmung) ist ein klinisch auffälliges Symptom, während die kompensatorische Hypoventilation bei einer metabolischen Alkalose meist übersehen und nur mit der Messung des art. P_{CO_2} erfaßt wird.

KNOCHEN-, CALCIUM- UND PHOSPHATSTOFFWECHSEL

E. R. Froesch

A. Physiologische Grundlagen

Die Regulation des Calcium- und Phosphatstoffwechsels ist sehr komplex. Die Calcium- und Phosphatkonzentration im Blut wird trotz stark wechselnder Zufuhr dieser beiden Ionen konstant gehalten. Die beiden wichtigsten Hormone für die Homöostase des Calciums und des Phosphates sind das Parathormon der Nebenschilddrüsen und das in den medullären Zellen der Schilddrüse gebildete Calcitonin. Das Plasma enthält nur einen ganz kleinen Bruchteil des Gesamtkörper-Calciums, das zu mehr als 98% im Knochen deponiert ist. Die normale Calciumkonzentration im Plasma liegt zwischen 8,5 und 10 mg%. *Die Gesamtkonzentration an Calcium sagt relativ wenig aus über das aktiv in das Stoffwechselgeschehen eingreifende ionisierte Calcium. Ungefähr 50% des gesamten Calciums liegt im Serum in ionisierter, 15% in an Bicarbonat, Phosphat und Citrat komplexierter und der Rest in eiweißgebundener Form vor.* Die Calciumkonzentration des Plasmas nimmt bei niedrigem Proteingehalt ab und bei hohem Proteingehalt zu. Die Calciumkonzentration beträgt in der interstitiellen Flüssigkeit nur 7 mg%, im Liquor cerebrospinalis, der weniger Eiweiß enthält, 4–6 mg%. *Calcium wird im Dünndarm resorbiert und im Dickdarm, Urin und Schweiß ausgeschieden.* Das wachsende Kind und die schwangere Frau benötigen bis zu 1, resp. 1,5 g Calcium pro Tag, der erwachsene Mensch 0,5 g, um nicht in eine negative Calciumbilanz zu geraten. Wenn die Calciumaufnahme mit der Nahrung steigt, sinkt die *prozentuale Calciumresorption* im Dünndarm. Vitamin D ist der Wirkstoff, welcher die Calciumresorption im Darm fördert, während Cortisol die Calciumresorption vermindert. Auch Parathormon und Wachstumshormon begünstigen die Calciumresorption aus dem Darm. *Eine verminderte Calciumresorption aus dem Darm finden wir unter pharmakologischen Dosen von Glucocorticoiden, bei Vitamin D-Mangel, bei Rachitis, bei intestinaler Malabsorption mit Steatorrhoe, bei Hypoparathyreoidismus und nach Verabreichung von Alkali, Oxalat, Phytat und Phosphat.* Letzteres ist auch in der Therapie der Hypercalcämie sehr wirksam. Die Plasma-Calcium-Konzentration wird jedoch vorwiegend reguliert durch die Resorption im Darm, Mobilisierung aus dem Knochen und durch die Ausscheidung von Calcium im Urin. Das Calcium im Glomerulumfiltrat wird zu 99% tubulär rückresorbiert. Nur das ionisierte und komplexgebundene Calcium wird filtriert.

Calcium ist als Apatit an Phosphat gebunden im Knochen eingelagert. Ca. 80% des gesamten Körperphosphats findet sich im Knochen und in den Zähnen. Während die Calciumkonzentration im Serum von Kindern, Erwachsenen und alten Menschen gleich ist, ändert sich die Phosphatkonzentration im Blut mit dem Alter. Sie beträgt bei wachsenden Kindern 4–7 mg%, beim Erwachsenen 2,5–4 mg%. Das Phosphat im Plasma wirkt als Puffer und macht ca. 5% der gesamten Plasmapuffer-Kapazität aus. Die Phosphatkonzentration variiert je nach Tageszeit und ist abhängig vom Phosphatgehalt der Nahrung im Gegensatz zum Calcium, dessen Schwankungen engere Grenzen gesetzt sind. Es scheint, daß im Gegensatz zur Calciumresorption im Darm die Phosphatresorption keiner endokrinen Regulation untersteht. Hingegen wird die Phosphatausscheidung im Urin vor allem vom Parathormon beeinflußt. Parathormon hemmt die tubuläre Phosphatrückresorption und fördert damit die renale Ausscheidung von Phosphat.

Knochen besteht aus der Knochenmatrix, in welche Calcium und Phosphat als Apatit eingelagert werden. Die Mechanismen, welche zur Bildung, resp. Abbau von Knochenmatrix und zur Verkalkung, resp. Entkalkung der Knochenmatrix führen, sind noch wenig bekannt. Die Knochenneubildung wird durch Osteoblasten und Osteocyten gesteuert, die Resorption des Knochens vor allem durch die Osteoclasten.

Die hauptsächliche endokrine Regulation des Calcium- und Phosphatstoffwechsels erfolgt durch die beiden Hormone Parathormon und Calcitonin. Parathormon führt zu einem akuten Anstieg des ionisierten Calciums im Plasma, während eine Calciumerhöhung im Plasma die Parathormon-Sekretion akut senkt. Umgekehrt führt eine Erhöhung der Calciumkonzentration zu einer Ausschüttung von Calcitonin und eine Calcitoninerhöhung umgekehrt zu einer Erniedrigung der Calciumkonzentration im Plasma. Parathormon bewirkt eine Mobilisierung von Calcium aus dem Knochen durch Aktivierung der Osteoclasten, eine vermehrte tubuläre Ausscheidung von Phosphat und eine erhöhte Resorption von Calcium und Phosphat durch die Dünndarmschleimhaut.

B. Störungen des Knochenstoffwechsels

1. Osteoporose

Die häufigste Knochenkrankheit ist die Osteoporose. Eine „physiologische" Demineralisation des Knochens tritt bei der Frau anfangs der Menopause im Alter von 45–50 Jahren auf und nimmt im Alter ihren Fortgang. Beim Manne scheint dieser Prozeß erst später zwischen 60 und 70 Jahren einzusetzen. Wir sprechen von der postmenopausischen, resp. der senilen Osteoporose, die bei 20–30% der Frauen zu pathologischen Fisch-, resp. Keilwirbelbildungen, Rundrücken und pathologischen Frakturen führen kann. Die Pathogenese der postmenopausischen und senilen Osteoporose ist nicht geklärt. Sie scheint mit dem Erlöschen der endokrinen Funktion der Ovarien zusammenhängen. Es liegen aber keine Beweise vor, daß sie durch eine Oestrogensubstitution verhindert werden kann. Der Grund, weshalb 20–30% sonst gesunder Frauen im Alter schwere klinische, auf die Oesteoporose

zurückzuführende Beschwerden haben, wird heute damit erklärt, daß der Grad der Mineralisation des Knochens im besten Alter individuell sehr verschieden ist. Nur bei Frauen, welche eine relativ geringe Mineralisation des Knochens nach der Pubertät erreichen, scheint der bei allen Frauen ungefähr gleich starke Calciumverlust im Alter zu klinischen Symptomen, Oesteoporose und Frakturen zu führen.
Es ist schon lange bekannt, daß bei der Poliomyelitis mit bleibenden Lähmungen eine rasch einsetzende *Inaktivitäts-Osteoporose* häufig mit Nierensteinbildung eintritt. Aktueller ist heute der Calciumverlust und die rasch auftretende Osteoporose der Astronauten im schwerelosen Zustand. *Fehlender Zug und Druck auf den Knochen führt zu einer akuten Osteoporose, und der massive Calciumverlust durch die Nieren zu Nierensteinen.*
Unter Glucocorticoiden ist die Proteinsynthese und die Synthese der Knochenmatrix vermindert und zudem hemmt Cortisol die Calciumresorption aus dem Darm. Durch diese verschiedenen Wirkungen führt Cortisol in pharmakologischer Dosis zur Osteoporose, welche ein Kardinalsymptom des CUSHING-Syndroms ist. Zu viel Thyroxin bewirkt einen gesteigerten Knochenumbau und kann zu Hypercalcämie und zu Osteoporose führen.

2. Hypoparathyreoidismus

Der *idiopathische Hypoparathyreoidismus* ist sehr selten und manifestiert sich schon in der Jugend. Zu den klassischen Symptomen des erworbenen Hypoparathyreoidismus gesellen sich bei der idiopathischen Form deshalb noch Entwicklungsstörungen des Knochens (osteoarticuläres Syndrom), der Haut und Anhangsgebilde (trockene, rissige Haut; Nagelfalz- und Nagelverhornungsstörungen; Schmelzdefekte der Zähne).
Klassisch für jede Form des Hypoparathyreoidismus ist die *Trias von Hypocalcämie, Hyperphosphatämie und Hypocalciurie.* Die Hypocalcämie führt zur *Tetanie*. Die Tetanie kann latent bleiben oder aber zu tödlichen Krämpfen führen. Offenbar führt die verminderte Calciumionenkonzentration zu einer nervösen Überregbarkeit des ZNS (Epilepsie), Rückenmarks wie auch der peripheren Nerven. Klassische Zeichen sind die Pfötchenstellung der Hand (Carpalkrampf, vor allem bei venöser Stauung, Zeichen von TROUSSEAU) und das Zucken des Mundwinkels bei Schlag auf den übererregbaren N. facialis (CHVOSTEK).
Die Behandlung des Hypoparathyreoidismus ist sehr dankbar, da Vitamin D die wesentlichen Wirkungen des Parathormons nachahmt. Calcium und Phosphat im Serum lassen sich mit der regelmäßigen Einnahme von Vitamin D normalisieren und die Patienten fühlen sich in jeder Beziehung vollständig gesund (eine der wenigen *echten* Indikationen für ein Vitamin!).
Die häufigste Form der Tetanie ist die *psychisch bedingte Hyperventilationstetanie,* die nichts mit den Parathyreoideae zu tun hat. Bei inadäquater Hyperventilation sinkt das P_{CO_2}, steigt das pH, und es kommt zu einer akuten Verminderung des ionisierten Calciums zugunsten von komplex- und proteingebundenem Calcium und damit zur Tetanie.

Der *Pseudo-Hypoparathyreoidismus* gehört wahrscheinlich zu den *Endorgandefekten,* bei denen das Hormon (Parathormon) vorhanden ist, das Endorgan aber nicht normal ansprechen kann (Anomalie des Receptors oder irgendeines Schrittes zwischen der Hormonwirkung auf den Receptor und den Auswirkungen davon auf die Zelle). Neben der klassischen Trias des Hypoparathyreoidismus zeigen diese Patienten zusätzliche angeborene „Mißbildungen" vor allem des Skelets (Habitus, rundes Gesicht, Brachydactylie etc.).

3. Primärer Hyperparathyreoidismus

Beim primären Hyperparathyreoidismus handelt es sich meistens um Adenome eines oder mehrerer Nebenschilddrüsenkörperchen, welche autonom und teils unabhängig von der Calcium-Konzentration zu viel Parathormon secernieren. Eine vollständige Unabhängigkeit von der Calcium-Konzentration besteht meistens nicht. Eine Erniedrigung des Calciums im Plasma führt auch beim primären Hyperparathyreoidismus noch zu einer zusätzlichen Parathormonsekretion. Das Resultat der erhöhten Parathormonkonzentration ist eine erhöhte Calciumkonzentration und eine relativ erniedrigte Phosphatkonzentration im Serum. Die Calciumresorption aus den Knochen (Vermehrung der Osteoclasten) und die Calciumausscheidung sind erhöht, ebenso die Phosphatausscheidung im Urin, weil Parathormon die tubuläre Phosphat-Rückresorption hemmt. Die oft diskreten klinischen Symptome von Adynamie, Nykturie und Polyurie (Hemmung der Wasserrückresorption im distalen Tubulus durch Calcium), Obstipation und Erbrechen sind auf die Hypercalcämie zurückzuführen. Häufig verläuft der primäre Hyperparathyreoidismus oligosymptomisch mit rezidivierenden Calciumphosphat-Nierensteinen. Jeder Patient mit rezidivierenden Nierensteinen sollte auf einen Hyperparathyreoidismus abgeklärt werden. *Charakteristisch für den Hyperparathyreoidismus sind die Hypercalcämie bei gleichzeitig bestehender Hypophosphatämie und Hypercalciurie.* Die Phosphatrückresorption beträgt weniger als 75% der filtrierten Phosphatmenge und eine Parathormon-Infusion führt zu keiner weiteren Verminderung der Phosphatrückresorption, die bereits durch die endogene Parathormonsekretion maximal eingeschränkt ist. Seltener sind die klinisch als Osteoporose imponierenden Hyperparathyreoidismus-Fälle. Differentialdiagnostisch muß bei jeder Hypercalcämie an eine Vitamin D-Intoxikation und eine Tumor-Hypercalcämie gedacht werden. *Vitamin D-Intoxikation und Knochenmetastasen von Tumoren führen zur Hypercalcämie und Hyperphosphatämie, die sich im Gegensatz zum Hyperparathyreoidismus durch hohe Dosen Cortisol erfolgreich senken lassen.*

Das *Hypercalcämie-Syndrom* äußert sich in psychischen und neurologischen Erscheinungen (Apathie, Depression, Erregtheit), Appetitverlust, Nausea, Erbrechen, Obstipation, Polydipsie und Polyurie sowie Muskelschwäche und Bradykardie. Erste und unbestrittene therapeutische Maßnahme ist die massive Rehydrierung der dehydrierten Patienten.

Synopsis der wichtigsten Störungen des Knochenstoffwechsels, Ca^{++}- und P-Haushaltes

	Genese	Ca^{++}	P	Parat-hormon	Calci-urie	Phosphat-urie	Symptome	Therapie
Hypopara-thyreoidismus	„idiopathisch", erworben (Strumektomie)	↓	↑	↓	↓	↓	Tetanie	Vitamin D
Pseudo-Hypo-para-thyreoidismus	vererbte Stoffwechsel-krankheit (Receptor für Parathormon?)	↓	↑	normal	↓	↓	Tetanie + angeb. Knochen-mißbildungen, Haut	——
Primärer Hyperpara-thyreoidismus	„autonomes" Adenom(e) der Parathyreoidea	↑	↓	↑	↑	↑	*Nierensteine* Adynamie Polyurie u. Polydipsie Hypercalcämie-Syndrom	Exstirpation des Adenoms
Sekundärer Hyperpara-thyreoidismus	1. Hypocalcämie/Osteo-malacie (Malabsorption, chron. Niereninsuff.) 2. Hyperplasie der Parathyreoideae	↓ –n	n od. ↑	↑	nicht ein-heit-lich	nicht ein-heit-lich	Primärkrankheit; Knochenschmerzen	Vit. D p.o. oder parenteral
Osteomalacie	Vit. D-Mangel Malabsorption Phosphat-Diabetes	n–↓ n–↓ n–↓	n–↑ n–↑ ↓	↑ ↑ ↑	↓ ↓ ↑	↓ ↓ ↑	Knochenschmerzen Knochenschmerzen Knochenschmerzen	Vit. D Vit. D parenteral Vit. D (hochdosiert)
Osteoporose	Alter Menopause Inaktivität Glucocorticoidtherapie	n	n	n	↓ ↓ ↑ ↑	↓ ↓ ↑ ↑	Knochenschmerzen	?

4. Sekundärer Hyperparathyreoidismus

Der auf Osteomalacie beruhende sekundäre Hyperparathyreoidismus erklärt sich zwanglos durch die allen Formen der Osteomalacie gemeinsame Hypocalcämie. Es findet sich hier fast immer eine Parathyreoidea-Hyperplasie und als Ausdruck erhöhter Parathyreoidea-Aktivität eine erhöhte Phosphatausscheidung und eine Vermehrung der Osteoclasten. Eine Korrektur der Hypocalcämie durch die erhöhte Parathormonsekretion kommt besonders bei schwerem Vitamin D-Mangel nicht zustande, da Vitamin D für die Parathormonwirkung am Knochen eine permissive Rolle spielt. Hingegen bleibt die Wirkung des Parathormons auf die Phosphat-Rückresorption bestehen.
Bei der chronischen Niereninsuffizienz ist das Serum-Calcium wegen einer gestörten Calcium-Resorption aus dem Darm vermindert, wodurch es wiederum zu einer dauernden Stimulation der Parathyreoidea, zum sogenannten *renalen sekundären Hyperparathyreoidismus* kommt. Die Histologie des Knochens bei chronischer Azotämie zeigt ein Mischbild zwischen (renaler) Osteomalacie und sekundärem Hyperparathyreoidismus.

5. Osteomalacie

Typisch für die Osteomalacie jeder Ätiologie ist ein verbreiterter, nicht verkalkter Osteoidsaum bei verminderter Verkalkung des Knochens. Die klassische Osteomalacie beruht auf einem Vitamin D-Mangel. Der Vitamin D-Mangel kann alimentär oder durch eine Malabsorption mit Steatorrhoe bedingt sein. Vitamin D als fettlösliches Hormon kann nicht resorbiert werden, wenn nicht gleichzeitig Fett von der Darmschleimhaut resorbiert wird. Zudem kommt es bei der Steatorrhoe zu einem Calciumverlust durch den Darm als Calciumseifen.
Der renalen Phosphat-Diabetes führt ebenfalls zum Bild der Osteomalacie durch chronisch gesteigerten renalen Calcium-Verlust. Bei der Vitamin D-resistenten Rachitis handelt es sich wahrscheinlich um einen Enzym-Defekt in der Niere. Vitamin D kann nicht in das aktive Dihydro-Vitamin D umgewandelt werden und deshalb seine Wirkung auf den Knochen nicht entfalten.

Seltene angeborene Störungen des Knochenstoffwechsels bzw. Knochenbildung und Verkalkung s. Referenzen.

Literatur: LABHART, A.: Klinik der Inneren Sekretion. 2. Auflage, S. 875–985. Berlin-Heidelberg-New York: Springer 1972.
BERGSMA, D.: Birth Defects, Atlas and Compendium. The National Foundation, 1973.

INNERE SEKRETION

E. R. Froesch

A. Physiologische Grundlagen

1. Der Begriff der Hormone

Hormone sind im Blut gelöste Stoffe, welche in geringen Mengen von Drüsen mit innerer Sekretion abgegeben werden und Information von der Drüse auf humoralem Wege auf die Receptoren der Erfolgsorgane übertragen. In dieser Rolle als Botschafter werden die Hormone auch als „*first messenger*", *1. Botschafter,* bezeichnet, weil sie der Zelle Information übertragen, welche zum Teil durch *intracelluläre Boten,* durch sogenannte „*second messengers*" weiter geleitet wird. Die andere Informationsübermittlung von Organ zu Organ erfolgt auf nervösem Wege. Die nervösen Impulse gelangen über Nervenbahnen in die Peripherie oder zum Zentralnervensystem, wobei an den Schaltstellen zwischen den verschiedenen Nervenfasern ebenfalls eine humorale Übertragung über Acetylcholin oder Noradrenalin stattfindet.

2. Biosynthese, Speicherung, Sekretion von Hormonen

In der Regel werden Hormone, die von einer Drüse secerniert werden, auch in dieser Drüse synthetisiert. Die klassische Ausnahme von dieser Regel ist der Hypophysen-Hinterlappen, der nur als Reservoir und Sekretionsorgan des im Hypothalamus gebildeten antidiuretischen Hormons dient. In einigen endokrinen Drüsen wird die *Biosynthese* der Hormone, in anderen endokrinen Drüsen, die Hormone speichern können, wird vor allem ihre *Sekretion* gesteuert. In der Nebennierenrinde, im Ovar und im Testis liegen praktisch keine Steroide in gespeicherter Form vor. Alle Hypophysen-Hormone, sowie Angiotensin und andere Stoffe, welche die Sekretion von Cortisol, Sexualhormonen und Aldosteron kontrollieren, greifen deshalb an den ersten Schritten der Biosynthese dieser Hormone aus Cholesterin an. Im Gegensatz dazu liegen in der Hypophyse alle von der Hypophyse secernierten Hormone in größerer Menge gespeichert vor, so daß dort der Sekretionsprozeß und nicht der biosynthetische Prozeß unter hormoneller oder anderer Kontrolle stehen muß. Dies gilt für alle Peptidhormone, deren Synthese ein zeitraubender Prozeß ist. Die Bauchspeicheldrüse enthält im Durchschnitt 20 mg Insulin, eine Menge, welche für mindestens 20 Tage ausreicht. Noch größer ist die Hormonreserve der Thyreoidea, welche in den Follikeln Thyroxin und Triojodthyronin in an Thyreoglobulin gebundener Form gespeichert enthält. Die Schilddrüse nimmt eine Sonderstellung ein, indem das Hormon hier nicht in der Zelle selbst, sondern im Follikel, also in Drüsenschläuchen an ein besonderes Trägereiweiß gebunden, gespeichert wird. Die Regulation der Hormonsynthese, Speicherung und Sekretion ist sehr komplex. ACTH z.B., fördert die Umwandlung von Cholesterin zu Pregnenolon, ein Enzymschritt, welcher in der Regel limitierend für die Steroidsynthese überhaupt ist. TSH andererseits wirkt in einer viel komplexeren Art und Weise. Es führt zu einer vermehrten Aufnahme von Follikelsekret in die Drüsenzelle hinein durch Pinocytose oder Phagocytose, worauf dann die Spaltung des Thyroxins vom Thyreoglobulin, sowie die Sekretion von Thyroxin von der Drüsenzelle ins Blut ohne TSH-Einwirkung erfolgt. Andererseits bewirkt TSH aber auch eine Aktivierung der Jodidpumpe der Schilddrüse, so daß einige Zeit nach TSH-Applikation oder -Sekretion vermehrt Jodid in die Schilddrüse aufgenommen wird. Alle endokrinen Drüsen hypertrophieren, wenn sie übermäßig stimuliert werden und vermehrt Hormon synthetisieren und secernieren müssen. In der Bauchspeicheldrüse liegt Insulin in Granula gespeichert vor. Wenn die Blut-Glucose ansteigt, oder wenn ein anderer Reiz die B-Inselzellen trifft, werden die nahe der Zellmembran gelegenen Granula durch den Prozeß der Emeiocytose, die Umkehrung der Phagocytose oder Pinocytose, aus der Zelle in das Interstitium ausgestoßen, so daß Insulin sofort ins Blut gelangt. Noch völlig ungeklärt ist die Regulation der Synthese und Sekretion der hypothalamischen Hormone, welche die Hypophyse zur Hormonsekretion anregen. Es scheint, daß diese kurzkettigen Peptide im Hypothalamus ebenfalls gespeichert sind und daß deren Sekretion und nicht deren Synthese reguliert wird. Der molekulare Mechanismus der zur Hormonproduktion oder Hormonsekretion führt, ist noch bei keinem Hormon vollständig aufgeklärt. Es ist naheliegend, im Falle der Phagocytose bei der Schilddrüse oder der Emeiocytose bei den B-Inselzellen an einen Membranprozeß zu denken. Es ist heute modisch anzunehmen, daß das Adenylcyclase-System mit der Ausstoßung der Granula in Zusammenhang steht. *Hormone wirken also nicht nur über den „second messenger", das cyclische AMP, sondern ihre Sekretion kann ebenfalls via cyclisches AMP gesteuert werden.* Es ist anzunehmen, daß das heute im Brennpunkt stehende cyclische AMP in den nächsten Jahren eher an Bedeutung verlieren wird und andere Mechanismen für die Regulation der Hormonsekretion wieder mehr in den Vordergrund rücken werden.

3. Transport der Hormone im Blut

Die meisten Hormone zirkulieren im Blut mehr oder weniger lose an Eiweißmoleküle gebunden. Dies gilt insbesondere für die kaum wasserlöslichen Steroidhormone, welche nur an ein Eiweiß gebunden im Blut zirkulieren können. *Bei der Messung der Steroidhormone und des Thyroxins im Blut wird meistens das eiweißgebundene und das freie Hormon gemessen, obschon nur das frei zirkulierende Hormon auf die Receptorzelle wirkt.* Durch Messung der Proteinbindung ist es in letzter Zeit möglich geworden, auch den Anteil frei zirkulierender Steroidhormone zu erfassen und damit die biologisch aktive Fraktion der Hormone

zu bestimmen. Thyroxin zirkuliert gebunden an ein spezifisches thyroxinbindendes Globulin. Auch hier wird in der Regel nicht das freie Thyroxin gemessen, sondern das gesamte Thyroxin, also das freie und die viel größere Fraktion des gebundenen Thyroxins. Während diese kleinmolekularen schwerlöslichen Hormone im Blut einen Carrier benötigen, meist ein relativ spezifisches Trägereiweiß, zirkulieren die Peptidhormone in freier Form oder nur ganz lose gebunden an Bluteiweiße. Für Insulin, Glucagon, Parathormon, Calcitonin und alle Hormone des Hypophysenvorderlappens sind keine spezifischen Carrierproteine bekannt.
Krankheiten, welche mit einer Erniedrigung des transportierenden Eiweißes einhergehen, führen nicht zu Krankheitserscheinungen. Es ist z.B. bekannt, daß gewisse Menschen kein thyroxinbindendes Globulin produzieren können und trotzdem keine Hypothyreose aufweisen. Der Thyroxingehalt des Blutes ist zwar stark erniedrigt, das aktive, freie Thyroxin jedoch im Bereiche der Norm. Dasselbe gilt für Krankheiten, welche mit schwerem Eiweißverlust einhergehen, z.B. die Nephrose. Bei der Nephrose sind sowohl Albumin, wie thyroxinbindendes Globulin stark vermindert. Damit ist auch der Thyroxingehalt des Serums vermindert, nicht aber der Anteil des freien Thyroxins, welcher für die Wirkung auf die Zelle maßgebend ist. In der Schwangerschaft und unter dem Einfluß von Ovulationshemmern nimmt aus ungeklärten Gründen die Konzentration von thyroxinbindendem Globulin und auch von steroidbindenden Globulinen im Plasma zu, und wir finden regelmäßig erhöhte Werte von Thyroxin und Cortisol im Blut. Diese erhöhten Konzentrationen wirken sich aber in der Peripherie nicht aus, da nur mehr gebundenes Hormon zirkuliert, die Konzentration des aktiven, freien Hormons aber nicht erhöht ist.

4. Wirkungsweise der Hormone

Der molekulare Wirkungsmechanismus der Hormone ist in keinem einzigen Falle genau bekannt. Als Regel können wir uns folgendes merken: *Großmolekulare Peptidhormone dringen in der Regel nicht durch die Zellmembran hindurch und müssen deshalb ihre Wirkung auf die Zelle via Membran ausüben,* wobei die Membran dann über den „second messenger" und andere Mechanismen Information in das Zellinnere überträgt. *Peptidhormone werden von spezifischen Receptoren an der Membranoberfläche reversibel* (Assoziation, Dissoziation, keine Degradation) *gebunden*. Der Hormon-Receptor-Komplex führt zu einer allosterischen Veränderung der Zellmembranstruktur und damit zu einer Aktivierung oder Inaktivierung membrangebundener Enzyme (Adenylcyclase, Phosphodiesterase, ATPase u.a.) und von Transportvorgänge.
Kleinmolekulare, schlecht wasserlösliche Hormone wie die Steroide oder das Thyroxin dringen leichter durch die Membran der Zelle, die sehr lipophil ist, und sie gelangen nach Eintritt durch die Zellmembran zur Wirkung. Peptidhormone wirken auf Transportvorgänge durch die Zellmembran. Das klassische Beispiel ist das Insulin, welches den Glucosetransport durch die Membran vieler Zellen fördert,

die Zellmembran für Aminosäuren durchlässig macht und den Kaliumtransport in die Zelle beschleunigt. Eine ähnliche Wirkung übt antidiuretisches Hormon auf den distalen Tubulus aus, welcher undurchlässig ist für Wasser und nur unter dem Einfluß von ADH Wasser aus dem Lumen in das Blut rückresorbieren kann. Auch Parathormon und Calcitonin wirken wahrscheinlich auf die Membran gewisser Knochenzellen, von denen Calcium abgegeben oder aufgenommen wird.

Großmolekulare Hormone beeinflussen durch die Interaktion mit ihren Membranreceptoren jedoch nicht nur Transportvorgänge in die Zelle und aus der Zelle heraus, sondern sie *wirken auch auf membrangebundene Enzyme.* Es gibt heute wohl kein Hormon mehr, von welchem nicht behauptet wird, daß es die Adenylcyclase der Zellmembran entweder stimuliere oder hemme. Auch die membrangebundene ATPase wird von vielen Hormonen beeinflußt. Durch die Stimulierung der ATPase wird Energie frei, wodurch viele intracelluläre Vorgänge angeregt werden können. Für beide Mechanismen ist wesentlich, daß cyclisches AMP ganz spezifische Einweg-Enzyme beeinflußt, d.h. solche Enzyme, welche eine chemische Reaktion nur in einer Richtung beschleunigen. Cyclisches AMP fördert die Umwandlung von Phosphorylase B in die aktive Form der Phosphorylase und damit die Glykogenolyse. Es hemmt gleichzeitig die Glykogensynthetase, so daß es zu einem ganz einseitigen Abbau von Glykogen und damit zu einer Ausschüttung von Glucose durch die Leber kommt. Am Fettgewebe bewirkt das cyclische AMP eine Aktivierung der Triglycerid-Lipase, so daß freie Fettsäuren vom Fettgewebe abgegeben werden. Beide Prozesse, Glykogenolyse und Lipolyse werden durch die gleichen Hormone aktiviert: Catecholamine, ACTH, Glucagon, während beide Prozesse durch Insulin gebremst werden, wahrscheinlich durch eine Hemmung der Adenylcyclase in der Leber und im Fettgewebe. Das Verhältnis von ATP zu ADP und anorganischem Phosphat, welches zum Teil durch die Aktivität der ATPase bestimmt wird, wirkt regulierend auf gewisse Enzyme wie die Phosphofructokinase, welche den glykolytischen Abbau der Glucose in der Muskelzelle regulieren. Wenn auch diese generellen Wirkungen der Hormone auf die Adenylcyclase und ATPase und andere membrangebundene Enzyme relativ unspezifisch erscheinen, so bleibt die Spezifität garantiert durch die Tatsache, daß das Hormon durch einen hochspezifischen Receptor an der Zelloberfläche perzipiert wird.

Kleinmolekulare Hormone, und in geringerem Maße auch Peptidhormone können auch in die Zelle eindringen und dort ihre Wirkung auf gewisse Enzyme, die Eiweißsynthese oder die RNA-Synthese ausüben. Manche Hormone wirken stimulierend auf die Eiweißsynthese an den Ribosomen (Translation). Insulin z.B. fördert die Eiweißsynthese nicht nur durch den vermehrten Membrantransport von Aminosäuren in die Zelle hinein, sondern sehr wahrscheinlich auch durch einen Einfluß auf die Eiweißsynthese selbst an den Ribosomen. Wie diese Wirkung zustande kommen soll, ist allerdings rätselhaft, da Insulin wahrscheinlich nicht in das Zellinnere gelangt und diese Wirkung auf die Ribosomen wahrscheinlich von der Membran aus über eine Vermittlersubstanz ausübt. Wachstumshormon fördert

die Synthese bestimmter Enzyme. Wachstumshormon *stimuliert die Lipolyse* nicht wie alle andern lipolytischen Hormone via cyclisches AMP über eine Aktivierung der Adenylcyclase, sondern *indem es die Synthese der Triglycerid-Lipase fördert.* Diese Hormonwirkungen auf die Eiweißsynthese erfolgen langsam im Gegensatz zu den raschen Hormonwirkungen auf die Membran und auf die membrangebundenen Enzyme. Die Wachstumshormonwirkungen erfolgen innerhalb von Stunden im Gegensatz zu den rasch einsetzenden und kurzdauernden Wirkungen der lipolytischen Hormone und des Insulins. Die Eiweißsynthese an den Ribosomen wird durch Puromycin und Cycloheximid spezifisch unterdrückt. Hormonwirkungen auf Ribosomen können deshalb durch die Unterdrückbarkeit durch Cycloheximid oder Puromycin von Membranwirkungen eindeutig unterschieden werden. Thyroxin und die Steroidhormone dringen im Gegensatz zu den wasserlöslichen Hormonen ohne weiteres durch die Membran in die Zelle ein.
Sie werden im Cytoplasma von spezifischen Receptor-Proteinen gebunden. Das Receptormolekül verändert dabei seine physikalisch-chemischen Eigenschaften und wandert mit dem Steroid in den Zellkern. Dort beschleunigt der Steroid-Receptor-Komplex die Synthese bestimmter Messenger-Ribonucleinsäuren, welche vom Kern abgegeben werden und dann am Ribosom die Synthese bestimmter Eiweiße bewirken. Steroidhormonwirkungen lassen sich nicht nur mit Puromycin und Cycloheximid unterdrücken, sondern auch durch Actinomycin D, welches den Vorgang der Transkription von DNA auf RNA unterbindet. Jedes einzelne Steroid wird von einem spezifischen Receptor gebunden und bewirkt die Synthese spezifischer DNA-Moleküle, welche dann wiederum spezifische Enzyme entstehen lassen. Cortisol, ein antianaboles oder kataboles Hormon hemmt die Eiweißsynthese generell. Die anabolen männlichen Sexualhormone haben neben ihren geschlechtsspezifischen Wirkungen eine generell eiweißaufbauende Wirkung besonders auf Knochenmatrix, bzw. Knochengrundsubstanz.

5. Abbau, Halbwertszeit und Ausscheidung von Hormonen

Hormone sind in der Regel nur Katalysatoren für bestimmte chemische Reaktionen in der Zelle. Sie fördern oder hemmen gewisse enzymatische Reaktionen, wobei sie bei der Reaktion nur reversibel verändert, nicht aber inaktiviert werden. Dies gilt sicher für die Hormone, welche vorwiegend auf die Membran der Zelle wirken. Sie binden sich reversibel an Receptoren der Membran, lösen sich dann wieder von der Membran und gelangen ins Blut zurück. Insulin wird mit Sicherheit nicht am Wirkungsort (Muskulatur, Fettgewebe) inaktiviert, sondern vorwiegend in der Leber und in der Niere.
Es ist nicht bekannt, ob Insulin während der Wirkung auf die Leber inaktiviert wird oder — wahrscheinlicher — durch einen von der Wirkung vollständig unabhängigen Vorgang. Peptidhormone werden nur in kleinen Mengen im Urin unverändert ausgeschieden. So erscheint nur ca. 1‰ des täglich secernierten Insulins im 24-Stunden-Urin. *Die Halbwertszeit eines Hormons ist die Zeit, in der sich dessen*

Konzentration nach einmaliger Injektion auf die Hälfte reduziert. Sie beträgt für die meisten Peptidhormone weniger als 15 Minuten. Davon zu unterscheiden ist die *Wirkungszeit eines Hormons.*

Intravenös injiziertes Insulin z. B. wirkt etwa 20–30 Minuten lang, weil es ja in erster Linie einen Transportmechanismus an der Membran beschleunigt. *Es wirkt so lange, wie es an die Membran der betreffenden Zellen reversibel gebunden ist.* Wenn sich das Insulin von der Membran löst, wird es in der Leber inaktiviert.

Die Wirkungszeit der Peptidhormone ist wegen der relativ langsamen Dissoziation vom Receptor ($\frac{T}{2} \sim$ 10–40 Minuten) wesentlich länger als die Halbwertzeit im Blut. Beim Wachstumshormon verhält es sich ganz anders. *Auch das Wachstumshormon hat eine extrem kurze Halbwertszeit. Die Wirkungen einer einmaligen intravenösen Injektion von Wachstumshormon treten aber erst innerhalb von Stunden auf.* Obschon das Wachstumshormon wegen seines hohen Molekulargewichts wahrscheinlich nicht in das Zellinnere eindringt, scheint es doch über die Membran Wirkungen auf den Zellkern und die Ribosomen auszuüben, welche erst nach Stunden erkennbar werden. *Die Steroidhormone und das Thyroxin haben eine viel längere Halbwertszeit.* Dies ist wahrscheinlich darauf zurückzuführen, daß die *spezifischen Hormoneiweißträger* im Blut, *Transcortin* und *Thyroxin bindendes Globulin,* einen großen Teil des Hormons binden und vor der Inaktivierung schützen. Dasselbe finden wir im Falle von Insulin und Wachstumshormon nach längerer Therapie mit diesen Hormonen bei Menschen, welche Antikörper gegen diese Hormone gebildet haben. Hier *bindet sich injiziertes Insulin an den Insulin-Antikörper und wird dementsprechend viel langsamer inaktiviert.*

Nur der Teil des Insulins, welcher aus dem Insulin-Antikörperkomplex dissoziiert und damit frei wird, kann von der Leber inaktiviert werden. Die Peptidhormone werden wahrscheinlich von spezifischen Proteasen zu kleineren Peptiden und schließlich zu Aminosäuren abgebaut, welche dann dem Organismus wieder für die Eiweißsynthese zur Verfügung stehen.

Nur ein kleiner Teil der aktiven Steroide werden als solche in freier Form im Urin ausgeschieden. Die Doppelbindungen in den Steroidverbindungen werden meist hydriert, diese dann mit Glucuronsäure oder Schwefelsäure verestert und die Hormone in dieser wasserlöslichen Form im Urin ausgeschieden. Steroide und Catecholamine können vom Organismus nicht für andere Zwecke verwendet werden.

6. Regulation der Hormonsekretion

Die Sekretion von Hormonen wird durch *Reglermechanismen,* meistens *negative Rückkoppelungsmechanismen* gesteuert. Als Beispiel dafür dienen die Hypophysenvorderlappenhormone. Der Hypothalamus secerniert das Hypophysenvorderlappen stimulierende Hormon in den Pfortaderkreis. Die periphere Drüse secerniert nun viel Hormon, welches seinerseits den Hypothalamus oder die Hypophyse bremst. Wenn umgekehrt die Konzentration des peripheren Hormons absinkt, wird kompensatorisch mehr hypothalamisch-hypophysäres Hormon gebildet. Für jedes hypothalamisch bzw. hypophysär gebildete Hormon scheint es einen gewissen Schwellenwert des peripher secernierten Hormons zu geben, unter dem der Hypothalamus bzw. die Hypophyse stimuliert und über dem sie gehemmt werden. Diesen Schwellenwert, auch „set point" genannt, darf man sich nicht als einen absolut feststehenden Fixpunkt vorstellen. Vielmehr wird er unter anderem stark beeinflußt von der Tageszeit, von äußeren Einflüssen wie Streß, Kälte, Wärme, Licht, metabolischen Prozessen und psychischen Einflüssen.

Außer den negativen Rückkoppelungsmechanismen, welche für die Regulation der meisten Hormone zutreffen, gibt es sicher auch *positive Rückkoppelungsmechanismen.* Nur mit einem positiven Reiz durch Testosteron auf den Hypothalamus läßt sich erklären, daß durch die Injektion von männlichen Geschlechtshormon die Pubertät ausgelöst werden kann. Bei einem negativen Rückkoppelungsmechanismus wäre ein Stillstand der Pubertät zu erwarten. Komplexe Vorgänge, wie z. B. der Menstruationscyclus der Frau, können durch negative Rückkoppelungsmechanismen allein nicht erklärt werden. *Es scheint vielmehr ein komplexes Zusammenspiel von positiven und negativen Rückkoppelungsmechanismen zwischen verschiedenen peripheren Hormonen und hypothalamisch-hypophysären Hormonen diese Vorgänge zu steuern.* Es ist denkbar, daß der langsame Reifungsprozeß des Follikels u.a. für die langsamen Schwingungen und die Periodizität dieses Systems mitverantwortlich ist.

Einfache negative Rückkoppelungsmechanismen erklären zwanglos die Regulation der Sekretion verschiedener peripher wirksamer Hormone. Die Einnahme von Zucker führt zu einem akuten Glucoseanstieg im Blut und damit zu einem Sekretionsreiz auf die Inselzellen, die jetzt mehr Insulin secernieren. Glucose wird nun unter der Wirkung des Insulins von den Zellen aufgenommen, und die Blutzuckerkonzentration fällt ab. Dadurch kommt es zu *Schwingungen zwischen Hyperglykämie und Hypoglykämie, welche durch Signalverstärkung mehr oder weniger wirkungsvoll gedämpft werden.* Kompliziert wird die Regulation der Insulinsekretion dadurch, daß nicht nur Glucose, sondern auch Aminosäuren und andere Metaboliten die Insulinsekretion stimulieren und andererseits verschiedene gastrointestinale Hormone ganz unabhängig vom Glucosespiegel die Insulinsekretion fördern. Somit wird auch der Vorgang der Insulinsekretion zu einem sehr komplexen Vorgang, bei dem viele Faktoren außer der Glucose zu berücksichtigen sind. Ebenfalls auf einem ähnlichen negativen Rückkoppelungsprinzip beruht die Sekretion von Parathormon und Calcitonin. Parathormon bewirkt einen Anstieg der Calciumkonzentration im Blut und der Anstieg der Calciumkonzentration einen Abfall der Parathormonsekretion. Umgekehrt verhält sich das Calcitonin.

Auffallend konstant ist bei Mensch und Tier die Osmolalität des Blutes, die von einem Hormon, dem ADH abhängt. *Es scheint, daß der Aufrechterhaltung der Osmolalität und der Natriumkonzentration des Serums gegenüber allen anderen Größen des Elektrolyt-Wasserhaushaltes Priorität zukommt.* Die Natriumkonzentration wird durch einen einfachen negativen Rückkoppelungsmechanismus geregelt, wobei keine anderen Faktoren berücksichtigt werden. Tatsächlich reagieren die Osmoreceptoren, welche die ADH-Sekretion regulieren, auf eine erhöhte Natriumkonzentration im Blut sofort mit einer vermehrten ADH-Sekretion, wodurch Wasser rückresorbiert und die Osmolalität von 300 mOsm/l wieder erreicht wird. Andrerseits bewirkt jede Verdünnung des Serums durch Wasser via Osmoreceptoren einen Stillstand der ADH-Sekretion, wodurch es zu einer Wasserdiurese kommt. Dieser Reglermechanismus scheint kaum beeinflußt zu werden durch Psyche und andere Faktoren.

B. Pathophysiologische Grundlagen der Störungen der inneren Sekretion

Eine Unterbrechung der Übertragung der Information von einer Drüse mit innerer Sekretion auf den Receptor des Endorgans und von dort in das Zellinnere kann auf jeder Stufe Ursache einer endokrinen Störung sein.

1. Angeborene Störungen der Biosynthese und Sekretion von Hormonen

Bei den *angeborenen Endokrinopathien* handelt es sich meistens, aber nicht immer um Krankheiten des Formenkreises der *angeborenen, vererbten Stoffwechselkrankheiten* („inborn errors of metabolism"). Typisch für diesen Formenkreis sind gewisse Krankheiten der Nebennierenrinde und der Schilddrüse. Jede Störung der Cortisolsynthese mit verminderter Cortisolkonzentration im Serum bedingt eine vermehrte Sekretion des hypothalamischen CRH, bzw. des hypophysären ACTH. Diese stimuliert die Umwandlung von Cholesterin in Pregnenolon und damit auch die darauffolgenden chemischen Prozesse, welche wegen der Cortisolsynthese-Störung zur Bildung pathologischer Steroide meist mit androgenen Eigenschaften führen. Es kommt zu einer *Hyperplasie der Nebennierenrinde,* da ja die Hypophyse bestrebt ist, *einen normalen Cortisolwert im Blut* zu erreichen, ganz unabhängig davon, ob *falsche androgene NNR-Hormone* secerniert werden, auf die das hypothalamische Zentrum nicht anspricht. Das *adrenogenitale Syndrom* in seinen verschiedenen Formen je nach dem angeborenen Enzymdefekt der Cortisolsynthese ist das Resultat.
Der früher häufige endemische Kretinismus in den Kropfgebieten als Folge des Jodmangels in der Nahrung ist dem *familiären Kretinismus* gewichen.
Es handelt sich um angeborene, vererbte Stoffwechselkrankheiten, welche auf einer *Thyroxinsynthesestörung* beruhen. Bei allen Kindern mit angeborenem Mangel an Thyroxin wird die Hypophyse versuchen, die Thyroxinkonzentration im Blut zu normalisieren. Das vermehrt secernierte TSH führt zur Vergrößerung der Schilddrüse, zur Struma. Je nach dem, wieviel Thyroxin von der vergrößerten

Schilddrüse gebildet werden kann, wird sich der Mangel an Thyroxin mehr oder weniger schwer auswirken. Es gibt mindestens 5 verschiedene angeborene Störungen der Schilddrüsenhormonbildung und -Sekretion. Die angeborenen Störungen der Synthese von Peptidhormonen der Hypophyse und des Pankreas sind seltener. Der Diabetes insipidus kommt als vererbte hypothalamische Störung vor. Am häufigsten ist der Diabetes mellitus mit Insulinmangel, seltener die verminderte Sekretion von Wachstumshormonen und/oder FSH und LH und Störungen der Parathormonbildung.

Von diesen „inborn errors of metabolism" prinzipiell zu unterscheiden sind die *chromosomalen Aberrationen,* welche oft die Geschlechtschromosomen x und y betreffen. Diese Krankheiten werden nicht als genetische Faktoren von den Eltern auf die Kinder übertragen, sie treten vielmehr sporadisch auf als *Folge einer falsch ablaufenden Teilung des Eies nach dessen Befruchtung.* Dabei kommt es zu einem *falschen Chromosomensatz,* beim Mann häufig zu xxy. Das als KLINEFELTER-*Syndrom* bezeichnete Krankheitsbild geht mit einer Sterilität und einer mehr oder weniger stark verminderten Intelligenz einher. Das *chromosomale Geschlecht* dieser phänotypisch als Männer imponierenden Personen ist weiblich, da zwei x-Chromosomen im Kern vorhanden sind, die als drumstick imponieren. Die häufigste chromosomale Aberration beim Mädchen ist die xO-Variante TURNER-*Syndrom*, wobei ein x-Chromosom während der Eiteilung verlorengegangen ist. Diese äußerlich als Mädchen imponierenden Individuen haben ein männliches Kerngeschlecht, da ja ein x-Chromosom fehlt. Vagina und Uterus sind vorhanden, die Ovarien sind hypoplastisch oder fehlen, und als Ausdruck der fehlenden Hormonproduktion bilden sich die mammae nicht aus und es besteht eine primäre Amenorrhoe. Die Patienten sind klein und von normaler Intelligenz.

Wenn nach der falsch ablaufenden Eiteilung beide Zelltypen weiterleben, entsteht ein sogenanntes Mosaik, z. B. mit xO-Zellen einerseits und xxx-Zellen andererseits.

2. Speicherung und Sekretion von Hormonen

Dieser pathophysiologische Aspekt endokriner Krankheiten ist bisher wenig beachtet worden. Er gelangt jetzt in der Diabetesforschung in den Brennpunkt, da beim Altersdiabetiker nachgewiesen ist, daß die Speicherung von Insulin in der Granula der Inselzellen noch normal ist, der Sekretionsprozeß jedoch nicht richtig abläuft.

3. Störungen des Hormontransports

Die wenig wasserlöslichen Steroidhormone und die Schilddrüsenhormone benötigen Eiweiße als Träger für den Transport im Blut. Es ist interessant, daß ein Mangel an Transcortin oder Thyroxin-bindendem Globulin (angeboren, Eiweißverlust) oder eine Erhöhung dieser Transportproteine (Schwangerschaft, Ovulationshemmer) zu keinen Endokrinopathien führen, also keine pathophysiologischen

Konsequenzen haben, da diese Hormone ohnehin nur in freier Form zur Wirkung gelangen.

4. Störungen der Wirkung von Hormonen

Es gibt verschiedene Möglichkeiten für die Unwirksamkeit eines an und für sich von einer innensekretorischen Drüse normal gebildeten Hormons in der Peripherie:

1. Fehlende Umwandlung eines Prohormons in das aktive Hormon durch das Effectororgan: Die meisten innersekretorischen Drüsen secernieren keine Prohormone. Eine Ausnahme scheint das Testosteron zu machen. Testosteron wird durch gewisse Effectororgane zu Dihydrotestosteron umgewandelt. Bei einer angeborenen Stoffwechselstörung, dem Testosteron-5α-Reductase-Mangel, entwickelt sich bei Knaben das äußere Genitale zuerst weiblich. Erst bei der Pubertät tritt eine weitgehende Virilisierung auf. Bei diesen Individuen wird Testosteron nicht zu Dihydrotestosteron umgewandelt, so daß das Hormon an vielen Endorganen unwirksam ist. Ein analoges Beispiel finden wir bei den Avitaminosen. Es gibt eine Form der Rachitis, die Vitamin D resistent ist, weil in der Leber oder in den Nieren das Vitamin D nicht in die aktive 1,25-Dihydroxyform umgewandelt werden kann. Es nützt nichts, solche Patienten mit Vitamin D zu behandeln. Sie benötigen Dihydroxy-Vitamin D, die aktive Form des Vitamin D.
2. Receptorendefekte: Bei normalem Hormonhaushalt kann ein Fehlen oder Nichtansprechen der Receptoren auf ein bestimmtes Hormon eine endokrine Störung nachahmen: Solche Receptorendefekte sind besonders in bezug auf das Wachstumshormon, das Parathormon und das Testosteron bekannt. Die Pygmäen z.B. haben normale Mengen Wachstumshormon im Blut, wachsen aber aus einem noch nicht bekannten Grund nicht, wahrscheinlich weil die Receptoren nicht normal ansprechen. Bei den sogenannten *Laron-Zwergen* ist das Wachstumshormon im Blut normal, *es fehlt aber an den sog. Somatomedinen,* welche u.a. unter dem Einfluß von Wachstumshormon gebildet werden und ihrerseits das Wachstum fördern. Neben dem echten *Hypoparathyreoidismus* gibt es den *Pseudo-Hypoparathyreoidismus.* Bei dieser Krankheit ist das Parathormon im Blut vorhanden, aber die Receptoren des Knochens sprechen auf das Parathormon nicht an. Die Krankheit der testiculären Feminisierung beruht wahrscheinlich auf einem totalen Fehlen von Androgen-Receptoren bei genetisch weiblichen Individuen. Bei der Geburt ist das äußere Genitale weiblich, so daß diese Individuen richtigerweise wie normale Mädchen aufgezogen werden. Die Menarche bleibt aus, und bei der Exploration der Gonaden findet man Hoden anstelle von Ovarien. Die Testosteronsekretion entspricht derjenigen eines Mannes, doch ist dieses Hormon völlig wirkungslos. Vermehrtes oder vermindertes Ansprechen der peripheren Receptoren auf Androgene führt entweder zu Hirsutismus oder zu schwacher sekundärer Körperbehaarung, wie dies bei vielen östlichen Völkern die Regel ist.
3. Fehlen intracellulärer Trägersubstanzen für Hormone: Diejenigen Hormone, welche nicht auf die Membran oder membrangebundene Enzyme wirken, sondern

vom Kern gebunden werden, müssen durch das Cytoplasma zum Kern gelangen. Es ist denkbar, aber noch für keine Krankheit bewiesen, daß die Trägersubstanzen fehlen, welche unlösliche Steroide in den Kern transportieren. Diese Pathogenese wird heute z.B. für die testiculäre Feminisierung in Erwägung gezogen.

5. Störungen des Abbaus und der Ausscheidung von Hormonen

Ein beschleunigter Abbau aller Steroidhormone ist typisch für die Hyperthyreose: Bei der Hyperthyreose werden vermehrt Cortisolabbauprodukte im Urin ausgeschieden. Die im Blut wirksame Cortisolkonzentration, das freie Cortisol, ist indessen vollständig normal, da ja der Rückkoppelungsmechanismus der Hypothalamus-Hypophysen-Achse nicht gestört ist. Ein verlangsamter Abbau der Steroide ist typisch für die Hypothyreose, bei der die Halbwertszeit des Cortisols im Blut verlängert ist und weniger Cortisolabbauprodukte im Urin ausgeschieden werden. Auch hier finden wir keine Störung der Nebennierenrindenfunktion, da die Konzentration des freien Cortisols im Blut normal ist. Schwere Störungen der Leberfunktion führen ebenfalls zu verminderter Cortisolausscheidung im Urin, weil Cortisol verlangsamt abgebaut wird. Auch bei der Leberinsuffizienz spielt jedoch der Rückkoppelungsmechanismus vollständig normal. Bei renalem oder anderem Eiweißverlust ist auch die Konzentration des Thyroxin-bindenden Globulins und damit des gesamten Thyroxins im Blut vermindert. Auch hier bleiben Konsequenzen endokriner Art aus, da der Rückkoppelungsmechanismus normal bleibt und die Konzentration des freien Thyroxins im Blut normal ist.

6. Störungen des Reglermechanismus

Endokrine Krankheiten können durch eine Störung des hypothalamisch-hypophysär-peripheren Rückkoppelungsmechanismus entstehen: Das klassische Beispiel ist das *hypothalamisch-hypophysäre* CUSHING-*Syndrom* mit beidseitiger Nebennierenrindenhyperplasie. Diese Krankheit beruht auf einer *Fehleinstellung des hypothalamischen Zentrums für das Corticotropin-releasing Hormon.* Das Corticotropin-releasing Hormon-Zentrum im Hypothalamus läßt sich durch normale Cortisolmengen nicht hemmen, produziert weiter CRH, so daß durch eine vermehrte ACTH-Ausschüttung die Cortisolsekretion auf abnorm hohen Werten bleibt. *Der Rückkoppelungsmechanismus funktioniert zwar immer noch, aber nun auf einer viel höheren Stufe.* Wenn wir solchen Patienten sehr viel, etwa das 5fache der physiologischen Cortisoldosis verabreichen, kommt es wieder zu einer Hemmung des Hypothalamus. Wahrscheinlich sind Cyclusstörungen bei der Frau häufig durch eine Fehlregulation des hypothalamischen Zentrums bedingt.

7. Autonome Hormonproduktion durch benigne und maligne Tumoren endokriner Drüsen

Hormon-aktive Tumoren produzieren Hormone häufig ganz unabhängig von übergeordneten Hormonsystemen. Die übergeordnete endokrine Drüse ist durch das Hormon zwar gehemmt, der Tumor kümmert sich jedoch nicht um das stimulierende Hormon. Die meisten endokrinen Überfunktionssyndrome, wie CUSHING-Adenom, Phäochromocytom, das toxische Adenom der Schilddrüse, der Morbus BASEDOW, der Hyperparathyreoidismus, das acquirierte adrenogenitale Syndrom, Tumoren der Hypophyse und der Gonaden gehören dazu.

8. Autonome ektopische Hormonproduktion

Nicht nur Tumoren endokriner Drüsen sind befähigt, Hormone zu produzieren, sondern gelegentlich auch maligne Tumoren, die nicht von endokrinen Organen ausgehen. *Verschiedene endokrine Überfunktionssyndrome werden durch ektopische Hormonbildungen nachgeahmt,* so vor allem das CUSHING-*Syndrom* bei Bronchial- und anderen Carcinomen, dann die *ektopische ADH-Sekretion,* welche zu einer Wasserintoxikation führt und vor allem die *Tumorhypoglykämie.* Es handelt sich um große Tumoren, die die Hypoglykämie nicht via Insulin, sondern auf eine insulinunabhängige Art auslösen.

9. Endokrine Unterfunktionssyndrome durch Zerstörung der endokrinen Drüse

Die Pathogenese des Untergangs einer endokrinen Drüse kann ganz verschieden sein. Beim Panhypopituiarismus handelt es sich häufig um *Tumoren der Hypophyse, welche das hormonell aktive Gewebe verdrängen,* oder aber um eine *Apoplexie der Hypophyse* nach dem Partus bei großem Blutverlust (SHEEHAN-*Syndrom*). Das Myxödem ist oft die Folge einer chronisch ablaufenden lymphocytären Entzündung *(Strumitis Hashimoto),* heute vielleicht häufiger die Folge der *Radiojodbehandlung bei Hyperthyreose.* Der Diabetes mellitus infolge von *Pankreatitis* ist bei uns relativ selten, in anderen Gegenden eine häufige Komplikation. Die *Tuberkulose* war früher häufig die Ursache einer Verkäsung und Verkalkung der Nebennierenrinden und damit die Ursache einer *Nebennierenrindeninsuffizienz,* während heute eine *Autoimmunentzündung* für die meisten Fälle von Nebennierenrindeninsuffizenz verantwortlich gemacht wird. Während die *Mumpsorchitis* nur die *Hodentubuli* und damit die *Spermatogenese betrifft, die* LEYDIG-*Zellen aber verschont, so daß es zu einer Infertilität,* aber zu keiner Potenzstörung kommt, führt z.B. die *Hodentorsion* beidseits zum *Eunuchoidismus,* d.h. zum Untergang sowohl der Hodentubuli wie der LEYDIG-Zellen. Bei der Frau ist die Oestrogen- und Progesteronbildung an die Follikel der Ovarien gebunden, welche im Alter von ca. 50 Jahren zu funktionieren aufhören. Dort ist der *Untergang* einer endokrinen Drüse, nämlich des *Ovars,* als *physiologisch* zu bezeichnen. Im Gegensatz zum Mann, dessen Libido und Potenz von den männlichen Geschlechtshormonen abhängen, tritt bei der Frau in der *Menopause kein Libidoverlust* ein, nur eine *Infertilität.*

Übersicht: *„Pseudo-Endokrinopathien" nach ihrer Häufigkeit in der Praxis*

Adipositas simplex: Familiäre Häufung (deshalb genaue Familienanamnese), genetische und/oder Milieufaktoren; gehäuft bei Familien mit Diabetesanamnese (fast jeder Altersdiabetiker ist übergewichtig). *Sekundäre,* endokrine Veränderungen sind *reversibel*, u.a. erhöhte Insulinämie, erhöhte Ausscheidung von 17-Hydroxy-Corticosteroiden, hemmbar durch Dexamethason.

Hirsutismus simplex: Übermäßiges Ansprechen der Haarfollikel auf Androgene.

Sekundäre Amenorrhoe: Wenn Endokrinopathie ausgeschlossen, ist nach psychischen Gründen zu forschen: Angst, Milieuwechsel etc. weit häufiger ursächlich beteiligt als primär endokrine Störung.

Störung der Libido und Potentia coeundi: Primären und sekundären Hypogonadismus ausschließen, an Neuropathie des Diabetikers denken: Viel häufiger psychogen.

Frigidität der Frau: Die Libido der Frau ist mehr oder weniger unabhängig von Sexualhormonen, und die Frigidität ist in der Regel psychogen.

Andere Störungen der Sexualität: Bis heute keine endokrine Ursachen bekannt.

Anorexia mentalis: Psychiatrische Krankheit, meist einhergehend mit mehr oder weniger schwer gestörten Beziehungen zu Vater und/oder Mutter. DD: Pat. mit Panhypopituitarismus sind in der Regel nicht kachektisch wie Pat. mit Anorexie.

Gynäkomastie beim Mann: Physiologisch während Pupertät; KLINEFELTER-Syndrom (kleine Hoden, pos. Kerngeschlecht); Chorionepitheliom; Medikamente: Ganglienblocker, Antihypertensiva, Sedativa, Digitalis u.a.; meist keine Ursache eruierbar.

10. Das endokrine Psychosyndrom

BLEULER hat bei endokrinen Krankheiten ein gehäuft vorkommendes psychisches Syndrom beschrieben. Vor allem Krankheiten der Hypophyse, Schilddrüse, Nebennieren und Gonaden gehen mit dem *endokrinen Psychosyndrom* einher.

Typisch sind *Antriebsstörungen,* seltener *Störungen der mnestischen Funktionen wie beim organischen Psychosyndrom.*

Bei Hypophysen-, Schilddrüsen- und Nebennierenrindeninsuffizienz stehen häufig Apathie, Lustlosigkeit, Müdigkeit, Resignation, Konzentrationsunfähigkeit und eine depressive Verstimmung im Vordergrund, bei der Hyperthyreose eher Nervosität, Schlaflosigkeit und Erregungszustände. Beim CUSHING-Syndrom (Überproduktion von Glucocorticoiden) ist alles möglich bis zum Bild schwerer paranoider oder mutistischer Schizophrenien, die sich nach erfolgreicher Behandlung meist vollständig normalisieren. Wesentlich scheint uns, daß bei Patienten, die eine *Wesensveränderung* angeben und darunter leiden, oder bei denen nahestehende Mitmenschen eine solche angeben, nach einer Endokrinopathie gesucht wird, bevor eine tiefschürfende psychiatrische Exploration vorgenommen wird.

Die Abb. 1–4 zeigen einige Beispiele von negativen Rückkoppelungsmechanismen. Abb. 1(a) und 1(b) verdeutlichen die zentrale Rolle des Hypothalamus, der die sogenannte Releasing-Hormone abgibt, die den Hypophysenvorderlappen stimulieren. Der Rückkoppelungsmechanismus erfolgt durch Hemmung des hypothalamischen Zentrums (Cortisol) oder des Hypophysenvorderlappens (T_4, T_3) durch die von der peripheren Drüse secernierten Hormone. Abb. 2 veranschaulicht die Bedeutung der Osmo- bzw. Natriumreceptoren für den Na^+- bzw. Wasserhaushalt. Die Natriumreceptoren nehmen zwar die Na^+-Konzentration wahr und führen zu einer ADH-Sekretion, die *indirekt* zu einer Veränderung der Na^+-Konzentration *via vermehrte Rückresorption* von H_2O führt.

Beispiele der Regulation der Hormonsekretion durch negative Feed-Back-Mechanismen:

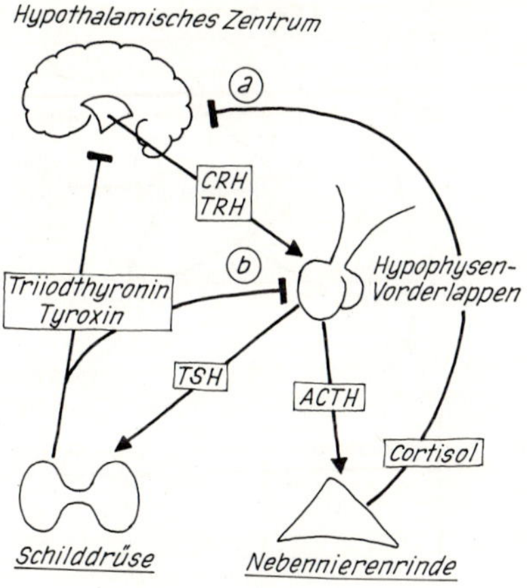

Abb. 1. Hypothalamus — Hypophysen-Vorderlappen — periphere Drüse

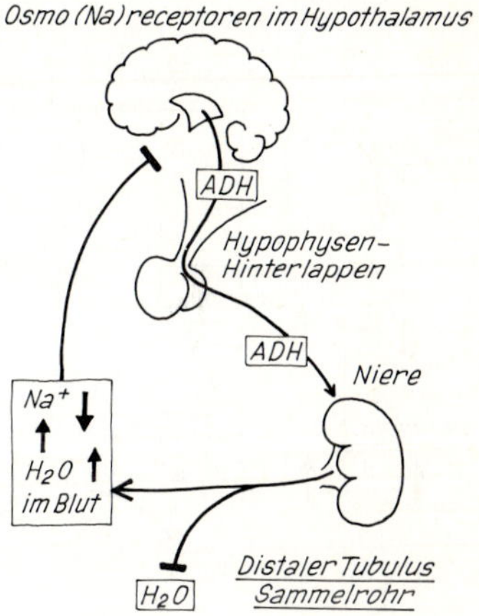

Abb. 2. Hypothalamus — [Hypophysen-Hinterlappen] — Endorgan

Die Abb. 3 und 4 sind 2 Beispiele für direkte Feed-Back-Mechanismen zwischen einer peripheren Drüse und einer lebenswichtigen Substanz (Ion bzw. Substrat) im Blut. Man beachte die Komplexität der Wirkungsweise des Hormons auf mehrere Gewebe, die in einem derart vereinfachten Schema nicht verdeutlicht werden kann. Durch Signalverstärkung und gedämpfte Schwingungen erreicht jedes dieser Regulationsysteme einen mehr oder weniger gut eingestellten Gleichgewichtspunkt. Dieser kann fix eingestellt sein und durch äußere Einflüsse (Nahrung, Psyche, Tagesrhythmus etc.) kaum verandert werden (Na^+- und Ca^{++}-Konzentration im Blut). Größere Variationen finden in der vielen anderen Faktoren unterliegenden Regulation des Blutzuckers statt (endokrine Gegenspieler des Insulins, Nahrungsaufnahme, „Streß“, vegetatives Nervensystem, etc.). Ein eigentlicher Tagesrhythmus ist klassisch für das Plasmacortisol, das zwischen 4 und 6 Uhr morgens den höchsten und zwischen 16-20 Uhr den tiefsten Wert erreicht. Die Empfindlichkeit des hypothalamischen Zentrums der CRH-Sekretion auf Cortisol ist offenbar verschieden während des Morgens und des Abends. Außerdem wirken alle unter dem Ausdruck „Streß“ subsummierten Einflüsse irgendwie auf das Zentrum und führen zu CRH-Sekretion, unabhängig von der bestehenden Cortisolkonzentration im Plasma. Diese für didaktische Zwecke bestechend einfachen negativen endokrinen Rückkoppelungsmechanismen sind in Wirklichkeit äußerst komplex!

Endokrine Drüse — Endorgan(e). (Substratkonzentration im Blut)

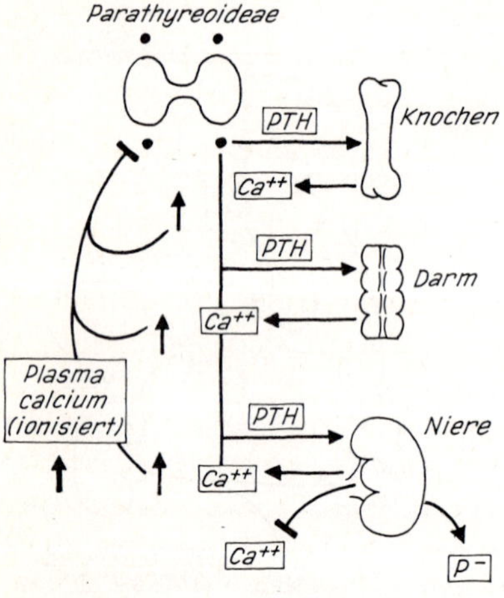

Abb. 3. Parathyreoidea — Knochen — Darm — Niere — Ca^{++}

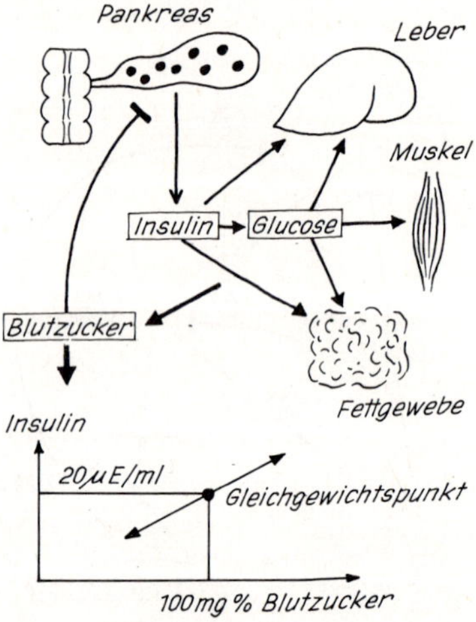

Abb. 4. β-Inselzellen — insulinabhängige Gewebe — Blutzucker

C. Spezielle Pathophysiologie der endokrinen Drüsen

I. Endokrine Unterfunktionssyndrome

1. Wachstum und Entwicklung

Für ein normales Wachstum sind notwendig:

1. Eine in bezug auf Gesamtcalorien, essentielle Aminosäuren, Fettsäuren und Vitamine vollwertiger Ernährung
2. Wachstumshormon
3. Thyroxin
4. Insulin und schließlich Testosteron, bzw. Oestrogene

Das Fehlen eines oder mehrerer dieser Faktoren führt zu einem Kleinwuchs oder Zwergwuchs.

2. Hypophysärer Zwergwuchs

a) Mangel an Wachstumshormon

Ein *angeborener isolierter Mangel an Wachstumshormon* führt zum hypophysären Zwergwuchs. Von Zwergwuchs spricht man bei einer Erwachsenengröße unter 140 cm. Kinder und Erwachsene mit angeborenem Wachstumshormonmangel sind sogenannte *proportionierte Zwerge*, d.h. ihre Körpermaße sind klein, die Proportionen untereinander aber unauffällig. Bei dem seltenen isolierten Mangel an Wachstumshormon fehlen andere krankhafte Symptome außer dem Zwergwuchs und einer Tendenz zu Hypoglykämien.
Hypophysäre Zwerge können heute, mit menschlichem Wachstumshormon behandelt, über 30 cm wachsen.

b) Zwergwuchs bei Mangel an Wachstumsfaktoren (Somatomedine)

Von LARON sind Zwerge beschrieben worden, die ähnlich wie hypophysäre Zwerge aussehen, bei denen aber die *Wachstumshormonkonzentration im Blut normal* ist. Hingegen fehlen diesen Zwergen die sogenannte „*Somatomedine*", ohne welchen das Wachstumshormon seine Wirkung nicht ausüben kann. Unter dem Einfluß der Somatomedine baut der Knorpel vermehrt ^{35}S in das Chondroitinsulfat ein, was als Stimulus zum Wachstum interpretiert wird. Der Sulfation-Factor wird heute als *Somatomedin* bezeichnet, weil dieser Factor unter dem Einfluß von Wachstumshormon (*Somatotropin*) gebildet wird und dessen wachstumsfördernde Wirkung vermittelt (*mediate*). Somatomedin ist ein Peptid mit einem MG von ca. 6000, das als *insulinähnliche Substanz* schon ordentlich charakterisiert wurde. Es ist unbekannt, wo Somatomedin gebildet wird und weshalb diese LARON-Zwerge unter dem Einfluß von Wachstumshormon kein Somatomedin produzieren können.

c) Zwergwuchs bei Nichtansprechen des Endorgans auf Wachstumshormon

Das Wachstum des Menschen wird durch viele Faktoren bestimmt. *Kleinwuchs* ist meistens eine familiäre konstitutionelle Eigenart, die mit den Wachstumshormonkonzentrationen im Blut nichts zu tun hat. Es scheint sich eher um ein *verschiedenes Ansprechen des Endorgans* auf Wachstumshormon bzw. Somatomedin zu handeln. Die kleinwüchsigen Pygmäen haben normale Wachstumshormon- und Somatomedinkonzentrationen im Blut und bleiben trotzdem kleinwüchsig. Ein Endorgandefekt bestimmt auch den Kleinwuchs beim TURNER-*Syndrom*, d.h. bei Individuen mit der xO-Konstellation der Sexchromosomen.

d) Zwerg- oder Kleinwuchs infolge acquirierten Wachstumshormonmangels

Wenn eine vorerst normale Wachstumskurve durch einen plötzlichen oder allmählich eintretenden Wachstumsstillstand einen Knick erfährt, ist oft ein während des Lebens acquirierter Wachstumshormonmangel dafür verantwortlich. Tumoren des Hypophysenstieles, das *Craniopharyngeom* und Tumoren der Hypophyse, insbesondere das *chromophobe Adenom,* verdrängen normales Hypophysengewebe. Bei den meisten Kindern kommt es dabei zuerst zu einem Ausfall des Wachstumshormons, dann der Gonadotropine und des TSH und schließlich des ACTH. Bei einem solchen *Knick in der Wachstumskurve* ist es häufig schwierig, zwischen *acquiriertem Wachstumshormonmangel* und einer *verspäteten Pupertät* zu unterscheiden. Als zuverlässiger differentialdiagnostischer Test kann eine *Insulinbelastung* durchgeführt werden mit Bestimmung des Wachstumshormons. Dieses steigt bei normalen Versuchspersonen und auch bei der Pubertas tarda während und nach der Hypoglykämie an, während bei einem Hypophysentumor mit Ausfall des Wachstumshormons kein Anstieg erfolgt. Ein isolierter Ausfall des Wachstumshormons im Erwachsenenalter macht keinerlei klinische Symptome.

3. Hypogonadotroper Hypogonadismus

Kinder mit angeborenem Fehlen der Gonadotropine wachsen vorerst normal. Knaben wie Mädchen treten nicht in die Pubertät ein. Es stellt sich wiederum die differentialdiagnostische Frage, ob ein *hypogonadotroper Hypogonadismus* oder nur eine *verspätete Pubertät* vorliegt. Die Differentialdiagnose kann mit dem LHRH-Test gestellt werden. Bei der Pubertas tarda führt LHRH zu einem Anstieg des LH, beim hypogonadotropen Hypogonadismus bleibt er aus. Bei Knaben ist der hypogonadotrope Hypogonadismus gelegentlich kombiniert mit einem Fehlen des Geruchssinns, ein Syndrom, das von KALLMANN beschrieben wurde. Dieser *kombinierte Ausfall von Geruchssinn und Gonadotropinen,* bzw. Sexualität ist phylogenetisch interessant (Insekten, Hund). Mädchen mit hypogonadotropem Hypogonadismus können mit FSH und LH behandelt werden und unter dieser Behandlung eine Menarche mit ovulatorischen Cyclen durchmachen. Es sind bereits mehrere Schwangerschaften bei Individuen mit hypogonadotropem Hypgonadismus unter dieser Behandlung beschrieben worden. Beim Knaben mit hypogonadotropem Hypogonadismus wird eine Fertilität mit LH- und FSH-Behandlung in der Regel nicht erreicht, weshalb die Behandlung mit Testosteron oft vorgezogen wird. Damit tritt der Knabe rasch in die Pubertät ein und die *Potentia coeundi* wird erreicht, nicht aber die *Potentia generandi* (normale Sexualität, fehlende Zeugungsfähigkeit).

4. Der kombinierte Ausfall verschiedener Hypophysenvorderlappenhormone

Die häufigsten Ursachen des Ausfalls des Hypophysenvorderlappens sind Tumoren im Bereiche des Hypophysenstiels und der Hypophyse selbst und ischämische Nekrosen der Hypophyse bei Partus mit schwerem Blutverlust. Meistens verdrängen Craniopharyngeome oder hormonell inaktive chromophobe Adenome mit der

Zeit die normalen Hypophysenzellen. Der *Panhypopituitarismus* wird auch als SIMMONDsche *Krankheit* bezeichnet. Früher war SIMMOND der Ansicht, daß alle Patienten mit Hypophyseninsuffizienz mager seien und beschrieb die Krankheit als SIMMONDsche Kachexie. Heute wissen wir, daß die von SIMMOND beschriebenen Patienten gar keinen Panhypopituitarismus im heutigen Sinne hatten, sondern vielmehr eine *Anorexia nervosa,* ein psychisches Leiden mit Appetitverlust und Erbrechen, ohne ursächliche Beteiligung des endokrinen Systems. Eine *ischämische Nekrose der Hypophyse nach Partus* tritt meistens nur bei *massivem Blutverlust* ein. Die Symptome können je nach Vollständigkeit des Untergangs der Hypophysenzellen kurz nach dem Partus oder aber erst nach Jahren in Erscheinung treten. *Die Reihenfolge des Ausfalls der hypophysären Hormone ist recht typisch.* Zuerst fällt die Menstruation aus (FSH und LH), dann das TSH und schließlich das ACTH. Da nur ACTH, bzw. das Cortisol ein absolut lebenswichtiges und notwendiges Hormon ist, wird eine langsam auftretende SIMMONDsche Krankheit gut toleriert, bis es schließlich zur Nebennierenrindeninsuffizienz kommt. Auch dann wird der Ausfall multipler Hormone oft noch relativ gut ertragen, da viele vitale Funktionen wegen der niedrigen Thyroxin-Konzentration verlangsamt ablaufen, so daß diese Menschen mit wenig Cortisol auskommen können. Außerdem verfügen Patienten mit Panhypopituitarismus immer noch über Aldosteron, dessen Sekretion im wesentlichen nicht durch ACTH, sondern durch das Angiotensin-Renin-System reguliert wird. *Bei Kindern mit Panhypopituitarismus bleibt das Wachstum zurück und die Entwicklung auch in intellektueller Beziehung stehen (Schilddrüsenhormone!). Erwachsene verlieren Libido und Potenz, die Menstruation bleibt aus, und beim Mann werden die Hoden kleiner.* Die *sekundäre Geschlechtsbehaarung* verschwindet allmählich und die Haut bekommt eine ganz besondere Konsistenz. Sie wird dünn, trocken, pergamentartig und weiß. Die Patienten neigen zu *Hypoglykämien,* da alle Insulinantagonisten fehlen. Nicht selten führt eine schwere Hypoglykämie Patienten mit Panhypopituitarismus in die Klinik. Dieses klassische klinische Bild erlaubt meistens eine *Blickdiagnose,* welche durch die Messung der Schilddrüsen- und Nebennierenrindenfunktion bestätigt wird. 17-Hydroxy- und 17-Ketosteroide im Urin, sowie Plasma-Cortisol sind vermindert und sprechen auf „Streß" nicht mehr an (Hypoglykämie, Fieber, Vasopressin-Provokationstest). Bei langdauernder Hypophyseninsuffizenz kommt es zur Nebennierenrindenhypoplasie, so daß mehrere Tage lang dauernde ACTH-Stimulation nötig ist, um die Nebennierenrinde zu normaler Funktion zu stimulieren. *Die sekundäre Schilddrüseninsuffizienz kann mit einem TSH-Stimulations-Test bewiesen werden.* Thyroxin im Blut, sowie Radiojodaufnahme sind bei Panhypopituitarismus vermindert, steigen aber nach Gabe von TSH an. Im Gegensatz dazu führt die Verabreichung des hypothalamischen TSH-„releasing" Hormones (TRH) zu keinem Anstieg dieser beiden metabolischen Indices, da ja das Substrat des TRH, die Hypophyse fehlt. Patienten mit Hypophyseninsuffizienz benötigen eine Therapie mit Cortisol, bzw. Cortison und Thyroxin, ersteres in einer Dosierung von 25–50 mg täglich, Thyroxin in einer Dosierung von 0,2–0,4 mg pro Tag. Libido und Potenz werden beim Mann durch Gabe von Testosteron (z. B. Triolandren, 250 mg monatlich i. m.) wieder erreicht. Bei der Frau kann ein anovulatorischer Cyclus (Abbruchblutungen) durch aufeinanderfolgende Verabreichung von Oestrogen und Progesteron, oder Ovulationshemmern erzeugt werden. Wachstumshormon ist therapeutisch nur bei hypophysärem Zwergwuchs indiziert, beim Erwachsenen sinnlos.

5. Diabetes insipidus

Im Gegensatz zum Hypophysenvorderlappen wird das Hypophysenhinterlappen-Hormon, *das antidiuretische Hormon (ADH) im Hypothalamus gebildet und im Hypophysenhinterlappen nur gespeichert. Der Ausfall des Hypophysenhinterlappens führt deshalb nur vorübergehend zum Diabetes insipidus, bis der Hypothalamus die ADH-Sekretion übernimmt.*

Beim Diabetes insipidus fehlt ADH. Von den ca. 150 l Primärharn werden 90% im proximalen Tubulus ohne Einwirkung von ADH rückresorbiert und 10–15 l als Urin gelöst. *Patienten mit Diabetes insipidus müssen die gelöste Menge Urin durch Wasser ersetzen, ansonst sie sofort in eine hypertone Dehydrierung geraten.*

Der *vererbte, angeborene Diabetes insipidus* ist selten. Er beruht auf einer Störung der ADH-Bildung und muß von einer ebenfalls vererbt vorkommenden Endorganstörung unterschieden werden, vom *Diabetes insipidus renalis.* Hier fehlt es nicht an ADH, sondern an den Receptoren im distalen Tubulus und den Sammelrohren, die nicht auf ADH ansprechen.

Häufiger ist der *Diabetes insipidus die Folge von Hirntumoren, Hypophysenoperationen und Hypophysentumoren.* Nach der Hypophysektomie ohne Durchtrennung des Hypophysenstiels kommt es zu einem vorübergehenden Diabetes insipidus, der einige Tage dauert. Bei suprasellären Tumoren kann der Hypothalamus mit betroffen sein und die ADH-Sekretion dauernd gestört bleiben.

Der Urin hat bei Diabetes insipidus ein spezifisches Gewicht von weniger als 1 005. Eine Infusion von *hypertoner NaCl-Lösung* (500 ml 2,5%iges NaCl) führt beim Gesunden zu einer *akuten Stimulation der Osmoreceptoren, zur ADH-Sekretion,* Antidiurese *und zum Anstieg des spezifischen Gewichts bzw. der Osmolalität des Harns.*

Beim Diabetes insipidus geht die Diurese unverändert weiter. Der Durstversuch führt innerhalb von 12 Std zu einem Gewichtsverlust von mehreren kg, zu einem Anstieg von Hämoglobin, Eiweiß und Natrium im Blut ohne wesentlichen Rückgang der Diurese, so daß der Patient unter schwerstem Durst leidet und der Versuch abgebrochen werden muß.

Selten ist nach einer Operation (Hypophyse und Hypothalamus) das neben den Osmoreceptoren liegende Durstzentrum mitbetroffen (*Diabetes insipidus occultus). Solche Patienten* haben einen Diabetes insipidus und *verspüren bei Anstieg des Natriums im Plasma und hypertoner Dehydrierung keinen Durst.* Sie sind durch die Hypernatriämie und Dehydrierung schwer gefährdet.

Übersicht: *Einige endokrine Unterfunktionssyndrome des Hypothalamus bzw. der Hypophyse*

Angeborene Störungen

Krankheit	Pathogenetische Faktoren	Diagnostische Funktionstests	Pathologischer Ausfall der Tests	Wichtigste Symptome	Therapie
Diabetes insipidus (idiopathisch, erworben)	ADH-Mangel, hypothalamische Störung	Konzentrationsfähigkeit der Niere, Durstversuch NaCl-Infusion	Fehlender Anstieg der Osmolalität (spez. Gewicht) des Urins	Polydipsie Polyurie	ADH-Substitution (neuerdings ein Analog von ADH)
Diabetes insipidus occultus	ADH-Mangel, hypothalamische Störung + Störung des Durstzentrums	Konzentrationsfähigkeit der Niere, Durstversuch, NaCl-Infusion	Fehlender Anstieg der Osmolalität (spez. Gewicht) des Urins, fehlender Durst	Hypernatriämie, hypertone Dehydrierung, hyperosmolares Koma	ADH-Substitution + 2—3 Liter vorgeschriebene Trinkmenge
Hypophysärer Zwergwuchs	Ausfall der Wachstumshormonproduktion der Hypophyse	STH-Provokationstest mit Insulin bzw. Hypoglykämie	Fehlender Anstieg des STH im Blut auf Hypoglykämie	Zwergwuchs, gelegentlich Hypoglykämien	Substitution mit menschlichem STH vor der Pubertät (Epiphysenfugenschluß)
Hypogonadotroper Hypogonadismus ♂	Ausfall der HPG	Familienanamnese, LHRH-Test (DD: Verzögerte Pubertät)	HPG erniedrigt, fehlender Anstieg auf LHRH	Kleine Hoden, fehlende sek. Geschlechtsmerkmale	Substitution mit Testosteron (Normalisierung von Libido, Potentia coeundi, sek. Geschlechtsmerkmalen)
Hypophysärer Zwergwuchs + Hypogonadotroper Hypogonadismus	STH↓, HPG↓	Insulintest LHRH-Test	Fehlender Anstieg des STH, fehlender Anstieg der HPG	Zwergwuchs, fehlende sek. Geschlechtsmerkmale, kleine Hoden	evtl. HPG bei Kinderwunsch, STH, später Testosteron, evtl. HPG

Krankheit	Pathogenetische Faktoren	Diagnostische Funktionstests	Pathologischer Ausfall der Tests	Wichtigste Symptome	Therapie
Tumoren des Hypophysenstiels und der Hypophyse im Kindesalter	Tumoren	Insulintest, HPG, LHRH-Test	Fehlender STH-Anstieg, HPG↓, fehlender Anstieg auf LHRH	Gesichtsfeldeinschränkung (Druck auf Chiasma) — Knick in der Wachstumskurve — Fehlende Pubertät	Operation und Substitution der Hormone der peripheren Drüsen
Tumoren des Hypophysenstiels und der Hypophyse beim Erwachsenen (Apoplexie der Hypophyse nach Geburt, Sheehan)	Tumoren Nekrose der Hypophyse	Insulintest HPG, LHRH-Test T_3 und T_4, TRH-Test, Plasmacortisol	Fehlender Anstieg der hypophysären bzw. peripheren Hormone auf die entsprechenden releasing-Hormone	Potenz ↓ Libido ↓ Amenorrhoe, sek. Geschlechtsmerkmale ↓ sek. Hypothyreose sek. Nebennierenrinde Insuffizienz	Operation und Substitution der Hormone der peripheren Drüsen

Differentialdiagnostisch muß beim Diabetes insipidus immer an eine *psychogene Polydipsie* gedacht werden. Der Dustversuch ist negativ, und solche Patienten sprechen auf hypertone NaCl-Lösung mit einer Antidiurese an. Dadurch ist das normale Ansprechen der Osmoreceptoren auf Natrium mit vermehrter ADH-Sekretion bewiesen.

6. Unterfunktionssyndrome der Schilddrüse

a) *Jodmangelstruma und endemischer Kretinismus*

Thyroxin und Jod scheinen für die *Entwicklung des Fetus* von entscheidender Bedeutung zu sein. Früher gab es in der Schweiz den *endemischen Kropf* in Gebieten, wo das Trinkwasser besonders jodarm ist und mit der Nahrung wenig Jod eingenommen wurde. Ein Großteil der Bevölkerung hatte eine mehr oder weniger stark vergrößerte Schilddrüse. Frauen mit Jodmangelstrumen zeugten gehäuft kretine Kinder. Die mit großen Kröpfen ausgestatteten Mütter können den Jodmangel durch die gewaltige Vergrößerung der Schilddrüse und die gesteigerte Avidität ihrer Strumen für Jod kompensieren und bleiben euthyreot. Für den Fetus bleibt kein Jod übrig. Da das mütterliche Thyroxin nicht durch die Placentaschranke durchtritt und der Fetus kein Jod für die eigene Thyroxinsynthese zur Verfügung hat, fehlt diesem sowohl Jod wie Thyroxin und es kommt zum Bild des endemischen Kretinismus. Solche Kinder haben ein *greisenartiges Aussehen* wegen der vielen Hautfalten im Gesicht. Die *Augen sind schiefgestellt.* Kretine sind *debil, schwerhörig* und bleiben *kleinwüchsig.* Endemische Kretine sind meist euthyreot. Die vergrößerte Schilddrüse kann nach der Geburt aus dem in der Nahrung aufgenommenen Jod Thyroxin synthetisieren. Im fetalen Stadium fehlt das Jod zur Thyroxinsynthese, da es dem Fetus von der Mutter vorenthalten wurde. Daß diese Entwicklungsstörungen im fetalen Stadium beim endemischen Kretinismus nicht allein auf den Thyroxinmangel, sondern auch auf den Jodmangel zurückzuführen sind, beweist die Tatsache, daß Kinder mit *sporadischem, genetisch bedingtem Kretinismus,* welche kein Thyroxin synthetisieren können, jedoch über normal viel Jod während der fetalen Entwicklung verfügen, diese Entwicklungsdefekte nicht aufweisen. Falls Thyroxin sofort nach der Geburt substituiert wird, können sich sporadische Kretine intellektuell und somatisch normal entwickeln. Im Gegensatz dazu ist der endemische Kretine ein fetal schwer geschädigtes Individuum, dem mit Thyroxinbehandlung überhaupt nicht geholfen ist.

Der endemische Kretinismus ist in der Schweiz und in den meisten westlichen Ländern seit der Einführung der Jodprophylaxe mittels Jodierung des Tafelsalzes vollständig verschwunden, besteht aber in Entwicklungsländern mit Jodmangel weiter. Die *Jodmangelstruma* bildet sich in der Regel zurück, wenn genügend Jod zugeführt wird. Noch bessere Erfolge werden mit Substitutionsdosen von L-Thyroxin erreicht, weil dadurch die TSH-Sekretion unterdrückt wird.

b) Der sporadische Kretinismus

Streng zu trennen vom *endemischen* Kretinismus ist der *sporadische* Kretinismus. Es handelt sich hier um *angeborene Synthesestörungen des Thyroxins,* welche vererbt werden. Bei der Geburt sind diese Kinder meistens unauffällig, zeigen dann aber schon bald einen rasch einsetzenden *Entwicklungsrückstand,* der mit *Trinkfaulheit* und *Bewegungsarmut* beginnt. Je schneller die Diagnose einer Thyroxinsynthese-Störung gestellt wird, desto besser ist die Prognose dieser Kinder in bezug auf ihre intellektuelle und körperliche Entwicklung, denn eine Hypothyreose im frühkindlichen Alter bedeutet eine irreversible Schädigung des zentralen Nervensystems, der mit Thyroxin vorgebeugt werden kann. Diese angeborenen Thyroxinsynthese-Störungen betreffen die Jodidpumpe, die Oxidation des Jodids zu elementarem Jod, die Dejodierung des Mono- und Dijodthyronins, die Kuppelung der Jodthyrosine zu Jodthyroninen und die Abspaltung von Thyroxin vom Thyreoglobulin. Die Kinder entwickeln meistens eine Sturma, da sie wegen Thyroximmangel vermehrt TSH secernieren, welches zu einer Vergrößerung der Schilddrüse führt. Die Therapie besteht in einer Substitution mit L-Thyroxin.

c) Hypothyreose des Erwachsenen, das Myxödem

Die *Hypothyreose des Erwachsenen* wird auch als *Myxödem* bezeichnet, weil es zu einer Verdickung und Schwellung der Haut kommt. Eine häufige Ursache des Myxödems ist heute die *Radiojodbehandlung* der Hyperthyreose und der euthyreoten Struma, seltener die zu *radikale Operation* bei Schilddrüsenüberfunktionszuständen. Die Ursache des *idiopathischen primären Myxödems* ist nicht klar, scheint jedoch häufig die Folge eines *Autoimmunprozesses* zu sein, welcher nach dem histologischen Bild auch als HASHIMOTO-Strumitis bezeichnet wird. Die Struma ist auffallend derb und schmerzt nicht. Es handelt sich um eine lymphocytäre chronische Entzündung der vergrößerten Schilddrüse, welche nach Jahren zu einem Darniederliegen der Schilddrüsenfunktion führt. Patienten mit Hypothyreose sind oft *übergewichtig* und *kälteempfindlich.* Die *Haut ist verdickt, trocken* und *schuppend.* Die *Nägel sind brüchig,* die *Kopfbehaarung schütter. Leistungs-* und *Konzentrationsfähigkeit der Patienten sind vermindert,* und *das Schlafbedürfnis ist gesteigert.* Die Patienten klagen meistens auch über *chronische Verstopfung, Libido- und Potenzverlust, sowie Menstruationsstörungen.* Die Labordiagnostik ergibt einen *verminderten Grundumsatz,* eine *verlängerte Achillessehnenreflexzeit,* einen *verminderten T_4-Gehalt* des Blutes, der auch nach TSH-Applikation nicht ansteigt. Die Radiojodspeicherung der Schilddrüse ist vermindert und läßt sich durch TSH nicht stimulieren. *Durch die TSH-Stimulation läßt sich das primäre Myxödem von der sekundären hypophysären Hypothyreose klar unterscheiden.* Patienten mit primärer Hypothyreose erlangen durch eine endokrine Substitutionstherapie mit 0,2–0,4 mg L-Thyroxin täglich wieder einen normalen Lebensgenuß und eine normale Arbeitsfähigkeit.

Übersicht: *Einige Zustände der Schilddrüsenunterfunktion*

Krankheit	Pathogenetische Faktoren	Diagnostische Funktionstests	Pathologischer Ausfall der Tests	Wichtigste Symptome	Therapie
Athyreose (fehlende oder falsche Anlage der Schilddrüse, sporadischer Kretinismus)	Fetale Mißbildung (nicht vererbt)	I^{131}-Speicherung und Szintigramm	Fehlende ^{131}I-Speicherung, evtl. gering dystop.	Entwicklung nach Geburt verlangsamt, (trinkfaul, adynam, geistig zurück)	Sofortige Substitution mit Thyroxin
Angeborene, vererbte Störungen der Thyroxin-Synthese und Sekretion (sporadischer Kretinismus)	Vererbte, angeborene Stoffwechselstörungen, ca. 6 verschiedene Enzymdefekte	Thyroxin im Blut, ^{131}I-Speicherung Bestimmung der Ausscheidungsprodukte im Urin nach ^{131}I (Mono-Dijodtyrosin, etc.)	T_4 ↓ I^{131}-Speicherung erhöht, normal oder erniedrigt je nach Defekt *u.a.* (s. Endokrinologiebücher)	*Struma*, verlangsamte Entwicklung nach Geburt	Sofortige Substitution mit Thyroxin
Endemischer Kretinismus (nur in Jodmangelgebieten, durch Jodzugabe zum Kochsalz selten geworden)	Jodmangel der Mutter (Mutter mit euthyreotem Kropf) — Thyroxin- und Jodmangel des Fetus	Keine	Normale Schilddrüsenfunktion, meistens Struma	Zwergwuchs, typisches „kretines" Gesicht, kleine, plumpe Hände, Debilität, Schwerhörigkeit	Keine
Hypothyreose, Myxödem	Autoimmun-Strumitis? = Struma HASHIMOTO, Thyreoidektomie (chirurgisch, I^{131}), u.a.	T_4, T_3, ^{131}I-Speicherung, Stimulation mit TSH	T_4↓, T_3↓, ^{131}I-Speicherung ↓, nicht stimulierbar durch TSH	Gewicht ↑, Haut trocken, verdickt, Verlangsamung, endokrines Psychosyndrom	Thyroxin-substitution

7. Nebennierenrindenunterfunktion

a) *Nebennierenrinden-Insuffizienz, Morbus Addison*

Die Nebennierenrindeninsuffizienz ist häufig die *Spätkomplikation* einer durchgemachten *Tuberkulose.* 10 bis 20 Jahre nach der Primäraffektion kann es zu einer *verkäsenden Nebennierenrindentuberkulose* kommen. Heute ist die *idiopathische Nebennierenrindeninsuffizienz* häufiger, bei welcher der Untergang des Gewebes durch eine *Autoimmunentzündung* erklärt wird. Die Pathogenese der sogenannten idiopathischen Nebennierenrindeninsuffizienz ist indessen nicht geklärt. Patienten mit Nebennierenrindeninsuffizienz leiden an *Gewichtsabnahme, Appetitlosigkeit, Erbrechen, Durchfall, orthostatischen Blutdruckbeschwerden, allgemeiner Müdigkeit und Adynamie.* Bei der Untersuchung fällt der *tiefe Blutdruck* mit Tendenz zu *orthostatischem Kollaps* auf, sowie eine dunkle *Verfärbung der Haut* im allgemeinen und *Hyperpigmentation der Mamillen, Linea alba, Perianalregion, Handlinien* und *Druckstellen* über den Gelenken (besonders Finger), sowie *Pigmentflecken der Lippen und der Mundschleimhaut.* Die Patienten sind dehydriert. Jede Infektionskrankheit, insbesondere gastrointestinale Affektionen führen zu Brechdurchfällen und zum *Exitus im Nebennierenrindenkoma (hypotone Dehydrierung, Hyperkaliämie, Hyponatriämie und Hypochlorämie, prärenale Niereninsuffizienz mit erhöhtem Harnstoff, leichte metabolische Acidose*). Eine rasche Rehydrierung mit physiologischer Kochsalzlösung, welche wasserlösliches Cortisol enthält, ist die rettende Maßnahme aus diesem desperaten Zustand. Später erhalten Patienten mit Nebennierenrindeninsuffizienz eine hormonelle Substitutionstherapie mit 25 bis 50 mg Cortison per os, sowie 0,1 mg Florinef bzw. Astonin per os pro Tag. Das physiologisch von der Nebennierenrinde gebildete Aldosteron wird peroral verabreicht kaum resorbiert. Synthetisches 9α-Fluorhydrocortison ist pro mg gleich wirksam wie Aldosteron und ersetzt dieses vorzüglich. Die vielgestaltete Symptomatik der Patienten mit Nebennierenrindeninsuffizienz weist darauf hin, daß das Cortisol eine große Zahl von Wirkungen hat, die in ihren Einzelheiten noch nicht geklärt sind. Von besonderer Bedeutung scheint die permissive *Wirkung des Cortisons auf die Arteriolen und das Myokard.* Eine Tonisierung der Arteriolen (Vasoconstriction) und des Myokards (Herzzeitvolumenerhöhung) durch Noradrenalin, bzw. Adrenalin ist nur in Anwesenheit von Cortisol möglich. Die Wirkungen des Cortisols auf das Zentralnervensystem sind nicht geklärt. Die Pigmentation der Patienten mit Nebennierenrindeninsuffizienz ist auf eine vermehrte Ausschüttung von ACTH, bzw. MSH zurückzuführen. Bei der Behandlung mit Cortisol wird der Hypothalamus, bzw. die Hypophyse wieder gebremst und die vermehrte Pigmentation verschwindet wieder. Die Substitutionstherapie mit Cortisol muß flexibel gehandhabt und insbesondere Streß-Situationen angepaßt werden. Optimal eingestellte Patienten mit Nebennierenrindeninsuffizienz sind in jeder Beziehung, auch körperlich, voll leistungsfähig.

Die Bestimmung des Plasmacortisols, der 17-Hydroxy- und 17-Ketosteroide im

Urin erlaubt die Diagnose der primären Nebennierenrindeninsuffizienz, wobei nach Stimulation mit ACTH bei dieser Affektion die Steroide nicht ansteigen. Patienten mit *chronischer interstitieller Nephritis* können ebenfalls grau-bräunlich pigmentiert sein. Bei Natriumverlust und renaler Acidose sind auch die klinisch-chemischen Blutbefunde ähnlich wie bei der Nebennierenrinden-Insuffizienz. Die Niere dieser Patienten spricht auf Mineralocorticoide nicht an, und die Patienten müssen mit Natriumsubstitution behandelt werden.

b) Adrenogenitales Syndrom

Pathogenetisch verschieden von der primären Nebennierenrindeninsuffizienz durch entzündliche Prozesse ist das *autosomal recessiv vererbte, angeborene adrenogenitale Syndrom.* Beim adrenogenitalen Syndrom besteht ein *Mangel* eines für die Cortisolsynthese in der Nebennierenrinde wesentlichen Enzymes, meistens der *21-Hydroxylase* oder der *11-β-Hydroxylase.* Durch das Unvermögen der Nebennierenrinde, Cortisol zu synthetisieren, wird die Hypophyse enthemmt und produziert vermehrt ACTH, welches zu einer *Nebennierenrindenhyperplasie* führt. Anstelle von Cortisol secerniert die Nebennierenrinde vermehrt *Steroide mit androgener Wirkung.* Mädchen können schon bei der Geburt gewisse Zeichen der *Virilisierung* aufweisen, die sich im Verlaufe der ersten Lebensjahre verstärken. *Die Kinder wachsen in den ersten Lebensjahren auffallend schnell, wobei es dann aber vorzeitig zu einem Wachstumsstillstand infolge Epiphysenverschluß kommt. Männlicher Körperbau, Hirsutismus, tiefe Stimme und vergrößerte Clitoris sind einige Zeichen der Virilisierung.* Die androgenen Hormone unterdrücken die Gonadotropine der Hypophyse, so daß es nicht zu einer spontanen Menarche kommen kann.

Beim Knaben tritt eine *vorzeitige Pubertät* auf, allerdings ohne entsprechende Vergrößerung der Hoden und ohne daß eine Spermatogenese in Gang käme. Diese Fehlentwicklung läßt sich vollständig normalisieren durch die Durchbrechung des Circulus vitiosus zwischen zu niedrigen Cortisolwerten im Blut und entsprechend vermehrter ACTH-Sekretion. Die Therapie der Wahl besteht in der Substitutionstherapie mit 25–50 mg Cortison pro Tag. Durch diese Cortisonmenge wird die Hypophyse stillgelegt und damit die vermehrte Stimulation der Nebennierenrinde und vermehrte Produktion der androgenen Steroide verhindert. Unter der Cortisonbehandlung verschwindet beim Mädchen die vermehrte Körperbehaarung, die Brüste entwickeln sich und es kommt zu einer normalen Menarche. Beim Knaben kommt es unter Cortison zur echten Pubertät mit Entwicklung der LEYDIG-Zellen, Testosteronproduktion der LEYDIG-Zellen und normaler Spermatogenese. Beim *21-Hydroxylase-Mangel* synthetisiert die Nebennierenrinde u.a. auch *zu wenig Aldosteron,* so daß es in den ersten Lebenstagen zu einem *Salzverlust* kommen kann, der sich bei nicht rechtzeitigem Erkennen der Situation fatal auswirken kann. In der Regel genügt eine vorübergehende Salzzulage zur Behebung des Salzmangels und der Dehydrierung. Beim *11β-Hydroxylasedefekt* kommt es im Gegensatz zum 21-Hydroxylasedefekt gehäuft zu einer *Hypertonie,* da neben den

Übersicht: *Einige Zustände primärer Nebennierenrindenunterfunktion*

Krankheit	Pathogenetische Faktoren	Diagnostische Funktionstests	Pathologischer Ausfall der Tests	Wichtigste Symptome	Therapie
Primäre Nebennierenrindeninsuffizienz, Morbus ADDISON	Tuberkulöse Entzündung der Nebennierenrinde; Autoimmunerkrankung (idiopathisch)	Cortisol im Blut, Steroide im Urin; beide nach Stimulation mit ACTH	Cortisol im Blut erniedrigt, ebenso Steroide im Urin, fehlender Anstieg nach ACTH	Gewichtsverlust, Anorexie, Nausea, Erbrechen, orthostatische Hypotonie, Hyperpigmentation, braune Haut allgemein u. Pigmentflecken (Lippen, Schleimhaut, Falten der Hand, Druckstellen)	Cortison (oder anderes Glucocorticoid) + Mineralocorticoide (9 α-Fluorcortisol p.o.) oder Salzzulage
Congenitales adrenogenitales Syndrom	Vererbte, angeborene Enzymdefekte der Steroidsynthese (21-Hydroxylase, 11-β-Hydroxylase u.a.)	17-Ketosteroide im Urin, Hemmbarkeit durch Cortison per os. Bestimmung der verschiedenen Androgene im Urin	Cortisolsynthese gestört, Plasmacortisol erniedrigt, sek. erhöhte ACTH-Sekretion → NNR-Hyperplasie → vermehrte Sekretion von NNR-Hormonen mit androgenen Eigenschaften	Vorzeitige Pubertät beim ♂ ohne entsprechende Vergrößerung der Hoden; Virilisierung beim ♀. Rasches Wachstum und Epiphysenschluß — Kleinwuchs	Cortison p.o. (beim ♀ evtl. später Oestrogene, wenn keine spontane Menarche)

Androgenen *zuviel Substanz S* und *Desoxycorticosteron* gebildet werden, welche wie beim CONN-Syndrom zu *Natriumretention, Kaliumverlust* und zu einer *Dauerhypertonie* führen können. Auch hier ist die Therapie der Wahl die Substitution mit Cortison, wodurch der Circulus vitiosus unterbrochen wird.
Das *acquirierte adrenogenitale Syndrom* bei der Frau ist selten. Es wird durch autonome Nebennierenrinden-Adenome oder -Carcinome verursacht, welche vorwiegend androgene Steroide secernieren. Symptome der *Virilisierung* mit *Mamma-Hypoplasie, Clitorisvergrößerung und Tieferwerden der Stimme* stehen im Vordergrund. Differentialdiagnostisch kommen *Testosteron-produzierende Ovarialtumoren, Arrhenoblastome,* in Frage.

8. Unterfunktion des Nebennierenmarks

Bei der tuberkulösen Entzündung sind sowohl Nebennierenrinde, wie auch Nebennierenmark verkalkt und zerstört. Trotzdem zeigen Addisonpatienten keine Ausfallserscheinungen, die auf ein Fehlen des Adrenalins zurückzuführen wären. Die Adrenalinausscheidung bei Patienten ohne Nebennierenmark beträgt ca. 1/4 gesunder Versuchspersonen. Adrenalin muß jedoch nie substituiert werden. *Es gibt beim Erwachsenen also keine eigentliche Nebennierenmarkinsuffizienz.*
Hingegen ist es möglich, daß gewisse *kindliche Hypoglykämien* auf eine verminderte Gegenregulation durch das Nebennierenmark gegen die Insulin-Hypoglykämie zurückzuführen sind. ZETTERSTRÖM hat Kinder mit *Nüchternhypoglykämien* beschrieben, die im Gegensatz zum Normalen während der Hypoglykämie nicht vermehrt Adrenalin secernieren. Orthostatische Hypotonien bei vegetativ Labilen und bei Neuropathien des vegetativen Nervensystems haben nichts mit dem Nebennierenmark zu tun.

9. Insuffizienz der Gonaden

Die Testes erfüllen 2 Funktionen, die Hormonproduktion und die Spermatogenese. Das Testosteron ist beim Mann verantwortlich für Libido und Potentia coeundi. Während die Testosteron produzierenden LEYDIG-Zellen relativ resistent sind gegenüber mechanischen und entzündlichen Schädigungen, ist das Spermatocyten produzierende Tubulusepithel äußerst empfindlich. Kinderlose Ehen sind oft die Folge einer *Schädigung des Tubulus-Epithels und der Spermatogenese nach Kryptorchismus, Entzündungen oder Hodentraumata* nach oder während der Pubertät. Auf solche Art geschädigte Hoden sind meistens normal groß (Inhalt zwischen 12 und 25 ml) und die Funktion der LEYDIG-*Zellen* und somit *Libido und Potentia coeundi* erhalten. *Nur die Spermatogenese* ist mehr oder weniger schwer gestört und damit auch die *Potentia generandi.* Beim Verlust beider Hoden durch Kastration oder beidseitige Hodentorsion fällt auch die endokrine Funktion des Hodens aus, und es kommt zu Libidoverlust und Impotenz. Bei fehlender Stimulation der Testes durch Gonadotropine der Hypophyse, beim *Hypogonadotropen Hypogonadismus,* können die LEYDIG-Zellen durch LH (Pregnyl) stimu-

Übersicht: *Einige Zustände der primären Dysfunktion der Testes beim Mann (incl.* KLINEFELTER-*Syndrom)*

Krankheit	Pathogenetische Faktoren	Diagnostische Funktionstests	Pathologischer Ausfall der Tests	Wichtigste Symptome	Therapie
Primärer Hypogonadismus *ohne* eingeschränkter Potentia coeundi	Beidseitiger Kryptorchismus, Orchitis (Mumps), Traumata beider Hoden, Störungen der Spermiogenese unbekannter Genese	Spermatogramm, 17-Ketosteroide evtl. Testosteron, evtl. Hodenbiopsie, LH, FSH (HPG)	Aspermie, Oligospermie, 17-Ketosteroide und Testosteron normal, LH, FSH, HPG normal. Normale Leydigzellen, Spermatogenese gestört	Hoden normal, evtl. zu klein und verminderte Konsistenz. Kinderlose Ehe.	Keine
Primärer Hypogonadismus *mit* eingeschränkter Potentia coeundi	Kastration, beidseitige Hodentorsion, Anorchie	17-Ketosteroide Testosteron, LH, FSH	17-Ketosteroide und Testosteron erniedrigt. LH und FSH (HPG) erhöht	Hoden nicht vorhanden oder ganz klein. Je nach Zeitpunkt der Hodeninsuffizienz Körperproportionen verändert	Testosteron per os oder i.m. (Potentia coeundi, aber nicht generandi)
KLINEFELTER-Syndrom	Chromosomale Aberration, xxy-Sex-Chromatin	17-Ketosteroide, Testosteron, HPG, chromosomales Geschlecht	17-Ketosteroide und Testosteron leicht erniedrigt, HPG ↑, chromosomales Geschlecht weiblich	± weibliche Körperform und -proportionen, ganz kleine Hoden, Gynäkomastie, verminderte Intelligenz	Testosteron bei verminderter Potenz (und entsprechendem Wunsch des Patienten)

liert werden, während die Spermatogenese durch FSH zwar angeregt, aber selten normalisiert werden kann. Beim KLINEFELTER-*Syndrom* mit *xxy-Sexchromatin* ist die Funktion der LEYDIG-Zellen fast normal, die *Tubuli* jedoch *atrophisch* und es besteht eine *Aspermie.* Die Testes sind sehr klein und bestehen aus LEYDIG-Zellnestern.

Funktionsstörungen des Ovars sind wesentlich komplexer als diejenigen der Testes. Bei Fehlen des Ovars, bei *Ovarialagenesie* oder *Dysgenesie* (TURNER-*Syndrom*) kommen Mädchen mit einem normalen äußeren Genitale (Vagina, Uterus) zur Welt. Es treten aber keine Zeichen der Pubertät auf und die Mamma-Entwicklung und Menstruation bleiben aus. Es gibt indessen auch primäre Formen der Amenorrhoe bei vollständig normalem äußeren und inneren (Ovarien) Genitale mit Mamma-Entwicklung und *Pubarche* (Pubes- und Axillarbehaarung). Bei der *primären Amenorrhoe* fehlt in der Regel die *Ovulation,* und solche Frauen sind infertil. Die Ursache der primären Amenorrhoe ist nicht geklärt und wahrscheinlich zentral bedingt. Häufiger als die primäre Amenorrhoe ist die *sekundäre Amenorrhoe,* die nach durchgemachter Menarche auftritt. Ursächlich stehen psychische Faktoren im Vordergrund. *Fast alle endokrinen Krankheiten können zu einer sekundären Amenorrhoe führen.* Bei jeder Form von *Kachexie,* sei sie durch Unterernährung oder *schwere Krankheiten* bedingt, kommt es in der Regel zur *Amenorrhoe,* die als Sparmaßnahme des Organismus aufzufassen ist. Häufig ist die Amenorrhoe bei der *Adipositas simplex* und relativ häufig ist die Kombination von *Adipositas, Hirsutismus und Amenorrhoe,* ein Syndrom, das von STEIN-LEVENTHAL beschrieben wurde und bei dem man in der Regel *polycystische Ovarien* findet. Diese kleinen Ovarialcysten entsprechen Follikeln, welche bis zur Follikelreifung gelangten, ohne daß der Eisprung erfolgte.

Während beim Mann das Testosteron Vorbedingung für ein normales sexuelles Empfinden ist, sind bei der Frau Oestrogene und Progesteron in dieser Beziehung nebensächlich. Die Sexualität der Frau ändert sich nach der Menopause, d.h. nach dem Aufhören der endokrinen Funktion des Ovars, nicht.

Die Pathogenese des *Menopause-Syndroms* mit *Wallungen, Schwitzen,* etc. ist nicht geklärt, kann aber durch Behandlung mit Oestrogenen evtl. zusammen mit Androgenen vollständig unterdrückt werden.

II. Endokrine Überfunktionssyndrome

1. Gigantismus und Akromegalie

Eosinophile Tumoren der Hypophyse führen zu einer unkontrollierten, ungesteuerten Wachstumshormonsekretion. Kinder mit solchen Tumoren wachsen übermäßig rasch und werden zu *hypophysären Riesen oder Giganten.* Der Körperwuchs der Giganten ist proportioniert. Nach Epiphysenfugenschluß hört das Wachstum auf. Von diesem Zeitpunkt an kommt es zu einer *selektiven Vergrößerung der Acren, des Kinns, der Nase, der Hände und Füße.* Eosinophile Tumoren der Hypophyse nach erfolgtem Epiphysenfugenschluß führen zu einer selektiven

Übersicht: *Einige hypothalamisch-hypophysäre Überfunktionssyndrome*

Krankheit	Pathogenetische Faktoren	Diagnostische Funktionstests	Pathologischer Ausfall der Tests	Wichtigste Symptome	Therapie
Akromegalie, Gigantismus (beim Kind)	Eosinophiles Adenom der Hypophyse	Glucosebelastung mit STH-Bestimmung, anorg. Phosphat, Hydroxyprolin	Fehlende Hemmung des STH bei Hyperglykämie, anorg. Phosphat ↑ Hydroxyprolin ↑	Riesenwuchs (Kind), Vergrößerung der Hände, Füße, Nase, Kinn, Kopfschmerzen, Schwitzen, bitemporale Hemianopsie	Exstirpation des Hypophysenadenoms
Hypothalamisch-hypophysäres CUSHING-Syndrom	Fehleinstellung des hypothalamischen Zentrums, von dem CRH gebildet wird	Hemmtest mit hohen Dosen eines hoch wirksamen Glucocorticoids (z. B. Dexamethason, 2 mg/tgl.)	Fehlende Hemmung der Glucocorticoidausscheidung im Urin, partielle Hemmung bei noch höheren Dosen	Abbau der Stützgewebe (Osteoporose, Muskelschwund), Vollmondgesicht, Rubeosis faciei	Einzeitige beidseitige Adrenalektomie
Morbus CUSHING (basophiles Adenom der Hypophyse)	Autonom (?) ACTH-secernierendes Hypophysenadenom	Hemmtest mit hohen Dosen eines hoch wirksamen Glucocorticoids (z. B. Dexamethason, 8 mg/tgl.)	Fehlende Hemmung der Glucocorticoidausscheidung im Urin, keine Hemmung auch bei sehr hohen Glucocorticoiddosen	Abbau der Stützgewebe (Osteoporose, Muskelschwund), Vollmondgesicht, Rubeosis faciei + evtl. bitemporale Hemianopsie	Exstirpation des Hypophysenadenoms
Hypothalamisch-hypophysäre Lactation, Hypophysenadenom	Unklare Prolactinhypersekretion, Prolactin secernierendes Hypophysenadenom	Prolactinbestimmung im Serum, LHRH-Test	Prolactin ↑ Fehlender Anstieg von LH und FSH auf LHRH	Galaktorrhoe, Amenorrhoe, evtl. bitemporale Hemianopsie	Medikamentöse Behandlung (Bromergokryptin), Exstirpation des Adenoms

Vergrößerung der Acren. Anamnestisch geben solche Patienten an, daß sie immer größere Schuhe und Handschuhe brauchen, daß der Ehering und der Hut nicht mehr passe. Nicht selten werden solche Patienten mit Akromegalie vom *Zahnarzt* überwiesen, weil sich eine *Prognathie* entwickelt hat und die früher in geschlossener Reihe nebeneinander stehenden Zähne auseinander gewichen sind. Beim Erwachsenen wird vor allem das *enchondrale Knochenwachstum* gefördert. Neben dieser übermäßigen enchondralen Knochenaposition kommt es auch zu einer *Verdickung der Haut, der Lippen, der Zunge,* einem *Tieferwerden der Stimme* und zu einer *Vergrößerung innerer Organe* (Kardiomegalie, Hepatomegalie). Zur Akromegalie gehört auch eine Struma. So lange sich das Wachstumshormon in einem vermehrten epiphysären Wachstum auswirken kann, kommt es nicht zum Diabetes mellitus. Beim Erwachsenen hingegen führt die massive Erhöhung der Wachstumshormonsekretion in ca. 25% der Fälle zu einem meist *reversiblen Diabetes mellitus* oder mindestens zu einer *pathologischen Glucosetoleranz.*
Von der echten Akromegalie zu unterscheiden ist die *akromegaloide Konstitution,* die familiär konstitutionell gehäuft vorkommt und im Wachstumshormon nichts zu tun hat. *Bei der echten Akromegalie ist das Serumphosphat erhöht wie beim wachsenden Kind.* Erhöhte Wachstumshormonwerte im Serum sind allein nicht beweisend für eine Akromegalie. Es muß ein Glucose-Hemmtest durchgeführt werden. Bei normalen Versuchspersonen führt die Glucosebelastung zu einem 1-2 Std lang dauernden Abfall der Serumwachstumshormon-Konzentration, *während bei der Akromegalie der Glucosespiegel die Sekretion des autonomen Adenoms der Hypophyse nicht beeinflußt.*
Eosinophile Ademone der Hypophyse wachsen langsam, können aber groß werden und sich *supraselllär* ausdehnen. Sie führen dann meist zu einer *bilateralen Hemianopsie* durch Druck auf das *Chiasma opticum.* Die Sella turcica umschließt normalerweise eine Fläche, die weniger als 120 mm^2 mißt. Bei der Akromegalie ist die Sella turcica meistens vergrößert und eine evtl. suprasellläre Ausdehnung des Tumors kann mit dem *Luftencephalogramm* nachgewiesen werden. Bei beeinträchtigtem Virus durch Druck auf das Chiasma opticum ist eine *Hypophysektomie* absolut indiziert. Die transnasale, transphenoidale, mit dem Mikroskop durchgeführte Hypophysektomie hat nicht nur ein sehr kleines Risiko, sondern schont allfällig noch vorhandenes normales Hypophysengewebe. Diese Operation soll auch bei Jugendlichen möglichst früh durchgeführt werden, da es dann möglich ist, das Adenom selektiv zu entfernen unter Belassung von genügend normalem Hypophysengewebe.

2. Hyperthyreose

a) Morbus Basedow, Graves' Disease

Es gibt zwei prinzipiell verschiedene Schilddrüsen-Überfunktionssyndrome, den M. Basedow und das *toxische Schilddrüsenadenom.* Beide sind durch eine Thyroxin- oder Trijodthyronin-Überproduktion gekennzeichnet. Die Erhöhung des Grundumsatzes ist vielleicht Folge einer gesteigerten Energieleistung aller

Zellen zur Aufrechterhaltung des Na^+/K^+-Quotienten. Die Patienten nehmen trotz guten Appetits in der Regel an Gewicht ab. Patienten mit Thyreotoxicose verspüren *Herzklopfen* und leiden an einer *Tachykardie,* häufig mit *erhöhter Blutdruckamplitude.* Das Herzzeitvolumen und die Schlagarbeit des Herzens sind erhöht. Die Patienten *schwitzen* auch in Ruhe und bevorzugen kaltes Wetter. Häufig besteht *Durchfall.* Beim Händedruck fällt die *warme, feuchte Haut* und der *leichte Tremor* auf. Die Patienten leiden unter *Schlaflosigkeit und Nervosität.* Die Muskelschwäche hat zur Folge, daß die Patienten nur mit Zuhilfenahme der Arme vom Stuhl aufstehen können (signe du tabouret). Beim schweren M. BASEDOW sind meistens alle diese Symptome vorhanden, leichtere Formen verlaufen oligosymptomatisch. Beim toxischen Adenom stehen häufig die kardialen Symptome, besonders das Herzklopfen im Vordergrund. *Nur Patienten mit* M. BASEDOW *haben Augensymptome.* Beim Blick nach unten folgten die Augenlider dem Bulbus nicht, so daß die Skleren oben zum Vorschein kommen (Zeichen von GRAEFE). Schwerwiegender für den Patienten ist der *endokrine Exophthalmus,* der vor, während und nach dem Ausbruch eines Morbus BASEDOW in Erscheinung treten kann. Es handelt sich um ein einseitiges oder häufiger beidseitiges Hervortreten des Augenbulbus aus der Orbita, das dem Patienten und der Umgebung auffällt. Bei schweren Formen tritt Doppelsehen auf sowie unvollständiger Augenlidschluß, so daß die Cornea nicht mehr befeuchtet wird. Das Auge ist dann entzündet, und der drohende Verlust des Auges kann nur durch sofortige therapeutische Maßnahmen (Glucocorticoide in hoher Dosierung, evtl. operative Entlastung der Orbitae) vermieden werden.

Pathogenetisch ist beim M. BASEDOW der *Long Acting Thyroid Stimulator* (LATS) als ursächlicher Faktor bezeichnet worden. *LATS* ist ein Globulin der IgG-Klasse, das anscheinend kein TSH enthält. *Beim* M. BASEDOW *ist in der Regel die TSH-Konzentration im Blut erniedrigt, weil der Rückkoppelungsmechanismus in den TSH-regulierenden Zentren des Hypothalamus und der Hypophyse normal funktioniert. LATS stammt wahrscheinlich* aus Lymphocyten, wobei der Mechanismus, der zur Formation dieses Antikörpers führt, jedoch vollständig unklar ist. *LATS stimuliert die Schilddrüse* in genau gleicher Weise wie TSH. Der M. BASEDOW kann spontan heilen durch Verschwinden des LATS aus dem Blut. Eine pharmakologische, die Hormonsynthese in der Schilddrüse blockierende Therapie führt immer zur Euthyreose während der Behandlung und in etwa 30% der Patienten zu einer definitiven Heilung, wobei die Konzentration des LATS im Blut abnimmt. Die Augensymptome beim M. BASEDOW korrelieren nicht mit der Höhe des LATS-Titers im Blut. Ein Exophthalmus produzierender Faktor wurde im Blut von Patienten mit M. BASEDOW mehrfach beschrieben, aber nie bewiesen. Die endokrine Ophthalmopathie ist ursächlich nicht geklärt.

b) Toxisches Adenom der Schilddrüse

Während beim M. BASEDOW ohne und mit vorbestehender Struma (Struma basedowificata) alle oder die meisten Teile der Schilddrüse stimuliert sind, *übernimmt beim toxischen Adenom ein kleiner Teil der Schilddrüse die gesamte Funktion des Organs und secerniert autonom, unabhängig von TSH und LATS Schilddrüsenhormon.* Das toxische Adenom kommt häufig bei älteren Leuten vor, während der M. BASEDOW kein Prädilektionsalter hat. Beide Formen der Schilddrüsenüberfunktion lassen sich durch verschiedene differentialdiagnostische Maßnahmen unterscheiden:

1. *fehlen beim toxischen Adenom regelmäßig die Augensymptome,*
2. *ist die Radiojodaufnahme zwar bei beiden Formen der Schilddrüsenüberfunktion gesteigert, beim M.* BASEDOW *in der ganzen Schilddrüse, beim toxischen Adenom jedoch nur in einem kleinen runden Bezirk der Schilddrüse, weil das übrige Schilddrüsengewebe via Hypothalamus bzw. Hypophyse und gehemmte TSH-Produktion stillgelegt ist.* Beim toxischen Adenom lassen sich durch TSH-Applikation die stillgelegten Schilddrüsenteile wieder zu vermehrter Radiojodspeicherung anregen. Da *TSH bei beiden Formen der Schilddrüsenüberfunktion ursächlich nicht beteiligt ist und vermindert secerniert wird, läßt sich die Radiojodspeicherung bei beiden Formen durch eine Thyroxingabe nicht hemmen.* Bei klinischen und laborchemischen Grenzfällen zwischen Euthyreose und Hyperthyreose läßt sich die Diagnose immer mit einem *Trijodthyronin-Hemmtest* stellen. Trijodthyronin hemmt die Funktion der normalen Schilddrüse via Hypothalamus-Hypophyse, jedoch nicht diejenige der BASEDOW-Struma oder des toxischen Adenoms. Trijodthyronin vermindert normalerweise die Thyroxinsekretion, nicht aber bei der Schilddrüsenüberfunktion. Das Verhalten der Thyroxinkonzentration im Plasma und der Radiojodspeicherung in der Schilddrüse unter Trijodthyroninbelastung lassen zwischen Euthyreose und Hyperthyreose abgrenzen.

c) Therapie der Hyperthyreose

Die Behandlung des toxischen Adenoms ist einfach. *Die Therapie der Wahl besteht in der Radiojodelimination* mit einer relativ hohen Dosis ^{131}*Jod.* Da ^{131}Jod nur im toxischen Adenom gespeichert wird, erhält der Rest der Schilddrüse fast keine Strahlen, so daß nach der Therapie eine normale Schilddrüsenfunktion wieder in Gang kommen kann. Schwieriger ist die Wahl der Therapie beim Morbus BASEDOW. Dort kommen prinzipiell 3 Methoden der Therapie in Frage. Bei der *Chemotherapie* wird entweder die Jodaufnahme der Schilddrüse blockiert (Perchlorat) oder häufiger der Einbau von Jod in das Thyrosin-Molekül verhindert (Neomercazol, Thiomidil). Diese Medikamente wirken nur, so lange sie verabreicht werden. Bei ca. 30% aller Patienten tritt aber eine Dauerheilung ein. Die anderen 70% der Patienten erleiden früher oder später ein *Hyperthyreose-Rezidiv.* Bei älteren Patienten ist die Radiojodbehandlung die Therapie der Wahl. Nur gerade *die Schwangerschaft ist eine absolute Kontraindikation gegen die Radiojodbehandlung.* Die einzig *negative Komplikation der Radiojodbehandlung* ist die recht häufig beobachtete *Hypothyreose,* die kurze Zeit nach der Radiojodbehandlung, aber auch erst 10 Jahre oder länger danach auftreten kann. Alle Patienten, die mit ^{131}Jod

Übersicht: *Schilddrüsenüberfunktion*

Krankheit	Pathogenetische Faktoren	Diagnostische Funktionstests	Pathologischer Ausfall der Tests	Wichtigste Symptome	Therapie
Toxisches Adenom der Schilddrüse	Gutartiges Adenom unbekannter Ursache (ganz selten maligne)	T_4, T_3, ^{131}I-Aufnahme mit Szintigramm TSH-Test, T_3-Hemmtest	$T_4\uparrow$, $T_3\uparrow$, ^{131}I-Aufnahme erhöht oder an der oberen Normgrenze, Rest der Schilddrüse mit TSH stimulierbar, tox. Adenom mit T_3-Gabe nicht hemmbar	Oligosymptomatisch: Tachykardie, Nervosität Diarrhoe, Hitzeüberempfindlichkeit u. a.	Radiojodresektion (mit therapeutischen Dosen ^{131}I), chirurgische Exstirpation, selten Chemotherapie
Morbus Basedow, Graev's Disease	Autoimmunkrankheit mit Antikörper, der Schilddrüse stimuliert (?), *LATS*	T_4, T_3 ^{131}-Aufnahme mit Szintigramm u. T_3-Hemmtest	$T_4\uparrow$, $T_3\uparrow$, I^{131}-Aufnahme erhöht, nicht hemmbar durch T_3-Gabe	Gewicht $\downarrow$ Nervosität, Schlaflosigkeit. Appetit + +, Tachykardie, Diarrhoe, Thermophobie, feiner Tremor Muskelschwäche Opthalmopathie	Chemotherapie mit Thyreostaticum; partielle Exstirpation der Schilddrüse nach vorbeugender Chemotherapie; Radiojodresektion

behandelt werden, müssen darauf aufmerksam gemacht werden, daß sie bei übermäßiger Gewichtszunahme, Konzentrationsunfähigkeit, Kälteempfindlichkeit etc. den Arzt wegen einer möglichen Hypothyreose aufsuchen müssen. Sie sollten sich deshalb mindestens einmal jährlich ärztlich kontrollieren lassen. Große Strumen benötigen eine große Radiojoddosis zur Elimination und sollten bei Druck auf Trachea oder Oesophagus chirurgisch angegangen werden. Der Chirurg läßt kleine Teile der Schilddrüse zurück, welche eine normale Funktion gewährleisten. *Als Komplikation der chirurgischen Behandlung des* Morbus BASEDOW sind zu erwähnen die gleichzeitige ungewollte Entfernung der Nebenschilddrüsen, welche zu einem *Hypoparathyreoidismus* führt, und die *Durchtrennung der Nervi recurrentes mit Lähmung der Stimmbänder.* Häufig bessert sich der Exophtalmus nach der Therapie. Gelegentlich bleibt er unbeeinflußt und selten verschlechtert er sich. Die Therapie der Wahl des Exophthalmus nach Normalisierung der Schilddrüsenfunktion ist eine hochdosierte Stoßtherapie mit Glucocorticoiden, im Notfall bei malignem Verlauf eine Druckentlastung der Orbita.

d) Die thyreotoxische Krise

Der Morbus BASEDOW kann nach Operationen, Traumata, psychischen Belastungen, aber auch ohne ersichtliche Ursachen zu einer Notfallsituation, zur thyreotoxischen Krise führen. Diese wird ausgelöst durch eine Überschwemmung des Organismus mit Thyroxin oder Trijodthyronin. Die thyreotoxische Krise ist gekennzeichnet durch Fieber bis zu 42°, extreme Tachykardie, schwere Dehydrierung, Erregung, Kollaps, Koma und schließlich Exitus. Beim Morbus BASEDOW und toxischem Schilddrüsenadenom darf eine Operation der Schilddrüse und sollen andere Operationen nicht durchgeführt werden, bzw. erst nach Vorbehandlung mit Tapazol und Kaliumjodid bis zur Euthyreose erfolgen. Ohne Behandlung führt die thyreotoxische Krise zum Tode. Die Therapie der Wahl besteht in Rehydrierung, hochdosierter intravenöser Therapie mit Thyreostatica (Favistan), Kaliumjodid und Sedativa. Die Tachykardie kann sehr rasch gesenkt werden mit β-Receptorenblokkern (Propranolol), wobei auf Zeichen der Herzinsuffizienz geachtet werden muß, da β-Receptorenblocker eine negativ inotrope Wirkung haben. Bei schwerer Hyperthermie muß der Patient gekühlt werden. Auf diese Weise gelingt es, mehr als 70% der Patienten aus der thyreotoxischen Krise zu retten.

3. Nebennierenrinde

a) Cushing-Syndrom

Die übermäßige Produktion an Glucocorticoiden äußert sich klinisch in Form des CUSHING-Syndroms. Glucocorticoide im Überschuß wirken antianabol und stören den Aufbau der Stützgewebe ganz generell. Dementsprechend finden wir beim CUSHING-Syndrom regelmäßig eine mehr oder weniger stark *gestörte Glucosetoleranz,* eine *Verminderung der Muskelmasse* mit *herabgesetzter roher Kraft* und

Adynamie, eine mehr oder weniger schwere *Osteoporose* besonders im Bereiche der Wirbelsäule und eine verminderte Resistenz der Blutgefäße, welche sich besonders an der Haut in *großflächigen Suffusionen* bei kleinen Traumata äußert. Patienten mit CUSHING-Syndrom haben eine *Stammfettsucht,* d.h. eine selektive Vermehrung des Unterhautfettgewebes im Bereiche des Abdomens, des Rückens, der Schulterpartie (*Büffelhöcker*) und des Gesäßes. Wegen der Dehnung der Haut in diesen Bereichen und wegen der Verminderung der elastischen Fasern in der Haut zerreißen die Stützelemente der Haut und es bilden sich die sogenannten *Striae rubrae.* Es handelt sich um Striae, wie man sie auch bei der Schwangerschaft infolge übermäßiger Dehnung der Haut des Abdomens sieht, die jedoch beim CUSHING-Syndrom eine auffallend purpurrote Farbe aufweisen. Typisch ist ferner das *Vollmondgesicht* mit auffallender dunkelroter Verfärbung. Das *endokrine Psychosyndrom* ist ausgeprägt, oft mit auffallenden Aggressionen, aber auch mit depressiver Verstimmung, so daß es gelegentlich als endogene Psychose verkannt wird. Die antianabole Wirkung des Cortisols führt beim Kinde zum sofortigen *Wachstumsstillstand. Die Differentialdiagnose zwischen Adipositas simplex und* CUSHING-*Syndrom beim Kinde ist deshalb sehr einfach, weil das adipöse Kind in der Regel rasch wächst, während beim* CUSHING-*Syndrom das Wachstum still steht.*

b) Hypothalamisch-hypophysäres Cushing-Syndrom mit beidseitiger Nebennierenrindenhyperplasie

Pathogenetisch sind zwei prinzipiell verschiedene Möglichkeiten gegeben. Bei 90% aller Patienten mit CUSHING-Syndrom besteht eine *Fehleinstellung des hypothalamischen Zentrums,* welches die ACTH-Sekretion der Hypophyse reguliert. *Dieses ist beim hypothalamisch-hypophysären* CUSHING-*Syndrom auf ein höheres Niveau eingestellt und läßt sich durch eine normale Cortisolkonzentration im Blut nicht hemmen.* Eine Hemmung tritt erst bei 4- bis 5fach erhöhter Cortisolkonzentration ein. Der *Rückkoppelungsmechanismus funktioniert also noch, aber auf einem erhöhten Niveau.* Von der Pathogenese her wäre deshalb eine Behandlung des Hypothalamus, resp. der Hypophyse gerechtfertigt. Es hat sich indessen gezeigt, daß eine *gleichzeitige bilaterale Adrenalektomie* zum Ziele führt und nur den Nachteil hat, daß die Hypophyse dieser Patienten nach der Operation noch mehr ACTH, resp. MSH ausschüttet, so daß die Haut sich braun verfärbt wie beim Morbus ADDISON. In weniger als 5% der Patienten kommt es sekundär nach bilateraler Adrenalektomie zur Ausbildung eines hypophysären basophilen Adenomes, welches exstirpiert werden muß. Während und nach der bilateralen Adrenalektomie benötigen die Patienten eine sehr hohe Steroid-Substitution, die successive im Verlaufe von 2 Wochen auf eine normale endokrine Substitutionsbasis von 25 bis 50 mg Cortison zusammen mit einer kleinen Menge Mineralocorticoiden reduziert werden kann (0,1 mg Florinef täglich). Die Patienten lernen, die Glucocorticoid-Dosis dem Bedarf (Streß!) anzupassen und sind körperlich voll leistungsfähig.

c) *Cushing-Syndrom bei autonomen Nebennierentumoren*

10% der CUSHING-Patienten haben ein *autonomes Nebennierenrindenadenom,* das die *Hypothalamus-Hypophysen-Nebennierenrinden-Achse* hemmt. Das Nebennierenadenom produziert autonom, von ACTH unabhängig, zuviel Cortison und führt auf diese Art und Weise zu einer Unterdrückung des ACTH und zum CUSHING-Syndrom. *Das Nebennierenrindenadenom läßt sich auch durch sehr hohe Glucocorticoiddosen nicht in seiner Funktion unterdrücken. Durch den 8 mg-Dexamethason-Test läßt sich die bilaterale Nebennierenrinden-Hyperplasie (Hemmung) vom Nebennierenrindenadenom (keine Hemmung) unterscheiden.* Das Adenom kann mittels selektiver Katheterisierung der Nebennierenvenen, Bestimmung der Hormonkonzentration links und rechts, Injektion von Kontrastmitteln und röntgenologischer Darstellung des Tumors lokalisiert werden. Der Chirurg entfernt nur die betroffene Nebenniere, so daß die andere Nebennierenrinde die gesamte endokrine Funktion übernehmen kann.

Dies ist allerdings nicht immer der Fall. Es hat sich gezeigt, daß nach vielen Jahren der Cortisolüberproduktion aus einer Nebennierenrinde die andere Seite atrophisch bleibt, sich durch ACTH zwar normal stimulieren läßt, aber das hypothalamische Zentrum seine regulierende Funktion nicht wieder aufnimmt und die übrig bleibende Nebennierenrinde nicht mehr stimuliert. Solche Patienten benötigen dann eine dauernde endokrine Substitutionstherapie.

d) *Primärer Aldosteronismus (Conn-Syndrom)*

Gewisse Tumoren der Nebennierenrinde secernieren selektiv Aldosteron. *Aldosteronüberproduktion führt zur Natriumretention und positiver Natriumbilanz während einigen Tagen* und dadurch zu einer *Hypervolämie und Hypertonie.* Danach stellt sich wiederum ein Natriumgleichgewicht ein. Dieses kommt durch eine Adaptation (*Escape-Phenomen*) des Nierentubulus zustande, der nun Natrium trotz Aldosteron ausscheidet, gleichzeitig aber Kalium abgibt. Die Kardinalsymptome des primären Aldosteronismus sind deshalb *Hypertonie bei Hypervolämie und Hypokaliämie.* Die Hypokaliämie geht mit *Adynamie* und *Muskelschwäche, Polyurie* und *Nykturie* einher. Da das Nebennierenrinden-Adenom autonom Aldosteron secerniert, ist das *Renin tief.* Bei Hypertonie mit Hypokaliämie, Hyperaldosteronurie und tiefem Plasma-Renin ist die Diagnose eines primären Aldosteronismus gesichert. Bei der *renovasculären* Hypertonie sind die Befunde gleich, *das Renin ist aber erhöht.* Als weiterer Test zum Zwecke der Unterscheidung des primären Aldosteronismus von anderen Hypertonieformen kann Desoxycorticosteron verabreicht werden. Dieses Mineralocorticoid führt beim Normalen zu Natriumretention, Erhöhung des Plasmavolumens, Abfall des Renins und der Aldosteronsekretion. Bei autonomem Nebennierenrinden-Adenom wird die Aldosteronsekretion durch andere Mineralocorticoide nicht beeinflußt.

e) *Sekundärer Aldosteronismus*

Der sekundäre Aldosteronismus ist keine endokrine Krankheit, sondern eine endokrine Adaptation an ein vermindertes Plasmavolumen. Alle Krankheiten, bei

Übersicht: *Primäre Nebennierenüberfunktionszustände*

Krankheit	Pathogenetische Faktoren	Diagnostische Funktionstests	Pathologischer Ausfall der Tests	Wichtigste Symptome	Therapie
CUSHING-Syndrom bei NNR-Adenom, bzw. -Carcinom	Autonomes Glucocorticoid-produzierendes NNR-Adenom (Carcinom)	Hemmtest mit hoher Dosis Glucocorticoiden	Fehlende Hemmung (Plasmacortisol, Urinsteroide) durch hohe Dosis Glucocorticoide (8 mg Dexamethason/Tag)	Abbau der Stützgewebe, Muskelschwund, Adynamie, Osteoporose. Rotes Vollmondgesicht, Stammfettsucht, Striae rubrae	Exstirpation des Adenoms, bzw. der ganzen Nebenniere nach Seitenlokalisation
Primärer Aldosteronismus, CONN-Syndrom	NNR-Adenom mit Produktion von Aldosteron	Aldosteronbestimmung im Blut und Urin vor und nach Verabreichung eines Mineralocorticoids, K^+, Renin im Plasma	Aldosteron erhöht, fehlende Hemmung durch Mineralocorticoid (Florinef), $K^+\downarrow$, Renin $\downarrow$	Hypertonie, Hypokaliämie, Muskelschwäche, Kopfschmerzen, Paraesthesien	Exstirpation des Adenoms, bzw. der ganzen Nebenniere nach Seitenlokalisation
Acquiriertes adrenogenitales Syndrom bei der Frau	Autonomes, endogene Steroide produzierendes Nebennierenrindenadenom (Carcinom)	17-Ketosteroide im Urin vor und nach Hemmung mit Glucocorticoiden. Differenzierung der 17-Ketosteroide	17-Ketosteroide erhöht, fehlende Hemmung nach Glucocorticoidverabreichung. Dehydroisoandrosteron erhöht	Virilisierung, Zunahme der Gesichts- und Körperbehaarung, Clitorisvergrößerung, Tieferwerden der Stimme, Kleinerwerden der Mammae	Exstirpation des Adenoms, bzw. der ganzen Nebenniere nach Seitenlokalisation

denen der sogenannte effektive renale Plasmadurchfluß vermindert ist, führen zum sekundären Aldosteronismus. Blutverlust, starkes Schwitzen führen zu einer *Abnahme des Plasmavolumens* und der Durchblutung des *juxtaglomerulären Apparates* der Nieren, wo Renin gebildet wird. Die dort vorhandenen Volumen- oder Durchflußreceptoren reagieren auf verminderten Durchfluß (Spannung, Volumen?) mit einer vermehrten Reninsekretion. Renin spaltet aus dem im Plasma im Überschuß vorhandenen Angiotensinsubstrat Angiotensin I ab, das nach Umwandlung in Angiotensin II die Aldosteronsekretion der Nebenniere stimuliert. Aldosteron führt zu einer vollständigen tubulären Rückresorption von Natrium und via Rückresorption von Wasser (ADH) zu einer Normalisierung des Plasmavolumens.

Bei vielen chronischen Krankheiten, denen das Unvermögen gemeinsam ist, ein normales „effektives" Plasmavolumen aufrecht zu erhalten, führt dieser sekundäre Aldosteronismus zu Ödemen (Natrium-Retention) anstatt zur Normalisierung des Plasmavolumens.

Bei der *Rechts-Herz-Insuffizienz* ist das Plasmavolumen im venösen Schenkel erhöht und es bestehen periphere Ödeme. Bei der *Lebercirrhose, schwerer Unterernährung* und beim *nephrotischen Syndrom* ist der *onkotische Druck* des Plasma wegen *Albuminmangels so stark erniedrigt,* daß Wasser ins Interstitium verloren geht und zu Ödembildung führt. Auch hier führt der Versuch der Nebennierenrinde, das Plasmavolumen zu normalisieren, lediglich zu vermehrten Ödemen. *Der sekundäre Aldosteronismus ist demzufolge ein fehlschlagender Versuch der Nebennierenrinde, das verminderte Plasmavolumen zu normalisieren.*

4. Nebennierenmark

a) Das Phäochromocytom

Das Phäochromocytom ist ein meist benignes, solitäres, gelegentlich multiples Adenom ausgehend vom Nebennierenmark oder von Ganglien des sympathischen Nervensystems. Etwa 10% der Phäochromocytome sind außerhalb der Nebenniere gelegen, 10% sind multipel und weitere 10% sind maligne. Phäochromocytome produzieren vorwiegend Noradrenalin, Adrenalin oder beide Catecholamine zusammen. *Das Hauptsymptom des Phäochromocytoms ist die Hypertonie.* Beim *Adrenalin* secernierenden Phäochromocytom steht die *anfallsweise Hypertonie* im Vordergrund, beim mehrheitlich *Noradrenalin* secernierenden Phäochromocytom eher die *Dauerhypertonie,* wobei sich Hypertoniekrisen auf die Dauerhypertonie aufpfropfen können.

Noradrenalin und Adrenalin führen vorwiegend über eine Constriction der peripheren Gefäße und Adrenalin außerdem über eine massive Erhöhung der Pulsfrequenz zur Hypertonie. Diese *hypertonen Krisen* werden vom Patienten als äußerst unangenehm empfunden. Die Patienten werden *blaß,* haben *kalte Schweißausbrüche, Herzklopfen, Hämmern im Kopf, Kopfschmerzen,* gelegentlich *Nausea* und *Erbrechen* und sind nach den Anfällen völlig erschöpft. Die Anfälle treten rasch, aber nicht so plötzlich wie paroxysmale Tachykardien auf und verschwinden allmählich. Schwere Anfälle führen zu *Angina pectoris* oder sogar zum Herzinfarkt. Viele Patienten geben an, daß gewisse Bewegungen — über einen Druck auf den Nebennierenmarkturmor — den Anfall auslosen. Catecholamine hemmen die Insulinsekretion und fördern Glykogenolyse und Lipolyse, so daß die Glucosetoleranz pathologisch ist. Die Bestätigung der Diagnose Phäochromocytom erfolgt durch *Funktionstests.* Bei Dauerhypertonie führt Regitin, ein *α-Receptorenblokker, zu einem übermäßigen Abfall des Blutdrucks, der typisch ist für das Phäochromocytom.* Wenn keine Dauerhypertonie besteht, kann beim *Phäochromocytom ein Anfall durch Histamin ausgelöst werden.* Der Histamintest ist jedoch gefährlich. Vor der Ausführung dieses Testes sollte Regitin bereitgestellt werden, damit hypertone Krisen blockiert werden können. Catecholamine werden zur Hauptsache als *Vanillinmandelsäure* im Urin ausgeschieden. Die Normalwerte pro 24 Std betragen 2–6 mg. Die Vanillinmandelsäureausscheidung ist beim Phäochromocytom in der Regel erhöht, ebenso die Adrenalin- oder Noradrenalinausscheidung. Bei malignen Phäochromocytomen werden auch Vorstufen der Adrenalinsynthese vermehrt ins Blut abgegeben, vor allem Dopamin. Die Bestimmung des Dopamins im Urin hat eine gewisse Bedeutung für die Prognose, ob es sich um ein benignes oder malignes Phäochromocytom handelt. Wenn die Diagnose Phäochromocytom gestellt ist, muß dasselbe lokalisiert werden. Dies geschieht am besten durch eine Katheterisierung der Vena cava, wobei Blut aus den verschiedenen Einmündungen der Nieren- und Nebennierenvenen entnommen wird und darin die Catecholamine bestimmt werden. Diese haben eine sehr kurze Halbwertszeit, so daß in Nähe der Produktionsstätte Adrenalin und Noradrenalin sehr stark erhöht sind. Nach der Blutentnahme wird Kontrastmittel injiziert und der Tumor röntgenologisch dargestellt.

Die Hypertonie beim Phäochromocytom geht oft mit einem verminderten Plasmavolumen einher. Das verminderte Plasmavolumen ist wahrscheinlich die Folge der dauernden Constriction der Arteriolen. Vor der Operation des Phäochromocytoms muß das Plasmavolumen normalisiert werden. Dies geschieht durch einen α-Receptorenblocker, Regitin oder Dibenzylin und zusätzlich Blut- oder Plasmaersatz. Damit läßt sich der sehr gefährliche, übermäßige Blutdruckabfall sofort nach der Entfernung des Phäochromocytoms vermeiden. Bei inoperablen, meist malignen Tumoren, die nicht total entfernt werden können, empfiehlt sich eine Dauertherapie mit α-Receptorenblockern, am ehesten Dibenzylin, womit der Blutdruck mehr oder weniger stabilisiert werden kann.

Abkürzungen

ACTH	Adrenocorticotropin
ADH	Antidiuretic Hormone Antidiuretisches Hormon
CRH	ACTH-Releasing Hormone, bzw. (Adreno) Corticotropin Releasing Hormone
FSH	Follicle Stimulating Hormone Follikel Stimulierendes Hormon
HCG	Humanes Chloriongonadotropin
HPG	Human Pituitary Gonadotropins Menschliche hypophysäre Gonadotropine
LATS	Long Acting Thyroid Stimulator
LH	Luteinizing Hormone Luteinisierendes Hormon
LHRH	Luteinizing Hormone Releasing Hormone
MSH	Melanophoren Stimulierendes Hormon
STH	Somatotropin Wachstumshormon Growth Hormone
TSH	Thyroid Stimulating Hormone Thyreoidea Stimulierendes Hormon

STOFFWECHSEL

E. R. Froesch

A. Regulation des Glucose- und Fettstoffwechsels

1. Stoffwechsel während und nach der Nahrungsaufnahme. Substratspeicherung. Anabole Vorgänge

Die Vorstellung ist falsch, daß der größte mit der Nahrung aufgenommene Teil der Glucose unmittelbar oxidiert werde. Während des Anstiegs der Glucose- und Insulinkonzentration im Blut nehmen die Gewebe zwar sehr viel Glucose auf. Je größer die Glucoseaufnahme wird, desto größer wird der Anteil der Glucose, der in Glykogen umgewandelt, d.h. gespeichert wird. Insulin wirkt antilipolytisch, so daß die Konzentration der freien Fettsäuren abnimmt und der Anteil der Glucose an oxidativen Prozessen tatsächlich zunimmt. Der respiratorische Quotient von annäherend 1 nach dem Essen bedeutet nicht, daß ausschließlich Glucose verbrannt wird, sondern vielmehr, daß Glucose zu Fett umgewandelt wird. Dies bedeutet, daß die Glucose, welche in der Nahrung aufgenommen wird, nicht oxidiert, sondern vor allem auch gespeichert wird. Die Speicherung von Glucose in Form von Glykogen ist beschränkt. Die Leber kann maximal 10% ihres Gewichtes in Form von Glykogen speichern, d.h. ungefähr 150 g. Diese 150 g Glykogen stehen dem Organismus beim Übergang zum Fasten als Kohlenhydrate zur Verfügung. Die Leber wandelt das Glykogen zu Glucose um, gibt sie an das Blut ab und stellt sie damit dem Gehirn zur Oxidation zur Verfügung. Bis zu 50% der peroral oder intravenös verabreichten Glucose können von der Leber in Form von Glykogen gespeichert werden. Der Rest verschwindet vor allem in der Muskulatur, welche gesamthaft auch ungefähr 150 bis 200 g Glykogen speichern kann. Im Gegensatz zur Leber kann der Muskel wegen des Fehlens des Enzyms Glucose-6-Phosphatase keine Glucose an das Blut abgeben. Der Muskel kann Glykogen im aneroben Zustand entweder zu Milchsäure umwandeln, oder aber oxidieren, wenn genügend Sauerstoff vorhanden ist. Der Muskel verwendet sein Glykogen also vorwiegend für eigene Zwecke. Bei hypoxämischer Muskelarbeit wird allerdings das vom Muskel abgegebene Lactat von der Leber wieder zur Glucose aufgebaut. Im Gegensatz dazu gibt die Leber als „altruistisches" Organ das Glykogen als Glucose an das Blut ab, damit die Funktion des Gehirns erhalten bleibt.

Für die Regulation der Glykogenspeicherung spielt das Insulin eine entscheidende Rolle. Die Zellmembranen der Muskulatur und des Fettgewebes sind an und für sich undurchlässig für Glucose. Insulin aktiviert den Glucose-Transport durch die Membran der Muskel- und der Fettgewebezelle. Es handelt sich hier nicht um eine

Transport-Pumpe, welche gegen einen Konzentrationsgradienten Glucose in die Zelle befördert und Energie benötigt, sondern um einen Prozeß, den wir als *„facilitated diffusion“ oder Carrier-Transport* bezeichnen. Mit Gegentransport-Versuchen konnte gezeigt werden, daß dieser Diffusionsprozeß nicht einseitig von extracellulär nach intracellulär abläuft. Es läßt sich experimentell nachweisen, daß Insulin auch den Transport von Zucker von intracellulär nach extracellulär beschleunigen kann. Dies ist allerdings unter physiologischen Bedingungen kaum je der Fall, da der Glucosetransport in der Muskulatur und im Fettgewebe der limitierende Schritt des gesamten Glucose-Stoffwechsels ist. *Jedes Molekül Glucose, welches in die Zelle eindringt, wird sofort phosphoryliert.* Da die Enzyme des Glucosestoffwechsels im Überschuß vorhanden sind, muß teleologisch gesehen der Transportschritt limitierend sein. Sonst würde dauernd Glucose vom Fettgewebe und der Muskulatur aufgenommen und gespeichert und es käme zur Obesitas und zur Hypoglykämie. Das weitere Schicksal der Glucose wird bestimmt durch den metabolischen Zustand der Zelle. Fettgewebe und Muskulatur nehmen deshalb nur unter dem Einfluß von Insulin Glucose auf, phosphorylieren diese sofort und speichern Glucose in Form von Glykogen oder wandeln sie um in Triglyceride. *In der Muskulatur fördert Insulin die Oxidation von Glucose in Anwesenheit von freien Fettsäuren kaum.* Am Fettgewebe wird die CO_2-Produktion von Glucose durch Insulin zwar stark stimuliert, aber nicht etwa im Krebs-Cyclus, sondern ausschließlich im Pentose-Phosphat-Abbauweg. Im Pentose-Phosphat-Abbauweg werden nämlich die für die Fettsäuresynthese aus Glucose, bzw. Acetat notwendigen Reduktionsäquivalente, das $NADPH^+$ gebildet. *Die unter Insulin beschleunigte Oxidation von Glucose im Fettgewebe dient also einem synthetischen Zwecke in der Zelle, nämlich der Umwandlung von Glucose zu Fettsäuren und deren Speicherung in Form von Triglyceriden.*

Eine ganz besondere Rolle in der Glucose-Homöostase spielt die Leber. *Die Leberzellmembran ist beinahe frei permeabel für Glucose, so daß die Glucosekonzentration intracellulär ungefähr gleich hoch ist wie im Plasma.* Im Gegensatz zur Muskulatur und zum Fettgewebe kann also Insulin nicht den Glucose-Eintritt in die Zelle regulieren, sondern muß an einem anderen Schritt regulierend eingreifen. Der nächste Schritt nach dem Eintritt der Glucose in die Zelle ist deren Phosphorylierung, die in der Leber mittels des Enzyms Glucokinase erfolgt. *Während die Hexokinase der Muskulatur und des Fettgewebes eine sehr hohe Affinität zur Glucose besitzt ($K_M = 10^{-3}$–10^{-4}M) und jedes in die Zelle eindringende Molekül sofort phosphoryliert wird, hat die Glucokinase der Leber eine viel niedrigere Affinität zur Glucose ($K_M = 10^{-2}$ M). Erst bei einer Glucosekonzentration von über 100 mg% beginnt die Glucokinase Glucose in größerem Ausmaße zu phosphorylieren, so daß Glucose als Glykogen gespeichert werden kann.* Entscheidend für die Glykogensynthese in der Leber sind die Aktivitäten der Glucokinase und der Glykogensynthetase. Diese beiden Enzyme stehen unter dem Einfluß von Insulin. Die Glucokinaseaktivität der diabetischen Leber ist sehr stark erniedrigt, und es braucht mehrere Stunden Insulintherapie, bevor die Glucokinaseaktivität wieder zu steigen beginnt. Andererseits aktiviert Insulin die Glykogensynthetase akut u.a. über eine Hemmung der Adenylcyclase. Insulin ermöglicht damit der Leber die Glykogensynthese aus Glucose und dem Organismus eine Glucose-Homöostase zwischen 70 und 150 mg%.

Die wichtigste Ausnahme von der Regel, daß Insulin den Glucosetransport in die Zelle fördert, ist neben der Leber das Gehirn. Der Glucosetransport in die Hirnzellen wird durch Insulin nicht beschleunigt. Das entspricht auch ganz der klinischen Erfahrung. Die Hirnfunktion bleibt während der Hyperglykämie wegen Insulinmangels vollständig normal erhalten. Hingegen stellt sich ein cerebrales Koma ein, wenn der Glucosespiegel zu tief absinkt, einerlei ob mit oder ohne Insulin. Das Gehirn kommt ohne Insulin aus, und der Glucosetransport in die Hirnzellen erfolgt insulinunabhängig. Eine weitere Ausnahme von der Regel machen die Erythrocyten und Leukocyten. Auch in diesen Zellen ist die Konzentration an freier Glucose ungefähr gleich wie im Plasma. Alle diese Gewebe leiden denn auch nicht unter einem Insulinmangel. Hingegen gehen sie bei Glucosemangel zugrunde.

Neben der Speicherung von Glucose als Glykogen in Leber und Muskulatur und als Triglyceride im Fettgewebe fördert Insulin auch die Speicherung des mit der Nahrung aufgenommenen Fettes. Fett wird im Magendarmtrakt zu freien Fettsäuren und Glycerin zerlegt, in der Mucosa dann wieder zu Triglyceriden aufgebaut und gebunden an Lipoproteine als Chylomikronen in die Lmyphe abgegeben. Diese gelangen dann via Ductus thoracicus in das Blut. Die Chylomikronen und auch andere Lipoproteine werden entweder im Blut selbst (Klärung) oder aber an der Zelloberfläche, vor allem des Endothels der Gefäße und vielleicht auch der Fettgewebezellen, in Fettsäuren, Glycerin und den Proteinanteil gespalten. Die freien Fettsäuren werden vom Fettgewebe und der Leber zur Speicherung als Triglyceride und von der Muskulatur zur Oxidation aufgenommen. Das verantwortliche Enzym wird als Klärfaktor oder Lipoprotein-Lipase bezeichnet.

Es scheint nach neuesten Untersuchungen mehrere Lipoprotein-Lipasen zu geben. Die klassische Lipoprotein-Lipase ist in mehreren Geweben nachweisbar, insbesondere im Fettgewebe. Ob sie auch dort, oder aber im Endothel der Gefäße gebildet wird, ist noch nicht sicher bekannt. Ein zweites ähnliches Enzym scheint aus der Leber zu stammen.

Die klassische Lipoprotein-Lipase wird durch Heparin aktiviert. Ihre Aktivität steht aber auch unter dem Einfluß von Insulin. Das diabetische Fettgewebe zum Beispiel hat eine stark verminderte Lipoprotein-Lipase-Aktivität und kann deshalb nur wenig Chylomikronen spalten, aufnehmen und als Triglyceride speichern. Insulin scheint die Synthese der Lipoprotein-Lipase im Fettgewebe zu induzieren und damit die Speicherung von Chylomikronen als Triglyceride im Fett zu ermöglichen. Die im Blut geklärten Chylomikronen werden zum Teil als freie Fettsäuren von der Leber aufgenommen, von dieser dann wiederum als Prä-β-Lipoproteine in das Blut abgegeben und schließlich vom Fettgewebe durch die

Lipoprotein-Lipase gespalten, aufgenommen und als Triglyceride gespeichert. In Tabelle 1 sind die wichtigsten Insulinwirkungen schematisch zusammengestellt.

Tabelle 1. *Wirkungen des Insulins*

1. *Transport der Substrate in die Zellen:*

Glucose → Muskel
Glucose → Fettgewebe

Aminosäuren → Muskel
Aminosäuren → Fettgewebe

2. *Induktion von wichtigen Enzymen für die Energiespeicherung:*

Glucose —(Glucokinase*, Glykogensynthetase)→ Glykogen — Muskel / Leber* / Fettgewebe

Chylomikronen —(Lipoproteinlipase)→ Triglyceride — Fettgewebe

3. *Hemmung von Enzymen, welche für die Mobilisierung gespeicherten Substrats verantwortlich sind:*

Triglyceridlipase — lipolytische Hormone

Triglyceride des Fettgewebes - - - → Freie Fettsäuren, Glycerin

(gehemmt durch: Insulin)

Das Fettgewebe hat eine entscheidende Bedeutung für den Energiehaushalt (Abb. 1). *Es ist das einzige Gewebe, welches beliebig viel Brennstoff in Form von Fett speichern kann. Ein Gramm Fett liefert bekanntlich 9 Calorien.* Fett ist somit die weitaus ökonomischste Form der Energiespeicherung. *Während Insulin die Aktivität der Lipoprotein-Lipase steigert, hemmt Insulin die Triglycerid-Lipase.* Die hormonsensitive Triglycerid Lipase ist das Enzym im Fettgewebe, welches Triglyceride zu freien Fettsäuren und Glycerin spaltet. Die freien Fettsäuren sind der hauptsächlichste Energielieferant der Muskulatur. Dieses Enzym wird durch Insulin wahrscheinlich über eine Aktivierung der Phosphodiesterase bzw. Inaktivierung der Adenylcyclase gehemmt. Die Catecholamine, Glucagon und ACTH stimulieren die Adenylcyclase und damit die Bildung des cyclischen 3′,5′-AMP, des sogenannten *second messenger,* aus ATP. Das cyclische 3′,5′-AMP überführt die inaktive Lipase in die aktive Form, so daß das Fettgewebe nun freie Fettsäuren abgeben kann. Durch die Hemmung der Lipolyse hilft Insulin dem Organismus die Fettspeicher zu erhalten.

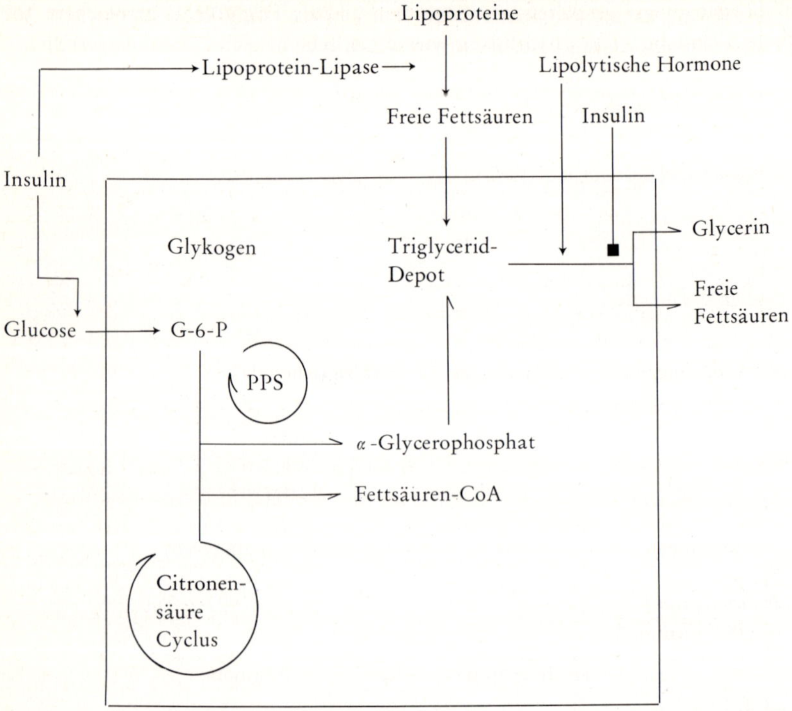

Abb. 1. Die zentrale Rolle des Fettgewebes als Fettspeicher im Energiehaushalt unter dem Einfluß von Insulin und als Lieferant von freien Fettsäuren unter dem Einfluß lipolytischer Hormone

Die bei der Verdauung aus Eiweiß entstehenden und vom Darm resorbierten Aminosäuren werden ebenfalls unter dem Einfluß von Insulin in die Zellen aufgenommen. Für die meisten Aminosäuren sind die Zellen des Organismus nicht frei durchlässig. Aminosäuren werden in das Zellinnere gepumpt. Diese Aminosäuren-Pumpen werden durch Insulin aktiviert, so daß der Aminosäurespiegel im Blut nach einer Insulininjektion akut abfällt. *Insulin fördert die Eiweißsynthese einerseits durch diese Aktivierung des Aminosäure-Transports, andererseits durch eine Wirkung auf den Translationsprozeß an den Ribosomen selbst. Insulin wird durch alle diese Wirkungen zum eigentlichen Speicherhormon, ohne welches anabole Vorgänge im Organismus nicht denkbar sind.* Wachstumshormon, ein extrem anaboles Hormon, ist unwirksam, ja sogar diabetogen, wenn nicht genügend Insulin vorhanden ist und damit die Eiweiß-Synthese nicht normal ablaufen kann. Jugendliche Diabetiker können nicht wachsen trotz normalem Wachstumshormonspiegel. Sie benötigen dazu Insulin. Auch die anabolen Sexualhormone wirken nur auf Knochenreifung, nicht aber auf Knochenwachstum, wenn Insulin fehlt.

2. Übergang des Organismus von der Energie-Speicherung zur Mobilisierung der Energie-Reserven (Abb. 2)

Wie oben erwähnt, zirkulieren im Blut zwei hauptsächliche Energielieferanten, die freien Fettsäuren und die Glucose. *Beide müssen während des Fastens vom Organismus selbst an das Blut abgegeben werden, die Glucose von der Leber* und in geringerem Ausmaß von der Niere und der Dünndarmschleimhaut, *die freien Fettsäuren ausschließlich vom Fettgewebe.* Die Glykogenreserven der Leber genügen nur 12–24 Std lang für die Aufrechterhaltung eines normalen Blutzuckers. Die Leber ist fähig, aus Aminosäuren und Glycerin Glucose über den Prozeß der Gluconeogenese herzustellen. Dieser Vorgang ist entscheidend für die Aufrechterhaltung des Blutzuckers während längeren Fastens. *In diesem Zustand wird die Glucose-Oxidation von den meisten Geweben auf ein Minimum reduziert, und Glucose steht nun fast ausschließlich dem Gehirn zur Verfügung. Alle anderen Organe und Gewebe stellen auf die Oxidation von freien Fettsäuren und Ketosäuren um.* Sogar das Gehirn kann einen Teil seiner Energie aus Ketokörpern gewinnen, allein, Ketokörper garantieren eine normale Hirnfunktion nicht. Während des Fastens treten die Speichervorgänge in den Hintergrund und damit auch das Insulin. Eine gewisse Menge Insulin wird jedoch weiter secerniert, damit die katabolen Stoffwechsel-Prozesse nicht entgleisen. *Von der Energie-Speicherung während des Essens geht der Organismus nun über zur Mobilisierung der Energie-Reserven in Form von freien Fettsäuren.* Die Leber bildet Glucose aus

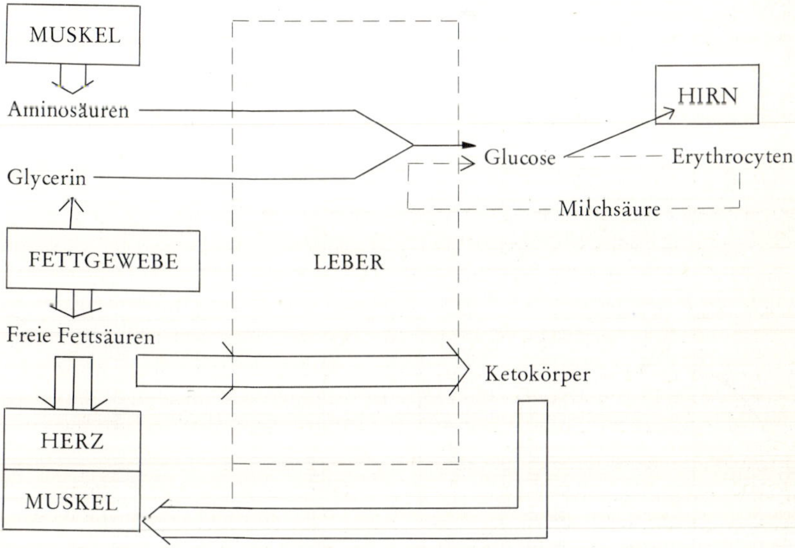

Abb. 2. Stoffwechsel während des Fastens

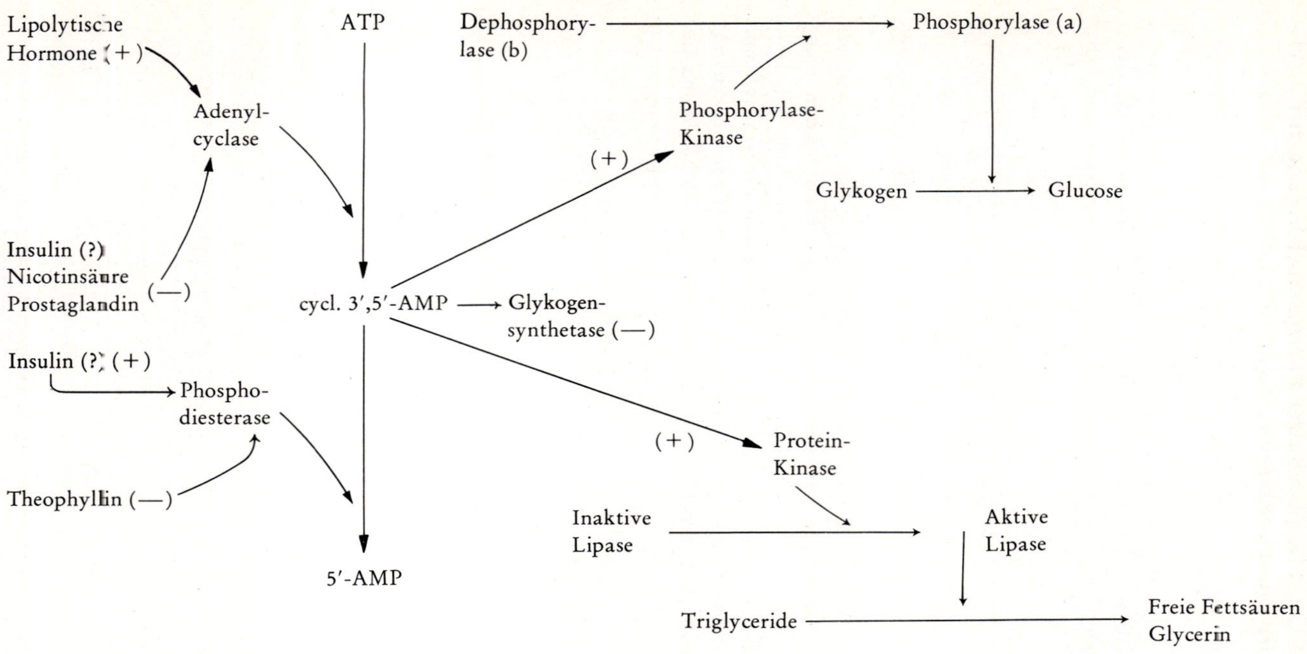

Abb. 3. Die Bedeutung des „second messenger“, des cyclischen 3',5'-AMP für den Stoffwechsel (First messenger = Hormon)

Aminosäuren und dem Glycerinanteil der im Fettgewebe hydrolysierten Triglyceride. Ca. 80% der Glucose stammt aus Aminosäuren, 20% aus Glycerin. Die Stickstoffausscheidung im Urin nimmt allmählich ab, weil das Gehirn nach längerem Fasten auch Ketokörper oxidiert, wobei allerdings Glucose für die Erhaltung der Hirnfunktion unerläßlich bleibt. Die Erythrocyten benötigen eine bestimmte Menge Glucose, welche sie in Lactat umwandeln, wobei das Lactat nachher von der Leber wieder zu Glucose aufgebaut werden kann. *Muskulatur und Fettgewebe verbrennen während des Fastens fast keine Glucose mehr. Die Glucoseverbrennung wird allerdings durch Muskelarbeit gesteigert.* Der Diabetiker benötigt bei Muskelarbeit wesentlich weniger Insulin, weil der arbeitende Muskel insulinunabhängig Glucose aufnimmt und verbrennt. Während Insulin den Glucose-Eintritt in die Muskelzelle und ausschließlich die Speicherung von Glucose als Glykogen fördert, bewirkt Arbeit ebenfalls eine vermehrte Glucoseaufnahme des Muskels über den gleichen Transportmechanismus, wobei die Glucose nun zum Teil zu Lactat umgewandelt oder aber total oxidiert wird. Der hauptsächliche Energielieferant für den Muskel bleiben aber in Ruhe wie während der Arbeit die freien Fettsäuren und zu einem kleineren Teil die Ketokörper. *Der Übergang von der Speicherung zur Mobilisierung der Reserven erfolgt bei tiefen Insulinkonzentrationen unter dem Einfluß der sogenannten lipolytischen Hormone.* Glucagon fördert Glykogenolyse und Gluconeogenese in der Leber, Cortisol nur die Gluconeogenese. Glucagon, Catecholamine und ACTH steigern die Lipolyse. Diese Hormone steigern die Aktivität der Adenylcyclase und damit die Bildung des cyclischen 3',5'-AMP, welches die Phosphorylase und Triglycerid-Lipase aktiviert. Beim Diabetes mellitus laufen diese Vorgänge in extremer, unkontrollierter Form ab, weil Insulin fehlt (Abb. 3).

3. Regulation der Insulinsekretion (Tabelle 2)

Die Regulation der Insulinsekretion erfolgt in erster Linie durch den Blutzuckerspiegel. Steigt der Blutzucker im Blut an, so wird mehr Insulin secerniert. Insulin fördert die Glucoseaufnahme der Muskulatur und des Fettgewebes, so daß der Blutzucker abfällt und damit die Insulinsekretion wieder abnimmt. Außer der Glucose führen Aminosäuren ebenfalls zu einer Insulinausschüttung, wobei es seltsamerweise nicht zu einem Blutzuckerabfall kommt. Dies ist unter anderem wahrscheinlich dadurch zu erklären, daß die Aminosäuren von der Leber rasch zu Glucose umgewandelt werden und damit das vermehrte Verschwinden der Glucose in der Peripherie kompensiert wird. Leucin ist die einzige Aminosäure, welche zu einer Insulinsekretion und zu einem Blutzuckerabfall führt. *Die alte Beobachtung, daß eine perorale Glucosebelastung zu einem höheren Insulinanstieg führt als eine gleich dosierte intravenöse Glucosebelastung, wird heute auf die Sekretion verschiedener Wirkstoffe wie Pankreozymin, Secretin und Glucagon aus dem Magendarmtrakt zurückgeführt.* Tatsächlich führen diese Substanzen nach intravenöser Injektion zu einer raschen Insulinsekretion. Ihre physiologische Bedeutung ist allerdings noch nicht vollständig geklärt. Außer der Glucose fördert Mannose und Xylit die Insulinsekretion. Es scheint, daß bei gewissen Tierarten Pentosen und Pentitole, welche im Pentose-Phosphatweg abgebaut werden, zu einer Insulinsekretion führen.

Tabelle 2. *Regulation der Insulinsekretion*

Stimulierung	*Hemmung*
physiologische:	physiologische:
1. Glucose	1. Adrenalin Noradrenalin
2. Aminosäuren	2. Hypokaliämie
3. Glucagon	3. Fasten (Ausnahme Diabetes mellitus)
4. Secretin, Pankreozymin und evtl. andere Enzyme des Dünndarms (Magen-Gastrin?)	4. Nervöse Impulse via Sympathicus
5. Xylit und andere Substrate des Pentose-Phosphat-Shunts	
6. Nervöse Impulse von Mund- u. Rachenschleimhaut via N.vagus	
pharmakologische:	pharmakologische:
1. Sulfonylharnstoffe	1. Diazoxid
2. α-Receptorenblocker	2. Mannoheptulose und andere Heptulosen
3. β-Receptorenstimulatoren	3. β-Receptorenblocker
4. Theophyllin	

Von pharmakologischer Bedeutung sind die Sulfonylharnstoffe, die auf eine noch unbekannte Art und Weise die B–Zelle stimulieren und ihre Empfindlichkeit auf Glucose erhöhen. Die Insulinsekretion wird physiologischerweise gehemmt durch Catecholamine, die in großen Mengen zur Glucoseintoleranz führen (Phäochromocytom). Die Catecholamine und die Stimulation des Sympathicus (Sympathicotonus) spielen bei Operationen, Anaesthesie und anderen Streßformen eine Rolle. In solchen Situationen ist der Blutzuckerspiegel regelmäßig erhöht und die Insulinkonzentration im Blut sehr tief. Eine abnorme Glucosebelastung bei einer Hypokaliämie ist nicht als essentieller Diabetes mellitus zu bewerten, da bei Hypokaliämie eine Insulin-Sekretionsstarre besteht, die nach Normalisierung des Kaliums reversibel ist. Experimentell kann die Insulinsekretion vorübergehend durch Mannoheptulose stillgelegt werden. Mannoheptulose wird von der Glucokinase der B-Inselzellen phosphoryliert, kann aber nicht weiter abgebaut werden und blockiert die Glucosephoshorylierung, so daß die Energie für die Insulinsekretion fehlt. Die Blockierung der Insulinsekretion durch Mannoheptulose ist reversibel. Streptozotocin und Alloxan sind für B-Zellen spezifisch cytotoxische Substanzen, die zu einem totalen Untergang der Inselzellen führen. Sie werden heute am häufigsten zur Erzeugung eines Diabetes mellitus im Tierexperiment verwendet. Streptozotocin ist auch schon mit Erfolg zur Ausschaltung der B-Zellen bei Inselzellcarcinom beim Menschen verwendet worden.

B. Pathophysiologie

I. Diabetes mellitus

1. Akute diabetische Stoffwechselentgleisung (Tabelle 3)

Die akute diabetische Stoffwechselentgleisung infolge schweren Insulinmangels kann tierexperimentell nachgeahmt werden durch die akute Ausschaltung des Insulins mit Anti-Insulin-Serum oder Pankreatektomie. Alloxan und Streptozotocin zerstören die B-Inselzellen und führen ebenfalls zur Ketoacidose. Die Folgen des totalen Insulinmangels sind für den Organismus katastrophal. Glucose kann peripher nicht mehr aufgenommen und gespeichert werden. Der Blutzucker steigt deshalb an. Die Leber phosphoryliert Glucose nicht mehr, die gluconeogenetischen Enzyme werden aktiviert und damit die Glucoseneubildung. Die regulative Hemmung der Lipolyse durch Insulin fällt weg. Die Lipolyse erfolgt nun unkontrolliert und große Mengen freier Fettsäuren werden vom Fettgewebe abgegeben und überschwemmen den Organismus. Die Leber extrahiert aus dem Blut einen bestimmten Prozentsatz der anfallenden Fettsäuren. Je höher die freie Fettsäuren-Konzentration im Blut, desto mehr Fettsäuren werden von der Leber extrahiert. Die Möglichkeiten der Fettsäureverwertung der Leber sind jedoch beschränkt. Die Oxidation freier Fettsäuren ist limitiert und wird vom relativ fixen Energiebedarf bestimmt. Eine gewisse Menge wird zu Triglyceriden wiederverestert, die dann als Lipoproteine in das Blut abgegeben werden, ein Großteil wird jedoch zu Ketosäuren umgewandelt. *Die Überschwemmung des Organismus mit Ketokörpern führt schließlich zur metabolischen Acidose, die Hyperglykämie zur osmotischen Diurese und zum Wasserverlust. Diese* Vorgänge werden im nächsten Kapitel im einzelnen beschrieben.

2. Wasser- und Elektrolytstörungen bei der akuten diabetischen Stoffwechselentgleisung

Die tubuläre Rückresorption der Glucose ist beschränkt. Bis zu 200 mg Glucose können pro Minute aus dem Tubulus vollständig rückresorbiert werden. Von dieser Menge an erscheinen kleine Mengen von Glucose im Urin. Die maximale Glucoserückresorptionskapazität, das TMG, beträgt 250 bis 300 mg pro Minute. *Über diesem Grenzwert wird zusätzlich filtrierte Glucose vollständig im Urin ausgeschieden und führt zur osmotischen Diurese, denn die Möglichkeit der Niere, den Urin zu konzentrieren, ist auf etwa 1000 mOsmol pro Liter beschränkt.* Die

Tabelle 3. *Pathogenese des Coma Diabeticum*

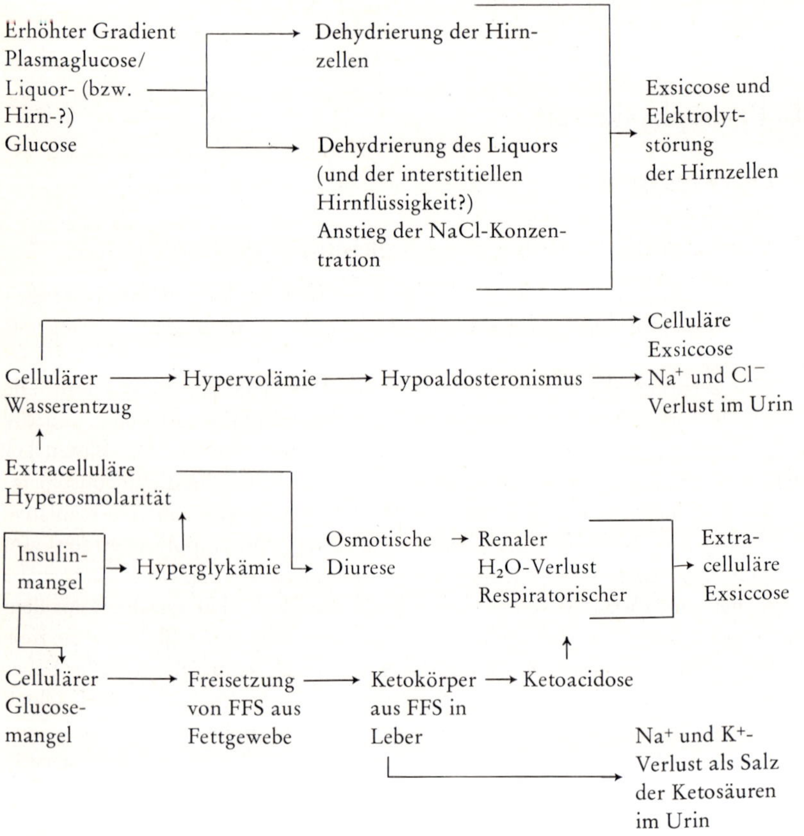

Glucosurie führt automatisch zur osmotischen Diurese. *So lange die verlorenen Wassermengen, die bis zu 10–15 Liter pro Tag betragen können, durch Trinken ersetzt werden, dekompensiert der Wasser- und Elektrolythaushalt nicht. Im Moment aber, wo aus irgendeinem Grunde der Nachschub von Wasser nicht mehr gewährleistet ist, muß es zu einer Exsiccose und zum Coma diabeticum kommen.* Wir wissen, daß der Wasserverlust allein zum hyperosmolaren Coma diabeticum führt. Der Wasserverlust des Organismus wird außerdem noch gefördert durch die typische KUSSMAULsche Atmung bei der diabetischen Ketose. *Durch die tiefen Atemzüge versucht der Organismus möglichst viel CO_2 abzuatmen. Das P_{CO_2} fällt bei schwerem Coma diabeticum auf Werte unter 10 mm Hg ab.* Bei der KUSSMAULschen Atmung geht zusätzlich Wasser respiratorisch verloren, ein weiterer Grund für die bei den Patienten beobachtete Exsiccose. Außer dem

Wasserverlust besteht in der akuten diabetischen Stoffwechselentgleisung aber auch ein wesentlicher Mangel an Natrium und Kaliumionen. Die Fähigkeit der Niere, einen sauren Urin auszuscheiden, ist beschränkt. Das pH des Urins fällt meistens nicht unter 4,5 bis 4 ab. Dies bedeutet aber, daß bei einem massiven Verlust von Ketokörpern im Urin diese zum Teil als Salze ausgeschieden werden müssen. Ketokörper werden vor allem als Natrium- bzw. Kaliumsalz ausgeschieden. Bei einem schweren Coma diabeticum kann ein Patient bis 15% seines Körpergewichtes und zwischen 300–600 mEq Natrium und 300–600 mEq Kalium verlieren. *Es handelt sich dabei immer um eine hypertone Dehydrierung, indem der Wasserverlust größer ist als der Salzverlust.* Dementsprechend wird das Coma diabeticum mit hypotonen Lösungen behandelt und nicht etwa mit hypertonen Lösungen.
Ein weiterer Grund für den Kaliumverlust ist die Acidose, die zu einem Austausch intracellulärer Kaliumionen gegen interstitielle Wasserstoff- und Natriumionen führt. Dadurch steigt die Kaliumionenkonzentration im Blut vorübergehend an und Kalium wird vermehrt durch die Nieren ausgeschieden.

3. Klinische Symptomatologie des Präkoma und Coma diabeticum

Das Wasserdefizit dieser Patienten äußert sich in einer trockenen, roten Haut und trockenen Schleimhäuten und Zunge. Die angehobene Hautfalte verstreicht nicht, der Turgor der Haut ist vermindert. Die Augenbulbi sind als Ausdruck der Exsiccose weich, der Druck im Liquor cerebrospinalis vermindert. Beim ketoacidotischen Koma ist die vertiefte KUSSMAULsche Atmung typisch, und im Zimmer riecht es nach Äpfeln (Aceton). Im Präkoma können die cerebralen Funktionen noch mehr oder weniger normal sein, während schon wenige Stunden später eine tiefe Bewußtlosigkeit eintreten kann. Die Ursache der Hirnstoffwechselstörung ist noch nicht genau geklärt. *Die Acidose als solche führt nicht zu einem cerebralen Koma.* Ketokörper werden vom Hirn oxidiert und führen an und für sich auch nicht zum Koma. Es *scheint vielmehr, daß die Hirnzellen durch diese schwere Exsiccose Schaden nehmen. Zudem wurde beobachtet, daß zwischen Liquor-Zucker und Blutzucker ein großer Gradient besteht. Der Liquor-Zucker beträgt nur etwa die Hälfte des Blutzuckers. Die Osmolalität im Liquor wird durch einen übermäßigen Anstieg der NaCl-Konzentration aufrecht erhalten.* Falls diese Liquorbefunde auch auf die Blut-Hirnschranke zu übertragen sind, so ließe sich unschwer vorstellen, daß die Funktion der Hirnzellen durch diese hohen Natriumionen-Konzentrationen schwer gestört wird. Intracellulärer Wasserverlust, hohe Natriumionen-Konzentration um die Neuronen und schließlich verminderte Hirndurchblutung dürften die hauptsächlichen Ursachen der Hirnstoffwechselstörung sein.
Während der Hyperglykämie tritt Fructose und Sorbit im Liquor cerebrospinalis auf. Diese beiden Zucker bzw. Zuckeralkohole entstehen aus Glucose unter der Wirkung der Aldosereductase und Sorbitdehydrogenase, die in größerer Menge in Prostata und Samenblase vorkommen und die Spermien mit Fructose versorgen. Die Aldosereductase hat eine niedrige Affinität zur Glucose, so daß nur während

eines Anstiegs der Glucosekonzentration größere Mengen Sorbit gebildet werden. Die Zellmembran kann Sorbit nur langsam transportieren, so daß dieses osmotisch aktive Molekül zur Hyperosmolalität beiträgt.

4. Diagnose des Coma diabeticum

Bei einem bewußtlosen Patienten mit Diabetes mellitus gilt es vor allem zwischen hypoglykämischem Schock und hyperglykämischem Coma diabeticum zu unterscheiden. Dies ist zum Teil möglich durch Befragung der Angehörigen. *Der hypoglykämische Schock tritt plötzlich ein, während dem hyperglykämischen Coma diabeticum meistens Stunden bis Tage von Unwohlsein, Polyurie und Polydypsie vorangehen.* Häufig sind aber keine anamnestischen Angaben erhältlich. In diesem Fall darf man sich heute nicht mehr auf den klinischen Eindruck allein verlassen, obwohl im allgemeinen ein hyperglykämisches Koma ohne weiteres vom hypoglykämischen Schock zu unterscheiden ist durch die oben erwähnten Merkmale beim Coma diabeticum: Zeichen der Exsiccose, KUSSMAULsche Atmung, Acetongeruch. Man ist jedoch heute als Arzt verpflichtet, das Coma diabeticum mit einfachen Laboruntersuchungen definitiv zu diagnostizieren. *Am einfachsten ist die Messung des Blutzuckers mit dem Dextrostix oder Hämoglucotest, der die Unterscheidung zwischen Hypoglykämien und Hyperglykämien eindeutig gestattet.* Außerdem gehört zur Diagnostik die Ketostix-Reaktion, welche über das Vorhandensein von Ketokörpern Aufschluß gibt. Bei negativem Ausfall dieser Ketostix-Reaktion darf man nicht vergessen, daß das Coma diabeticum nicht immer mit einer schweren Ketoacidose einhergehen muß, sondern als hyperosmolares Koma ohne schwere Ketoacidose verlaufen kann. *Eine schwere Hyperglykämie ohne Ketoacidose kann also auch zum Koma führen und eine intensive Therapie mit hypotoner Flüssigkeit und Insulin erfordern.*

5. Therapie des Coma diabeticum

Ein Coma diabeticum ist immer ein medizinischer Notfall, und rasches Handeln entscheidet über das Schicksal des Patienten. Es werden sofort hypotone Lösungen, im Notfall isotones NaCl und Insulin verabreicht. Der Hausarzt kann 50 E Actrapid i.v. und 50 E i.m. spritzen. Wenn irgendwie möglich, soll er bereits eine intravenöse Infusion mit isotoner NaCl- oder besser einer hypotonen Lösung anlegen. Tabelle 4 zeigt die Therapie der Wahl im Spital. Ein Liter Flüssigkeit wird in der ersten Stunde mit 100 E Insulin i.v. gegeben, ein weiterer in der 2. und 3. Stunde wiederum mit 100 E Insulin. Während des Blutzuckerabfalls in den ersten 2–6 Std kommt es regelmäßig zu einer Hypokaliämie, die mit dem EKG oder der Kalium-Bestimmung im Plasma sofort erfaßt werden muß, damit Kalium substituiert werden kann. Die intravenöse Kalium-Substitution soll 40, maximal 60 mVal/Std nicht übersteigen.

Im allgemeinen gilt beim Coma diabeticum das Prinzip, daß dem Patienten Flüssigkeit und Kalium peroral substituiert wird, sobald er wieder bei Bewußtsein

Tabelle 4. *Therapie des Coma diabeticum*

Therapie-Schema der Medizinischen Universitätsklinik Zürich:

1. *Hypotone Flüssigkeitszufuhr:* Behebung der Exsiccose und der hypertonen Dehydierung
2. *Insulin in der Dauertropfinfusion:* Senkung von Blutzucker, Osmolalität, freien Fettsäuren, Ketokörpern und Acidose
3. *Na^+-Zufuhr zur Hälfte als Bicarbonat:* Ausgleich von Natriumverlust und Acidose
4. *K^+-Zufuhr ab 2.–6. Std:* Ausgleich des Kaliumverlustes und der Kaliumverschiebung in die Zellen während der Insulintherapie

Coma-diabeticum-Infusionslösung:
$^1/_3$ physiologische NaCl-Lösung
$^1/_3$ physiologische Na-Bicarbonatlösung ($^1/_6$ molar, 14 g/l)
$^1/_3$ H_2O

Bei unkompliziertem Koma:

1. Std:	1 l mit 100 E Actrapid
2.–4. Std:	1 l mit 100 E Actrapid
5.–12. Std:	1–2 l mit 50 bis 200 E Actrapid
13.–24. Std:	1–2 l, Actrapid nach Bedarf

Kaliumersatz: 20 bis 40 mVal/Std (1,5–3 g KCl)

Glucose: Coma-diabeticum-Infusionslösung durch 5%ige Glucose ersetzen, wenn Blutzucker sich der 250 mg%-Grenze nähert.

Bei kompliziertem Koma:
Schocktherapie unter Kontrolle des zentralen Venendrucks mit Volumenersatz (Plasma, Plasmaersatzlösungen).

ist und nicht mehr erbricht. Damit läßt sich eine Überhydrierung und eine iatrogene Hyperkaliämie vermeiden. Wichtig ist die konstante Überprüfung der Diurese. Wenn diese gut ist, kann mehr Kalium verabreicht werden als bei Oligurie und hohen Harnstoffwerten. Stark erschwert ist die Komatherapie bei Herzinsuffizienz, weil dort aus der Exsiccose ein Lungenödem entstehen kann bei der Rehydrierung. Die Prognose des unkomplizierten Coma diabeticum ist gut, verschlechtert sich aber, wenn Komplikationen wie Herzinfarkt, Herzinsuffizienz oder schwere Infektionskrankheiten das Koma auslösen. Entscheidend für die Prognose des Coma diabeticum bei unkomplizierten Fällen ist die Dauer der Hirnstoffwechselstörung.

6. Ätiologie des Insulinmangels beim Diabetes mellitus

a) Vererbung

Der Erbgang des Diabetes mellitus ist noch nicht vollständig geklärt. Sicher spielen Erbfaktoren beim Diabetes mellitus eine wichtige Rolle. Früher oder später manifestieren sich diese als Glucose-Stoffwechselstörung und dann auch in Form der diabetischen Spätkomplikationen. Im allgemeinen wird heute eine *multifaktorielle Vererbung* als wahrscheinlich angesehen, wobei *4 verschiedene Gene* beteiligt zu sein scheinen. Damit ließe sich erklären, weshalb der Diabetes mellitus sich ganz selten schon beim Säugling, häufiger beim Jugendlichen und am häufigsten zwischen dem 4. und 7. Dezenium manifestiert. *Es ist anzunehmen, daß sich bei einem kompletten Satz diabetogener Gene der Diabetes sehr früh manifestiert, während er beim Vorhandensein von nur einem oder zwei diabetogener Gene erst spät im Leben oder überhaupt nicht manifest wird, wobei dann exogene Manifestationsfaktoren eine Rolle spielen.* Es ist vorgeschlagen worden, daß die für den Diabetes mellitus verantwortlichen Gene gleichzeitig verantwortlich seien für eine ungenügende Immunität gegenüber verschiedenen Virus-Arten, wodurch es zu einer Autoimmundestruktion der B-Zellen komme. Die Virus- bzw. Autoimmunhypothese des juvenilen Diabetes mellitus ist noch sehr umstritten. Der wichtigste Manifestationsfaktor beim Altersdiabetes ist die Adipositas.

Die Vorstellung der Genetik des multifaktoriellen Diabetes mellitus stützt sich unter anderem auch auf tierexperimentelle Befunde. Beim chinesischen Hamster ist es gelungen, diabetische Spontanmutationen weiter zu züchten. Durch geschickte Zuchtmanipulationen konnten schwer diabetisch-ketotische Tiere, schwer glucosurische, nicht ketotische Tiere, leicht glucosurische und nicht diabetische Tiere herausgezüchtet werden. Der Vererbungsmodus des Diabetes der chinesischen Hamster ist am ehesten vereinbar mit einem Satz von 4 diabetogenen Genen. Auch beim Chinesenhamster gibt es den jugendlichen Diabetes-Typ, der zur Ketose neigt und in der Ketoacidose stirbt. Andere Tiere werden erst später diabetisch und sterben nicht früher als nichtdiabetische Tiere.

Während beim jugendlichen Diabetiker exogene Manifestations-Faktoren, wie Adipositas und schwere Krankheiten eine untergeordnete Rolle spielen, können sie beim Altersdiabetiker von entscheidender Bedeutung sein. *Der jugendliche Diabetiker ist im allgemeinen bei Beginn seiner Krankheit nicht übergewichtig, sondern schlank, während der Altersdiabetiker in der Regel mehr oder weniger übergewichtig ist.* Von der Ansicht, daß es sich um zwei prinzipiell verschiedene Krankheiten handle, ist man heute abgekommen. Erstens sind beide Arten des Diabetes in Diabetikerfamilien gehäuft, und zweitens sind die für den Diabetes mellitus spezifischen Spätkomplikationen wie die diabetische Retinopathie und die diabetische Nephropathie beim jugendlichen Diabetes wie beim Altersdiabetes vorhanden. Die Frage allerdings, weshalb die meisten Altersdiabetiker adipös sind, kann bis heute nicht beantwortet werden. Vom prädiabetischen chinesischen Hamster wissen wir, daß er mehr frißt als der normale und daß der Diabetes nicht auftritt, wenn die Nahrungsaufnahme eingeschränkt wird. Es ist aber unbekannt, weshalb die meisten Altersdiabetiker vor der Manifestation ihrer Krankheit übergewichtig sind.

Das Auftreten der Symptome ist beim jugendlichen Diabetiker und beim Altersdiabetiker ganz verschieden. Der Jugendliche fühlt sich im allgemeinen vollständig gesund, bis er plötzlich vermehrten Durst verspürt, mehr Wasser lösen muß und sich müde und weniger leistungsfähig fühlt. Meistens besteht bereits eine massive Glucosurie, ein stark erhöhter Blutzucker und eine leichte Ketoacidose. Die Insulinwerte im Blut sind erniedrigt und eine lymphocytäre Insulitis des Pankreas wurde oft beschrieben. Später sind die Inseln hyalinisiert. Die Ausnahme, daß es auch beim jugendlichen Diabetiker Remissionen von maximal 1–2 Jahren Dauer geben kann, bestätigt die Regel. Beim Altersdiabetiker ist das Auftreten der Symptome sehr verschieden. Hier kann über Jahre eine leichte postprandiale Hyperglykämie bestehen bei fehlender oder nur leichter Glucosurie, so daß die Patienten noch immer an Gewicht zunehmen können. Allmählich steigt der Blutzucker auf höhere Werte an, so daß es zu Glucosurie, Polyurie, Polydipsie und Gewichtsabnahme kommt, welche die Patienten schließlich zum Arzt führen. Eine Diätbehandlung führt in der Regel zu einer Remission.

b) Manifestationsfaktoren

Der wichtigste Manifestationsfaktor beim Diabetes mellitus ist die Adipositas. Sie gehört dermaßen zum Altersdiabetes, daß die Frage gerechtfertigt ist, ob ein und dasselbe Gen nicht verantwortlich sein könnte für die Adipositas und den Diabetes. — Ca. 20% aller Patienten mit Überfunktionssyndromen endokriner Gegenspieler des Insulins haben einen Diabetes (Phäochromocytom, Akromegalie, CUSHING-Syndrom), der außer bei der Akromegalie meist reversibel ist. Weitere wichtige Manifestationsfaktoren sind Krankheiten, die mit „Streß", bzw. einer außergewöhnlichen Belastung des Organismus einhergehen (schwere Infektionskrankheiten, Herzinfarkt, etc.).

7. Definition der Diabetes-Stadien

a) Prädiabetes (auch potentieller Diabetes)

Da es sich beim Diabetes mellitus um eine vererbte Krankheit handelt, die Glucose-Stoffwechselstörung als eine der Manifestationen der Krankheit sich aber erst im Verlauf des Lebens äußert, sprechen wir von Prädiabetes vom Zeitpunkt der Geburt an bis zu dem Zeitpunkt, da die Krankheit mittels Glucosebelastung erkennbar wird. *Prädiabetiker sind definitionsgemäß Kinder eines diabetischen Elternpaares oder eineiige Zwillinge von bekannten Diabetikern, so lange bei ihnen keine Glucose-Stoffwechselstörung nachweisbar ist.* Diese Definition ist wahrscheinlich nicht ganz korrekt, da nicht alle Individuen dieser 2 Gruppen diabetisch werden.

b) Latenter Diabetes mellitus (auch subklinischer oder chemischer Diabetes)

Wenn bei einem diagnostisch gesicherten Diabetiker Symptome von seiten des Diabetes vollständig fehlen, sprechen wir von einem latenten, subklinischen oder chemischen Diabetes mellitus. Es handelt sich dabei um Diabetiker, die ohne Glucosebelastung keine schwerwiegende Glucosurie aufweisen, und bei denen der

Übersicht: *Diabetes-Stadien*

Stadium	Laborbefunde	Klinische Symptome	Therapie
Prädiabetes od. potentieller Diabetes mellitus (D.M.)	Normale BZ-Werte, auch während Glucosebelastung, keine Glucosurie	Keine	*Idealgewicht* anstreben, evtl. häufige, kleine Mahlzeiten
Latenter od. subklinischer od. chemischer D.M.	Normaler Nü-BZ, keine Nü-Glucosurie, postprandialer-BZ > 160–200 mg% (je nach Alter), gelegentlich leichte Glucosurie nach viel Stärke und Zucker	Adipositas, evtl. vorzeitige Coronarsklerose (selten andere sog. „Spätkomplikationen" des D.M.)	Reduktionsdiät, regelmäßiges, körperliches Training
Manifester D.M.	Erhöhter Nü-BZ (> 105 mg%), Glucosurie nüchtern oder nach Essen	Polyurie, Polydipsie, Gewichtsabnahme	Reduktionsdiät. Kleine Mahlzeiten, beim Jugendlichen Insulin Training

Nüchternblutzucker in der Regel normal ist. *Man stellt die Diagnose Diabetes mellitus mit einer Glucosebelastung, während welcher der Blutzucker über die Normwerte ansteigt und Glucose im Urin ausgeschieden wird.*

c) Manifester Diabetes mellitus

Es handelt sich um Patienten mit erhöhtem Nüchternblutzucker, einer Glucosurie und den Symptomen des Diabetes mellitus, wie Polyurie und Polydipsie. Beim manifesten Diabetes mellitus wird die Diagnose mit einigen Blutzuckerwerten und der Glucosurie gestellt. Die Glucosurie allein genügt nicht für die Diagnose Diabetes mellitus. Beim Diabetes renalis (renale Glucosurie) ist die Glucosurie darauf zurückzuführen, daß die Tubuli Glucose nicht normal rückresorbieren können und Glucose bei normalen Blutzuckerwerten im Urin ausgeschieden wird. Beim latenten Diabetes kann die Diagnose Diabetes mellitus nur mit einer Belastung mit 50 oder 100 g Glucose per os gestellt werden. *Der Nüchternblutzucker ist normalerweise nicht höher als 105 mg%, steigt während der Glucosebelastung nach 30 und 60 min nicht über 180 mg% an und fällt nach 120 min auf einen Wert unter 125 mg% ab.* Nicht-diabetische, körperlich aktive Menschen haben Blutzuckerwerte unter diesen Grenzwerten. Die Diagnostik des Diabetes mellitus ist allerdings durch den verschiedenen Verlauf der normalen Glucosebelastungskurve im Alter erschwert. *Während jugendliche, normale Versuchspersonen eine flache Glucosebelastungskurve zeigen, steigen diese Normalwerte im Alter.* Man muß deshalb bei der Diagnostik das Alter des Patienten mitberücksichtigen. Wichtig ist außerdem eine normale Ernährung des Patienten während mindestens 3 Tagen vor der Glucosebelastung. Nach längerem Fasten und besonders bei ungenügender Kohlenhydratzufuhr zeigen auch normale Versuchspersonen eine diabetische Blutzuckerbelastungskurve.

8. Diabetische Spätkomplikationen

a) Diabetische Mikroangiopathie

Die diabetische Mikroangiopathie hat 2 Prädilektionsstellen, die Retina und *die Niere. In der Retina bilden sich Mikroaneurysmen, aus denen es in den Glaskörper hinein bluten kann.* Diese Blutungen und die proliferative Neubildung von Gefäßen in den Glaskörper hinein führen schließlich zur Erblindung. *In der Niere des Diabetikers bildet sich die Glomerulosklerose aus, die anfänglich zu einer diskreten Albuminurie und Erythrocyturie führt. Bei Befall vieler Glomerula, kommt es zur schweren Hypoalbuminämie, zum klassischen nephrotischen Syndrom, später mit Azotämie und Hypertonie.* Diese Komplikationen des Diabetes mellitus werden heute immer häufiger, da die Patienten mit Tabletten oder Insulin-Behandlung nicht mehr wie früher im Coma diabeticum ad exitum kommen, sondern eine fast normale Lebenserwartung haben. Häufig, aber nicht immer ist die Retinopathie kombiniert mit der Nephropathie. Besonders tragisch ist das Schicksal jener Patienten, die frühzeitig an einer Retinopathie erblinden und deren Nierenfunktion noch gut ist. Es gibt Patienten, die ihre Erblindung viele Jahre überleben. Die Pathogenese der diabetischen Mikroangiopathie ist nicht geklärt. Einzelne glauben sogar, daß die Mikroangiopathie nicht im Zusammenhang stehe mit der Hyperglykämie, sondern eine Erkrankung für sich sei. Für diese These sprechen die allerdings äußerst seltenen Patienten, deren Diabetes mellitus wegen Mikroaneurysmen im Augenhintergrund entdeckt wird. Dabei dürfen wir aber nicht vergessen, daß bei solchen Patienten ein latenter Diabetes mellitus, d.h. übermäßige Blutzuckerschwankungen, jahrelang vor dem Manifestwerden des Diabetes bestehen können. Es ist also durchaus nicht ausgeschlossen, daß auch bei diesen seltenen Patienten eine unerkannte Glucose-Stoffwechselstörung bereits viele Jahre lang vorlag. Trotzdem bleibt es vollständig ungeklärt, weshalb schlecht eingestellte Patienten gelegentlich vierzig Jahre nach Erkrankung noch keine wesentliche Mikroangiopathie aufweisen, während andere Patienten bereits 5–10 Jahre nach ihrer Erkrankung an schwerer Mikroangiopathie leiden. Welche Faktoren diese Mikroangiopathie begünstigen, wissen wir noch nicht. Wahrscheinlich handelt es sich um eine genetische Prädisposition, worauf auch die Häufung dieser Komplikation in gewissen Familien schließen läßt. Eine spezifische Therapie der diabetischen Mikroangiopathie gibt es heute noch nicht.

b) Atheromatose bei Diabetes mellitus

Die Atheromatose der großen Gefäße ist beim Diabetes mellitus gehäuft. Ein Drittel oder sogar die Hälfte aller Patienten, welche im jugendlichen Alter einen Herzinfarkt durchmachen, haben einen latenten Diabetes mellitus. Mehrere Faktoren scheinen die Atheromatose beim Diabetes mellitus zu fördern: 1. Das häufig beobachtete Übergewicht bei diesen Patienten, das allein ein Risikofaktor in bezug auf Atheromatose darstellt, 2. die häufig mit dem Diabetes mellitus assoziierte Hyperlipidämie und 3. Stoffwechselfaktoren, auf die kürzlich WINEGRAD und Mitarbeiter hingewiesen haben. Diese Autoren haben beobachtet, daß in den Gefäßwänden aus Glucose Sorbit und Fructose hergestellt werden kann. Für diese Umwandlungen sind die beiden Enzyme Aldose-Reductase und Sorbit-Dehydrogenase verantwortlich. Die Sorbit-Dehydrogenase hat eine sehr geringe Affinität zu Glucose und wandelt Glucose nur dann in Sorbit um, wenn die Glucosekonzentration im Blut relativ hoch ansteigt. Bei einer Hyperglykämie ist deshalb die Umwandlung von Glucose zu Sorbit zu erwarten. Sorbit andererseits ist ein Molekül, für das die Zellmembranen nur schwer durchlässig ist. Diese Autoren haben gezeigt, daß sich Sorbit intracellulär im Endothel der großen Gefäße anhäuft und damit auf rein osmotischem Wege zu einer Schwellung dieser Zellen und zu Stoffwechselveränderungen (Abnahme der O_2-Aufnahme, vermehrte Milchsäurebildung) führt. Dabei können sich die Zwischenräume zwischen den Endothelzellen der großen Gefäße verändern und Fettpartikel evtl. leichter zwischen die Endothelzellen in die Gefäßwände eindringen. Obschon die Ablagerung von Cholesterin in den Gefäßwänden noch nicht erklärt ist, ist es doch wahrscheinlich, daß Lipoproteine aus dem Blut zwischen die Endothelzellen eindringen. Lipoprotein-Lipase und Triglycerid-Lipase spalten dort den Proteinanteil, die Fettsäuren und das Glycerin ab. Nur das Cholesterin bleibt dort liegen, da es in den Gefäßwänden kein Enzymsystem gibt, welches Cholesterin weiter verarbeiten könnte. *Wir wissen andererseits, daß mechanisch besonders exponierte Stellen des Endothels zur Bildung atheromatöser Plaques neigen.* Es ist deshalb durchaus denkbar, daß solche osmotische Faktoren ähnlich wie mechanische Reize zur Atheromatose führen können. Auch bei der Atheromatose der großen Gefäße gibt es keine Therapie, höchstens eine Prophylaxe. Diabetiker sollten angehalten werden, eine gute Einstellung durch regelmäßige Urinproben zu erreichen, damit diese osmotischen Schwankungen gering bleiben. Zweitens ist Übergewicht zu vermeiden durch eine vernünftige Diät und drittens sollte eine allfällige Hypertonie beim Diabetiker besonders sorgfältig behandelt werden.

c) Diabetische Neuropathie

Die diabetische Neuropathie tritt bei jedem Diabetiker früher oder später in Erscheinung. *Am häufigsten sind die unteren Extremitäten befallen mit einem Ausfall der Reflexe, der Sensibilität und der Tiefensensibilität. Die diabetische Polyneuritis kann vorübergehend äußerst schmerzhaft sein.* Sie äußert sich vielfältig (nächtliches Brennen der Füße, lanzinierende Schmerzen, Paraesthesien, u. a.). In späteren Stadien fehlt jede Hitze- und Schmerzempfindung an den unteren Extremitäten, so daß sich diese Patienten oft verletzen oder verbrennen, worauf sich Infektionen an den Füßen aufpfropfen bei vollständig erhaltener arterieller Durchblutung. Die chirurgischen Incisionen solcher Läsionen können dann praktisch ohne Anaesthesie durchgeführt werden.

Im Gegensatz zum „neuropathischen Fuß" des Diabetikers mit erloschener Schmerzempfindung sind arterielle Verschlüsse meistens sehr schmerzhaft. Der Fuß ist kalt und es blutet nicht. Die unteren Extremitäten sind die Prädilektionsstelle der Neuropathie beim Diabetes mellitus, jedoch keineswegs die einzige Lokalisation. *Häufig ist das vegetative Nervensystem beteiligt. Blasenlähmungen* werden vom Patienten oft nicht bemerkt, so daß sich eine Retentionsblase bildet, die 2–3 Liter Urin enthalten kann. Häufig fehlt die normale *Regulation der Schweißdrüsensekretion.* Eine schwerwiegende Störung betrifft die Blutdruckregulation, die vollständig gestört ist und beim Aufstehen aus liegender Stellung zu schwersten *orthostatischen Beschwerden* führen kann. Selten ist die *diabetische Enteropathie,* ebenfalls der vegetativen Neuropathie zuzuordnen, die zu Durchfällen und Malabsorption führt. Es gibt noch viele andere Manifestationen der diabetischen Neuropathie, die hier nicht im einzelnen aufgezählt werden können. Die Pathogenese des Befalls der Nerven beim Diabetiker ist vollständig ungeklärt. Entweder handelt es sich auch hier um eine Mikroangiopathie, und zwar in diesem Fall um einen Befall der Vasa nervorum, welche die Ernährung der Nerven nicht mehr gewährleisten. Es ist aber nicht ausgeschlossen, daß die Nerven selbst beteiligt sind über andere Mechanismen, die wir im Detail heute noch nicht kennen und auch nicht behandeln können.

9. Therapie des Diabetes mellitus

a) Diät

Das A und O der Therapie des Diabetes mellitus ist die Diät. Die Diabetes-Diät unterscheidet sich von einer normalen Diät in drei wesentlichen Punkten:

1. *Sollen zuckerhaltige Süßigkeiten jeder Art vollständig gemieden werden.*
2. *Soll die Nahrung auf mindestens 5–6 Mahlzeiten über den ganzen Tag verteilt werden.*
3. *Sollte die Nahrungsaufnahme von Tag zu Tag möglichst gleichmäßig und regelmäßig erfolgen.*

Im übrigen entspricht die Diabetes-Diät jedoch ganz der normalen Diät.
Sie wird folgendermaßen errechnet:

1. *Sollgewicht in kg = cm über 1 m − 5–15 kg je nach Habitus*
2. *Basalcalorienbedarf = kg Sollgewicht × 25 Kcal*

Diese Calorienzahl benötigt ein Mensch bei Bettruhe, um sein Sollgewicht zu erhalten. Man gibt zusätzlich zu diesem basalen Calorienbedarf bei sitzender Tätigkeit (Büro, etc.) eine Zulage von bis zu 30%, für mittelschwere körperliche Arbeit (Hausfrau mit Kindern, mittelschwere körperliche Aktivität in der Fabrik, etc.) eine solche von 50%, bei schwerer Arbeit eine Zulage bis zu 100% (Bauarbeiter, Holzfäller, Spitzensportler, etc.). Auf diese Weise errechnet sich

3. *der totale Calorienbedarf, den wir für den einzelnen Patienten festlegen müssen. Diese Calorien werden nun folgendermaßen auf Eiweiß, Kohlenhydrate und Fett verteilt:*
   Protein: 1,2–1,5 g/kg Körpergewicht
   40–45% der Gesamtcalorien als Kohlenhydrate
   Rest als Fett (der Anteil an Fett nimmt mit dem Schweregrad der Arbeit zu!)

Dies entspricht der Zusammensetzung der normalen Diät in Europa und Amerika. Mit Hilfe der Austauschtabellen und unter Berücksichtigung der persönlichen Wünsche des Patienten wird nun ein Diätplan für den Patienten aufgestellt, wobei zu berücksichtigen ist, daß mit Insulin behandelte Patienten 6 Mahlzeiten zu sich nehmen müssen, während mit Tabletten behandelte oder nur Diät benötigende Patienten auch mit 5 Mahlzeiten auskommen können. *Bei übergewichtigen Patienten ist eine Reduktionsdiät absolut indiziert, da nach Reduktion des Übergewichts oft wieder eine normale oder fast normale Stoffwechsellage erreicht wird.* Es ist falsch, übergewichtige Patienten mit Sulfonylharnstoffen oder gar mit Insulin zu behandeln, da sie damit nur noch schwerer werden und sich ihre Prognose in bezug auf Spätkomplikationen dadurch verschlechtert. Eine vernünftige Reduktion des Gewichtes bei einem schwer Arbeitenden kann mit 1200 Calorien erreicht werden, bei leichtem Diabetes und leichter körperlicher Aktivität mit 600 Calorien pro Tag. Die Gewichtsabnahme läßt sich dabei mit folgender Formel ausrechnen:

$$\frac{\text{Gesamtcalorienbedarf} - \text{verabreichte kcal pro Tag}}{1000} = \text{kg Gewichtsabnahme pro Woche}$$

Wenn sich bei Altersdiabetiker der Blutzucker mit Diät allein nicht einstellen läßt, sind Biguanide indiziert.

b) Medikamentöse Therapie

Biguanide verlangsamen die Glucoseresorption im Darm und scheinen auch die Glucose-Oxidation auf einem noch unbekannten Wege zu fördern. (Vermehrte Milchsäurebildung aus Glucose in einigen Geweben und evtl. Verbrennung der Milchsäure in anderen Geweben?) Sie wirken nicht auf die B-Inselzellen. Zudem haben sie eine leicht anorexigene Wirkung, welche bei adipösen Altersdiabetikern durchaus erwünscht ist. Wenn man mit Diät und Biguaniden nicht mehr zurecht kommt, sind Sulfonylharnstoffe indiziert. *Sulfonylharnstoffe bewirken unmittelbar eine Insulinsekretion und außerdem ein besseres Ansprechen der B-Inselzellen auf Glucose. Sie sollen deshalb nur bei Altersdiabetikern verwendet werden, bei denen eine Insulinreserve in den B-Inselzellen vorhanden ist.* Sie sind beim jugendlichen Diabetiker mit hyalinisierten Inselzellen nicht indiziert und total unwirksam. Altersdiabetiker, die mit Diät allein oder in Kombination mit Biguaniden und Sulfonylharnstoffen nicht einzustellen sind, und alle jugendlichen Diabetiker benötigen eine Insulintherapie. Schwer entgleiste Diabetiker werden mit Actrapid, einem rasch wirkenden Insulin eingestellt, welches 3 mal am Tag 1/2 Std vor den Mahlzeiten verabreicht wird. Später kann man auf einen ein- oder zwei-Spitzen-Rhythmus mit einem anderen, weniger rasch wirkenden Insulin übergehen. Bei leichter Dekompensation des Stoffwechsels kann von Anfang an mit einem Depot-Insulin Lente, Semilente oder Rapitard eingestellt werden. *Die früher handelsüblichen Insuline waren mit Proinsulin, C-Kette und einem kovalent gebundenen Insulindimer kontaminiert, welche zu Antikörperbildung führen. Die Erzeugung von Antikörpern ist mit ein Grund, weshalb der Insulinbedarf mit der Zeit steigt. Die Hauptursache des bei vielen Diabetikern ständig steigenden Insulinbedarfs sind jedoch nicht die Antikörper, sondern vielmehr das vom Arzt induzierte Übergewicht.* Ein insulinbehandelter Diabetiker soll angehalten werden, eine vernünftige Diät einzuhalten und sein Sollgewicht zu erhalten, ansonst die Insulindosis steigen wird, weil die Adipositas mit einer relativen Insulinresistenz einhergeht. Eine echte Insulinresistenz durch übermäßige Produktion von Antikörpern, welche das Insulin binden und unwirksam machen, ist selten. *Neuerdings gibt es „saubere" Insuline, die Monocomponent-Insuline, welche weder Proinsulin noch kovalent gebundenes Insulin-Dimer enthalten und nicht mehr zur Antikörperbildung führen.*

II. Nicht diabetische Melliturien

a) Renale Glucosurie

Die renale Glucosurie ist eine angeborene Stoffwechselstörung, die durch eine mangelhafte Glucose-Rückresorption im proximalen Tubulus gekennzeichnet ist. Es scheint sich um eine autosomal dominant vererbte Störung zu handeln, welche ohne jegliche Symptome einhergeht, nichts mit Diabetes mellitus zu tun hat und häufig als Zufallsbefund bei einer Urinuntersuchung entdeckt wird. Die im Urin ausgeschiedenen Glucosemengen variieren zwischen wenigen Gramm bis zu 50 g. Hypoglykämien gibt es nicht. Es scheint zwei verschiedene Formen der renalen Glucosurie zu geben. Bei der ersten Gruppe ist die minimale und maximale Glucose-Rückresorption vermindert. Bei einer zweiten Gruppe von Patienten, die ebenfalls bei tiefem Blutzucker bereits Glucose im Urin ausscheiden (Tmin vermindert) ist die maximale Glucose-Rückresorption jedoch normal. Theoretisch ließe sich die erste Form vereinbaren mit einer einheitlichen Funktionsstörung aller Nephronen, die zweite mit einer Funktionsstörung einzelner Nephronen bei guter oder übermäßiger Funktion anderer Nephronen, so daß die Resultante bei hohem Blutzucker, die maximale Rückresorption normal ist. Diese theoretische Erklärung für die divergenten Befunde bei den beiden Formen der renalen Glucosurie ist jedoch experimentell nicht bewiesen. *Eine renale Glucosurie findet sich gelegentlich kombiniert mit einer Phosphat-Rückresorptionsstörung, dem renalen Phosphat-Diabetes, der wiederum zusammen mit einer Rückresorptionsstörung der Aminosäuren vorkommen kann, dem Detoni-Debré-Fanconi-Syndrom. Interessanterweise ist bei allen diesen Störungen der renalen Glucose-Rückresorption die Glucose-Resorption im Darm normal. Umgekehrt ist bei der hereditären Glucose-Galaktose-Malabsorption auch eine Glucosurie vorhanden, so daß man dort eine einheitliche Störung des Glucosetransport-Mechanismus im Darm und in der Niere annehmen muß.*

b) Andere Melliturien

Neben diesen Defekten der renalen Glucose-Rückresorption gibt es andere Melliturien, die nicht auf einem renalen Defekt beruhen. Bei der Pentosurie z.B. fehlt das Enzym L-Xylulose-Dehydrogenase, so daß L-Xylulose im Urin ausgeschieden wird ohne jegliche Symptome. Eine Fructosurie findet man bei zwei angeborenen Störungen des Fructose-Stoffwechsels, bei der *essentiellen Fructosurie,* bei der das erste Enzym des spezifischen Fructoseabbauweges in der Leber, die *Fructokinase* fehlt. Es handelt sich um eine Anomalie ohne jegliche Krankheitserscheinungen. Fructose erscheint im Urin, weil nach fructosehaltigen Mahlzeiten ihre Konzentration im Blut hoch ansteigt und die Fructose-Rückresorptionskapazität ohnehin sehr niedrig ist. Anders bei der *hereditären Fructose-Intoleranz,* bei der das 2. Enzym des Fructoseabbauweges der Leber, die Leberaldolase fehlt. Auch dort kommt es zu einer Rückstauung von Fructose im Blut, welche für die vielgestaltete Symptomatologie zwar nicht verantwortlich ist, aber ebenfalls zu einer Fructosurie führen kann. Diese Krankheit wird in einem gesonderten Kapitel über Hypoglykämie diskutiert. *Galaktose wird im Urin ausgeschieden bei Kindern mit hereditärer Galaktosämie, bei denen die Uridyl-Transferase fehlt.* Die Anhäufung von Galaktose-1-Phosphat in den Geweben dieser Kinder führt zur Debilität und schweren Leberfunktionsstörungen. *Eine zweite Störung des Galaktose-Stoffwechsels betrifft das Fehlen der Galaktokinase, bei der von der ganzen Symptomatologie der Galaktosämie nur die Linsentrübung übrig bleibt, weil der Galaktosespiegel im Blut ansteigt, Galaktose in der Linse zu Galaktikol umgewandelt wird, welches die Linsentrübung verursacht.* Hingegen fehlen die Störungen des Leber- und Hirnstoffwechsels, da kein Galaktose-1-Phosphat gebildet wird und sich diese toxische Substanz intracellulär bei dieser Krankheit nicht anhäuft. Bei beiden Krankheiten erscheint Galaktose im Urin.

III. Hypoglykämien

Die Symptomatologie der Hypoglykämien ist vielgestaltig. Langsam auftretende Hypoglykämien äußern sich in ganz verschiedener Weise von akuten Hypoglykämien. *Bei einem raschen Abfall des Blutzuckers wird vermehrt Adrenalin ausgeschüttet, das zu Zittern, Schwitzen, Herzklopfen, Hungergefühl und Nausea führt. Bei einem allmählichen Blutzuckerabfall können diese Adrenalinsymptome vollständig fehlen, worauf es dann plötzlich zu schwersten Störungen der Hirnfunktion kommt.* Langsam auftretende Hypoglykämien gehen deshalb häufig ohne Adrenalin-Warnsymptome einher und führen neben der Bewußtlosigkeit oft zu bizarren neurologischen Bildern. *Pathogenetisch ist jede Hypoglykämie die Folge einer gestörten Regulation zwischen Glucoseabgabe durch die Leber und Glucoseaufnahme in den peripheren Geweben.* Wir unterscheiden prinzipiell zwei verschiedene Arten der Hypoglykämie je nach Zeitpunkt des Auftretens: 1. Die *Nüchternhypoglykämien,* welche in fastendem Zustand oder auch während körperlicher Arbeit auftreten und 2. die *reaktiven Hypoglykämien* nach Mahlzeiten. Beide Formen der Hypoglykämie können die Folge einer übermäßigen Insulinausschüttung sein.

1. Reaktive Hypoglykämien mit Hyperinsulinismus

Beim latenten Diabetes mellitus kommt es gelegentlich zu leichten reaktiven Hypoglykämien 3–4 Std nach dem Essen. Diese Diabetiker verfügen noch über eine gewisse Insulinreserve, welche sie jedoch nicht rechtzeitig nach dem Essen mobilisieren können. Der Blutzucker steigt höher an als bei normalen Versuchspersonen, und die verzögerte Anstrengung des Inselzellapparates, den Blutzucker wieder zu normalisieren, kann zu einer übermäßigen Insulinsekretion und 3–4 Std nach der Mahlzeit schließlich zu leichten Hypoglykämien führen. *Rasch nach dem Essen auftretende, insulinbedingte Hypoglykämien sind bei vegetativ labilen Personen und bei Patienten mit Magengeschwüren vor und nach Magenresektion gehäuft.* Die Nahrung wird sehr rasch resorbiert und führt zu einer überschießenden Insulinsekretion, so daß der Blutzucker rasch von hohen auf relativ tiefe Werte absinkt. Dieser rasche Abfall des Blutzuckers von einem hohen auf einen tieferen Wert führt allein schon zu den typischen Adrenalinsymptomen, ohne daß es zu einer Hypoglykämie mit Blutzuckerwerten unter 70 mg% kommen muß. Alle diese Formen der reaktiven Hypoglykämie sind leichter Natur, führen nur zu Adrenalinsymptomen, nie aber zu neurologischen Symptomen oder gar zum hypoglykämischen Schock. *Beim Kind ist eine angeborene Stoffwechselkrankheit bekannt, die Leucin-induzierte Hypoglykämie, welche im Gegensatz dazu zu schweren Hypoglykämien führen kann. Es handelt sich um Kinder, deren B-Inselzellen überempfindlich sind auf Leucin.* Schwere Hypoglykämien werden ausgelöst durch Eiweiß-, resp. Leucin-haltige Mahlzeiten und treten 1/2 bis 2 Std nach der Mahlzeit auf. Kinder mit Leucin-induzierter Hypoglykämie müssen relativ eiweißarm und möglichst leucinarm ernährt werden.

2. Reaktive Hypoglykämien ohne Hyperinsulinismus

Das klassische Beispiel einer schweren reaktiven Hypoglykämie ohne Hyperinsulinismus ist die hereditäre Fructoseintoleranz. Bei diesen Kindern fehlt die normale Leberaldolase, welche Fructose-1-phosphat spaltet. Nach der Einnahme von Fructose kommt es deshalb intracellulär zu einer Anhäufung von Fructose-1-phosphat in der Leber. Fructose-1-phosphat führt nun zu verschiedenen Enzymblockierungen:

1. Wird die weitere Phosphorylisierung von Fructose gehemmt, so daß die Fructosekonzentration im Blut sehr hoch ansteigt und Fructose im Urin verloren geht.
2. *Hemmt Fructose-1-phosphat die Rekondensation der Triosen zu Fructose-1,6-diphosphat an der in der Leber solcher Patienten vorhandenen Aldolase, so daß die Gluconeogenese blockiert ist.*
3. *Hemmt Fructose-1-phosphat in dieser Konzentration die Phosphorylase, d.h. die Glykogenolyse, so daß es gesamthaft gesehen zu einer vollständigen Hemmung der Glucoseabgabe durch die Leber kommt.*

Wir haben es bei der hereditären Fructose-Intoleranz also mit einer rein hepatischen Hypoglykämie zu tun, d.h. Glucose wird in der Peripherie normal aufgenommen und abgebaut, jedoch ist der Glucosenachschub durch die Leber vollständig gehemmt. Außer der Hypoglykämie haben diese Kinder nach Fructoseeinnahme Nausea und Erbrechen, weshalb sie frühzeitig einen Widerwillen gegen alles Süße sowie Früchte empfinden und schon nach wenigen Monaten die Einnahme fructosehaltiger Speisen verweigern. Das Erbrechen ist wahrscheinlich auf die Anhäufung von Fructose-1-phosphat in der Mucosa des Jejunums zurückzuführen. In der Mucosa des Jejunums ist eine Aldolase vorhanden mit der gleichen Fructose-1-phosphat spaltenden Aktivität wie die Leberaldolase. Bei Kindern mit

HFI fehlt wie in der Leber auch in der Jejunum-Mucosa die F-1-P spaltende Aldolase-Aktivität, so daß sich Fructose-1-phosphat intracellulär anhäuft. Das Kind mit *hereditärer Fructose-Intoleranz schützt sich durch seinen Widerwillen gegen alles Süße gegen seine Krankheit und kann sich durchaus normal entwickeln.*
Entweder sterben sie in den ersten Monaten an der ihnen aufgezwungenen fructosehaltigen Nahrung oder sie überleben ohne Dauerschaden. Ein Todesfall bei einem 8jährigen Knaben ist uns bekannt. Er erhielt während einer Operation Invertzucker, ein Hydrolysat von Saccharose, von dem die Verantwortlichen standhaft behaupteten, es enthalte keine Fructose, bis das Kind tot war. Gewisse elementare Kenntnisse der Chemie und Biochemie schaden auch dem Chirurgen und Anaesthesisten nicht! An der Brust ernährte Kinder entwickelten sich früher vollständig normal bis zu dem Zeitpunkt, da Fruchtsäfte zugesetzt wurden, oder auf ein Milchprodukt mit Rohrzucker umgestellt wurde. Säuglingen, die von Anfang an rohrzuckerhaltige Nahrung erhalten, geht es im allgemeinen viel schlechter, da sie rasch in eine Exsiccose kommen und ad exitum kommen können, bevor die Diagnose hereditäre Fructose-Intoleranz gestellt wurde.
Die Hypoglykämie bei der Galaktosämie ist weit weniger schwer als bei der hereditären Fructose-Intoleranz. Bei der Galaktosämie häuft sich intracellulär Galaktose-1-phosphat an, welches wahrscheinlich über ähnliche Mechanismen wie das Fructose-1-phosphat zu einem Zuckerabfall, aber selten zu schweren Hypoglykämien führt.
Alkohol hemmt die Gluconeogenese in der Leber und kann unter Umständen Hypoglykämien auslösen.

3. Nüchternhypoglykämien mit Hyperinsulinismus, sogenannter organischer Hyperinsulinismus

Wir sprechen dann von Nüchternhypoglykämie, wenn die hypoglykämische Symptomatologie sich am frühen Morgen vor Nahrungsaufnahme oder während körperlicher Arbeit äußert. Neugeborene diabetischer Mütter weisen in den ersten Lebenstagen häufig einen Hyperinsulinismus auf. Ihre Inselzellen sind hypertrophisch, wahrscheinlich als Reaktion auf die Hyperglykämie der Mutter. *Bei Neugeborenen diabetischer Mutter sind deshalb Hypoglykämien in den ersten Stunden des Lebens sehr häufig.* Der Neonatologe muß dies wissen und solche Kinder automatisch mit Glucose behandeln und den Blutzucker in regelmäßigen Abständen messen.
Die häufigste Ursache einer Nüchternhypoglykämie mit Hyperinsulinismus ist ein B-Inselzelladenom des Pankreas. Inselzelladenome secernieren Insulin meistens in mehr oder weniger konstanter Menge, unabhängig von der Glucosekonzentration; gelegentlich sprechen sie aber auf Glucose wie normale Inselzellen an. Inselzelladenome lassen sich oft durch Leucin zu vermehrter Insulinsekretion anregen und in der Regel durch Sulfonylharnstoffe, die akut zu schweren und lang dauernden Hypoglykämien führen können. Das vermehrt secernierte Insulin führt zu einer

dauernd leicht erhöhten Glucoseaufnahme der Muskulatur und des Fettgewebes und gleichzeitig zu einer Hemmung der Lipolyse. Dadurch allein ist die Hypoglykämie jedoch nicht erklärt, da die normale Leber die Möglichkeit hätte, die Hypoglykämie durch eine vermehrte Produktion an Glucose auszugleichen. Insulin hemmt nun aber gleichzeitig die Glucoseproduktion der Leber, so daß es allmählich zur Hypoglykämie kommen muß. Die Glucosebelastungskurven bei Patienten mit organischem Hyperinsulinismus sind entweder flach, normal oder bei einem Drittel der Patienten sogar diabetisch. Die diabetischen Kurven werden unter anderem dadurch erklärt, daß die restlichen B-Inselzellen auf einen Glucosereiz nicht mehr adäquat reagieren, weil das Adenom ja die Funktion der Insulinsekretion übernommen hat und der Blutzucker häufig am Tag und während der Nacht abnorm tief ist, so daß kein Insulin von den normalen B-Inselzellen secerniert werden muß. *Die Diagnostik des Inselzelladenoms gestaltet sich häufig schwierig, weil die Insulinwerte im Blut oft nicht stark erhöht sind. Wichtig für die Diagnostik des B-Inselzelladenoms ist nicht der absolute Insulinwert im Plasma, sondern der Insulinwert in Relation zum jeweiligen Blutzuckerwert.* Während ein Insulinwert von 30 μE/ml Plasma bei einem Blutzucker von 110 mg% durchaus im Bereiche der Norm liegt, ist ein solcher Insulinwert eindeutig erhöht bei einem niedrigen Blutzucker von 30 mg%. So fällt die Insulinkonzentration im Blut unter 10 μE/ml ab, wenn der Blutzucker auf andere Weise auf 30 mg% gesenkt wird. *Für die Diagnose werden Patienten mit Verdacht auf Hyperinsulinismus während 72 Std fasten gelassen, bis sie in einen hypoglykämischen Zustand geraten. Dieser ist dann zusammen mit tiefen Blutzucker- und relativ hohen Insulinkonzentrationen im Blut beweisend für einen organischen Hyperinsulinismus.* Wenn ein hypoglykämischer Anfall während eines 72stündigen Fastentests nicht auftritt, ist ein organischer Hyperinsulinismus unwahrscheinlich. Er kann dann mit einem negativ ausfallenden Belastungstest mit Tolbutamid (Sulfonylharnstoff) endgültig ausgeschlossen werden. *Die Therapie der Wahl ist die operative Exstirpation des Inselzelladenoms nach Lokalisation des Tumors mittels Angiographie.* Wenn dies mißlingt, können solche Patienten während Wochen und Monaten mit Medikamenten behandelt werden, insbesondere mit *Diazoxid*, welches die Insulinsekretion aus den normalen B-Inselzellen und aus dem Inselzelladenom leicht hemmt. Ein neues Medikament zur Ausschaltung maligne entarteter B-Inselzellen des Inselzellcarcinoms ist das *cytostatisch wirkende Streptozotocin.*

4. Nüchternhypoglykämien ohne Hyperinsulinismus

a) Mangel an endokrinen Gegenspielern des Insulins

Für die Erhaltung eines normalen Blutzuckers im nüchternen Zustand sind die endokrinen Insulin-Antagonisten notwendig. Dazu gehören vor allem das Adrenalin, die Glucocorticoide und das Wachstumshormon. Ein Ausfall des Adrenalins beim Erwachsenen führt nie zu einer Hypoglykämie. Patienten mit Nebennierenrindeninsuffizienz, welche nur einen Bruchteil der normalen Adrenalinsekretion aufweisen, leiden nur an Hypoglykämien, wenn nicht mit Cortisol adäquat substituiert wird, nie aber, wenn die Therapie mit Nebennierenrindenhormonen korrekt durchgeführt wird. Im Gegensatz zum Erwachsenen gibt es beim Kleinkind ein Hypoglykämieform, die auf eine fehlende Reaktion des Nebennierenmarks zurückgeführt wird. Diese Form der kindlichen Hypoglykämie wird nach ihrem ersten Beschreiber ZETTERSTRÖM genannt. *Die große Gruppe kindlicher Hypoglykämien, die wahrscheinlich auf einer gestörten Gegenregulation beruhen, sind unter dem Namen* MCOUARRIE-*Hypoglykämien zusammengefaßt.* Im einzelnen ist jedoch nicht bekannt, welche Hormone ausfallen. *Besonders schwerwiegende Hypoglykämien treffen wir bei hypophysären Zwergen an.* Es handelt sich um Kinder mit einem vererbten oder angeborenen Ausfall des Wachstumshormons, meistens kombiniert mit einem Ausfall der Gonadotropine. Solche Kinder neigen häufig zu leichten bis schweren Hypoglykämien. *Die schwersten Hypoglykämien kommen bei einem Ausfall der gesamten Hypophyse vor, weil dann das Wachstumshormon und die Glucocorticoide betroffen sind und auch die Ausschüttung von Nebennierenmarkhormonen nicht regelrecht erfolgt. Patienten mit totalem Ausfall der Hypophyse, mit sogenanntem Panhypopituitarismus, sterben nicht selten im hypoglykämischen Koma.* Bei diesen Patienten ist darauf zu achten, daß nicht zuviel Glucoselösung ohne entsprechenden Natriumchlorid-Gehalt verabreicht wird, weil sonst eine Wasserintoxikation auftritt. Bekanntlich besteht bei sekundärer und primärer Nebennierenrindeninsuffizienz ein Unvermögen, Wasser prompt aus die Nieren auszuscheiden, so daß es bei Überhydrierung mit 1–2 Liter Wasser zu einer Wasserintoxikation und einer Hirnschwellung kommen kann, und solche Patienten dann vom hypoglykämischen Koma in eine Wasserintoxikation geraten können. Bei der Nebennierenrindeninsuffizienz, dem Morbus ADDISON, kommt es bereits bei noch relativ hohem Blutzucker um 60–70 mg% zu hypoglykämischen Symptomen, in der Regel aber nicht zu schwerem hypoglykämischem Schock.

b) Verminderte Glucoseabgabe der Leber in das Blut wegen angeborenen Enzymdefekten der Glykogenolyse und Gluconeogenese

Mehrere angeborene Stoffwechselkrankheiten, welche Enzymdefekte der Glykogenolyse und der Gluconeogenese betreffen, führen zu schweren Nüchternhypoglykämien. In erster Linie ist die Glykogenose Typ I, der Glucose-6-Phosphatase-Mangel zu nennen. Solche Kinder mit hepato-renaler Glykogenose wandeln Glucose und gluconeogenetische Substrate normal zu Glykogen um, können aber wegen des Fehlens von Glucose-6-Phosphatase Glucose-6-phosphat nicht als Glucose in das Blut abgeben. Es entwickelt sich bei diesen Kindern eine Nüchternhypoglykämie, welche nur durch häufige kleine Mahlzeiten bekämpft werden kann. Da diese Kinder gluconeogenetische Substrate nicht als Glucose abgeben können, führt die Verabreichung von Fructose, Xylit, Sorbit, Glycerin und ähnlichen Substraten, welche in großer Menge von der Leber phosphoryliert werden, zur Ausschüttung in Form von Milchsäure und damit zur Milchsäureaci-

dose. Eine weitere Form der Glykogenose, der Amylo-1,6-Glucosidase-Mangel, führt ebenfalls zu allerdings leichteren Hypoglykämien. Solche Kinder können Glykogen an den Verzweigungsstellen nicht weiter abbauen und weisen einen erhöhten Gehalt an abnorm kurzkettigem (während des Fastens) Glykogen in Leber und Muskel auf. Andererseits können sie aber Glucose aus Lactat, Glycerin, Aminosäuren, Galaktose und Fructose herstellen, so daß die Hypoglykämien nicht so schwer sind, da die Gluconeogenese im Prinzip normal funktioniert. Solchen Kindern fehlt vor allem die prompte Reaktion auf einen Abfall des Blutzuckers, da nur die Phosphorylase, das „Debranching Enzym" aber nicht, einspringen kann. Ähnlich präsentiert sich auch die Glykogenspeicherkrankheit, die auf einem Fehler der Leber-Phosphorylase beruht.
Eine kürzlich beschriebene kindliche Hypoglykämie betrifft die Fructose-1,6-Diphosphatase. Wenn dieses Enzym fehlt, können Triosen nicht zu Fructose-1,6-diphosphat umgewandelt werden und damit keine Substrate der Gluconeogenese in Glucose umgewandelt werden. Substrate der Gluconeogenese induzieren eine Lactatacidose. Diese Kinder sprechen so lange normal auf Glucagon und Adrenalin mit einem Blutzuckeranstieg an, als Glykogen in der Leber vorhanden ist. Die Hypoglykämien treten erst 12–24 Std nach der letzten Mahlzeit auf, nämlich dann, wenn der Glykogenvorrat in der Leber erschöpft ist, und wenn die Gluconeogenese für die Glucoseabgabe der Leber einspringen soll. Außer dieser Nüchternhypoglykämie haben diese Kinder auch eine Fructose-induzierte Hypoglykämie. Der Mechanismus dieser reaktiven Hypoglykämie ist noch nicht geklärt, wahrscheinlich aber auf eine Rückstauung von Fructose-1,6-diphosphat und Fructose-1-phosphat zurückzuführen, welche auf dem gleichen Wege wie bei der hereditären Fructoseintoleranz zu einer Hemmung der Phosphorylase und damit der Glykogenolyse führen.

5. Tumorhypoglykämie

Die Tumorhypoglykämie gehört in den Bereich der sogenannten paraneoblastischen Syndrome, wobei allerdings diese Tumoren kein Insulin produzieren, sondern auf anderem Wege zur Hypoglykämie führen. Die Natur der für die Hypoglykämie verantwortlichen Substanzen ist nicht geklärt. Einesteils führen *Leberzellcarcinome* im Endstadium zu fulminanten Hypoglykämien, an denen die Patienten oft ad exitum kommen und deren Genese nicht geklärt ist. Es gibt aber auch Leberzellcarcinome, die in früheren Stadien schon bereits leichtere Hypoglykämien verursachen.
Häufiger führen große mesenchymale, meist semimaligne Tumoren wie Fibrome und Fibrosarkome zu Hypoglykämien.
Diese Hypoglykämien können als erstes Symptom der Entdeckung des Turmors vorangehen und bei rechtzeitiger operativer Entfernung kann eine vollständige Heilung erreicht werden. *Die Hypoglykämien äußern sich genau gleich wie beim Hyperinsulinismus, frühmorgens oder während der Arbeit, fast ohne Adrenalin-Warnsymptome.* Die Pathogenese der Tumorhypoglykämie ist noch nicht vollstän-

Übersicht: *Pathogenetische Einteilung der Hypoglykämien*

+ *Hyperinsulinismus*	− *Hyperinsulinismus*
Nüchternhypoglykämien	
a) Organischer Hyperinsulinismus bei Inselzelladenom (Carcinom) b) Funktioneller Hyperinsulinismus bei Neugeborenen diabetischer Mütter	*Angeborene Stoffwechselkrankheiten mit Defekten glykogenolytischer Enzyme* a) Glykogenose Typ I (G-6-Phosphatase-Mangel) b) Glykogenose Typ III (Debranching-Enzym-Mangel) c) Glykogenose Typ VI (Leber-Phosphorylase-Mangel) *Angeborene Stoffwechselkrankheiten mit Defekten gluconeogenetischer Enzyme* a) Fructose-1,6-Diphosphatase-Mangel (schwer) *Ausfall endokriner Insulinantagonisten* a) Kindliche Hypoglykämien (ZETTERSTRÖM-Adrenalin?) b) Hypophysäre Zwerge mit Ausfall des Wachstumshormons ohne oder mit ACTH-Ausfall c) Panhypopituitarismus *Paraneoplastische Hypoglykämie* a) Tumorhypoglykämie
Reaktive Hypoglykämien	
a) Vegetative Dystonie (leicht) b) Diabetes mellitus (leicht), verzögerte Insulinsekretion c) Leucin-induzierte Hypoglykämie (angeborene Stoffwechselkrankheit)	a) Hereditäre Fructose-Intoleranz b) Fructose-1,6-Diphosphatase-Mangel c) Galaktosämie

dig geklärt, und es ist sehr wohl möglich, daß verschiedene Mechanismen eine Rolle spielen. *Sicher ist bei diesen Patienten der Glucoseverbrauch vor allem im Tumor, aber auch in den normalen peripheren Geweben erhöht, denn gewisse Patienten benötigen bis zu 800 g Glucose täglich, also wesentlich mehr als normale Menschen, die mit 100–150 g Glucose täglich auskommen können.* Es scheint, daß diese großen Tumoren Glucose anstatt Fettsäuren oxidieren und Glucose auch zum Wachstum benützen. *Der vermehrte Glucoseverbrauch der Muskulatur ist darauf zurückzuführen, daß bei diesen Patienten die Lipolyse gehemmt ist.* Es wurde mehrfach beobachtet, daß die freien Fettsäuren im Blut während der Hypoglykämie trotz Adrenalin-Symptomen nicht spontan ansteigen, wie dies bei normalen Menschen der Fall ist. Auch während der Hypoglykämie stehen dem Organismus deshalb keine freien Fettsäuren zur Oxidation zur Verfügung, was wiederum erklärt, weshalb der Glucosebedarf so enorm hoch ist, viel höher als beim Hyperinsulinismus. Außerdem ist bei vielen dieser Patienten die Glykogenolyse irgendwie gestört. Zwar steigt der Blutzucker auf Glucagon prompt an, was beweist, daß die Leber Glykogen enthält, doch scheint die Leber spontan das Glykogen nicht mobilisieren zu können. Diese Hemmung der Glykogenolyse und hepatischen Glucoseproduktion überhaupt, sowie der Lipolyse könnte auf die vermehrte Bildung von Tryptophan und Tryptophan-Metaboliten durch diese großen Tumoren zurückgeführt werden. Es handelt sich hier allerdings um eine Hypothese, die der experimentellen Bestätigung noch harrt. Es ist auffallend, daß diese Patienten trotz der großen Tumormassen meistens nicht in einer eigentlichen Kachexie sterben, sondern daß das Fettpolster bis zum Tode erhalten bleibt, weil eben die Mobilisierung der Triglycerid-Reserven als freie Fettsäuren nicht möglich ist. Die Therapie besteht in der häufigen Verabreichung von Glucose; gelegentlich muß man die Patienten alle 2 Std nachts wecken, um sie vor dem hypoglykämischen Schock zu bewahren, andererseits muß jeder mögliche Versuch unternommen werden, die Tumormassen möglichst bald radikal zu entfernen, da definitive Heilungen beschrieben worden sind, zum mindesten aber eine Erleichterung der Hypoglykämie erreicht werden kann durch Entfernung eines Teils des Tumors. Diese Tumoren sind oft wenig strahlensensibel.

IV. Der Fettstoffwechsel und seine Störungen

1. Physiologie der Blutlipide

Mit der Nahrung aufgenommenes Fett bildet im Dünndarm zusammen mit Gallensäuren sogenannte Micellen. Die pankreatische Lipase kann diese Micellen in Fettsäuren und Glycerin zerlegen, welche vom Dünndarmepithel aufgenommen werden. Dort werden die Fettsäuren wieder verestert mit α-Glycerophosphat, mit einer hydrophilen Eiweißhülle, den α- und β-Lipoproteinen umgeben, und gelangen so via Chylus und Ductus thoracicus als Chylomikronen in das Blut. *Die*

Klärung der Chylomikronen erfolgt einerseits im Blut selbst mittels der Lipoprotein-Lipase oder des Klärfaktors, der wahrscheinlich im Fettgewebe gebildet und von diesem in das Blut abgegeben wird, andernteils sehr wahrscheinlich an den Endothelien der Gefäße, sowie an der Fettgewebezellmembran selbst durch dasselbe Enzym, die Lipoprotein-Lipase. Dieses Enzym wird unter dem Einfluß von Insulin im Fettgewebe gebildet und unter der Einwirkung von Heparin vom Fettgewebe in das Blut abgegeben und durch Heparin aktiviert. Es ist noch nicht geklärt, ob die Chylomikronen durch die Lipoprotein-Lipase vollständig in freie Fettsäuren und Glycerin aufgelöst werden, oder ob sie zu kleineren Partikeln umgewandelt werden, so daß nur ein Teil als freie Fettsäuren und Glycerin in das Blut gelangen würde. *Chylomikronen sind normalerweise im Blut einige Stunden nach fettreicher Mahlzeit vorhanden und führen zu einer leichten Trübung des Serums. 12–16 Std nach dem Essen sollten unter normalen Umständen jedoch die gesamten Chylomikronen das Blut verlassen haben.*

Die Gesamtlipide im Blut betragen zwischen 400–700 mg pro 100 ml Plasma und ihr Gehalt steigt im Alter an. Die Phospholipide, vor allem Phosphatidyl-Cholin, sind normalerweise der quantitativ wichtigste Anteil. Wahrscheinlich üben die Phospholipide vor allem eine Funktion als Detergentien aus und machen damit andere im Blut vorkommende Lipide löslicher. *Der Cholesteringehalt des Blutes beträgt zwischen 150 und 250 mg% und steigt im Alter an.* Der größte Teil des Cholesterins kommt im Blut gebunden an langkettige Fettsäuren vor. Cholesterin hat eine wichtige physiologische Bedeutung in allen Steroid-produzierenden Drüsen. Seine sonstige Funktion ist jedoch nicht klar. Ähnlich wie die Phospholipide ist Cholesterin auch ein Bestandteil vieler Zellmembrane und anderer Strukturen. *Der Cholesteringehalt des Serums kann nur mit sehr stark verminderter Cholesterineinnahme unter 300 mg pro Tag wirksam beeinflußt werden.* Beim Normalen wird die hepatische Cholesterinsynthese durch die Resorption großer Cholesterinmengen gehemmt. Die Leber verwandelt einen Teil des Cholesterin zu Gallensäuren und scheidet diese als solche durch die Galle aus. Die Gallensäuren ermöglichen die Micellen-Bildung und damit die Resorption von Fett und Cholesterin. Die Resorption von Cholesterin kann durch die Verabreichung gewisser Ionen-Austauscher gehemmt werden, wodurch vermehrt Gallensäuren und Cholesterin im Stuhl ausgeschieden werden und der Cholesteringehalt im Serum gesenkt werden kann. Mengenmäßig an dritter Stelle stehen die Triglyceride. Das alimentäre Fett besteht zur Hauptsache aus Triglyceriden. Die Halbwertszeit der Chylomikronen ist beim Gesunden jedoch kurz, so daß die Triglyceride in den Chylomikronen nur während relativ kurzer Zeit nach dem Essen mengenmäßig von Bedeutung sind. *Zusätzlich werden vor allem in der Leber aus Glucose Triglyceride gebildet, wobei Glucose vor allem für die Veresterung von freien Fettsäuren Verwendung findet, aber auch zu Fettsäuren aufgebaut werden kann.* Die Fettsäuren, welche in der Leber verestert werden, stammen aus dem Fettgewebe oder aus der intravasalen Klärung der Chylomikronen. Die Leber speichert Triglyceride und secerniert sie in Form von Prä-β und β-Lipoproteinen in das Blut.

Eine sehr kleine Menge Fett zirkuliert im Blut als freie Fettsäuren. Diese stammen ausschließlich aus dem Fettgewebe und haben einen enorm raschen turnover. Ihre Konzentration variiert zwischen 0,3 und 0,7 mVal/l und steigt während längeren Fastens und beim Diabetes mellitus auf 2 bis 3 mVal/l an. Die freien Fettsäuren sind normalerweise lose an Albumin gebunden. Ein Albumin-Molekül kann 6 Moleküle Fettsäuren transportieren. Diese einzelnen Lipidfraktionen im Serum zirkulieren nun nicht in freier Form, sondern ausschließlich als Lipoproteine. Die freien Fettsäuren sind an Albumin gebunden, während alle anderen Lipidfraktionen mehrere Trägereiweiße, α-, β-, und γ-Globuline zum Transport benötigen. Die meisten Apoproteine der Lipoproteine sind in den letzten Jahren gereinigt und ihre Struktur aufgeklärt worden. Ob bei gewissen Hyperlipidämien pathologische Apoproteine vorkommen, ist noch ungewiß. Es ist indessen durchaus denkbar, daß gewisse Hyperlipidämien pathogenetisch nicht primär durch eine vermehrte Lipidbildung, sondern durch eine erhöhte Konzentration von Apoprotein verursacht werden.

Es gibt verschiedene Methoden, mit welchen Lipoproteine voneinander getrennt werden können: Je nach ihrer Dichte mit Ultrazentrifuge, je nach ihrem Trägereiweiß und Eiweißgehalt mit verschiedenen elektrophoretischen Methoden und je nach ihrer Partikelgröße mit Filtration und Nephelometrie. Die Chylomikronen bleiben in der Elektrophorese am Auftragungsort stehen. Sie haben wegen des geringen Proteingehaltes die niedrigste Dichte. Sie bestehen zu 95% aus Triglyceriden. Die Prä-β-Lipoproteine stammen wahrscheinlich aus der Leber, ihr Gehalt an Triglyceriden beträgt 60%, während je 20% total auf Cholesterin und Phospholipide entfallen. Die β-Lipoproteine haben eine höhere Dichte, sind ähnlich zusammengesetzt wie die Prä-β-Lipoproteine und tragen nicht mehr zur Trübung des Serums bei. Die α-Lipoproteine werden auch als high-density Lipoproteine bezeichnet und sind die Hauptträger von Cholesterin.

2. Essentielle familiäre Hyperlipidämien

a) *Fettinduzierte familiäre Hyperlipidämie* (Typ I von FREDRICKSON)

Es handelt sich um eine sehr seltene Form der Hyperlipidämie, welche charakterisiert ist durch ein Unvermögen, Chylomikronen zu klären, wegen eines angeborenen Mangels an Lipoprotein-Lipase. Fett wird normal als Chylomikronen resorbiert, aber die Chylomikronen können nicht richtig geklärt werden. Diese Patienten haben häufig Xanthome der Haut, eine Hepatosplenomegalie und gelegentlich Bauchkrämpfe, währenddem die Glucose-Belastung und die Lebenserwartung normal sind. *Diese Krankheit führt nicht zur Atheromatose trotz äußerst hohem Gehalt an Triglyceriden im Serum zwischen 2 und 15 g pro 100 ml bei annähernd normalem Cholesterin.*

Es ist anzunehmen, daß solche Chylomikronen auch zwischen die Endothelzellen gelangen, aber keine Plaquebildung verursachen, weil sie kein oder nur wenig Cholesterin enthalten.

b) *Familiäre Hypercholesterinämie* (Typ II von FREDRICKSON)

Blutchemisch steht bei diesen Patienten eine Erhöhung der β-Lipoproteine und damit des Cholesterins im Vordergrund. Andere Fraktionen der Lipide im Blut sind normal. Auch diese Patienten neigen nicht zum Diabetes mellitus. Ganz charakteristisch für diese Patienten ist die frühzeitige Atheromatose mit Prädilektion der Coronarien und vorzeitigem Myokardinfarkt. *Homozygote Patienten mit Hypercholesterinämie sterben meistens vor dem 20. Altersjahr, während heterozygote Patienten gehäuft im Alter zwischen 30 und 50 Jahren Herzinfarkte durchmachen.* Bei der reinen essentiellen Hypercholesterinämie finden sich weder Hepatosplenomegalie noch Bauchschmerzen, auch keine Pankreatitis und nur ganz selten eine Glucoseintoleranz. Hingegen sind tuberöse Xanthome der Haut relativ typisch. Bei den meisten Patienten mit familiärer essentieller Hypercholesterinämie finden sich erhöhte Cholesterinwerte im Blut bereits im Kindesalter. Der pathogenetische Defekt bei dieser Krankheit ist nicht geklärt. Während man früher der Ansicht war, daß diese Patienten zuviel endogenes Cholesterin bilden, neigt man heute eher zur Ansicht, daß zu viel β-Apoproteine für die Bindung und den Transport von Cholesterin als β-Lipoproteine im Plasma zur Verfügung stehen. Es wäre dies also ein Beispiel einer Krankheit, die auf Vermehrung eines Träger-Eiweißes beruht mit sekundärer Vermehrung des Cholesteringehaltes im Blut.

c) *Andere familiäre Hyperlipidämien* (Typ III, IV und V von FREDRICKSON)

Die übrigen 3 essentiellen, familiären Hyperlipidämien sind blutchemisch weniger genau charakterisiert. *Die kombinierte familiäre Hyper-Beta- und Hyper-Prä-Beta-Lipoproteinämie, Typ III von* FREDRICKSON, *ist charakterisiert durch eine Hypercholesterinämie und Hypertriglyceridämie. Letztere wird durch einen hohen Kohlenhydratgehalt der Nahrung verstärkt.* Diese Patienten haben in der Regel keine Bauchkrämpfe, keine Pankreatitis, häufig jedoch eine diabetische Glucosebelastungskurve, Herzinfarkte und Xanthome. Die Patienten sind oft übergewichtig und sollten mit einer hypocalorischen KH-armen Diät behandelt werden. Es ist möglich, daß diese Krankheit auch eine Vermehrung der β-Proteine, des Cholesterinträgers im Blut, zugrunde liegt, kombiniert mit einer vermehrten hepatischen Produktion von Triglyceriden aus Glucose, daher die Bezeichnung dieser Krankheit als *Kohlenhydrat-induzierte Hyperlipidämie.* Genetisch könnte es sich um eine Hypercholesterinämie (Typ II) in Kombination mit einer partiellen diabetischen Erbanlage handeln.

Die familiäre Hyper-Prä-Beta-Lipoproteinämie (Typ IV von FREDRICKSON*) wird ebenfalls als Kohlenhydrat-induzierte Hyperlipidämie bezeichnet.* Cholesterin und Phospholipide sind im allgemeinen im Bereiche der Norm, während die Prä-β-Lipoproteine und Triglyceride erhöht sind. Bei massiver Erhöhung der Prä-β-Lipoproteine steigen auch Cholesterin und Phospholipide an. Diese Patienten haben nur selten Xanthome, selten eine Hepatosplenomegalie, häufig eine abnorme Glucosetoleranz. Atheromatose und Arteriosklerose sind bei diesen Patienten gehäuft,

obschon die Cholesterinwerte nicht auffallend hoch sind, was eher gegen die oben geäußerte Hypothese der Entstehung der Atheromatose sprechen würde.
Die familiäre Hyperchylomikronämie mit Hyper-Prä-Beta-Lipoproteinämie (Typ V von FREDRICKSON) *ist auch eine gemischte, calorisch induzierte essentielle, familiäre Hyperlipidämie.* Charakteristisch ist das gemeinsame Vorkommen der Hyperchylomikronämie mit Hyper-Prä-Beta-Lipoproteinämie. Die Patienten sind häufig übergewichtig, haben eine Diabetes und sprechen gut auf eine Reduktionsdiät an. Es ist nicht sicher, ob es sich hier um einen Diabetes mit einer sekundären Hyperlipidämie oder um eine Hyperlipidämie mit sekundärem Diabetes handelt. Auch diese Patienten haben Xanthome, Bauchschmerzen und neigen zu frühzeitiger Atheromatose.

3. Sekundäre Hyperlipidämien

Als sekundäre Hyperlipidämien werden Krankheiten bezeichnet, bei denen der erhöhte Fettgehalt im Blut nicht die Folge einer primären Fettstoffwechselstörung ist. Der Diabetes mellitus ist häufig mit einer leichten bis schweren Hypercholesterinämie verknüpft. Häufig sind Diabetiker mit hohen Cholesterinwerten adipös. Die Hypercholesterinämie wird dann u. a. durch die vermehrte Cholesterinzufuhr erklärt. Bei schwerer Entgleisung des Diabetes mellitus und totalem Insulinmangel nimmt die Aktivität der Lipoprotein-Lipase im Fettgewebe und im Blut dermaßen ab, daß Chylomikronen nicht mehr geklärt werden. Im Coma diabeticum ist das Serum oft trüb wegen einer Hyperchylomikronämie, die nach Einstellung mit Insulin durchaus reversibel ist. Bei schlecht eingestelltem Diabetes mellitus findet man nicht selten Xanthome. Wenn bei einem gut eingestellten, nicht adipösen Diabetiker eine Hyperlipidämie besteht, handelt es sich um das Zusammentreffen eines genetsichen Diabetes mit einer primären Hyperlipidämie.
Auffallend ist die Häufung von Diabetes mellitus bei den Typen III, IV und V der primären essentiellen Hyperlipidämie von FREDRICKSON. Es scheint, daß hier neben den diabetischen Genen verschiedene Gene vererbt werden, die zur Hyperlipidämie führen. Nur gerade die Hyperchylomikronämie infolge Mangel an Lipoprotein-Lipase ist beim Diabetes mellitus als Folge eines Insulinmangels zu erklären. Die anderen Formen der Hyperlipidämie beim Diabetes mellitus, sowie der Diabetes mellitus bei essentiellen primären familiären Hyperlipidämien sind kausal miteinander höchstens durch eine nahe Beziehung der Gene verknüpft.
Die Adipositas simplex ist in der Regel die Folge einer vermehrten übermäßigen Nahrungszufuhr. Die meisten adipösen Menschen essen zu viel Kohlenhydrate und Fett. Mit dem Fett wird vermehrt Cholesterin eingenommen, und die Erhöhung der Beta- und Prä-Beta-Lipoproteine bei der Adipositas wird auf eine erhöhte Fett- und KH-Zufuhr zurückgeführt.
Die Lebenserwartung adipöser Menschen ist vor allem wegen der Neigung zu Atheromatose der großen Gefäße geringer als diejenige normalgewichtiger Menschen. Besonders ausgeprägt kann eine gemischte Hyperlipidämie mit Hyper-β-

und Hyper-Prä-β- und Hyperchylomikronämie beim Zusammentreffen von Adipositas und Diabetes sein. Viele Altersdiabetiker sind adipös und zeigen dann erhöhte Lipidwerte im Blut. Diese Hyperlipidämie spricht fast immer sehr gut auf eine Reduktionsdiät an, schon lange bevor die Patienten ihr Sollgewicht erreichen. *Bei der Hypothyreose ist eine Erhöhung des Cholesterins und der β-Lipoproteine im Blut die Regel.* Die Ursache dieser Hyper-β-Lipoproteinämie, die häufig zu einer frühzeitigen Atheromatose führt, ist nicht geklärt.
Die Hypalbuminämie bei nephrotischem Syndrom führt regelmäßig zur Hypercholesterinämie, bzw. Hyper-Beta-Lipoproteinämie. Wahrscheinlich produziert die Leber zuviel β-Proteine im Bestreben, den Abfall des onkotischen Drucks durch den Albuminverlust in der Niere mit einer Erhöhung anderer Proteine im Serum wettzumachen, wobei die β-Proteine als Träger für Cholesterin besonders stark erhöht werden.

4. A-Beta-Lipoproteinämie

Bei dieser seltenen angeborenen Stoffwechselkrankheit sind die Blutlipide nicht vermehrt, sondern vermindert. Kinder mit dieser Krankheit können Fett nicht normal resorbieren. Sie zeigen das Syndrom der Malabsorption. Die Darmmucosa ist vollgestopft mit Triglyceriden. Wahrscheinlich kann die Darmmucosa dieser Kinder mit A-Beta-Lipoproteinämie das für den Transport des Chylomikronen notwendige β-Protein nicht bilden oder aber Chylomikronen aus einem anderen Grund nicht in normaler Weise in den Chylus abgeben. Als Folge dieser schwer gestörten Fettresorption können sich sekundäre Mangelerscheinungen ausbilden (essentielle Fettsäuren, fettlösliche Vitamine).

5. Lipidosen des zentralen Nervensystems

Es handelt sich hier um angeborene vererbte Stoffwechselkrankheiten, die durch die Anhäufung bestimmter Lipidklassen im Hirn charakterisiert sind. Es würde den Rahmen dieses Taschenbuches sprengen, diese Krankheiten im einzelnen aufzuzählen. Sie werden in jedem Pädiatrie-Lehrbuch, in jedem Buch über angeborene Stoffwechselkrankheiten und auch in den Neurologie-Lehrbüchern ausführlich besprochen. Wie bei allen Speicherkrankheiten kann ein einzelner Enzymdefekt für die Anhäufung bestimmter Lipide verantwortlich sein. Andererseits kann das Fehlen eines lysosomalen Enzyms und damit der nicht existente Abbau von Lipiden die Krankheitserscheinungen erklären.

V. Störungen des Purin- und Pyrimidin-Stoffwechsels

1. Primäre Gicht

Die Gicht ist eine seit dem Altertum gut bekannte, verbreitete Krankheit, die durch eine Hyperuricämie gekennzeichnet ist. Pathogenetisch scheinen bei der Hyperuricämie 2 Faktoren eine Rolle zu spielen:

Übersicht: *Einteilung der Hyperlipidämien nach pathogenetischen Gesichtspunkten*

Primäre essentielle Hyperlipidämien

Krankheit	*Pathogenese*	*Blutchemismus*	*Hervorstechende klinische Zeichen*
Hyperchylomikronämie (Typ I v. FREDRICKSON)	Fehlen der Lipoprotein-Lipase (angeborener Enzymmangel)	Trübes Serum Chylomikronen erhöht Triglyceride erhöht	Hepatosplenomegalie Abdominalkoliken
Hyper-Beta-Lipoproteinämie Hypercholesterinämie (Typ II v. FREDRICKSON)	Überschuß an β-Proteinen als Cholesterin-Träger oder pathologischer Cholesterin-metabolismus? oder beides?	Hyper-Beta-Lipoproteinämie Hypercholesterinämie	Xanthome Atheromatose Coronarsklerose
Hyper-Prä-Beta-Lipoproteinämie, Kohlenhydrat-induzierte Hyperlipidämie (Typ IV v. FREDRICKSON)	Erhöhte Triglyceridsynthese der Leber aus Kohlenhydraten und Bildung von Prä-β-Lipoproteinen?	Hyper-Prä-β-Lipoproteinämie, Induktion durch hohe Kohlenhydratzufuhr	Xanthome Atheromatose Diabetes Coronarsklerose
Gemischte primäre Hyperlipidämien (Typ III und V v. FREDRICKSON)	Einer oder mehrere der obengenannten Faktoren	Typ III: Hyper-Beta- und Hyper-Prä-Beta-Lipoproteinämie; Typ V: Hyper-Prä-Beta- und Hyperchylomikronämie	Xanthome Atheromatose Diabetes Abdominalkoliken

Sekundäre Hyperlipidämien

Krankheit	*Pathogenese der Hyperlipidämie*	*Blutchemismus*	
Hereditäre, angeborene Analbuminämie (Synthesedefekt)	Produktion von β-Globulin zur Kompensation für erniedrigten onkotischen Druck	Hyper-Beta-Lipoproteinämie Hypercholesterinämie	Leichte Ödeme

Nephrotisches Syndrom (Albuminverlust durch die Niere)	Produktion von β-Globulin zur Kompensation für erniedrigten onkotischen Druck	Hyper-Beta-Lipoproteinämie Hypercholesterinämie	Massive Ödeme
Glykogenspeicherkrankheit, Glucose-6-Phosphatase-Mangel	Umwandlung von Aminosäuren, Glycerin, Fructose, etc. in Glucose unmöglich, gesteigerter Einbau in Triglyceride	Hyper-Prä-Beta-Lipoproteinämie Hypertriglyceridämie	Hepatomegalie Hypoglykämie Lactatacidose
Alkoholismus	Obligater Abbau des Alkohols zu Acetat, das nur oxidiert oder zu Fett aufgebaut werden kann	Hyper-Prä-Beta-Lipoproteinämie Hypertriglyceridämie Fettleber	Fettleber Lebercirrhose Ascites
Adipositas	Vermehrte Fett- und ohlenhydratzufuhr	Hyper-Beta- und Hyper-Prä-Beta-Lipoproteinämie	Adipositas, Atheromatose
Diabetes	Lipoprotein-Lipase vermindert, Fluß freier Fettsäuren vom Fettgewebe zur Leber erhöht → Triglycerid-Synthese gesteigert	Hyperchylomikronämie Hyper-Prä-Beta-Lipoproteinämie (Hyper-Beta-Lipoproteinämie) Fettleber	Mikro- u. Makroangiopathie
Hypothyreose	Verminderter Grundumsatz?	Hyper-Beta-Lipoproteinämie (Hyper-Prä-Beta-Lipoproteinämie)	Coronarsklerose

1. *Die übermäßige Produktion von Harnsäure bei einem Teil der Gichtkranken.*
2. *Die verminderte Ausscheidung von Harnsäure bei einem anderen Teil der Gichtkranken.*

Diese beiden pathogenetischen Faktoren kommen haufig zusammen vor. Der genaue Mechanismus der Überproduktion von Harnsäure und die verminderte tubuläre Sekretion von Harnsäure sind im Detail nicht geklärt. Bei der Überproduktion von Harnsäure ist die täglich im Urin ausgeschiedene Harnsäuremenge erhöht. Bei der renalen Gicht ist sie normal, da sich ein neues Gleichgewicht bei erhöhter Blutkonzentration einstellt. Die Hyperuricämie dauert viele Jahre, bis sie zu Krankheitserscheinungen führt. *Die häufigsten Symptome sind akute, sehr schmerzhafte arthritische Schübe und Nierensteine.* Die akute Arthritis kann chronisch werden, und der gelenknahe Knochen kann durch Anhäufungen von Uraten zerstört werden. Patienten mit Hyperuricämie können jahrelang ohne jegliche Symptome bleiben. Es scheint, daß es erst dann zu der akuten Arthritis kommt, wenn ein pH-Gradient zwischen Blut und Gewebe zu einer Präcipitation von Harnsäure in der Gelenkflüssigkeit führt. Kleine Traumata der Gelenke können zu akuten Gichtanfällen führen, weil bei der Phagocytose durch die Leukocyten vermehrt Milchsäure gebildet wird, durch die vermehrte Milchsäureproduktion das pH abfällt, welches dann zur Auskristallisation von Harnsäure-Kristallen in der Gelenkflüssigkeit führt. Die Gicht kann heute wirkungsvoll bekämpft werden mit Mitteln, welche die Harnsäure-Synthese blockieren und solchen, welche die Harnsäureausscheidung im Urin fördern. Bei Nierensteinen wird man sich davor hüten, die Harnsäureausscheidung zu fördern, da damit die Gefahr von weiteren Nierensteinen heraufbeschworen würde.

2. Sekundäre Formen der Gicht

Von der primären Gicht sind sekundäre Formen der Gicht zu unterscheiden. Die Symptomatik der sekundären Gicht ist sehr ähnlich derjenigen der primären Gicht. *Die sekundäre Gicht kommt bei allen hämatologischen Krankheiten mit massiver Überproduktion und rasch gesteigertem Zerfall von Blutkörperchen vor (myeloische Leukämien, Lymphosarkom, etc.).*

Bei totalem Fasten kann es zur Hyperuricämie und Gicht-Anfällen kommen. *Die Ketokörper, insbesondere β-Hydroxybutyrat, scheinen um die Ausscheidung mit Harnsäure zu konkurrieren, so daß es während der Ketose zu einem Anstieg der Harnsäure im Blut kommen kann.*

Viele Patienten mit hepatischem Glucose-6-Phosphatase-Mangel (Glykogen-Speicherkrankheit) haben eine sekundäre Hyperuricämie. Hier scheint wiederum eine im Überschuß vorhandene organische Säure, die Milchsäure, um die Ausscheidung von Harnsäure zu konkurrieren, so daß es zur Hyperuricämie kommt.

VERDAUUNGSORGANE

M. Schmid und M. Knoblauch

GASTRO-INTESTINALTRAKT

M. Schmid

Oesophagus

A. Physiologische Grundlagen

Die Länge vom Pharynx bis zum Mageneingang gemessen beträgt 26 bis 30 cm. Das obere Drittel besteht aus quergestreifter Muskulatur, die caudalen zwei Drittel aus glatten Muskelfasern. Der obere Oesophagus-Sphincter (Oesophagusmund) wird durch den quergestreiften Musculus cricopharyngicus repräsentiert. Der untere Oesophagus-Sphincter (oesophagogastrischer Sphincter) besteht aus zirkulär angeordneten glatten Muskelfasern. Im Bereich beider Sphincteren ist der Ruhedruck zufolge tonischer Kontraktion erhöht, so daß ein Verschlußmechanismus zustande kommt.
Der untere Oesophagus-Sphincter verhindert den Reflux von saurem Magensaft, welcher die Oesophagusschleimhaut macerieren würde (Schutz vor Reflux-Oesophagitis). Der Sphincterdruck unterliegt einer vagal-hormonalen Steuerung. Er wird sofort durch Vagusreiz überhöht, wenn der Druck im Fundus ventriculi ansteigt, also zu Beginn der Magenperistaltik. Die hormonelle Steuerung erfolgt durch Gastrin, ausgelöst demnach durch den Nahrungsreiz im Antrum ventriculi (s. S. 285). Deshalb wirken Alkalien ($NaHCO_3$) und Fleischextrakt (Proteine) tonusüberhöhend, während Säuren, welche die Antrumschleimhaut berühren, den Tonus herabsetzen. Secretin dagegen setzt als Gastrin-Antagonist den Sphinctertonus herab. Dagegen ist noch nicht zu entscheiden, ob direkter Säurekontakt den Sphincter zum Tonusanstieg reizt.
Der Oesophagus dient ausschließlich dem Nahrungstransport. Die Motilität kennt drei Typen von Kontraktionen:

1. Die primäre Peristaltik, ausgelöst durch den Schluckakt, ist durch Kontraktionen in einer Längsausdehnung von 4–8 cm gekennzeichnet, die in einer Geschwindigkeit von 2–6 cm/sec vor sich gehen, so daß die Dauer des Kontraktionsablaufes 7–9 sec beträgt. Die primäre Peristaltik schiebt den Bissen vor sich hin und löst die Erschlaffung der Kardia (oesophagogastrische Übergangszone) aus.

2. Die sekundäre Peristaltik wird lokal irgendwo im Oesophagus ausgelöst. Sie dient der Entfernung von *Fremdkörpern*, z.B. von zurückgeflossenem saurem Magensaft.

3. Tertiäre Kontraktionen sind im Gegensatz zu den beiden Peristaltikformen nicht propulsiv, sondern bestehen in unkoordinierten, zum Teil segmentären Muskelkontraktionen. Sie kommen beim diffusen Oesophagospasmus vor. Bei letzterem bleibt, da die auslösende primäre Peristaltik fehlt, auch die Öffnung der Kardia aus. Der dabei entstehende retrosternale würgende Schmerz strahlt oft bis in den Kleinfinger aus, was durch die Segmentanordnung der sensiblen Innervation erklärt werden kann.

B. Pathophysiologie

1. Dysphagie

Dysphagie ist die Passagehemmung geschluckter Nahrung, wobei zunächst feste Nahrung, im fortgeschritteneren Stadium auch flüssige Speisen stecken bleiben. Die Dysphagie ist Ausdruck einer funktionellen oder organischen Störung.

2. Schmerz

Oesophagusschmerzen werden retrosternal empfunden und entstehen durch starke Dehnung oder spastische Kontraktion. Sie können aber auch einen pectanginösen Anfall vortäuschen und in den Arm bis zum Kleinfinger ausstrahlen. Das Sodbrennen ist bedingt durch Reflux sauren peptischen Magensaftes und oft Zeichen der Oesophagitis. Bei der Refluxoesophagitis kommt es anscheinend zu einer Störung der sekundären Peristaltik, was die ätzende Wirkung des Magensaftes verstärkt.

3. Regurgitation

Die Regurgitation von Flüssigkeiten, Schleim und unverdauten Speisen zeigt stets Stase durch Passagehemmung an.

4. Achalasie

Achalasie beruht in einer fehlenden Erschlaffung der oesophagogastrischen Übergangszone, nicht wie früher angenommen wurde, in einem Kardiospasmus. Dem Krankheitsbild liegt eine neuromuskuläre Störung des gesamten caudalen Oesophagus zugrunde, wahrscheinlich zufolge Degeneration des Plexus myentericus (Verminderung der Ganglienzellen des AUERBACHschen Plexus). Eine eigentliche Peristaltik fehlt. Es kommen lediglich tertiäre Kontraktionen vor. Die Speisen passieren die Kardia erst, wenn der hydrostatische Druck in aufrechter Körperhaltung den Sphincterdruck überwindet. Die Folgen sind: Dysphagie, Retrosternalschmerz, der diskret sein kann, sowie eine hochgradige Erweiterung des Oesophagus (*Megaoesophagus*, der radiologisch im Thoraxbild a.p. als verbreiterter Mediastinalschatten imponiert).

5. Sklerodermie

Durch Destruktion der Muskelfasern bei intakter Innervation und Koordination wird die Peristaltik schwach, zähflüssig und erstickt schließlich. Die subjektiven Symptome sind diskret.

6. Hiatushernie

Ein muskelschwaches Diaphragma, ein weiter Hiatus und eine Steigerung des intraabdominalen Druckes bei Adipositas begünstigen das Hochdrängen und den Durchtritt eines Teiles des Magenfornix in den Thoraxraum (Abb. 1c). Die paraoesophageale Hiatushernie (Abb. 1b) birgt die Gefahr der Einklemmung, hämorrhagischen Infarcierung und Blutung. Bei der axial gleitenden Hiatushernie tritt der Magen nur zeitweise, nämlich im flachen Liegen und bei nach vornüber gebeugter Haltung hoch (Abb. 1a–c).

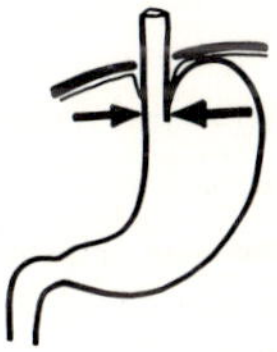
Abb. 1a

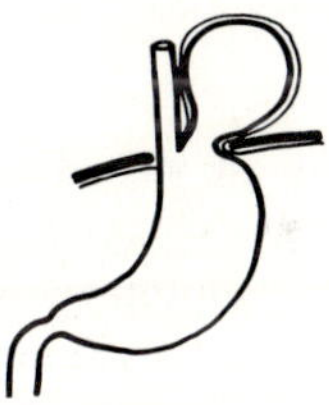
Abb. 1b

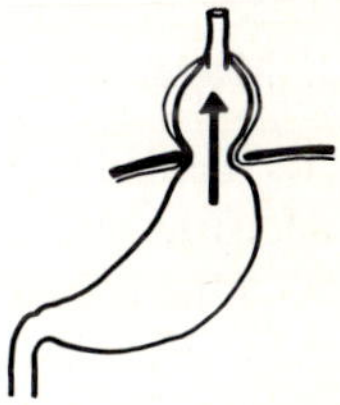
Abb. 1c

Eine Hiatushernie führt nur dann zu Refluxbeschwerden, wenn der Verschlußmechanismus des unteren Oesophagus-Sphincters insuffizient ist. Nicht allzu selten ist beim Träger der Hiatushernie ein diffuser Oesophagospasmus zu beobachten, der sehr schmerzhaft ist. Er stellt sich radiologisch als „Korkzieheroesophagus" dar. Er ist wohl eher Ursache als Folge der Hernie. Die intraabdominale Lage des Oesophagus-Sphincters und die Wirkung des HISschen Winkels (Abb. 1a) als Antirefluxmechanismen wurden bis anhin in ihrer Bedeutung überschätzt.

Vorübergehender Reflux ist auch bei Normalpersonen möglich. Häufiger oder andauernder Reflux dagegen findet sich bei der Sklerodermie, nach Magenresektion oder Vagotomie, bei Ascites und in der Schwangerschaft.

Magen

A. Physiologische Grundlagen

1. Motilität

Der Fundus hat Speicherfunktion, das Antrum pylori dient dem Transport und der Durchmischung der Nahrung. Pro Minute durchlaufen drei peristaltische Wellen den Magen, welche ihn caudalwärts immer tiefer einschnüren. Hat die peristaltische Welle den Pförtner erreicht, wird die Nahrung durch dessen Verschluß ins Corpus ventriculi zurückgeworfen; Nahrung und Magensaft werden so durchmischt. Nur geringe Mengen werden pro Peristaltikwelle ins Duodenum entleert.

Magenperistaltik und Entleerung unterliegen einem neuro-hormonalen Regulationsmechanismus. Erhöhter Vagotonus und Gastrin wirken im gleichen Sinne. Sie fördern die Magenperistaltik, begünstigen die Entleerung des Magens und verschließen gleichzeitig den gastrooesophagealen Sphincter, damit ein Reflux in den Oesophagus verhindert wird. Gelangt saurer Speisebrei ins Duodenum, so werden durch chemo-, osmo- und pH-sensible Receptoren im Duodenum neurale und hormonale Mechanismen ausgelöst, welche die Magenperistaltik und Entleerung hemmen. Dabei spielt das Secretin eine bedeutende Rolle, von dem bekannt ist, daß es die Magenmotilität und Entleerung bremst.

2. Magensekretion

Das Epithel der Corpusdrüsen ist aus Hauptzellen, Beleg- und Nebenzellen aufgebaut.

Die Hauptzellen synthetisieren die proteolytischen Fermente. Sie werden in der Hauptzelle als *Pepsinogen* in Form von Zymogengranula gestapelt und über das tubuläre System des endoplasmatischen Reticulums aus der Zelle ausgeschleust. Die Pepsinogene werden durch die Magensäure zu aktiven proteolytischen Fermenten transformiert: Es entsteht *Pepsin*, das bei einem pH-Optimum von 1,5 aktiv ist und *Gastricin (Kathepsin)* mit einem Wirkungsoptimum von pH 3,5. Diese proteolytischen Fermente sind sog. C-terminale Polypeptide. Die Pepsinogenausscheidung wird vagal stimuliert und durch Secretin gefördert, während Gastrin offenbar nur eine geringe Wirkung ausübt.

Die *Beleg- oder Parietalzellen* erzeugen HCl (im reinen Parietalsekret ca. 150 mval/l H^+) und beim Menschen zugleich den Intrinsic-Faktor. Letzterer stellt ein Glykoproteid dar, strukturell den Blutgruppensubstanzen verwandt, und wird zur Resorption von Vitamin B_{12} im Ileum benötigt.

Die Nebenzellen, die zylindrischen Oberflächenepithelien und die Epithelien der Pylorusdrüsen, produzieren den Magenschleim. Dieser reagiert mehrheitlich neutral, zum kleinen Teil sauer. Das schleimsecernierende Oberflächenepithel besitzt eine große Regenerationsfähigkeit, so daß kleine Epitheldefekte in kurzer Zeit wieder gedeckt werden können. Dabei wirkt offenbar Gastrin als Wachstums-

hormon. Oberflächenepithel und die darüberliegende Schleimschicht bilden die *„doppelte Mucosabarriere"*, die den Schutz vor Selbstverdauung der Magenschleimhaut gewährleistet.
In den sogenannten *G-Zellen* der Antrumschleimhaut wird das *Gastrin* bereitet. Gastrin ist ein Polypeptid, bestehend aus einer Kette von 17 Aminosäuren. Seine biologische Aktivität ist an die C-terminale Tetrapeptidsequenz: Tryptophan-Methionin-Asparagin-Phenylalanin gebunden. Eine Veränderung der endständigen Aminogruppe hebt die Wirkung auf. Die C-terminale Tetrapeptidsequenz allein zeitigt qualitativ dieselbe biologische Wirkung wie das Gesamtmolekül, jedoch quantitativ in geringerem Ausmaß. Gastrin gelangt als Hormon auf dem Blutwege zum Erfolgsorgan, der Drüsenzelle. Es löst die Sekretion der Salzsäure durch die Belegzellen aus und fördert die Magenmotilität. Die Gastrinausschüttung erfolgt direkt und unabhängig von neuralen Reizen mechanisch durch Dehnungsreiz des Antrums, durch chemischen Reiz (Direktkontakt mit Proteinen, Alkohol) oder aber durch vagale Stimulation. Eine Selbstregulation hemmt die Gastrinausschüttung, sobald der Mageninhalt angesäuert ist, was einen Schutz vor Selbstverdauung darstellt. Die Gastrin bereitenden G-Zellen stehen durch Mikrovilli in Kontakt mit dem Drüsenlumen, wodurch pH-Änderungen im Antrum registriert werden. Ein pH unter 1,5 bringt die Gastrinausschüttung zum Versiegen, während ein schwach saures oder neutrales pH Gastrin freisetzt.

3. Magensaft

Die totale Magensaftproduktion in 24 Std beträgt normalerweise 1,5 l. Das reine Parietalsekret wird durch Puffersubstanzen verändert, welche in ihrer Gesamtheit die Pufferkapazität des Magensaftes darstellen: der Bicarbonatgehalt des Speichels sowie des Duodenalsaftes und der vorwiegend neutral reagierende Schleim des Oberflächenepithels.

4. Acidität des Magensaftes, Bestimmungsmethoden

Heute werden in praxi bestimmt: 1. Basalsekretion und 2. maximale Stimulierung der Säureproduktion.
Die Basalsekretion wird nach 12stündigem Fasten am folgenden Morgen bestimmt. Mit einer röntgendichten Magensonde wird in linker Seitenlage des Patienten Nüchternsekret während einer Stunde kontinuierlich aspiriert, wobei die Sondenspitze am tiefsten Punkt des Magens zu liegen hat (Durchleuchtungskontrolle). Das Sekret wird in 15minütigen Portionen gesammelt und untersucht.
Von jeder Portion werden bestimmt: Volumen in ml, HCl-Konzentration in mval/l.
Die Titration der Säure auf den Neutralpunkt von pH 7,0 wird entweder elektrometrisch durchgeführt oder erfolgt mit dem Indikator Phenolrot durch Titration gegen n/10 NaOH. Der Farbumschlag von gelb in hellrot tritt bei pH 7,0

ein. Durch die Titration werden die H^+ und der nichtionisierte Wasserstoff als titrierbare Säure bestimmt (CHT).
Die Basalsekretion wird mit folgender Formel errechnet:

Total HCl (mval/l)
= Vol. des aspirierten Sekr. (Vol./Std) × titrierte Säure (CHT mval/l).

Die Bestimmung der Basalsekretion ist indiziert:

1. zur Untersuchung auf ZOLLINGER-ELLISON-Syndrom (gastrinsecernierendes endokrines Pankreasadenom)
2. zur Verlaufskontrolle bei atrophischer Gastritis
3. zur Untersuchung der Acidität bei Ulcus duodeni und ventriculi (relative Indikation)

Die maximale Sekretion wird im Anschluß an die Untersuchung der Basalsekretion geprüft. Als Stimulantien werden heute verwendet: Pentagastrin (Pentavalon® I.C.I.) 6 μg/kg KG i.m., Histalog (Betazol® Lilly) 1,5 mg/kg KG i.m. oder Histaminhydrochlorid 0,024 mg/kg KG subcutan.
Der Magensaft wird während $1^1/_2$–2 Std nach der Injektion des Stimulans in 15 min-Portionen aspiriert. Die Total-HCl der vier höchsten 15min-Portionen werden zur Bestimmung der maximalen Sekretion pro Stunde addiert.
Mit Pentagastrin (einem synthetischen Pentapeptid mit Gastrinwirkung) kann der Säuregipfelwert bereits aus Portion 2 und 3 ermittelt werden.

Säurewerte (Total-HCl)	Basalsekretion		Max. Sekretion	
	Volumen	Total-HCl	Volumen	Total-HCl
Normal	♂ 65 ± 25 ml/Std	3,0 ± 2,5 mval/Std	♂ 219,8 ± 58,4 ml/Std	21,9 ± 4,1 mval/Std
	♀ 55 ± 25 ml/Std	2,5 ± 2,0 mval/Std	♀ 181,7 ± 47,8 ml/Std	17,1 ± 2,8 mval/Std
Ulcus duodeni	> 100 ml/Std	> 6 mval/Std	> 250 ml/Std	> 25 mval/Std
Zollinger-Ellison	> 200 ml/Std	> 15 mval/Std	> 250 ml/Std	> 30 mval/Std

Beim ZOLLINGER-ELLISON-Syndrom steht der Magen unter anhaltender Maximalstimulation. Die Basalsekretion erreicht mindestens 60% des Säuregipfels.

5. Regulation der Magensekretion

Die Magensekretion wird einerseits hormonal, andererseits neural über die Nn. vagi gesteuert, welche mit dem Plexus myentericus (AUERBACH) und dem Plexus submucosus (MEISSNER) in Verbindung stehen. Von diesem Ganglienigeflecht führen postganglionäre Fasern zum Erfolgsorgan, den einzelnen Drüsenzellen. Auch die gastrinproduzierenden Zellen des Antrums werden auf diese Weise innerviert. Acetylcholin ist die Überträgersubstanz der prä- und postganglionären

Fasern. Die Ausschüttung von Gastrin wird aber auch direkt durch Dehnungsreiz und chemische Reize ausgelöst.

Man unterscheidet 3 Phasen der Regulation:

1. Kephale (vagale) Phase. Auslösend sind Sinnesreize wie Geruch und Geschmack, die über höhere Zentren via Hypothalamus den Vaguskern erreichen. Die vagale Phase kann durch den Insulintest (HOLLANDER) untersucht werden. Dieser Test wird in praxi durchgeführt, um den Erfolg einer kurativen Vagotomie zu prüfen. Mit 0,1–0,2 E Insulin pro kg KG i. v. wird ein Blutzucker von etwa 40 mg% erreicht. Die Ganglienzellen des ZNS erfahren eine Glucoseverarmung, die zur Erregung hypothalamischer Zentren führt. Fällt diese Stimulation der Magendrüsen nach Vagotomie weg, so bleibt auch der Anstieg der Magensekretion, gemessen an der HCl-Produktion über 2 Std, aus.

2. Die gastrale (antrale) Phase besteht in einem neurohumoralen Steuerungsmechanismus. Sie setzt ein, wenn die Nahrung den Magen erreicht hat und erfolgt über die Ausschüttung von Gastrin im Antrum. Die auslösenden Reize sind: Dehnung des Antrum und Direktkontakt der Schleimhautreceptoren mit Spaltprodukten der Nahrung. Die Gastrinfreisetzung kann einerseits durch Vermittlung des N. vagus und andererseits direkt durch chemische Reize und Dehnungsreiz im Antrum erfolgen. Die Gastrinausschüttung wird wieder gestoppt, wenn HCl ins Antrum gelangt (Abb. 2; 1. Regelkreis).

3. Die enterale Phase wird über das Duodenum gesteuert. Gelangt saurer Speisebrei ins Duodenum, so werden die Hormone Secretin und Cholecystokinin freigesetzt, so daß durch Gastrin-Hemmung die Säuresekretion und zugleich die Magenperistaltik und -Entleerung unterdrückt werden (Abb. 2; 2. Regelkreis). Gleichzeitig aber setzt unter der Wirkung derselben Hormone ein vermehrter Zufluß von Bicarbonat und Galle zur Neutralisation der Säure im Duodenum ein (Abb. 2; 3. Regelkreis). Das Zusammenspiel motorischer und secretorischer Vorgänge durch intestinale Hormone garantiert insgesamt im Magen ein saures, im

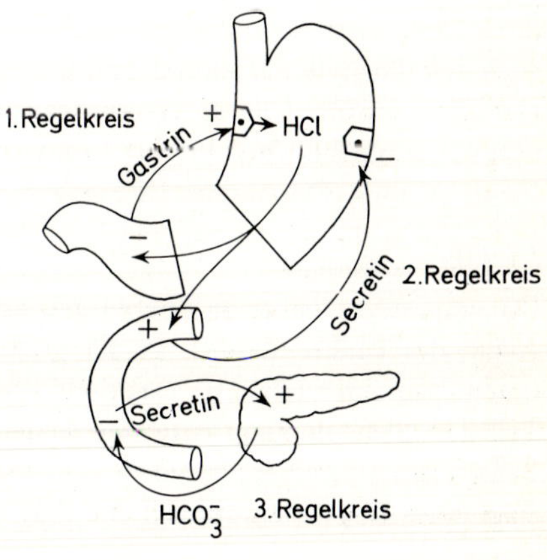

Abb. 2. Normale Steuerung der Magensekretion durch 3 Regelkreise:

1. Gastrinmechanismus
2. Secretin — Magen
3. Secretin — Bicarbonatausscheidung durch Pankreasausführgänge (nach J. BIRCHER)

+ = Stimulierung, − = Hemmung

Duodenum aber ein neutrales pH. Damit ist die optimale Wirksamkeit von Pepsin einerseits und der Pankreasenzyme andererseits gewährleistet. So bilden Magen und Duodenum hinsichtlich ihrer hormonalen Steuerung eine Einheit, die durch 3 Regelkreise erfolgt (Abb. 2).

B. Pathophysiologie

1. Ulcus pepticum

Die wichtigsten Faktoren in der Entstehung peptischer Geschwüre werden heute im Säureüberschuß, im Verlust der protektiven Wirkung des Magenschleims und in einer direkten Schleimhautepithelschädigung gesehen. Vorbedingung ist ein saurer peptischer Magensaft. Wird das Gleichgewicht zugunsten des aggressiven Magensaftes verschoben, dann entsteht bei entsprechender Veranlagung ein Geschwür. Es ist in dem nicht säurebildenden Anteil der Schleimhaut in unmittelbarer Nachbarschaft zur säureproduzierenden Mucosa lokalisiert.

a) Ulcus ventriculi

Es liegt ohne Zweifel eine Störung im Gleichgewicht zwischen aggressiven Faktoren (HCl, Pepsin, Vagotonie, in den Magen einströmende Gallensäuren) und den defensiven Faktoren der Magenschleimhaut vor (Mucosabarriere gegeben durch Oberflächenepithel und Schleimdrüsen des Magens, ungestörte Blutversorgung, enterale Phase der Magensekretions-Regulation). Das *„Streß-Ulcus“:* Der wichtigste Faktor der Entstehung dürfte in einer Hemmung der Epithelregeneration unter Cortisolwirkung und damit einer Schädigung der Mucosabarriere bestehen. Dasselbe gilt auch für das *Corticosteroid-Ulcus.* Der Stimulierung der Säure-Pepsinproduktion durch Corticosteroide scheint eine zweitrangige Bedeutung zuzukommen.

Magenulcera durch Salicylate: Salicylate führen ähnlich wie die Gallensäuren zu einer Zerstörung des Oberflächenepithels des Magens. Wird dies nicht genügend rasch regeneriert, so entstehen Ulcera. Eine schleimhautschädigende Wirkung ist auch dem Phenylbutazon und dem Indomethacin eigen.

Das Ulcus ventriculi durch Reserpin scheint durch eine Steigerung der Magensekretion (histaminähnlicher Effekt) bedingt zu sein. Es tritt auch bei parenteraler Verabreichung (Dosen über 1,0 mg) auf.

b) Ulcus duodeni

Die aggressiven Faktoren überwiegen offensichtlich (Acidität des Magens gegen Alkali des Pankreassaftes). In der großen Mehrzahl der Ulcus-duodeni-Träger findet man eine vermehrte totale HCl-Sekretion *(Hyperchlorhydrie).* Bei einem Teil der Ulcus-duodeni-Patienten findet sich eine numerische Vermehrung der Belegzellen gegenüber der Norm. Einen bedeutenden Faktor stellt auch der erhöhte Vagotonus dar, der emotionell und durch Streß verstärkt wird.

c) Zollinger-Ellison-*Syndrom*

Diesem Syndrom liegt ein endokrines Pankreasadenom zugrunde. Letzteres führt durch hemmungslose Gastrinausschüttung seiner Geschwulstzellen zu dauernder maximaler Sekretions-Stimulation. Der in excessiven Mengen (Gastrosuccorrhoe) produzierte Magensaft kann nicht mehr zeitig neutralisiert werden. Es treten Geschwüre auch im aboralen Anteil des Duodenums auf.

2. Operierter Magen

Prinzipien der Operation sind:

1. Verminderung des Vagusreizes durch Vagotomie
2. Beseitigung des Gastrinmechanismus durch Antrumresektion
3. Reduktion der Belegzellmasse durch 2/3–3/4 Resektion

a) *Vagotomie*

Sie hat den Nachteil, daß der Öffnungsmechanismus des Pylorus gestört wird, was zu einer Stase im Antrum und damit zu vermehrter Gastrinfreisetzung führt. Eine Vagotomie wird i. a. in Kombination mit einer Pyloroplastik (Längsdurchtrennung aller Schichten mit Ausnahme der Mucosa und nachfolgende Quervernähung) oder einer Antrumresektion durchgeführt.

b) *Magenresektion nach* Billroth *I* (Abb. 3a)

Magenresektion mit End- zu End-Anastomose mit dem Duodenum. Nachteil: Die Magenresektion ist in ihrem Ausmaß relativ gering. Diese Methode wird deshalb nur bei Ulcus ventriculi oder zur Korrektur eines nicht adäquat durchgeführten Billroth II mit Ulcus pepticum jejuni angewendet.

c) *Magenresektion nach* Billroth *II* (Abb. 3b)

Resektion mit End-zu-Seit-Anastomose mit der obersten Jejunumschlinge. Nachteile: Bei zu kleiner Resektion tritt ein Ulcus pepticum jejuni auf. Die Speicherfunktion des Magens wird gering.

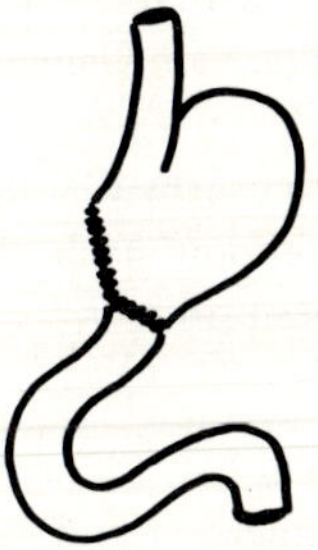

Abb. 3a

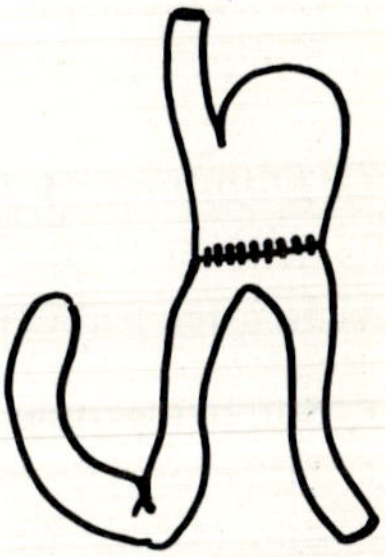

Abb. 3b

3. Komplikationen der Magenresektion

a) Ulcus pepticum jejuni

Das Jejunum ist sehr säureempfindlich. Deshalb tritt bei zu kleiner Resektion (Belegzellmasse bleibt zu groß) ein Geschwür auf.

b) Syndrom des zu kleinen Magens

Bei ausgiebiger Resektion fällt die Reservoirfunktion des Magens weg. Dies führt zu postprandialem Völlegefühl oder Erbrechen. Die Therapie besteht in der Einnahme häufiger kleiner Mahlzeiten (Zwischenmahlzeiten).

c) Syndrom der afferenten Schlinge

Es ist Folge einer zu langen zuführenden Schlinge oder einer fehlerhaft angelegten Anastomose bei Magenresektion nach BILLROTH II.

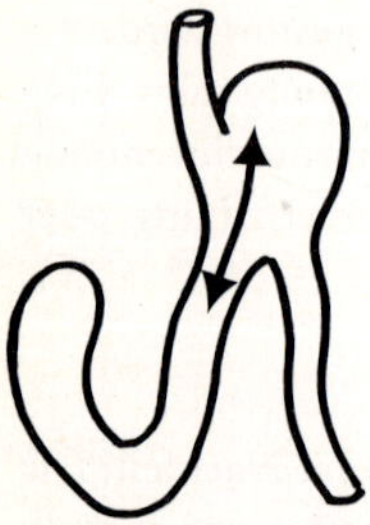

Abb. 4a. Die Nahrung pendelt hin und her, da sie in die afferente, statt in die efferente Schlinge entleert wird.

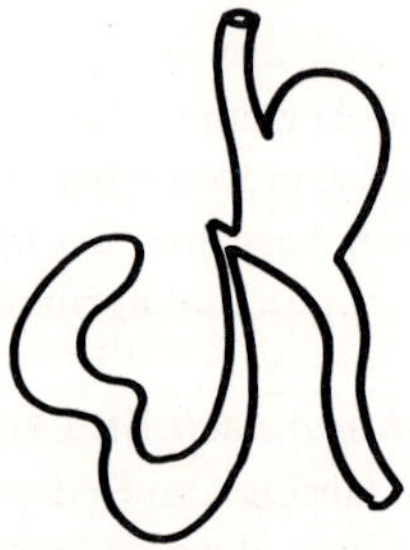

Abb. 4b. Die abgeknickte Schlinge retiniert Galle und Pankreassaft. Es tritt das Syndrom der Maldigestion auf.

Die Folgen dieser fehlerhaften Operationstechnik sind:

1. Druck- und Oberbauchschmerz als Indizien der Retention. Zeitweises schwallartiges Galleerbrechen.
2. Das Duodenum wirkt als *blinde Schlinge.* Durch Stase tritt eine bakterielle Überwucherung der Schlinge auf (s. Kap. Gallensäuren, S. 308).

d) Dumping-Syndrom (postalimentäres Frühsyndrom)

Es tritt besonders nach Magenresektion nach BILLROTH II auf. Die beiden wichtigsten pathogenetischen Faktoren sind:

1. Sturzentleerung des Magens.
2. Hyperosmotische Speisen (Suppen, bes. Fleischbrühe, Süßspeisen, Fruchtsäfte und Milch). Sie wirken wasseranziehend und führen dadurch zu momentaner

Hypovolämie. Der „zentralisierte Kreislauf" führt zu Kollapserscheinungen unmittelbar postprandial mit Schweißausbruch, Herzklopfen und Tachykardie. Die Symptome bessern sich im Liegen.

e) Postalimentäres Spätsyndrom

Es tritt $1^1/_2$–2 Std nach dem Essen auf, besonders nach Genuß reichlicher Kohlenhydrate. Sie werden im Duodenum resorbiert. Die Hyperglykämie wird durch überschießende Insulinausschüttung zur Hypoglykämie. Schwäche, Zittern und Unwohlsein sind die klinischen Manifestationen.

f) Gewichtsverlust

Der Gewichtsverlust durch Magenresektion ist durch folgende Faktoren bedingt: Zu geringe Nahrungsaufnahme, Maldigestion bei mangelnden Pankreasfermenten, die z.T. retiniert (besonders beim Syndrom der afferenten Schlinge), z.T. vermindert ausgeschieden werden, da der Secretinreiz fehlt, ferner schlechte Durchmischung der Nahrung im Magen sowie Sturzentleerung.

4. Störungen der Magenmotilität

Diabetische Neuropathie: Im Rahmen der diabetischen Neuropathie kann ein verzögerter Entleerungsmechanismen zur Magenatonie und Magendilatation führen, was sich in massivem Erbrechen kundtut.
Pylorusstenose: Ein vernarbendes Ulcus oder ein stenosierendes Antrumcarcinom führen zunächst zu vermehrter vertiefter Peristaltik; schließlich dekompensiert die gesteigerte Motilität. Magendilatation mit Stenoseerbrechen, Verlust von saurem Magensaft, Dehydrierung und metabolische Alkalose sind Folgen dieser Ablaufskette.

Dünndarm

A. Physiologische Grundlagen

Die Struktur des Dünndarms ist ganz auf seine Funktion als Resorptionsorgan ausgerichtet. Seine Länge beträgt etwa 5 m, der Durchmesser 4 cm. Die Resorptionsfläche wird ungefähr 600fach vergrößert durch die makroskopisch sichtbaren KERCKRINGschen Falten, den dichten Rasen der Zotten und schließlich durch den Bürstensaum der Epithelzellen selbst, der gegen das Darmlumen gerichtet ein zusammenhängendes Ganzes bildet. Die Membran der hochzylindrischen Epithelzelle besteht aus einem Gitterwerk von Mucopolysacchariden und Lipoproteinen und wird von Poren mit einem Durchmesser von etwa 4 Å durchbrochen.

Das Resorptionsepithel der Dünndarmschleimhaut wird in rascher Folge immer wieder erneuert. Der Turn-over beträgt 2 Tage. Die mitotische Neubildung erfolgt in der Tiefe der Krypten, von wo aus die Zellen in einer Nachrückgeschwindigkeit von einer Zellbreite pro Stunde cranialwärts wandern. An der Basis der Zotten reifen sie bald zu enzymbeladenen Resorptionszellen heran und werden schließlich an der Zottenspitze desquamiert. Die Mutterzellen bleiben in den Krypten zurück.

1. Motilität

Die Bedeutung der antagonistischen Steuerung der Motilität durch das vegetative System des Sympathicus und Parasympathicus ist umstritten. Es fällt auf, daß die doppelseitige Durchtrennung der Nn. vagi die Motilität in der Regel nur vorübergehend beeinflußt: Die zunächst auftretende Diarrhoe verschwindet bald wieder. Der wichtigste autonome Steuerungsmechanismus liegt im Plexus myentericus (AUERBACH) und im Plexus submucosus (MEISSNER). Die Koordination der Dünndarm- und Dickdarmmotilität ist außerdem sichergestellt durch ein muskuläres Übertragungssystem, das seine höchste Aktivität im Duodenum entfaltet. Die freiwerdende elektrische Energie wird muskulär weitergeleitet und führt so zu einer koordiniert durchlaufenden Peristaltik. Das Duodenum übt damit eine Schrittmacherfunktion auf die Gesamtperistaltik aus. Die Duodenalmotilität wird aber auch hormonal beeinflußt, von Secretin in bremsendem Sinne.

Die Dünndarmperistaltik besteht in rhythmischen zirkulären Kontraktionen (entsprechend phasischer Potentialschwankungen), deren Grundrhythmus analwärts abnimmt von 12/min im Duodenum auf 8/min im Ileum. Die rhythmischen Kontraktionen garantieren eine Durchmischung des Darminhaltes und einen langsamen (1–2 cm/sec) Weitertransport.

2. Resorption

Die Resorption (nach angelsächsischer Nomenklatur Absorption) erfolgt durch die Epithelzelle der Dünndarmschleimhaut. Vorbedingungen zur Resorption im Dünndarm sind:

1. Vorbereitung des Chymus im Darmlumen durch Digestion (Andauung). Die Andauung im Darmlumen wird gewährleistet durch folgende Faktoren: Genügende Mengen von Enzymen, optimales pH, das die Wirkung der Enzyme gewährleistet, ausreichender Gallenfluß sowie gute Durchmischung des Chymus. Sind diese Voraussetzungen nicht erfüllt, so resultiert eine *Maldigestion*, eine ungenügende Andauung durch die Fermente im Darmlumen.
2. Eine genügend große Resorptionsfläche mit einem intakten Epithel.
3. Eine ausreichende Kontaktzeit zwischen Chymus und Resorptionsfläche.

3. Mechanismen der Resorption

Soweit bis heute bekannt, sind es: Diffusion, Aktivtransport und Pinocytose (Cytopempsis). Sie laufen gleichzeitig nebeneinander her.

a) *Diffusion*

Die Zelle bleibt passiv. Dieser Mechanismus erschöpft sich nicht, da er keine Energie verbraucht. Mittels Diffusion durchströmen Substanzen bis zu einem Molekulargewicht von 150–400 die Zelle. Die Aufnahme erfolgt durch Poren in der lumenwärts gerichteten Zellwand mit einem Durchmesser von 3–4 Å. Ein passive Diffusion wurde nachgewiesen für Substanzen wie Riboflavin, Nicotin- und Pantothensäure. Wasserlösliche Moleküle, die per se weder die Poren des Epithels noch die Lipoproteidschicht durchdringen können, werden, sofern sie nicht durch aktiven Transport zur Resorption gelangen, durch sogenannte *„erleichterte Diffusion"* aufgenommen. Letztere zeichnet sich im Gegensatz zur einfachen Diffusion durch eine Sättigungskinetik aus: Mit steigender Konzentration der zu transportierenden Substanz wird die relative Transportgeschwindigkeit immer geringer. Die erleichterte Diffusion geschieht durch Trägersubstanzen (wahrscheinlich Lipproteide), deren Funktion mit einem Fährboot vergleichbar ist. Wenn die Zellmembran zwei wäßrige Lösungen der zu transportierenden Substanz mit verschiedener Konzentration trennt, wird der Träger auf der Seite der konzentrierteren Lösung stärker beladen als auf der Seite der weniger gesättigten Lösung. Der Transportvorgang sistiert, wenn die Konzentration zu beiden Seiten der Membran identisch geworden ist. Zwei verschiedene zu resorbierende Substanzen können sich kompetitiv hemmen.

Lipidlösliche Substanzen können direkt durch die Lipidphase der Zellwand durchtreten *(nichtionische Diffusion).*

b) *Aktiver Transport*

Die meisten höhermolekularen Substanzen werden indessen durch einen aktiven, energie- und sauerstoffkonsumierenden Transportmechanismus durch die Epithelzelle geschleust. Dieser Transport gegen ein Konzentrationsgefälle wird durch zahlreiche Enzyme und Trägerproteine ermöglicht. Dieser Prozeß umfaßt die restliche Digestion unmittelbar an der Zellmembran, die Aufnahme durch die Membran, die Eingliederung in den Zellstoffwechsel, den Ab- und Umbau bzw. die Resynthese in der Zelle, und den Transport sowie die Ausschleusung aus der Zelle in die Blutbahn oder Lymphe. Alle diese energieverzehrenden Prozesse sind durch Verbrauch der Zellenzyme und Trägerproteine erschöpfbar.

c) *Pinocytose*

Sie betrifft Partikel im ÅNGSTRÖM-Bereich, welche in kleinsten, bis zu 500 Å im Durchmesser haltenden Bläschen unverändert durch die Epithelzelle geschleust werden. Dieser Mechanismus ist quantitativ ohne praktische Bedeutung. Er betrifft einzelne Aminosäuren und ungespaltene Proteine. Die sog. Persorption von Partikeln im Mikronbereich (Stärkekörner, Cellulosepartikel etc.) stellt dagegen einen *Mikrounfall* dar. Die Partikel gelangen mechanisch unter Umgehung der Zelle unter das Epithel und wiederum, durch mechanische Aktivität der Muscularis mucosae weiterbefördert, in den portalen Blutstrom oder in die Lymphbahn.

Der aktive Transport betrifft den größten Teil der Nahrungsbestandteile, die aus dem Darmlumen in die Darmwand gelangen:

Kohlenhydrate: Polysaccharide werden durch die Amylase des Speichels in Monosaccharide zerlegt. Disaccharide werden erst im Bürstensaum des Dünndarmepithels durch spezielle Enzyme (Disaccharidasen) in Monosaccharide aufgespalten. Ein aktiver Transport begünstigt die Resorption von Glucose und Galaktose. Der Transport durch die Zelle erfolgt vermittels Trägerproteinen. Nach Ausschleusung aus der Zelle und Durchtritt durch die Basalmembran gelangen die Monosaccharide in den Portalkreislauf.

Proteine: Sie werden, nach Vorverdauung im Magen, im Darmlumen zu Peptiden und Aminosäuren abgebaut. Die Peptide werden im Bereich des Bürstensaumes in Aminosäuren aufgespalten. Diese werden an Trägerproteine gebunden, durch die Resorptionszelle geschleust und an den portalen Kreislauf weitergegeben.

Lipide: Im Darmlumen werden die Fette zu Fettsäuren und Monoglyceriden aufgespalten und hernach, mit Gallensäuren emulgiert, in micellarer Form resorbiert. Kurz- und mittelkettige Fettsäuren (bis zu 12 C-Atomen) werden aktiv durch die Epithelzelle geschleust und über die Pfortader abtransportiert. Langkettige Fettsäuren und Monoglyceride werden bereits in der Resorptionszelle zu Triglyceriden resynthetisiert, von einer Lipoproteinmembran eingehüllt und auf diese Weise als Chylomikronen ausgeschleust und über den Lymphweg abtransportiert (Abb. 5).

Elektrolyte: Die Permeabilität für Elektrolyte ist im Jejunum relativ groß und nimmt allmählich gegen das Colon hin ab. Der aktive Natriumtransport (Natrium-

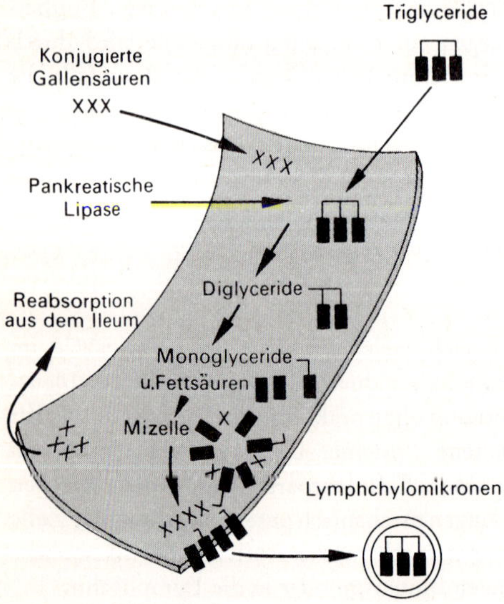

Abb. 5 Intraluminale Phase der Fettresorption [aus ISSELBACHER, K. J.: Fed. Proc. *26*, 1420 (1967)]

pumpe) ist mit dem aktiven Transport von Glucose und Galaktose gekoppelt. Ein weiteres aktives Transportsystem besorgt einen Chlorionen- und Bicarbonataustausch zwischen Darmlumen und Blut. Chlorionen werden aus dem Lumen resorbiert und gegen Bicarbonat ausgetauscht. Choleratoxin führt demgegenüber zu einer Sekretion von Chlorid- und von Bicarbonat-Ionen aus dem Zellinnern in die Dünndarmlichtung in einem Ausmaß, das die Reabsorption weit übertrifft. Wasser wird osmotisch mitgeführt. Die Folge davon sind profuse Durchfälle bei morphologisch intakter Schleimhaut. Der aktive Transport von Calcium wird durch Vitamin D und Parathormon reguliert. 2wertige Ionen sind besonders schlecht resorbierbar.
Arzneimittel werden entsprechend ihrer Lipidlöslichkeit resorbiert, wobei sie die Lipidphase der Zellmembran des Epithels durch nichtionische Diffusion durchdringen. Nicht oder in minimalem Ausmaß resorbiert werden ionisierte Drogen, da sie das Epithel kaum zu passieren vermögen.
Die Resorption erfolgt zum größten Teil bereits im oberen Teil des Jejunums. Das Ileum springt erst bei Nahrungsüberangebot oder bei Ausfall des Jejunums ein. Der Dünndarm verfügt demzufolge über eine große Funktionsreserve.
Gewisse Substanzen, besonders das Eisen, werden vorwiegend im Duodenum, konjugierte Gallensäuren überwiegend, Vitamin B_{12} ausschließlich im Ileum aktiv resorbiert.

B. Pathophysiologie

1. Störungen der Resorption

Digestion, Resorption und Abtransport der Energieträger bilden eine funktionelle Einheit. Die Maldigestion führt sekundär unter Umständen zur Malabsorption. Im englischen Sprachgebrauch wird deshalb die Unterscheidung: Maldigestion und Malabsorption im allgemeinen nicht gemacht, sondern für beide der Begriff der Malabsorption angewendet, worunter die vermehrte fäkale Ausscheidung unverwerteter Nahrung verstanden wird.
Wir unterscheiden:
1. Malabsorption bei intakter Schleimhaut, aber gestörtem intraluminalem Abbau der Nahrung (Maldigestion)
2. Malabsorption durch Erkrankung der Dünndarmschleimhaut, wobei der intraluminale Abbau der Nahrungsmittel funktionstüchtig bleibt

Das Problem der Malabsorption der intraluminalen Phase der Verdauung wird in den Kapiteln *Gallensekretion und Pankreas* besprochen.

Malabsorption bedingt durch Defekte des Dünndarmepithels
Defekte im Transport durch die Resorptionszelle führen zur Malabsorption. Sie sind entweder durch selektive oder durch globale Schädigung der Resorptionszellen oder der ganzen Dünndarmwand bedingt.

a) Selektive Resorptionsstörungen

Sie sind durch biochemische, meistens congenital oder genetisch verankerte Defekte in der Resorptionszelle bedingt. Die morphologische Struktur zeigt keine erkennbaren Abnormitaten. Dagegen ist der Einbau spezieller Enzyme in die Epithelzelle mangelhaft oder fehlend (Enzymopathien). In diese Gruppe sind aber auch Störungen im Transportsystem der Epithelzellen (Trägerproteine) einzureihen.
Selektive Resorptionsstörungen sind:

1. Disaccharidasemangel (Enzymdefekt)
2. A-Beta-Lipoproteinämie (führt zu Störung der Chylomikronenbildung)
3. Hartnupdisease
4. Cystinurie
5. Vitamin B_{12}-Resorptionsstörung

Die drei letztgenannten Syndrome beruhen auf einer intracellulären Transportstörung.
Als Beispiel eines genetischen Enzymdefekts sei der *Lactasemangel* angeführt. Das Fehlen des milchzuckerspaltenden Fermentes Lactase am Bürstensaum des Epithels führt zum klinischen Syndrom der Milchintoleranz. Der Milchzucker kann nicht resorbiert werden und gelangt ungespalten ins Colon. Erst hier erfolgt die Aufspaltung durch Lactase bakterieller Herkunft, was zu Gärung führt und damit zu Diarrhoe. Der Nachweis erfolgt über die Lactosebelastung: 50 g Milchzucker in 500 ml Wasser per os verabreicht, Glucosebestimmung nach 20, 40, 60, 90 und 120 min. Bei Lactasemangel fällt der Glucoseanstieg im Blut flach aus und beträgt nicht mehr als maximal 15mg%.

b) Malabsorption durch globale Schädigung des Dünndarms bzw. des Epithels

Der intraluminale Abbau (Andauung) der Nahrung ist intakt. Der Defekt liegt entweder im Epithel selbst oder betrifft die Schleimhaut oder die Dünndarmwand als Ganzes.
Die Malabsorption durch Erkrankung der Dünndarmschleimhaut weist folgende Ätiologie auf:

1. Primärerkrankung der Schleimhaut: *Gluteninduzierte Enteropathie* (einheimische Sprue, Cöliakie), tropische Sprue, Enteritis regionalis, Sklerodermie, Amyloidose, maligne Lymphome
2. Iatrogene Malabsorption durch Medikamente (Neomycin, Cytostatica und Phenolphthalein)
3. Vasculäre Ursachen: arterielle Ischämie, venöse Stase (nicht bei portaler Hypertension)
4. Strahlenschäden
5. Parasitosen (Lamblien, Strongyloides stercoralis)

Gluteninduzierte Enteropathie (Cöliakie beim Kinde, einheimische Sprue beim Erwachsenen). Durch toxische Wirkung von Peptiden wie Gliadin im Gluten des Getreides auf die Schleimhaut werden die Struktur des Epithels und des Stromagerüstes schwer geschädigt. Parallel dazu wird die Zottenstruktur zerstört, so daß schließlich eine flache zottenlose Schleimhaut übrigbleibt.
Das Leiden ist bei konsequenter Einhaltung glutenfreier Kost reversibel.

2. Störungen der Motilität und Kontraktilität

Störungen der Motilität sind gegeben durch Beschleunigung bzw. Verlangsamung des Grundrhythmus der elektrischen Erregung:
Eine Acceleration liegt vor bei Hyperthyreose; sie führt zur beschleunigten Passage, also zur Verkürzung der Kontaktzeit zwischen Nahrung und Resorptionsfläche und damit zur Diarrhoe. Die Verlangsamung bei der Hypothyreose führt demgegenüber zu hartnäckiger Obstipation.
Die Sklerodermie bzw. die viscerale Sklerose kann durch Untergang der glatten Muskelfasern schließlich durch zunehmende Lähmung der Kontraktilität zur Stase im Dünndarm und damit zur bakteriellen Überwucherung führen (S. Syndrom der blinden Schlinge, Kap. Gallensäuren).
Ileus (Darmverschluß): Der mechanische Dünndarmverschluß führt durch heftigen Kontraktionsreiz als Versuch zur Überwindung des Passagehindernisses zum visceralen Schmerzsyndrom, schließlich zur Kolik. Die Blockierung der Dünndarmpassage zieht folgende Konsequenzen nach sich:

— *Stauung des flüssigen Darminhaltes oberhalb des Verschlusses.*
  Die normale Flüssigkeitsbilanz im Dünndarm ist folgende: In das Duodenum gelangen in 24 Std

	1,5 l Trinkmenge
	1,5 l Speichel
	1,5 l Magensaft
	1,5 l Pankreassaft
	1,0 l Galle
	0,5 l Duodenalsekret
Total	7,5 l

  davon werden im Dünndarm 7,0 l resorbiert. Etwa 500 ml verlassen normalerweise den Dünndarm und gelangen ins Colon.

— *Stauung der Darmgase:* 0,5–2 l Luft werden pro Tag verschluckt. Durch die Neutralisation der Magensäure entsteht im Duodenum CO_2, das fast vollständig resorbiert und durch die Lungen ausgeatmet wird.

Ein hoher Dünndarmverschluß führt zu massiver Flüssigkeitsansammlung und Rückstauung in den Magen, zu Magen- und Dünndarmdilatation über den Verschluß und schließlich zu galligem Erbrechen. Jeder Ileus führt zur Dehydrierung.

Bei tieferem Dünndarmverschluß erfolgt der Flüssigkeitsrückstau langsamer. Die Stase des Darminhaltes aber ermöglicht eine bakterielle Besiedelung des Dünndarms. Die Dünndarmschlingen werden massiv erweitert, schließlich kommt es zum Erbrechen von fauligen, braunen, übelriechenden Massen *(Miserere)*. Die Gase können das Hindernis nicht passieren, sie begünstigen die Dilatation der gestauten Schlingen. Im Zeitpunkt des Verschlusses entweichen die letzten Winde per anum. Später können sie nicht mehr passieren, auch wenn noch Stuhl entleert wird.

Die wichtigsten Symptome des mechanischen Ileus sind: Schmerz bis zur Kolik, aufgetriebenes, gespanntes Abdomen, hochgestellte Darmgeräusche, Tympanie, fehlende Winde (letzter Flatus erlaubt Rückschlüsse auf die Zeit des Eintrittes des Ileus) und Dehydrierung.

Das Röntgenbild des mechanischen Ileus (Leeraufnahme) zeigt eine diffuse Trübung durch Sequestration der Flüssigkeit, Spiegelbildung proximal vom Hindernis in dilatierten (bis auf 7 cm) Dünndarmschlingen, die in weiten *romanischen Bögen* angeordnet sind und stark auseinanderliegende KERCKRINGsche Falten erkennen lassen.

C. Tests zur Untersuchung der Dünndarmresorption

1. Xylosetest

Er dient zur Untersuchung der Kohlenhydrat-Resorption im Jejunum. D-Xylose (Pentose, die im Organismus nicht vorkommt) wird in einer Dosis von 25 g per os gelöst in 250 ml Wasser verabreicht. Normalerweise werden etwa 60% resorbiert, vom Körper praktisch nicht metabolisiert und im Urin ausgeschieden. Werden weniger als 5 g im Urin, der über 5 Std gesammelt wurde, bestimmt, so spricht dies für Malabsorption.

2. Fettbilanz im Stuhl

Der Test muß über wenigstens 4 Tage durchgeführt werden. Bei einer Kost, die 80 g Fett enthält, werden normalerweise weniger als 7 g Fett pro Tag in den Faeces ausgeschieden. Durchschnittliche Tagesauscheidungen von mehr als 7 g zeigen eine Steatorrhoe an.

3. SCHILLING-Test

Er prüft die Resorption von Kobalt-markiertem Vitamin B_{12} im Ileum. Der Test fällt immer pathologisch aus, wenn im Magen kein Intrinsic-Faktor gebildet wird. Deshalb muß ein pathologischer Test bei Verdacht auf Malabsorption wiederholt und durch Hinzufügen von Intrinsic-Faktor zum radioaktiv-markierten Vitamin B_{12} ergänzt werden. Im Gegensatz zur perniziösen Anämie bleibt nun der Test pathologisch.

Colon

A. Physiologische Grundlagen

Dem Dickdarm fällt die Aufgabe zu, unverdauliche Nahrungsreste einzudicken und nach außen zu entleeren. Seine Länge schwankt zwischen 130 bis 160 cm. Die für das Colon charakteristische Haustrierung ist durch segmentäre Kontraktionen der Ringmuskulatur bedingt. Die Längsmuskulatur ist auf die Tänien beschränkt.

1. Motilität

Die Dickdarmmotilität läßt im wesentlichen 4 Typen von Kontraktionswellen unterscheiden. Die Ringmuskulatur zeigt fließende, nicht propulsive Kontraktionen. Ihre bedeutendsten Einschnürungen stellen die Wellen vom Typ II dar. Sie sind für die Haustrierung verantwortlich und dienen der Durchmischung und Wasserresorption. Diese Kontraktionswellen, die 2–4 mal pro min ablaufen, werden durch kleine, einfache Wellen vom Typ I unterstützt, die vor allem in den distalen Colonabschnitten häufiger auftreten (im Sigma 10–14 mal pro min). Letztere dienen der besseren Durchmischung des Coloninhaltes. Die Kontraktionen vom Typ III sind komplexe Wellen und setzen sich im wesentlichen aus den beiden ersteren zusammen. Sie äußern sich im Endeffekt als Dauerkontraktionen, die 2–3 min anhalten und durch erhöhten Dauertonus die Wasserresorption begünstigen.
Die Kontraktionen vom Typ IV sind demgegenüber propagierende Wellen, die sich über mehrere Segmente erstrecken. Sie entsprechen den *großen* HOLZKNECHT*schen Bewegungen,* während welchen die Haustren vorübergehend verschwinden. Sie laufen nur 1–4 mal pro Tag ab und treten besonders nach den Mahlzeiten auf (gastrocolischer Reflex). Der Kot wird dadurch aboralwärts transportiert. Die Passagezeit des Coloninhaltes schwankt zwischen 10 und 90 Std (nach Bariumpassage beträgt sie 24–48 Std).
Alle diese Kontraktionen werden normalerweise nicht wahrgenommen. Erst die Dehnung des Rectums durch den Kot löst über Receptoren in der Rectumwand, die ihre Impulse über den Plexus sacralis und schließlich über ein entsprechendes Zentrum im verlängerten Mark leiten, den Defäkationsreiz aus. Peristaltikkontraktionen im Sigma und Rectum rufen rhythmische Druckänderungen hervor. Auf dem Höhepunkt der Druckamplitude erschlafft der innere und der äußere Analsphincter. Dieser Vorgang wird in der Regel durch die Bauchpresse unterstützt.

2. Transport von Wasser und Elektrolyten

Aus dem Ileum gelangen 500–800 ml isotonischen Kotes ins Coecum. Dieser enthält:

120 – 160 mval/l Natrium
10 – 40 mval/l Kalium

80 mval/l Chlorionen
15 mval/l Calcium

400–700 ml Wasser werden mit Natrium, Kalium und Chlorionen rückresorbiert. Calcium wird mit dem Stuhl ausgeschieden.
Aus dem Ileum gelangen fast ausschließlich unverdaute Kohlenhydrate in den Dickdarm. Die Stuhlproteine sind bakterieller Herkunft. Sie machen ca. 12% der Trockensubstanz aus. Die Lipide der Faeces stammen normalerweise aus dem Darm-Epithel. Die täglichen Stuhlmengen schwanken zwischen 200 und 400 g. Der Wassergehalt beträgt ca. 70%.
Die Darmflora, die beim Neugeborenen noch fehlt, produziert Vitamin K und andere Vitamine wie Biotin, Folsäure und Nicotinsäure. Unter dem Einfluß der Bakterienflora entsteht auch Ammoniak, besonders reichlich, wenn vermehrt Proteine (z.B. nach enteralen Blutungen) ins Colon gelangen.

B. Pathophysiologie

1. Diarrhoe

Das Colon reagiert normalerweise sehr intensiv auf neurovegetative Reize. Symptome entstehen oft als Ausdruck psychischer Spannung. Diarrhoe kann grundsätzlich durch beschleunigte Passage bedingt sein oder durch vermehrte Kotmengen aus dem Dünndarm zustande kommen. Eine Dünndarmdiarrhoe ist durch reichliche Stuhlmengen charakterisiert. Die *Dickdarmdiarrhoe* zeichnet sich durch häufige Stuhlentleerungen aus. Letztere gehen mit krampfartigen Schmerzen, sog. Tenesmen, einher. Kontraktionen vom Typ IV herrschen vor; im proximalen Colon besteht Hypermotilität, im Sigma Hypomotilität.

2. Obstipation

Die sog. **Colonobstipation** ist bedingt durch verminderte propulsive und vermehrte nichtpropulsive Kontraktionen. Der Coloninhalt wird stark eingedickt. Die Ampulla recti bleibt leer. Die „Colonobstipation“ ist, wie auch die Colondiarrhoe, häufig Ausdruck eines Colon irritabile, d.h. einer emotionell beeinflußten, gestörten nervösen Regulation des Colons.
Die **Dyschezie** beruht auf einer Abstumpfung des Defäkationsreflexes (erhöhte Reizschwelle). Die Ampulla recti ist stets gefüllt.

3. Spezielle Syndrome und Krankheiten

Bei der *Colitis ulcerosa* fehlen die Haustren (nichtpropulsive Kontraktionen). Die Propagation (Kontraktionswellen vom Typ IV) bleibt bestehen. Es tritt eine Diarrhoe auf. Die Motilitätsstörung ist nicht Ursache des Durchfalls, sondern pathophysiologisches Korrelat.

Auch beim *Laxantienabusus* gehen die Haustren verloren. Die Konturen des Dickdarms bleiben aber im Gegensatz zur ulcerösen Colitis bei der Röntgenuntersuchung intakt.

Die toxische Colondilatation bei Colitis ulcerosa ist durch völlige Paralyse der Motilität gekennzeichnet. Die Gase (N_2, CO_2 und Methan) bleiben liegen. Eine Diarrhoe fehlt.

Bei der seltenen HIRSCHSPRUNG*schen Krankheit* liegt eine Hypo- bzw. Aplasie der intramuralen Ganglien eines oder mehrerer Colonabschnitte vor (aganglionäres Segment). Letzteres läßt nur unkoordinierte Kontraktionen zu, was sich als funktionelles Passagehindernis auswirkt. Die proximalen Dickdarmabschnitte versuchen das Hindernis zu überwinden. Es kommt schließlich zu deren hochgradiger Dilatation.

Abdominalschmerz

Man unterscheidet im Abdomen grundsätzlich folgende Schmerztypen:

a) **Visceraler Schmerz** entsteht in den Hohlorganen durch Zerrung, Dehnung und intensive Kontraktion der glatten Muskulatur, aber auch durch thermische, chemische und entzündliche Läsionen des visceralen Peritoneums, Hypoxie und Zug am Mesenterium. Bei der Leber und der Milz ist nur die Kapsel sensibel innerviert. Schmerzen entstehen hier durch Kapselspannung bei akuter Volumenzunahme. Der nicht kontinuierliche viscerale Schmerz wird bilateral durch die sympathischen Fasern der Nn. splanchnici geleitet und in den entsprechenden Segmenten (s. Tabelle S. 302) im Bereich der Mittellinie empfunden. Die Lokalisation ist aber äußerst unscharf. Der Schmerz wird häufig periumbilical angegeben. Die Schmerzqualitäten sind brennend, bohrend oder kolikartig. Der Patient ist ruhelos und sucht seine Schmerzen durch ständigen Lagewechsel zu lindern (er „*windet sich vor Schmerz*"). Nausea und Erbrechen sind häufige Begleiterscheinungen.

b) **Somatischer Schmerz:** Peritoneum parietale, Mesenterialwurzel, Mesocolon, Omentum minus und der Retroperitonealraum sind dagegen segmental und seitengetrennt über die Intercostalnerven innerviert. Gewebsschädigungen, mechanische oder chemische Insulte, Entzündungen und tumoröse Infiltrationen lösen in den somatisch innervierten Organen den somatischen Schmerz aus. Er wird scharf und umschrieben, meist unilateral und kontinuierlich empfunden. Sein Charakter wechselt von dumpf bis schneidend. Ausgehend vom parietalen Peritoneum löst er eine Muskelspannung aus (Défense). Vom Retroperitoneum ausgehend dagegen strahlt er durchdringend in den Rücken aus und wird durch Sitzen in vornübergeneigter Position gemildert (z. B. Pankreascarcinom, chron. Pankreatitis). Der Patient mit somatischem Schmerz vermeidet jeden Lagewechsel und jede Erschütterung, weil dadurch die Schmerzen sich steigern würden.

c) **Besondere Schmerzformen:**

1. *Intestinale Kolik:* Kurzer und heftiger, in Minutenabstand sich wiederholender visceraler Schmerz.
2. *Oberflächlicher Schmerz:* Somatischer Schmerz ausgehend von den Bauchdekken, der beim Anspannen der Bauchdecken bestehen bleibt. Intraabdominale, tief gelegene viscerale Schmerzpunkte können beim Anspannen der Bauchdekken nicht mehr palpiert werden.
3. *Radiculäre Schmerzen* aus Th 8–L 1 können in die Bauchdecken projiziert werden und zu Druckdolenz und Muskelspannung führen. Sie sind jedoch bewegungsabhängig und können durch Husten und Niesen verstärkt werden (Beispiel: Herpes zoster).

Am Beispiel der *Appendicitis acuta* läßt sich der Übergang eines visceralen in ein somatisches Schmerzsyndrom am besten aufzeigen: Der Beginn ist häufig kolikartig (Obstruktion des Appendixlumens) und wird als typisches *viscerales Schmerzsyndrom* im Mittelbauch, periumbilical empfunden. Nausea und Erbrechen deuten auf Drucksteigerung im Hohlorgan hin. Greift der Entzündungsprozeß über die Appendixwandstrukturen auf das parietale Peritoneum über, so wird im rechten Unterbauch der typische umschriebene somatische Schmerz empfunden. Peritoneale Reizung bedingt Abwehrspannung, Entlastungsschmerz und Psoaszeichen.

Segmentale Lokalisation von Eingeweide-Schmerzen (nach J. BIRCHER)

Organ	Segment	Dermatom
Zwerchfell (somatisch)	C 3–5	Hals-Deltoideusregion
Herz	C 5–Th 6	Arm–Xiphoid
Oesophagus	Th 1–6	Kleinfinger–Xiphoid
Oberbauchorgane	Th 6–8	Xiphoid–Epigastrium Schultergegend
Dünndarm und re. Hemicolon	Th 9–10	Periumbilical
li. Hemicolon	Th 11–12	Unterbauch

LEBER

M. Schmid

Die wichtigsten Funktionen der Leber sind:

1. Zentrale Stellung im Intermediärstoffwechsel (s. Kap. Stoffwechsel)
2. Entgiftung und Ausscheidung körpereigener und körperfremder Metaboliten
3. Funktion als exokrine Drüse bei der Bereitung und Ausscheidung der Galle
4. Filter- und Abwehrfunktion im Rahmen des reticuloendothelialen Systems (RES)

Allgemeine physiologische und strukturelle Grundlagen

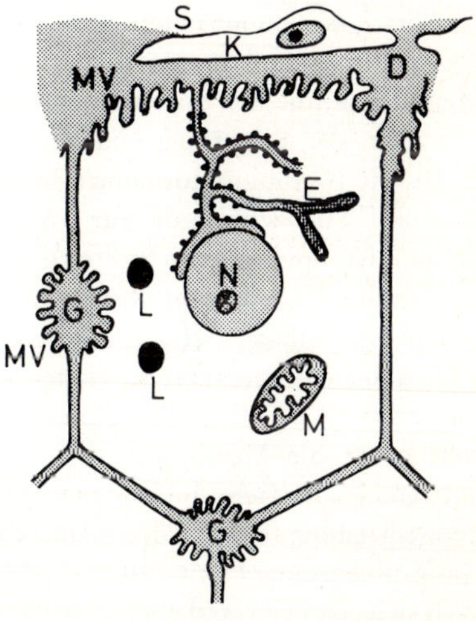

Leberzelle mit Mikrozotten (MV) im Dissé-Raum (D), der durch eine Endothelzelle (K) abgedeckt ist.

G = Gallencapillaren mit Mikrozotten (MV);
S = Sinusoid;
N = Kern mit Nucleolus;
M = Mitochondrium;
E = endoplasmatisches Reticulum = (körniges E. mit Ribosomenbesatz, = glattes E. ohne Ribosomen);
L = Lysosom

Abb. 6. Leberzelle. Schematische Darstellung des elektronenmikroskopischen Strukturbildes (aus Schmid, M.: In: Lehrbuch der inneren Medizin. von Dennig, Hrsg.), 8. Aufl., Stuttgart: Thieme 1969)

Die dem Blutstrom der Sinusoide zugewandte Oberfläche der Leberzelle erfährt durch zahlreiche Mikrozotten eine Oberflächenvergrößerung. Letztere werden durch den Plasmastrom in den Disséschen Räumen direkt bespült. Auch die Rinne in der Wand der Leberzelle, welche mit entsprechenden Rinnen benachbarter

Leberzellen den Canaliculus (zwischenzellige Gallencapillare) bildet, weist Mikrozotten auf.

Die Mitochondrien liegen im Brennpunkt des intermediären Stoffwechsels. Die hier ablaufenden chemischen Umsetzungen dienen im Endeffekt in der Hauptsache dem Aufbau energiereicher Phosphate und damit der Energiegewinnung der Zelle für ihre zahlreichen Aufgaben.

Das endoplasmatische Reticulum besteht aus einem vielfältig aufgegliederten und weit verzweigten System aus Röhren und Schläuchen, das mit dem Zellkern einerseits und mit der Zelloberfläche im Bereich der Sinusoide andererseits in Verbindung steht. Man unterscheidet zwei Funktionsformen: das rauhe oder granuläre und das glatte endoplasmatische Reticulum. Das rauhe, endoplasmatische Reticulum trägt einen körnigen Ribosomenbesatz. Hier findet die Eiweißsynthese statt. Sie erfolgt nach den Befehlen des Zellkerns, der in den Desoxyribonucleinsäuren der Chromosomen die genetische Information enthält. Die Plasmaproteine, mit Ausnahme der im RES gebildeten Immunglobuline, werden ebenso wie die Mehrzahl der Gerinnungsfaktoren im rauhen endoplasmatischen Reticulum synthetisiert. Fällt durch Genmutation die entsprechende Information zur Synthese eines bestimmten Proteins aus, so unterbleibt dessen Produktion (Beispiel hereditäre Analbuminämie).

Das glatte endoplasmatische Reticulum trägt keinen Ribosomenbesatz. Seine Membranen, die der Mikrosomenfraktion des Biochemikers entsprechen, dienen vor allem der Entgiftung und Ausscheidung körpereigener und körperfremder Stoffe wie Bilirubin, Hormone (Corticosteroide, Sexualhormone, Thyroxin) und Arzneien. Hier werden die zur Ausscheidung über die Galle oder über die Niere bestimmten lipidlöslichen Stoffe zu wasserlöslichen Metaboliten transformiert. Sie werden durch Oxydation, Reduktion, Hydroxylierung und Koppelung an Glucuronsäuren, Sulfate oder Aminosäuren zur Ausscheidung vorbereitet. Diese mikrosomalen Vorgänge im glatten endoplasmatischen Reticulum werden *Biotransformation* genannt. Zu diesem Zweck ist ein ausgedehntes Fermentsystem, welches an die Membranen des endoplasmatischen Reticulums gebunden ist, notwendig. Letztere bilden sich gegen Ende des intrauterinen Lebens. Die Fermentreifung findet in den ersten Tagen nach der Geburt ihren Abschluß.

Das Problem einer Umwandlung lipidlöslicher Metaboliten in wasserlösliche Stoffe stellt sich erst beim landlebenden Organismus. Wasserlebende Tiere wie Fische und Amphibien-Larven scheiden lipidlösliche Metaboliten durch nicht-ionische Diffusion über die Kiemenmembran aus, wobei die Richtung der Diffusion durch die „Unendlichkeit" des Lebensmilieus garantiert ist. Das Landleben macht einen völlig neuen Eliminationsmechanismus notwendig. Die lipidlöslichen Metaboliten werden in der Leber wasserlöslich und damit zu organischen Anionen, welche durch die lipidhaltige Zellmembran nicht mehr zurückdiffundieren können, sondern durch das endoplasmatische Reticulum aus der Leberzelle ausgeschleust und entweder über die Galle oder auf dem Blutweg über die Nieren eliminiert werden.

Gewisse Stoffe, wie Barbiturate, DDT, Phenylbutazon, Sexualhormone, in geringerem Ausmaß auch Alkohol, erfahren bei wiederholter Applikation eine beschleunigte Elimination. Sie führen zu einer Vermehrung der Membranen des glatten endoplasmatischen Reticulums und damit zu einer Vermehrung der *mikrosomal* gebundenen Fermente. Man spricht von *Enzyminduktion.* Als Maßstab für die Enzyminduktion dient die quantitative Zunahme des Cytochrom P 450, eines an das endoplasmatische Reticulum gebundenen Häminfermentes.
Die Lysosomen enthalten reichlich hydrolytische Enzyme (Phosphatasen, bes. saure Phosphatase, Sulfatasen, Ribonucleasen, Desoxyribonucleasen). Ihnen steht die Aufgabe zu, Stoffe, die von der Zelle aufgenommen werden, intracellulär zu verarbeiten.

Galle und Gallensäuren

A. Physiologische Grundlagen

1. Gallenproduktion und -ausscheidung

Die Sekretion der Gallensalze ist der Schrittmacher der Gallenausscheidung. Sie ist bestimmend für die Ausscheidung der übrigen Gallenbestandteile. Wasser und anorg. Elektrolyte, welche passiv in die Galle ausgeschieden werden, folgen nach, so daß das pH zunächst identisch und die Lösung isotonisch zum Blutplasma bleibt. Die tägliche Gallenproduktion liegt zwischen 800 und 1100 ml. Aktiv ausgeschieden und damit in der Leber konzentriert werden auch gekoppeltes Bilirubin, Thyreoideahormon und Steroide. Die Galle enthält neben ihren Hauptbestandteilen, den Gallensalzen, dem Gallenfarbstoff, den Elektrolyten und Wasser Spuren von Cholesterin, Lecithin und alkalischer Phosphate sowie Eiweiß.
Unter basalen Bedingungen ist der Gallefluß zum Teil unabhängig von der Gallensäuresekretion durch die Hepatocyten; er wird durch aktiven Natriumtransport gefördert, welcher unter dem Einfluß eines in der Leberzellmembran haftenden Enzyms (Na^+-K^+-aktivierte Adenosintriphosphatase) steht. In den Ductuli, den kleinsten Gallengängen werden Wasser und Bicarbonat unter der Stimulation von Secretin und unabhängig von der hepatocellulären Galleausscheidung hinzugefügt.

2. Physikalisch-chemische Eigenschaften

Gallensalze sind Detergentien, polare Amphiate, die in wäßriger Lösung in geringer Konzentration in monomolekularer Form vorliegen. Über einer bestimmten Konzentration (kritische Micellarkonzentration) und über einer spezifischen Temperatur (Krafft-Punkt) bilden sie in der Regel multimolekulare kugelige Aggregate mit großer Oberflächenaktivität, sog. Micellen. Diese weisen eine äußere hydrophile Zone und einen hydrophoben Kern auf. Die hydrophile Zone steht in

Abhängigkeit von der Zahl der Hydroxylgruppen am Sterinring der Gallensäuren sowie der Estergruppen (Taurin, Glycin), welche mit den Gallensalzen gekoppelt sind. Micellen nehmen Lipide auf, welche auf diese Weise in wäßriger Lösung transportfähig werden.
Da die Gallensalze in micellarer Form gelöst sind, üben sie praktisch keine, bzw. keine ihrer Konzentration entsprechende osmotische Wirkung aus, im Gegensatz zu den synthetischen Gallensalzen, welche, wenn sie verabreicht werden, in monomolekularer Form ausgeschieden werden und damit durch osmotische Wirkung eine Hydrocholerese verursachen. Das Volumen der Galle wird durch die Zahl der ausgeschiedenen Gallensalzmicellen bestimmt.

3. Metabolismus der Gallensalze

Die Gallensäuren stellen den wichtigsten Bestandteil der Galle dar. Cholesterin ist der Rohstoff, aus dem die Gallensäuren in der Leberzelle aufgebaut werden. Zunächst wird an den Membranen des glatten endoplasmatischen Reticulums der Steroidring verändert, wobei als allererster Schritt die Apposition einer Hydroxylgruppe an C_7 erfolgt. Hernach wird die β-ständige Hydroxylgruppe des Cholesterins an C_3 durch sterische Transformation in α-Stellung gebracht und gleichzeitig die Doppelbindung am zweiten Sechserring gesättigt (aus dem Cholesterinderivat ist damit ein Koprostangerüst geworden). Wird eine dritte Hydroxylgruppe an C_{12} angebaut, so ist damit der Weg zur Synthese der Cholsäure beschritten, andernfalls entsteht Chenodeoxycholsäure. Die Synthese der beiden *primären Gallensäuren,* der Cholsäure (3α, 7α, 12α Trihydroxysäure) und der Chenodesoxycholsäure (3α, 7α-Dihydroxysäure) ist nach der oxydativen Verkürzung der Seitenkette von 26 auf 24 C-Atome unter gleichzeitiger Apposition einer Carboxylgruppe vollzogen. Dieser letztere Vorgang ist an die Mitochondrien der Hepatocyten gebunden.
In der Leber werden nur die zwei *primären Gallensäuren* synthetisiert: Die Cholsäure (eine Trihydroxysäure) und die Chenodesoxycholsäure (Dihydroxysäure).
Die primären Gallensäuren werden wiederum im endoplasmatischen Reticulum der Leberzelle an Taurin (Cysteinderivat) oder an Glycin gekoppelt. Die Ausscheidung erfolgt in Form von Natrium- und Kaliumsalzen, welche bereits in micellarer Form aus der Leber in die Gallencapillaren ausgeschieden werden. Die Gallensäuren werden auf diese Weise als größte organische Anionen durch einen von den anderen organischen Anionen (wie konjugiertes Bilirubin, Bromsalphalein-Farbstoff, gallegängige Kontrastmittel) verschiedenen Mechanismus aus der Leberzelle ausgeschieden.
Die *sekundären Gallensäuren* entstehen vorwiegend im Colon durch bakteriellen Abbau der 7α-Hydroxylgruppe (s. 307).

4. Funktion der Gallensäuren

Die wichtigsten physiologischen Funktionen der Gallensäuren sind:
– Löslichmachen von Lipiden durch Bildung von Micellen. Auf diese Weise

werden Monoglyceride, freie Fettsäuren und Cholesterin im Darm zur Resorption vorbereitet

- Aktivierung der Pankreaslipase
- Hemmung der Magensekretion
- Hemmung der intestinalen Cholesterinsynthese

Weitere Wirkungen von untergeordneter Bedeutung, welche sich nur unter pathologischen Bedingungen äußern, sind:

- Hemmung des Appetits
- Laxierende Wirkung im Colon

Gallensäuren

In der Leber gebildet aus Cholesterin (primäre Gallensäuren)	Durch bakteriellen Abbau der Hydroxylgruppe in 7α-Stellung im Colon (sekundäre Gallensäuren)
Cholsäure → [Trihydroxy-5β-Cholansäure Hydroxylgruppen in 3α-, 7α-, 12α-Stellung]	*Desoxycholsäure* [Dihydroxy-5β-Cholansäure Hydroxylgruppen in 3α-, 12α-Stellung]
Chenodesoxycholsäure → [Dihydroxy-5β-Cholansäure Hydroxylgruppen in 3α-, 7α-Stellung]	*Lithocholsäure* [Monohydroxy-5β-Cholansäure Hydroxylgruppe in 3α-Stellung]

Die Gallenblase enthält im nüchternen Zustand 4 g Gallensalze, was den *Gallensäurepool* des Körpers repräsentiert. Bei jeder fettreichen Mahlzeit wird der Gallensäurepool 2–3 mal umgesetzt, was durch einen enterohepatischen Kreislauf geschieht. 98,5% der Gallensalze werden rückresorbiert, etwa 400 mg, d.h. 1,5% gehen pro Tag durch die Faeces verloren. Dieselbe Menge wird jedoch durch die Leber täglich nachsynthetisiert.

5. Enterohepatischer Kreislauf der Gallensäuren

Die aktive Rückresorption der gekoppelten Gallensäuren erfolgt im Ileum, ein geringer Teil (praktisch nur glycingekoppelte Gallensäuren) wird auch im Jejunum rückresorbiert.

Gallensäuren, welche das Colon erreichen, werden unter dem Einfluß der Bakterienflora entkoppelt und dehydroxyliert (sekundäre Gallensäuren).

Geringe Mengen freier Desoxycholsäure und Spuren von Lithocholsäure können durch nichtionische Diffusion rückresorbiert und in der Leber konjugiert und wieder secerniert werden. In den Faeces findet man nur sekundäre Gallensäuren (Desoxycholsäure und Lithocholsäure, welch letztere praktisch unlöslich ist).

B. Pathophysiologie

Störungen in der hepatocellulären Sekretion der Gallensalze liegen beim cholestatischen Ikterus vor (s. Kap. Ikterus).
Die Unterbrechung des enterohepatischen Kreislaufes der Gallensäuren tritt unter folgenden Bedingungen auf:
Gallengangsverschluß: Er führt zu einem Anstieg der Gallensäuren, des Bilirubins und des Cholesterins im Blut. Eine vermehrte Ablagerung der Gallensäuren in der Haut führt zum Juckreiz oder Pruritus, was durch einen unterschwelligen Reiz der Schmerzreceptoren geschieht.
Die Cholestase führt zwar zu einer Hypertrophie des glatten endoplasmatischen Reticulums der Leberzelle, welches jedoch in seiner Funktion beeinträchtigt und „hypoaktiv“ geworden ist. Die Synthese des Cholesterins wird so gesteigert, dagegen ist die Hydroxylierung zu Di- und Trihydroxygallensäuren gestört oder unterbleibt.
Die physiologische Bremsung der Cholesterinsynthese in den Kryptenzellen des Dünndarms durch die Gallensäuren entfällt (Anteil der Synthese im Dünndarm beträgt über 30% der totalen Körpersynthese), was zu einem weiteren Anstieg des Blutcholesterins führt.
Verlust von Gallensäuren durch eine äußere Gallenfistel: Sie führt zu einer Synthesesteigerung um das 2–3fache. Bei Verlusten über ein Drittel tritt Steatorrhoe auf.
Ausfall des Ileum durch Erkrankung oder Resektion desselben: Fällt die Rückresorption der gekoppelten Gallensäuren im Ileum aus, so kommt es zu einem Verlust des Großteils der Gallensäuren, der durch gesteigerte Synthese in der Leber nicht kompensiert werden kann. Folge davon sind Diarrhoe und Steatorrhoe. Erstere erklärt sich durch die laxierende Wirkung der Gallensäuren, die nunmehr vermehrt ins Colon gelangen. Die Steatorrhoe aber ist durch den Gallensäureverlust bzw. die mangelnden Micellen im Dünndarm und damit die ungenügende Resorption der Lipide bedingt.
Das Syndrom der „blinden Schlinge“ führt zu einer Stase des Darminhaltes (Stagnation durch Striktur, Ausschaltung einer Dünndarmschlinge, z.B. die afferente Schlinge bei Magenresektion nach BILLROTH II oder eine innere Fistel). Die gestaute Schlinge wird durch die Darmflora überwuchert. Die bakterielle Dekonjugierung der Gallensalze erfolgt nun bereits im Dünndarm. Freie Gallensäuren sind indessen schlechte Micellenbildner. Die reduzierte Micellenbildung führt zu Steatorrhoe.
Medikamentöse Bindung der Gallensäuren im Darm: Das Austauschharz Cholestyramin (Cuemid®) bindet Gallensäuren im Darm und unterbricht damit den enterohepatischen Kreislauf. Auf diese Weise werden dem Körper Gallensäuren entzogen. Cholestyramin wird zur Behandlung des Pruritus bei unvollständigem Verschlußikterus angewendet. Auch Neomycin vermag Gallensäuren im Darm zu binden und eine Rückresorption zu verhindern.

Bilirubinstoffwechsel

A. Physiologische Grundlagen

Bilirubin, der Gallenfarbstoff, ist ein Abbauprodukt des Häms. Die tägliche Bilirubinproduktion beträgt 300 mg. 85% des Bilirubins entstehen durch den Abbau reifer zirkulierender Erythrocyten. Letztere werden im RES, besonders in der Milz nach einer Lebenszeit von 80–120 Tagen zerstört, (Abb.7). Der Abbauprozeß des Hämoglobins wird durch den Aufbruch des Tetrapyrrolringes im Bereich einer α-Methan-Brücke eingeleitet, wobei Biliverdin, Eisen und Kohlenmonoxyd in äquimolaren Mengen entstehen. Eisen und Globin werden sogleich vom Körper wieder verwertet, Kohlenmonoxyd wird ausgeatmet. Dieser Oxydo-Reduktionsprozeß wird durch die Hämoxygenase katalysiert. Dieses Ferment ist mikrosomal gebunden und wird durch sein Substrat Häm, d.h. Fe-haltiges Porphyrin, stimuliert. Es wurde in folgenden Geweben nachgewiesen: In der Milz, der Leber, im Gehirn, der Lunge und in den Nieren. Die Oxyogenase findet sich besonders reichlich in der Milz und in der Leber. Unter Verwendung von molekularem Sauerstoff und NADPH entsteht zunächst Biliverdin, welches enzymatisch durch die Biliverdin-Reductase zu Bilirubin reduziert wird. Hämoxy-

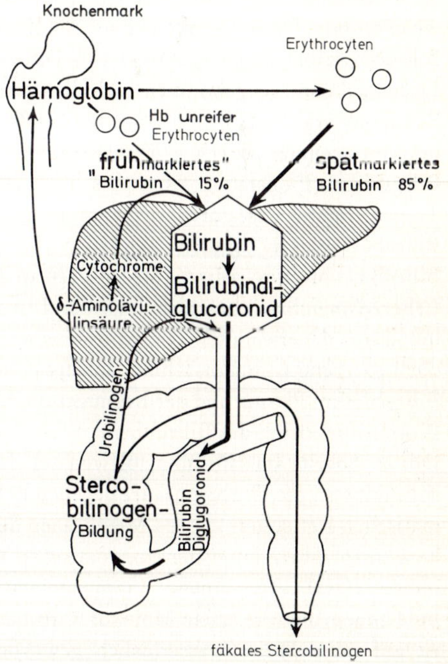

Abb. 7. Bilirubinstoffwechsel

genase und Biliverdinreductase sind auch in den Gewebsphagocyten enthalten, welche in der Verarbeitung von Hämatomen eine gewichtige Rolle spielen.
Etwa 15% des Bilirubins, *das sog. frühmarkierte Bilirubin*, fallen einerseits aus den Hämfermenten der Leber (Cytochrome, Katalase, Tryptophanpyrrolase) an, andererseits aus dem Knochenmark durch Hb-Abbau unreifer Erythrocyten (ineffektive Erythropoese bei familiärer Shunthyperbilirubinämie, Perniciosa, Thalassämie sowie erythropoetischer Porphyrie) (Abb. 7). Dieses sog. *frühmarkierte Bilirubin* wurde durch Untersuchungen mit Radioisotopen entdeckt. ^{14}C-markiertes Glycin oder ^{14}C-markierte δ-Aminolävulinsäure, welche ins Häm eingebaut werden, gelangen schließlich nach dessen Abbau ins Bilirubinmolekül. Bereits nach 2–6 Std kann die erste Portion markierten Bilirubins, die aus der Leber stammt, nachgewiesen werden. Nach 12 Std und wieder nach 3–5 Tagen fallen weitere Portionen radioaktiven Bilirubins an, welch letztere aus dem Knochenmark und aus der Leber stammen.
Das wasserunlösliche Bilirubin wird im Blut mit dem Plasmaalbumin transportiert. Gewisse Medikamente wie Sulfonamide und Salicylsäure treten mit Bilirubin in Konkurrenz und verdrängen es von seiner Albuminbindung, so daß es durch nichtionische Diffusion in die Gewebe abwandert. Das wasserunlösliche Bilirubin entspricht der früher mit der Hijmans van den Berghschen Diazobenzolsulfosäure bestimmten, indirekt (erst nach Alkoholzusatz) reagierenden Bilirubinfraktion. Es wird heute als unkonjugiertes oder nicht gekoppeltes Bilirubin bezeichnet, im Gegensatz zum wasserlöslichen, an Glucuronsäure gekoppelten Bilirubin, welches mit Diazo direkt (ohne Alkoholzusatz) reagiert. Das unkonjugierte Bilirubin kann durch nichtionische Diffusion die Epithelien des Darmes, der Placenta, beim Neugeborenen auch die Blutliquorschranke passieren.
Das unkonjugierte Bilirubin wird aus der Blutbahn in die Leberzelle aufgenommen und intracellulär an zwei Trägerproteine Y und Z gebunden (1. Schritt des Bilirubinmetabolismus). Es ist bis heute noch nicht sicher entschieden, ob die Trägerproteine das durch nicht-ionische Diffusion in die Leberzelle gelangte Bilirubin selektiv binden (selektiver Transport) oder ob die Aufnahme des Bilirubins durch spezifische Receptoren an der Zelloberfläche (Selektion durch die Leberzellmembran) geschieht und der Transport zum endoplasmatischen Reticulum durch die erwähnten Trägerproteine wahllos erfolgt. Die Bilirubinaufnahme in die Leberzelle ist hauptsächlich abhängig von der Konzentration unkonjugierten Bilirubins im Plasma und der Konjugation des Bilirubins in der Leberzelle (d. h. der Biotransformation des Bilirubins).
Der 2. Schritt im Bilirubinstoffwechsel der Leber ist in der Konjugation des Bilirubins an die Glucuronsäure gegeben (Abb. 8). Sie erfolgt im glatten endoplasmatischen Reticulum, dessen Membranen der Mikrosomenfraktion des Biochemikers entsprechen, unter der enzymatischen Wirkung der Uridylglucuronyl-Transferase (UDPGT), einem Lipoproteinenzym. Dabei werden zwei Moleküle Glucuronsäure an ein Molekül Bilirubin gebunden. Das lipidlösliche Bilirubin ist auf diese Weise wasserlöslich geworden und kann somit aktiv durch die

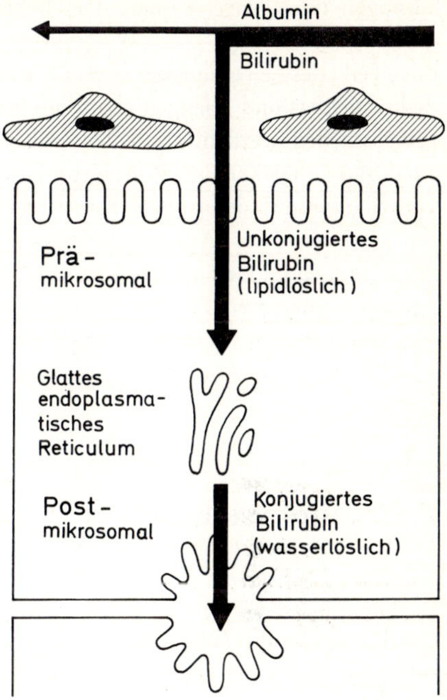

Abb. 8. Bilirubintransport und Ausscheidung durch die Leberzelle

Leberzelle in die Gallencapillare ausgeschieden werden. Es ist grundsätzlich auch harnfähig geworden.

Bilirubin steht in dieser Hinsicht Modell für andere Stoffe (Steroidhormone, Thyroxin, verschiedene Arzneien), die ebenfalls an Glucuronsäure gebunden durch die Galle ausgeschieden werden. Der aktive energiekonsumierende Exkretionsprozeß des konjugierten Bilirubins in die Gallencapillare stellt den Engpaß des Bilirubinstoffwechsels dar und weist ein Transportmaximum (Tm) auf, d.h. es kann nur eine bestimmte Menge Bilirubin pro Zeiteinheit die Leberzelle verlassen. Zahlreiche organische Anionen scheinen über denselben Exkretionsmechanismus eliminiert zu werden. Auf diese Weise erklärt sich die kompetitive Hemmung verschiedener Arzneien, wie Rifamycin, gallengängiger Kontrastmittel und Bromsulphalein durch Bilirubin. Es ist deshalb sinnlos, beim ikterischen Kranken die Darstellung der Gallenwege mit der üblichen Technik der Röntgenkontrastmittelverabreichung erzwingen zu wollen.

Das konjugierte Bilirubin gelangt als Gallenfarbstoff in den Darm. Die Glucuronsäurekoppelung bleibt bis ins Colon bestehen, so daß eine Rückresorption durch das Darmepithel und damit ein enterohepatischer Kreislauf verhindert wird (gekoppeltes, wasserlösliches Bilirubin vermag die Lipidmembran der Dünndarmzellen nicht zu passieren). Im Colon wird das Bilirubin bakteriell dekonjugiert und oxydiert, wobei verschiedene unstabile Metaboliten (Mesobilirubinogen, Sterco-

bilinogen u.a.), welche unter dem Begriff des Urobilonogens zusammengefaßt werden, entstehen.
Ein Teil des Urobilinogens und Spuren dekonjugierten Bilirubins werden rückresorbiert und gelangen über die Pfortader wieder in die Leber, wo sie erneut ausgeschieden werden. Dieser enterohepatische Kreislauf des Urobilinogens ist quantitativ unbedeutend. Spuren von Urobilinogen (weniger als 4 mg tgl.) gelangen normalerweise in den großen Kreislauf und werden durch die Nieren ausgeschieden. Bei gestörter Ausscheidungsfunktion der Leber wird jedoch vermehrt Urobilinogen im Urin ausgeschieden.
Täglich werden etwa 100 mg–200 mg Stercobilin im Stuhl ausgeschieden. Versiegt die Gallesekretion, so wird der Stuhl acholisch, grau-weiß, die Urobilinogenprobe im Urin negativ. Auch enteral verabreichte Antibiotica vermindern das fäkale Stercobilinogen.

B. Pathophysiologie

1. Ikterus

Der Ikterus beruht auf einer Hyperbilirumbinämie. Er wird bei einem Gesamtbilirubin im Serum, das 2 mg% übersteigt, klinisch manifest. Ein Ikterus wird zuerst in den Skleren sichtbar. Diese sind wie auch die Cutis besonders reich an elastischen Fasern, zu welchen Bilirubin eine besondere Affinität aufweist.
Eine Hyperbilirubinämie beruht auf einem Mißverständnis zwischen Bilirubinanfall und Bilirubinausscheidung.
Die möglichen pathogenetischen Mechanismen sind:

Bilirubinüberangebot infolge Überproduktion
Gestörte Aufnahme aus der Blutbahn in die Leberzelle
Gestörte Konjugation des Bilirubins in der Leberzelle
Sekretionsstörung des konjugierten Bilirubins aus der Leberzelle in die Gallencapillare
Regurgitation des Bilirubins aus der Leberzelle oder aus den Gallencapillaren nach deren Ruptur ins Blut bzw. in die Lymphbahn (Beispiel: Mechanischer Verschlußikterus)

2. Hämolytischer Ikterus

Normalerweise werden täglich 6,3 g Hämoglobin abgebaut. Aus 1 g Hämoglobin werden 35 mg Bilirubin frei. Der tägliche Bilirubinanfall aus dem Hb-Abbau reifer zirkulierender Erythrocyten beträgt somit 220 mg. Rechnet man das nicht hämoglobinogene Bilirubin hinzu, so ist mit einem täglichen Bilirubinanfall von etwa 300 mg zu rechnen. Bei einer Hämolyse können täglich 45 g und mehr Hämoglobin abgebaut werden. Die gesunde Leber vermag den vermehrten

Bilirubinanfall weitgehend zu bewältigen, so daß das Gesamtbilirubin auch bei einer schweren Hämolyse kaum über 5 mg% ansteigt. Der Bilirubinanstieg beruht ausschließlich auf einer Vermehrung des nicht konjugierten Bilirubins. Durch die vermehrte Bilirubinelimination wird der enterohepatische Kreislauf des Urobilinogens überlastet, Urobilinogen erscheint sowohl im Stuhl (Stercobilin) als auch im Urin vermehrt.

Übersteigt das Gesamtbilirubin bei einem hämolytischen Ikterus Werte von 5 mg%, so muß mit einem gleichzeitig bestehenden Leberschaden gerechnet werden, was sich auch in einem Anstieg des direkt reagierenden (konjugierten) Serumbilirubins und evtl. in einer Bilirubinurie äußert.

3. Gestörte Aufnahme des Bilirubins aus den Sinusoiden

Eine Aufnahmestörung liegt bei der GILBERTschen Erkrankung (*Cholémie familiale simple*) vor, welche mit dem Icterus juvenilis intermittens von MEULENGRACHT identisch ist. Dieses Syndrom ist von der posthepatitischen Hyperbilirubinämie nicht zu unterscheiden. Letztere ist vielleicht im Sinne eines Morbus GILBERT aufzufassen, der erst nach einer Virushepatitis entdeckt wurde. Einziger pathologischer Befund ist ein erhöhtes, indirekt reagierendes Bilirubin, das Werte von 5 mg% nur selten übersteigt. In einzelnen Fällen mit noch höherem Serumbilirubin wurde gleichzeitig ein Defekt der Glucuronsäurekoppelung nachgewiesen. Der genaue Mechanismus der Bilirubinaufnahmestörung ist bis heute nicht bekannt. Es bestehen jedoch Hinweise für einen Defekt der Trägerproteine, welche für den intracellulären Transport verantwortlich sind. Nicht geklärt ist auch die Tatsache, daß bei einem 48stündigen Fasten ein Bilirubinanstieg von 80% des Ausgangswertes beobachtet wird.

4. Gestörte Konjugierung des Bilirubins in der Leberzelle

Die gestörte Konjugierung des Bilirubins als isolierter Enzymdefekt des glatten endoplasmatischen Reticulums ist in der Erwachsenenpathologie, abgesehen von den seltenen Fällen von GILBERT-Syndrom mit gleichzeitigem Konjugationsdefekt, nicht bekannt. Dagegen gibt es beim Neugeborenen und beim Kleinkind Ikterusformen, die durch eine gestörte Bilirubinkonjugierung erklärt werden können.

Ein Defekt der Glucuronyltransferase liegt beim CRIGLER-NAJJAR-Syndrom vor, das in zwei Formen vorkommt:

Eine Form mit hochgradigem therapierefraktärem Ikterus (unkonjugiertes Bilirubin mit Werten von über 30 mg%) und autosomal-recessivem Erbgang. Die Träger sterben im Kleinkindesalter an einem Kernikterus.

Eine zweite Form mit mittleren Bilirubinwerten und autosomal dominanter Vererbung spricht auf eine Phenobarbitaltherapie mit Abblassen des Ikterus an, was auf einer Enzyminduktion durch das Medikament beruht. (Es besteht nur ein relativer Transferasemangel.)

Die GUNN-Ratte stellt das Tiermodell für das CRIGLER-NAJJAR-Syndrom dar. Beim sog. *physiologischen Neugeborenenikterus* dürfte der Mechanismus der unkonjugierten Hyperbilirubinämie wohl nicht einheitlich sein. Neben der vorübergehenden Schwäche im Konjugationsmechanismus (unvollständige Fermentreifung) dürfte auch eine Störung im intracellulären Transportmechanismus eine gewisse Rolle spielen. Man vermutet eine mangelnde Reife des Trägerproteins Y.

5. Sekretionsstörung des konjugierten Bilirubins

Die Ausscheidungsstörung von Bilirubin in die Gallencapillare kann durch einen funktionellen Defekt in der Bilirubinausscheidung allein (konstitutionelle Hyperbilirubinämie) oder eine globale Galleausscheidungsstörung (Cholestase) bedingt sein.

a) Störung der Bilirubinausscheidung als isolierter Defekt: Eine Störung in der Ausscheidung des konjugierten Bilirubins und anderer organischer Anionen, wie jodhaltiger gallegängiger Röntgenkontrastmittel, oder Farbstoffe, wie Bromsulphalein und Indocyanin, liegt bei der familiären, chronischen, nicht hämolytischen Hyperbilirubinämie mit konjugiertem Bilirubin im Serum vor. Auch der Testfarbstoff Bromsulphalein wird normal an Glutathion gekoppelt, größtenteils nicht in die Galle ausgeschieden, sondern analog dem konjugierten Bilirubin ins Blut regurgitiert.
Dagegen ist die Ausscheidung der Gallensäuren, ebenfalls organischer Anionen, die über einen von der Bilirubinsekretion unabhängigen Mechanismus in Form von Micellen erfolgt, nicht gestört.
Man unterscheidet zwei Formen:

1. Das DUBIN-JOHNSON-Syndrom
2. Das ROTOR-Syndrom

Ersteres unterscheidet sich vom letzteren durch die schokoladebraune Färbung der Leber, die auf der Ablagerung eines schmutzig-braunen Pigmentes in den Leberzellen beruht. Im Tierreich existiert beim Corriedale-Schaf ein Modell des menschlichen DUBIN-JOHNSON-Syndroms. Die Retention des dunkelbraunen Pigmentes erwies sich auch hier als Polymerisationsprodukt von Catecholaminmetaboliten, deren Ausscheidung über die Gallenwege ebenfalls gestört ist. Zusätzlich weisen diese Tiere eine Photosensibilität auf, da das pflanzliche Phylloerythrin, ein porphyrinähnlicher Körper, gleich dem Bilirubin retiniert wird.

b) Cholestase (Verschluß- oder Occlusionsikterus): Sie beruht auf einer globalen Ausscheidungsstörung aller Gallebestandteile, wobei die Retention der Gallensäuren und deren Regurgitation ins Blut in ihren Konsequenzen schwerer wiegt als die Bilirubinsekretionsstörung.

Die Cholestase ist *klinisch* gekennzeichnet durch einen Ikterus, der häufig von generalisiertem Pruritus begleitet ist. Letzterer ist durch Anreicherung der Gallensäuren in der Haut bedingt.
Biochemisch ist die Cholestase charakterisiert durch Retention von Bilirubin, alkalischer Phosphatase und Cholesterin im Blutplasma. Die alkalische Phosphatase stammt nur zum Teil aus den Osteoblasten des Skelets. Der Löwenanteil wird in der Leber selbst gebildet. Beim Verschlußikterus wurde ein Isoenzym der aklalischen Phosphatase nachgewiesen, das normalerweise nicht vorkommt. Seine Synthese kann im Tierexperiment durch Cycloheximid unterdrückt werden. Bei langanhaltendem totalem Verschlußsyndrom mit Versiegen der Gallenausscheidung sinkt die Prothrombinkonzentration im Plasma ab, was durch mangelnde Resorption von Vitamin K aus dem Darmtrakt bedingt ist. Durch parenterale Verabreichung von Vitamin K (10 mg) normalisiert sich der Prothrombinspiegel innerhalb von 12–24 Std.
Histologisch sind Gallepfröpfe in den erweiterten Canaliculi, Speicherung von Gallepigment in den Leberzellen und KUPFFERschen Sternzellen Ausdruck der Cholestase. Die Zeichen der Cholestase sind besonders in den Läppchenzentren ausgeprägt. Elektronenmikroskopisch findet man bei Verschluß der extrahepatischen Gallenwege (extrahepatische Cholestase) dieselben Veränderungen wie bei funktioneller Cholestase ohne mechanisches Abflußhindernis (intrahepatische Cholestase):
Zunächst Schwellung der Mikrovilli, der zwischenzelligen Gallecapillaren, schließlich Atrophie und völliger Schwund derselben, Verdichtung des pericanaliculären Cytoplasmas, Ausweitung der Vacuolen der GOLGI-Apparates, Vermehrung der Membranen des endoplasmatischen Reticulums, Vermehrung der Lysosomen, Ablagerung von Gallebestandteilen z. T. in Vacuolen.
Ein cholestatischer Ikterus kann bedingt sein durch:

1. Mechanisches Abflußhindernis im Ductus hepaticus communis oder im Ductus choledochus
2. Intrahepatische Cholestase

Ein *totaler Verschluß* nur des einen Ductus hepaticus hat keinen Ikterus zur Folge, da die Bilirubinausscheidung durch den anderen Ductus hepaticus gewährleistet wird.
Die Gallensekretion versiegt, sobald der Druck in den Gallenwegen infolge der Rückstauung den Sekretionsdruck der Leberzellen von ca. 25 mm Hg übertrifft. Bilirubin regurgitiert ins Blut zurück, was z. T. auch mechanisch durch Bersten der sog. HERINGschen Kanäle, jener Gallengangsschaltstücke, welche die zwischenzelligen Gallecapillaren (Canaliculi) mit den Ductuli verbinden, geschieht. Durch letzteren Mechanismus kann die Galle direkt in die Lymphe übertreten. Der Bilirubinanstieg im Blut ist zunächst durch das vermehrte gekoppelte Bilirubin bedingt. Bald aber steigt auch das freie Bilirubin im Blut an, entweder durch Blockade des Aufnahmemechanismus der Leberzelle oder durch Entkoppelung des

Bilirubinglucuronids durch die β-Glucuronidase, die in zahlreichen Geweben vorkommt. Infolge der Rückstauung der Galle werden die Gallenwege stark erweitert (Hydrohepatose). Die Leber schwillt an. Bei langanhaltendem mechanischem Verschluß wird der Gallenfarbstoff durch die kleinen Gallengänge rückresorbiert, so daß schließlich eine weiße Galle in den Gallengängen liegt.

Bei der *intrahepatischen Cholestase* fehlt mit Ausnahme der sog. primären biliären Cirrhose, welcher eine chronische destruierende Cholangitis mit Zerstörung der kleinen intrahepatischen Gallengänge zugrunde liegt, ein mechanisches Abflußhindernis. Sie beruht auf einer Galleausscheidungsstörung, die zu einer Regurgitation der Galle ins Blut führt. Dieses Verschlußsyndrom aus nichtmechanischer Ursache ist durch eine Schädigung des Gallesekretionsmechanismus durch Arzneimittel und exogene Toxine, z.B. Alkohol (alkoholische Fettleber), bedingt oder durch Gewebs- oder bakterielle Toxine (postoperativer Ikterus, ausgedehnte Verbrennungen, bakterielle Infekte wie E. coli, Leptospiren, Salmonellen) sowie durch virale Infekte (Virushepatitis).

Die Cholestase jeglicher Genese beruht letzten Endes auf einer Schädigung des galleausscheidenden Apparates der Leberzelle. Sie kann entweder sekundär durch eine Unterbindung der Ausscheidung bei einem mechanischen Abflußhindernis bedingt sein oder durch eine primäre toxische Schädigung der Organellen der Leberzelle ausgelöst werden.

Gewichtige Hinweise sprechen für die Hypothese, daß zuerst das endoplasmatische Reticulum geschädigt wird, welches zwar hypertrophiert, aber eine Abnahme der fermentativen Aktivität aufweist. Dies scheint eine Störung der Ringhydroxylierung der Gallensäuren nach sich zu ziehen. Auch die Koppelung an Taurin und Glycin nimmt in ihrem Ausmaß ab. Es entstehen vermehrt Dihydroxy- und Monohydroxyderivate, wodurch die micellare Ausscheidung der Gallensalze gestört wird. Letztere fallen z.T. in kristalliner Form aus. Die viscöse Galle bleibt z.T. in der Leberzelle liegen, z.T. fällt sie im Canaliculus aus. Es ist bekannt, daß z.B. Chlorpromazin die Micellenbildung in der Leberzelle hemmt. Anabole Steroide und Oestrogene üben wahrscheinlich eine kompetitive Hemmung der Hydroxylierung im endoplasmatischen Reticulum aus. Die Gallensäuresekretion ist aber das Primum movens der Galleausscheidung. Bei deren Versiegen bleiben auch die anderen Bestandteile wie Bilirubin liegen, es kommt zum Ikterus.

Der sog. parenchymatöse oder hepatocelluläre Ikterus, wie er bei globaler Leberzellschädigung, z.B. bei der Virushepatitis und der dekompensierten Lebercirrhose, auftritt, ist in seinem pathogenetischen Mechanismus komplexer Natur und Resultat einer Bilirubinaufnahme-, Konjugations- und Ausscheidungsstörung. Zusätzlich liegt eine Hämolyse im Spiel.

Leberdurchblutung

A. Physiologische Grundlagen

Die Pfortader erhält ihr venöses Blut aus dem Splanchnicusgebiet. Sie bildet ein venöses Wundernetz, in welches sich die kleinsten Äste der Leberarterie ergießen, wobei der Druckausgleich zwischen den beiden Systemen auf Niveau der Sinusoide erfolgt, wahrscheinlich einreguliert durch ein System von Einstromsphincteren. Das Pfortadergebiet steht unter einem höheren Druck als der venöse Blutstrom anderer Organe und enthält auch mehr Sauerstoff, was durch die ausgiebige Splanchnicusdurchblutung und die dadurch bedingte geringere O_2-Ausschöpfung daselbst erkärt werden kann. Die Leberdurchblutung beträgt im Nüchternzustande normalerweise etwa 1500 ml/min. Der Pfortaderstrom wird aufgrund direkter intraoperativer Messungen auf 1000–1200 ml/min geschätzt. Die arterioportale O_2-Differenz beträgt im Mittel 19 ml/l, die splanchnische arterio-hepatisch-venöse O_2-Differenz durchschnittlich 39 ml/l. Der Pfortaderstrom macht 2/3 der Leberdurchblutung aus und deckt die Hälfte des O_2-Bedarfes der Leber. Der Rest wird durch die Leberarterie beigesteuert. Der Druck in der Leberarterie entspricht dem arteriellen Blutdruck. Postprandial, wenn die O_2-Sättigung des Pfortaderblutes absinkt, erfolgt eine Kompensation über die Leberarterie. Auch bei der Lebercirrhose mit ausgedehntem Collateralkreislauf nimmt die arterielle Blutzufuhr erheblich zu. Damit wird die verminderte Zufuhr aus der Pfortader kompensiert. Eine Leberinsuffizienz bei Schock (Schockleber) stellt sich erst ein nach schwerstem protrahiertem Schock, der länger als 12–24 Std anhält.

B. Pathophysiologie

1. Stauungsleber

Die Leberzellschädigung bei schwerer Herzinsuffizienz beruht auf einer verminderten Sauerstoffversorgung des Parenchyms. Dies ist durch das reduzierte Herzzeitvolumen einerseits, den erhöhten Vorhofdruck und verlangsamten venösen Rückfluß bei der rechtskardialen Stauung andererseits bedingt.

2. Pfortaderhochdruck

Der Pfortaderhochdruck kommt durch einen erhöhten Widerstand im Bereich des afferenten (Pfortader und deren Äste) oder des efferenten venösen Gefäßsystems (V.hepatica) der Leber zustande. Das Strömungshindernis (Block) kann extrahepatisch (prähepatisch oder posthepatisch) oder intrahepatisch liegen. Der normale Pfortaderdruck wird mit 5–10 mm Hg angegeben. Die Bestimmung erfolgt in praxi meist durch Milzpunktion. Der intrasplenische Druck entspricht im allgemeinen

dem Druck in der Pfortader. Dieser kann auch durch Kanülierung der Umbilicalvene ermittelt werden, was jedoch nicht immer gelingt.
Zur näheren Lokalisierung des Strömungshindernisses (Abb. 9) wird zusätzlich der geblockte Lebervenendruck (hepatic wedge pressure) durch *Rechtskatheter* gemessen. Letzterer wird über die Cubitalvene via rechter Vorhof/untere Hohlvene in eine Lebervene eingeführt und soweit vorgeschoben, bis das Gefäß blockiert ist. Der auf diese Weise gemessene Druckwert beträgt normalerweise 4–10 mm Hg, während der freie Lebervenendruck ca. 2 mm Hg mißt.

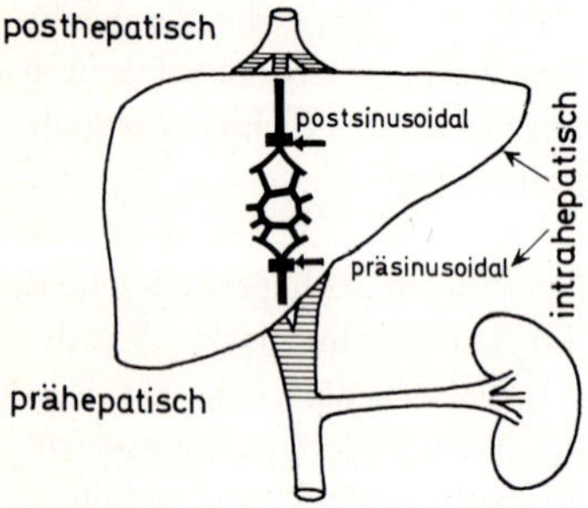

Abb. 9. Formen des Pfortaderhochdruckes

Der geblockte Lebervenendruck repräsentiert im allgemeinen den Druck in den Sinusoiden (Capillardruck), was nur durch die ausgedehnten freien Anastomosen auf Niveau der Sinusoide möglich wird (Abb. 9). Ein normaler geblockter Lebervenendruck bei gesteigertem portalem Druck zeigt einen sog. *präsinusoidalen Block* an, d.h. das Strömungshindernis liegt entweder extrahepatisch bzw. prähepatisch im Stamm oder den großen Pfortaderästen (Pfortaderthrombose, Pfortaderkompression durch Geschwülste) oder intrahepatisch im Bereich der kleinsten Aufzweigungen der Pfortader (congenitale Leberfibrose mit Hypoplasie der Pfortadervenulen, Endophlebitis portae bei Schistosomiasis, granulomatöse Lebererkrankungen). Die Leberfunktion bleibt bei allen Formen des *präsinusoidalen* Hochdruckes weitgehend intakt.
Liegt der Widerstand im Quellgebiet der Lebervenen oder in den größeren Venenästen selbst, so ist der geblockte Lebervenendruck gesteigert, Man spricht von einem *postsinusoidalen Pfortaderhochdruck.* Diese heute gültige Auffassung trifft für die Erkrankungen der Lebervenen (Venoocclusive Disease, BUDD-CHIARI-Syndrom) zu. Bei der *Lebercirrhose* dagegen, bei welcher der geblockte Druck ebenfalls stets erhöht ist, dürfte diese Erklärung wahrscheinlich nicht zutreffen, da die freie Kommunikation der Sinusoide nicht mehr gewährleistet ist. Bei dieser häufigsten Form des Pfortaderhochdruckes liegt der Widerstand zwar z.T. postsinusoidal (Reduktion des venösen hepatischen Gefäßbettes und Kompression von intrahepatischen Lebervenenästen durch knotige Regenerate), zum anderen Teil wohl auch im Bereich der intrahepatischen Pfortaderäste, also

präsinusoidal. Hier ist der Begriff des postsinusoidalen Blockes demnach unkorrekt. Die Lebercirrhose ist durch einen fortschreitenden Umbau der Struktur charakterisiert, welcher das ganze Organ, aber nicht notwendigerweise jedes einzelne Leberläppchen, betrifft. Leberzellnekrosen, narbige Fibrose und knotige Parenchymregeneration kennzeichnen den Umbauprozeß, welcher zu komplexen Veränderungen der Durchblutung führt. Das Capillarbett wird durch Schwund von Sinusoiden eingeschränkt. Direkte Kurzschlußverbindungen von intrahepatischen Pfortaderästen mit Lebervenenästen, entstanden aus präexistenten Sinusoiden, die durch den Umbau in die bindegewebigen Septen zu liegen kamen, leiten einen beträchtlichen Teil des Pfortaderblutes am Parenchym vorbei. Trotzdem ist die totale Leberdurchblutung meist nicht mehr als 20 bis höchstens 50% eingeschränkt, was durch arterielle Kompensation zu erklären ist. Da bei der Lebercirrhose auch abnorme arterioportale Shunts nachgewiesen wurden, besteht die Möglichkeit, daß der arterielle Druck sich direkt auf die Pfortaderäste überträgt und damit am Zustandekommen des Pfortaderhochdruckes mitbeteiligt ist.

Folgen des Pfortaderhochdruckes

1. Ausbildung eines portocavalen Umgehungskreislaufes. Im Extremfall können bis 90% des Pfortaderblutes die Leber umgehen. In 70% der Fälle entstehen *Oesophagusvaricen* als Ausdruck des Collateralkreislaufes. Sie sind oesophagoskopisch oder durch Bariumbreipassage nachzuweisen. Die Oesophagusvaricen stellen die folgenschwerste Komplikation des Pfortaderhochdruckes dar (Verblutungsgefahr). Die Collateralen werden durch Splenoportographie radiologisch nachgewiesen. Selten, bei offener Umbilicalvene, kann der Collateralkreislauf am *Caput medusae* erkannt werden.
2. Eine *Splenomegalie* mit den Zeichen des Hypersplenismus: Thrombocytopenie, Leukopenie und hämolytische Anämie, bedingt durch das vergrößerte Gefäßbett und die verlängerte Verweildauer der corpuskulären Blutelemente in der Milz.

Ascites

1. Ursachen

Ascites kann im Rahmen einer Peritonitis oder einer Peritonealcarcinose als eiweißreiches Exsudat auftreten oder bei chronischen Leberkrankheiten mit portaler Hypertonie den Charakter eines Transsudates aufweisen. Der Ascites bei Leberkrankheiten enthält meist weniger als 1–2 g Eiweiß pro 100 ml. Der Turn-over ist sehr schnell, so daß 50% des Ascites innerhalb einer Stunde ausgetauscht werden. Die drei Hauptfaktoren beim Zustandekommen des Ascites bei chronischen Leberkrankheiten sind:

1. Erhöhter hydrostatischer Druck im Pfortaderkreislauf (portale Hypertension)
2. Erniedrigter onkotischer Druck zufolge Hypalbuminämie
3. Vermehrter Abfluß der Leberlymphe zur Leberkapsel

Der Pfortaderhochdruck bestimmt bei bestehender Hypalbuminämie die Lokalisation des Extravasates. Bei hochgradiger venöser Abflußstörung, wie sie im Tierexperiment durch Ligatur der V.cava inferior oberhalb der Einmündung der Lebervenen erzeugt wird, und in der Humanpathologie beim Verschluß oder bei hochgradiger Stenose der Lebervenen durch Thrombose oder Geschwulstmassen (Budd-Chiari-Syndrom) vorliegt, enthält der Ascites über 3 g% Eiweiß. Die erhöhte Kapselspannung der gestauten Leber bewirkt eine Stauung der eiweißreichen Leberlymphe, die vermehrt durch die Kapsel in den Bauchraum gelangt, *tropfende Leber.*

Die Hypalbuminämie ist die Folge eines schweren und langanhaltenden Leberparenchymschadens. Bei schwerer nekrotisierender Virushepatitis kann ein sog. Frühascites auftreten, der zufolge der Halbwertzeit der Albumine frühestens 3 Wochen nach Krankheitsbeginn manifest wird. Vorbedingung ist auch hier die Steigerung des Pfortaderdruckes, was durch Einengung der Sinusoide durch Leberzellschwellung und Sternzellproliferation erklärt wird.

Die weitaus häufigste Ursache des Ascites ist die dekompensierte Lebercirrhose, was bei der Differentialdiagnose nie vergessen werden darf.

2. Elektrolytveränderungen und sekundärer Hyperaldosteronismus (s. Abb. 10)

Das Phänomen des sekundären Hyperaldosteronismus wird durch das reduzierte zirkulierende Blutvolumen bei Ascites-Patienten erklärt. Die renale Durchblutung

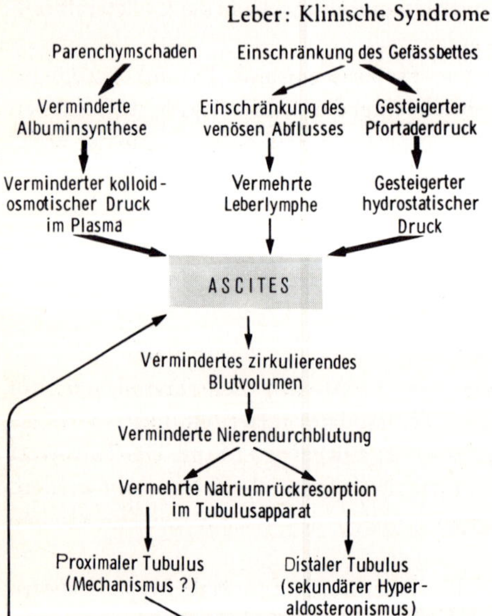

Abb. 10. Zur Pathogenese des Ascites bei Lebercirrhose

sinkt und damit auch die glomeruläre Filtration. Die verminderte renale Durchblutung stimuliert die Reninbildung im juxtaglomerulären Apparat und führt zu einer vermehrten Angiotensinausschüttung ins Blut. Dadurch wird die Nebennierenrinde zu vermehrter Aldosteronbildung und -ausschüttung angeregt. Die Folge davon ist eine gesteigerte Na-Rückresorption im distalen Tubulus. Bei manchen Cirrhosen mag auch ein verminderter Aldosteronabbau den sekundären Hyperaldosteronismus begünstigen. Die gleichzeitig vermehrte Na-Rückresorption im proximalen Tubulus (die durch Saluretica bekämpft wird) hat bis heute keine befriedigende Erklärung gefunden. Die verminderte Na-Ausscheidung im Urin, die im Extrem weniger als 3 mval/l Urin in 24 Std beträgt, erklärt die Natriumretention bei der dekompensierten Lebercirrhose.
Trotz vermehrtem Gesamtkörper-Natrium kann das Serum subnormale Werte aufweisen. Dies wird durch die erhebliche Expansion des extracellulären Raumes erklärt.
Im Gegensatz zum Serum-Natrium ist das niedrige Serum-Kalium bei Cirrhosekranken repräsentativ und zeigt einen echten Kaliummangel des Körpers an. Er beruht offenbar auf einem Schwund des intracellulären Kaliums bzw. auf einem Unvermögen der Körperzelle, Kalium zurückzuhalten, wofür der sekundäre Hyperaldosteronismus verantwortlich gemacht wird.

Leberinsuffizienz

Die Leberinsuffizienz ist die Folge eines schwersten Leberparenchymschadens, der schließlich zu einem Zusammenbruch aller Funktionen führen kann. Der Tod erfolgt im Leberkoma. Dieser schwerste Verlauf kann grundsätzlich bei jedem Leberschaden auftreten, wird jedoch am häufigsten bei ausgedehnt nekrotisierender Virushepatitis, schweren toxischen Leberschäden und Lebercirrhosen jeglicher Genese beobachtet. Bekannt ist jedoch die Leberinsuffizienz auch bei Eklampsie, bei Verschlußikterus und bei rechtskardialer Stauungsleber.

1. Symptome der Leberinsuffizienz

1. Schwere zunehmende Beeinträchtigung des Allgemeinzustandes, Inappetenz, Meteroismus, Mattigkeit, Schwäche und Muskelzittern. Fieber und Leukocytose begleiten diese Symptome, besonders wenn ausgedehnte Leberzellnekrosen vorliegen.
2. Foetor hepaticus, ein süßlich-fäkulenter Geruch, der auf Substanzen wie Methylmercaptan im Darm zurückgeführt wird.
3. Ikterus, der sich rasch vertieft.
4. Ödeme, Ascites, Spidernaevi, Palmarerythem sind Zeichen chronischer Leberinsuffizienz.

5. Neurologische Störungen (portosystematische Encephalopathie), die bis zum Bild des Präkoma und Coma hepaticum fortschreiten können.
6. Unter den Laboratoriumsbefunden haben die Gerinnungsstörungen den größten Aussagewert. Der tiefe QUICK steigt nach parenteraler Vitamin K-Zufuhr nicht an.

2. Präkoma und Coma hepaticum

Unter diesem Begriff werden Veränderungen des Bewußtseins, die beim schwer Leberkranken auftreten können, zusammengefaßt. Es handelt sich um eine unspezifische Dysfunktion des Gehirns durch toxische Substanzen, welche entweder im Intestinaltrakt entstehen oder in denselben eingeführt werden. Unter bakterieller Einwirkung (Ureasen) entsteht aus eiweißhaltigen Substanzen (Blut, unverdaute Proteine aus der Nahrung), vorwiegend im Colon, Ammoniak. Ammoniak und wahrscheinlich auch andere Stoffe, wie Amine und Phenolkörper, die im Darm entstehen und resorbiert werden, können durch die insuffiziente Leber nicht mehr (z.B. in Form von Harnstoff) entgiftet werden oder gelangen unter Umgehung der Leber (Umgehungskreislauf bei Lebercirrhose) über den großen Kreislauf ins Gehirn. Man spricht deshalb von einer portosystemischen oder portocavalen Encephalopathie (Abb. 11).

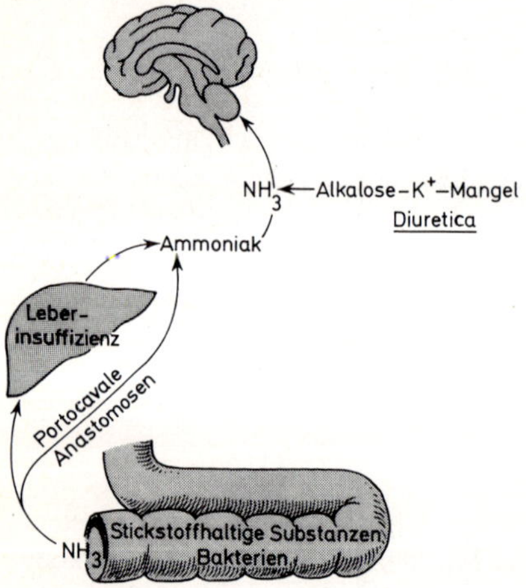

Abb. 11. Portocavale Encephalopathie. Schematische Darstellung nach SHERLOCK

Ammoniak tritt in nicht ionisierter Form (NH_3) durch das Colonepithel in den Blutkreislauf über. Ionisiertes NH_4 vermag dagegen die Lipidmembranen der Epithelien nicht zu passieren. Deshalb vermindert ein saures pH im Coloninhalt den NH_3-Durchtritt. Die schädigende Wirkung des Ammoniaks wird in einer Interferenz mit dem Gehirnstoffwechsel vermutet. Wahrscheinlich wird NH_3

durch reduktive Aminierung an die α-Ketoglutarsäure gebunden. Es entsteht Glutamin. Die Glutaminsynthese aus α-Ketoglutarsäure aber entzieht dem Citronensäurecyclus ein wichtiges Glied und führt zu einer Verminderung des energetischen Stoffwechsels. Tatsächlich ist der O_2-Verbrauch im erkrankten Gehirn vermindert und der Brenztraubensäuregehalt sowie der Glutamingehalt im Liquor cerebrospinalis beim Praecoma hepaticum erhöht.

Die toxische Wirkung des NH_3 wird durch eine Vorschädigung des Gehirns begünstigt. In diesem Sinne ist die komaauslösende Wirkung der Opiate zu verstehen.

Eine respiratorische Alkalose, hervorgerufen durch Reizung des Atemzentrums durch NH_3, begünstigt den Durchtritt nichtionisierten Ammoniaks durch die Liquorschranke. NH_3 hat die Tendenz, auf die Seite einer epithelialen Membran mit dem niedrigeren pH zu wandern. Deshalb löst die Hypokaliämie, welche nach massiver saluretischer Therapie bei dekompensierter Cirrhose (Ascitesbehandlung) auftritt, über die hypokaliämische Alkalose ein Präkoma bzw. ein Coma hepaticum aus.

3. Warnsymptome des drohenden Leberkomas

1. Psychische Veränderungen: launenhafte Verstimmung, Bewußtseinstrübung mit örtlicher und zeitlicher Desorientierung, besonders nächtliche Verwirrungs- und Dämmerzustände, gestörter Schlaf-Wach-Rhythmus, Veränderungen der Persönlichkeit, verwaschene Sprache, Enthemmung, Lethargie.
2. Motorische Störungen: veränderte Muskelerregbarkeit, Hyper- bis Areflexie, gelegentlich ein- oder doppelseitige Pyramidenzeichen, Zahnradphänomen. Das wichtigste Zeichen, der sog. *flapping tremor* oder *Asterixis,* besteht in der Unfähigkeit der Hände, eine bestimmte Haltung einzunehmen. Er wird deutlich bei dorsalflektierter Hand mit gespreizten Fingern. Es handelt sich um einen intermittierenden Tonusverlust. Der sog. „Liver flap" wird beim Praecoma hepaticum und bei der Hyperkapnie regelmäßig, bei Urämie gelegentlich beobachtet, ist also nicht spezifisch für Leberkranke.
3. Encephalographische Veränderungen: anfallsweise bilaterale Syndrome, langsame hohe Wellen vom δ-Typ zusammen mit normalem α-Rhythmus.

Man unterscheidet folgende Koma-Grade:

Grad I: Leichte Veränderungen von Psyche, Bewußtsein und Motorik.
Grad II: Grobe psychische und motorische Störungen mit zeitlicher und örtlicher Desorientierung.
Grad III: Tiefes Koma mit Bewußtseinsverlust, Hypo- und Areflexie.

4. Formen des Leberkomas

1. Endogenes Koma durch Leberzellzerfall (Beispiel fulminante Virushepatitis, Vergiftungen mit Tetrachlorkohlenstoff und Amanita phalloides). Die Leber

vermag das aus dem Darm anfallende Ammoniak nicht mehr abzufangen und in Form von Harnstoff zu entgiften.

2. Exogenes Koma (Leberausfall) bei ausgedehntem Collateralkreislauf (Lebercirrhose).
3. Gemischtes Koma: es ist typisch für die dekompensierte Lebercirrhose mit blutenden Oesophagusvaricen. Durch die Oesophagusvaricenblutung kommt es zu vermehrter Ammoniakbildung im Colon, das über portocavale Anastomosen direkt ins Gehirn gelangt. Durch den Blutungsschock wird gleichzeitig ein weiterer Leberzellzerfall ausgelöst.

5. Therapie der portosystemischen Encephalopathie

Sie besteht in der Verminderung der Ammoniakentstehung im Colon. Die entsprechenden Maßnahmen sind:

1. Stop der peroralen Eiweißzufuhr
2. Darmentleerung
3. Darmsterilisation durch Neomycin
4. Verschiebung des Stuhl-pH nach der sauren Seite durch Lactulose (schwer resorbierbarer Zucker, der im Colon vergärt)

GALLENWEGE

M. Knoblauch

A. Physiologische und anatomische Grundlagen

Die Gallenwege beginnen als Canaliculi an der Leberzelle. Diese bestehen aus einer mit Mikrovilli besetzten Eindellung der Leberzellmembran. Alle übrigen Gallengänge sind mit einem einschichtigen Epithel ausgekleidet, das wahrscheinlich in den proximalen Anteilen Elektrolyte und Wasser secerniert und in den extrahepatischen Anteilen mit Schleimdrüsen versehen ist. Das Epithel der Gallenblase weist ebenfalls Mikrovilli auf. Die intrahepatischen Gänge von den Cholangiolen bis zur porta hepatis folgen den Verzweigungen der A.hepatica und V.porta; bei den extrahepatischen Gallenwegen und der Gallenblase gibt es multiple congenitale Varianten der Anlage und des Verlaufes. Wegen seiner Beziehungen zu den Nachbarorganen von Wichtigkeit ist der Verlauf des distalen Ductus choledochus. Nach dorsaler Kreuzung des Duodenum I verläuft er in 40% innerhalb des Pankreaskopfes, in 60% mehr oder weniger an seiner Hinterfläche und mündet als Papilla Vateri im Duodenum II, nachdem er sich in 70% mit dem Pankreas-Hauptgang (Ductus Wirsungi) vereinigt hat (Ampulla Vateri). Der Sphincter Oddi besteht aus drei Anteilen: Sphincter der Papille, des D.choledochus und des D.pancreaticus. Sympathische Reizung läßt die Gallenblase erschlaffen, vagale kontrahieren. Milde vagale Stimulation scheint auf den Sphincter Oddi erschlaffend zu wirken, stärkere kontrahierend. Ob ein Synergismus zwischen Gallenblase und Sphincter Oddi besteht, ist nicht entschieden. Die Gallenblasenkontraktion wird gehemmt durch Opiate, Atropin und Ergotamin, stimuliert durch Parasympathicomimetica, Pitressin, Histamin und Adrenalin. Opiate erhöhen den Sphinctertonus, Atropin und wahrscheinlich Amylnitrit senken ihn.

Schmerz wird über sympathische Fasern zu den dorsalen Wurzeln Th 1 bis 12 geleitet und am häufigsten in die Dermatome Th 8–10 projiziert. Die Leberkapsel und der diaphragmatische Anteil des Peritoneum parietale sind zusätzlich vom N.phrenicus innerviert (C 4), was die Schmerzprojektion in die rechte Schulter erklärt.

Die hormonelle Regulation der Gallenblasenkontraktion ist wesentlich wichtiger als die neurale. Sie erfolgt durch die Freisetzung von Cholecystokinin aus der Duodenalschleimhaut, welche ihrerseits durch die Einnahme von Fett, Peptonen und Eigelb stimuliert wird. Auf die Freisetzung von Cholecystokinin hin kontrahiert sich die Gallenblase innerhalb 10–30 min zu 3/4, entleert sich aber scheinbar jeweils nicht ganz. In der Schwangerschaft ist die Gallenblasenkontraktion träge und verlangsamt. Beim Fasten kontrahiert sie sich überhaupt nicht.

Galle (vgl. auch Kap. Leber): Die tägliche Sekretion beträgt 800–1 100 ml bei einem mittleren Sekretionsdruck von 25 cm H_2O. Sie sistiert, wenn der Druck im Gallenwegsystem 30–35 cm H_2O überschreitet. Der Sphincter Oddi widersteht einem Druck von 15–25 cm H_2O. Das Fassungsvermögen der Gallenblase beträgt im Mittel 50 ml. Durch Rückresorption von Elektrolyten und Wasser wird die Galle in der Gallenblase fünf- bis zehnmal eingedickt.

Tabelle 1. *Zusammensetzung der Galle*

	Lebergalle	Blasengalle
Menge, ml/24 Std.	800–1100	
Trockensubstanz, g/l	8 - 34	70–248
	(Mittelwerte)	
Proteine, g/l	2,0	4,5
Gallensäuren (total), g/l	10	115
Cholin, g/l	0,6	5,0
Cholesterin, g/l	1,2	6,0
Fettsäuren (total), g/l	2,7	24
Phospholipide, g/l	3	34
Bilirubin, g/l	0,6	3,0
Mucin, g/l	—	25
Natrium, mval/l	150	220
Kalium, mval/l	5	14
Calcium, mval/l	4	15
Chlorid, mval/l	100	30
Bicarbonat, mval/l	30	20

Abgesehen von der klinischen Untersuchung und der Analyse von Serum, Urin und evtl. Stuhl auf Gallenfarbstoffe sowie des Serums auf den Gehalt an alkalischer Phosphatase, Leucinaminopeptidase und 5-Nucleotidase, stehen folgende *Untersuchungsmöglichkeiten* zur Verfügung:

1. Radiologie

a) Auf der Röntgen-Leeraufnahme sind 10–30% aller Konkremente auf Grund ihres Calcium-Gehaltes erkennbar, ferner die diffuse Gallenblasenverkalkung, die Kalkmilch-Gallenblase sowie ev. eine homogene Verschattung bei Hydrops. Ebenfalls erkennbar ist Luft in der Gallenblase bei Absceß-Bildung, Luft in den Gallenwegen bei einer abnormen (chirurgischen oder spontanen) Verbindung zwischen Gallenwegen und Darmtrakt.

b) Die *Cholecysto- und Cholangiographie* erfolgt mit jodierten Substanzen, die entweder p.o. oder i.v. verabreicht werden und durch die Leber in die

Gallenwege ausgeschieden werden. Diese Ausscheidung findet in der Regel nicht mehr statt, wenn das Serumbilirubin mehr als 3 mg% und die Bromsulphaleinretention nach 45 min mehr als 20% beträgt. Beim Verschlußikterus können die erweiterten Gallenwege von außen punktiert und mit Röntgenkontrastmittel dargestellt werden (percutane transhepatische Cholangiographie).

2. Die endoskopische Sondierung der Papilla Vateri durch das fiberoptische Duodenoskop dient zur radiologischen Darstellung der distalen Gallengänge und des Pankreasganges.

3. Die Aspiration von Duodenalinhalt durch eine Sonde wird zur Analyse der Gallensalze und zum Nachweis von Bilirubin-Kristallen und von Parasiten durchgeführt.

4. Laparoskopie mit evtl. Punktion der Gallenblase und intrahepatischen Gallenwege mit radiologischer Darstellung.

5. Intraoperative Cholangiographie, Cholangioskopie, Manometrie,

6. Histologische Untersuchung.

B. Pathophysiologie

Die seltene *congenitale Gallengangsatresie* führt zu einem Verschlußikterus, der in der Regel in den ersten zwei Lebenswochen auftritt, innerhalb weniger Monate zu einer sekundären biliären Cirrhose führen kann und spätestens nach wenigen Jahren letal endet. Da die Atresie nur einzelne Anteile des intra- und extrahepatischen Systems betreffen kann, sind theoretisch ca. 20% der Fälle operativ korrigierbar. Die meisten *anatomischen Anomalien* der extrahepatischen Gallenwege und der Gallenblase sind ohne klinische Bedeutung. Pathogenetisch können die ASCHOFF-ROKITANSKYschen Sinus der Gallenblase evtl. für die Entzündungen der Gallenblase eine Rolle spielen, ein abnormes Gallenblasenmesenterium kann eine Torsion des Organs ermöglichen und congenitale Choledochuscysten können zu einem schmerzhaften Verschlußikterus führen. *Motilitätsstörungen* von Gallenblase und Sphincter können zu Koliken führen, sind aber schwierig zu objektivieren.
Benigne *Strikturen* der extrahepatischen Gallenwege sind in 75% eine Operationsfolge. Dauert ein wirksames Abflußhindernis über lange Zeit an, so kann daraus eine sekundäre biliäre Cirrhose resultieren. Die *eitrige Cholangitis* führt zu intermittierendem Schüttelfrost, Schmerzen und Ikterus und entsteht in der Regel auf dem Boden eines Abflußhindernisses und einer Superinfektion der stagnierenden Galle. Zwei seltene, pathogenetisch nicht geklärte Erkrankungen stellen die *nicht eitrige, destruierende Cholangitis* dar, bei welcher in einem langsam progredienten entzündlichen Prozeß die Cholangiolen zerstört werden und eine *primär biliäre*

Cirrhose entsteht (Autoimmunmechanismus?), sowie die *primär sklerosierende Cholangitis,* die über eine fortschreitende Fibrosierung vorwiegend der extrahepatischen Gänge zu einem Verschlußikterus führt. Die erstere der beiden Erkrankungen befällt vor allem Frauen in mittlerem bis höherem Alter, die zweite Männer mittleren Alters.
Benigne Tumoren der Gallenwege sind sehr selten. *Carcinome* machen etwa 5% aller Krebstodesfälle aus. 60% davon betreffen das Gallenblasencarcinom, das in 90% mit einer Cholelithiasis vergesellschaft ist. Eine kausale Beziehung ist allerdings nicht bekannt. Zur Zeit der Diagnose sind die meisten Fälle bereits inoperabel. Die Carcinome der großen Gallenwege führen frühzeitig zu einem Cholestase-Syndrom oder einem Verschlußikterus, so daß häufig mindestens ein palliativer Eingriff möglich ist.
Bei den Gallenwegserkrankungen spielen pathophysiologisch die *Gallensteine* die größte Rolle:
Autopsien der westlichen Durchschnittsbevölkerung zeigen einen Steinbefall in 15–20%. Frauen sind in mittlerem Alter doppelt so häufig befallen wie Männer. Man findet eine Häufung bei Diabetes mellitus, Adipositas, nach Schwangerschaften und bei chronisch hämolytischen Anämien. Man unterscheidet Cholesterinsteine, Pigmentsteine und Calciumcarbonatsteine. Am häufigsten sind gemischte Gallensteine. Die Konkremente entstehen weitaus am häufigsten in der Gallenblase, können aber auch im Gangsystem gebildet werden. Die Pathogenese ist noch nicht voll geklärt. Das Cholesterin kann dank der Micellenbildung der Gallensalze und des Lecithins im wäßrigen Milieu der Galle in Lösung gehalten werden. Für seine maximale Löslichkeit ist weniger seine absolute Menge in der Galle als das Verhältnis Cholesterin zu Gallensalze und Lecithin von Bedeutung. Dieses Verhältnis läßt sich im sog. Phasendiagramm darstellen (Abb. 12).
Über die Bildung der Cholesterinsteine läßt sich z. Z. folgendes aussagen:

1. Es wird in der Leber eine Galle produziert, die mit Cholesterin übersättigt ist, d.h. die verhältnismäßig zuviel Cholesterin und zuwenig Gallensalze enthält. Im Phasendiagramm fällt der Beziehungspunkt außerhalb des Bereiches der Micellenbildung. Diese Feststellung konnte bei Steinträgern sowie bei jungen Nicht-Steinträgerinnen, die Angehörige einer Gruppe mit hohem Steinrisiko sind, gemacht werden. Das Verhältnis Cholesterin : Gallensalze wird bei einem Teil der Steinträger zudem dadurch gestört, daß die Gesamtmenge der Gallensalze bis um 46% vermindert ist. Der Grund dieser metabolischen Störungen in der Leber ist nicht bekannt. Eine Erniedrigung des Gallensalzpools findet man außerdem bei Patienten mit Lebercirrhose und bei Störungen des enterohepatischen Gallensalz-Kreislaufes, beides Zustände, welche einen erhöhten Steinbefall aufweisen. Ob bei der Pathogenese des Steinleidens auch ein abnormes Verhältnis der Gallensalze unter sich eine Rolle spielt, ist noch ungewiß.

2. Es kommt damit zu einer Ausfällung des Cholesterins in Kristallform. Der Mechanismus der Nucleusbildung des künftigen Konkrementes ist noch gänzlich

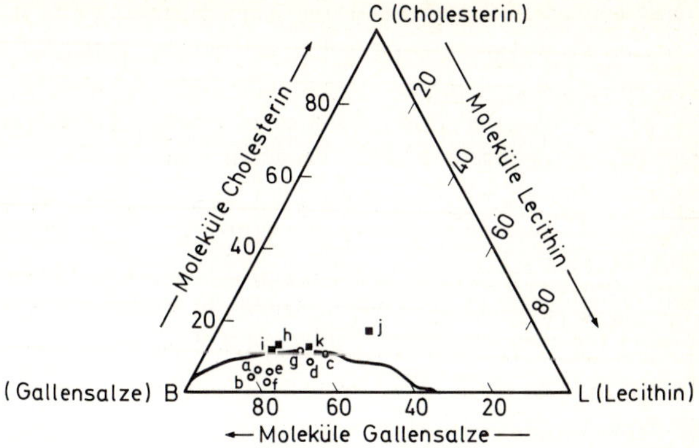

Abb. 12. Phasendiagramm für Cholesterin, Gallensalze und Lecithin in wäßriger Lösung. Die ausgezogene Linie an der Basis des Dreiecks umschließt den micellaren Bereich, in welchem das Cholesterin in Lösung gehalten wird. Die Kreise bezeichnen die Gallezusammensetzung von Normalpersonen, die Quadrate diejenige von Gallensteinträgern. [Nach A. F. HOFFMANN, D. M. SMALL: Ann. Rev. Med. *18,* 333 (1967)]

unklar. Möglicherweise spielt eingedickter Gallenblasemucus eine Rolle, in China möglicherweise ein Infektionsträger, da dort der parasitäre Befall der Gallenwege sowie die Steinbildung in den Gallenwegen außerordentlich häufig sind.

3. Darauf erfolgt das Wachstum zu makroskopischen Konkrementen. Dies kann wahrscheinlich in sehr kurzer Zeit vor sich gehen (Tage bis Wochen).

Es hat sich gezeigt, daß Cholesterin-Steine sich in ca. 3% spontan auflösen können, daß sie hingegen auch durch Einnahme von Chenodesoxycholsäure auflösbar sind. Voraussetzung dazu sind eine fehlende Verkalkung der Konkremente auf dem Röntgenbild sowie eine funktionierende, d.h. sich radiologisch darstellende Gallenblase. Große Solitärsteine sowie Konkremente im Ductus choledochus eignen sich für diese Art der Therapie nicht. Unter 0,5–1,0 g Chenodesoxycholsäure oral pro Tag ändert sich das Verhältnis Gallensäuren und Phospholipide zu Cholesterin in der Galle zu Gunsten der Gallensäuren, indem der Gallensäurepool häufig vergrößert wird und indem Chenodesoxycholsäure die Bildung von Cholesterin, das für die Galle bestimmt ist, hemmt. Die Chenodesoxycholsäure macht unter dieser Medikation dann den größten Teil der zirkulierenden Gallensalze aus. Die Therapie muß mindestens 6 Monate durchgeführt werden, bevor eine Verkleinerung der Konkremente erkennbar wird. Sie muß wahrscheinlich auch nach Auflösung der Steine weitergeführt werden, da die Galle nach Sistieren der Therapie wieder lithogen wird. Unter der Therapie kann es zur Senkung der Serumtriglyceride, zu Durchfällen und zu vorübergehender Erhöhung der Transaminasen kommen.

In der Galle, in welcher sich *Pigmentsteine* bilden, besteht kein Mißverhältnis zwischen Cholesterin und Gallensalzen. Man muß annehmen, daß das vermehrt

ausgeschiedene Bilirubinglucuronid zum Ausfallen gebracht wird, der Mechanismus ist aber unbekannt. Auffallend ist die geringe Komplikationsrate der Pigmentsteine.
Gallensteinfolgen: 50% der Konkremente ziehen Komplikationen nach sich, 25% verursachen Symptome. Der Verschluß eines Ganges führt zu einer akuten Druckerhöhung, welche bei ca. 35 cm H_2O zu kolikartigen Schmerzen führt und über vagale Reizung zu Nausea und Erbrechen. Incarceration eines Konkrementes im D.cysticus führt zur *akuten Cholecystits:* Dauerschmerz, lokaler Peritonismus, evtl. palpabler Hydrops, Fieber, Nausea, Erbrechen, Leukocytose. Die möglichen Komplikationen der akuten Cholecystitis sind:

1. Gangrän
2. Perforation
   a) gedeckte Perforation
   b) bilidigestive Fistel → evtl. Gallensteinileus
   c) freie Perforation mit galliger Peritonitis
3. Infektion (→ Empyem, eitrige Cholangitis, Sepsis)

Seltenere Komplikationen der akuten Cholecystitis (ohne Choledocholithiasis) sind Ikterus und akute Pankreatitis. Die akute Cholecystitis ohne Konkremente ist sehr selten. Die *chronische Cholecystitis* ist eher ein pathologisch-anatomischer Begriff als eine klinische Einheit. Sie entsteht in der Regel ebenfalls auf dem Boden einer Cholelithiasis, kann klinisch stumm sein, Folge rezidivierender akuter Cholecystitiden oder mit uncharakteristischen Beschwerden einhergehen. 10% der Gallensteinträger weisen eine *Choledocholithiasis* auf. Sie kann ebenfalls symptomlos verlaufen, führt aber in 80% zu Koliken, zu einem Verschlußikterus oder zu einer akuten Pankreatitis.
Mit *Hämobilie* bezeichnet man eine Blutung in die Gallenwege, welche zu Koliken, Hämatemesis, Melaena und Verschlußikterus führen kann. Die Blutung kommt pathogenetisch zustande durch congenitale oder traumatische arterielle Aneurysmen, durch Steinarosion der Schleimhaut, durch Tumoren sowie durch Gerinnungsstörungen.

EXOKRINES PANKREAS

M. Knoblauch

A. Physiologische und anatomische Grundlagen

Das retroperitoneal gelegene Pankreas liegt mit dem Kopf in der Duodenalschleife, steigt mit dem vom Magen bedeckten Corpus bei L 1–2 über Wirbelsäule, Aorta und V.cava und endet mit dem Schwanzteil am Milzhilus. Die Vena lienalis verläuft in einer Rinne entlang der Pankreashinterfläche. Bei 70% der Menschen vereinigen sich Ductus choledochus und Ductus pancreaticus major zur Ampulla Vateri. In weiteren über 20% sind funktionierende Verbindungen zwischen den beiden Gängen nachzuweisen, so daß bei 9 von 10 Menschen die Gallen- und Pankreasgänge miteinander in Verbindung stehen.

Bei normaler Ernährung werden täglich ca. 1500 ml Pankreassekret gebildet, das je nach Bicarbonatgehalt einen pH zwischen 7,6 bis 8,3 aufweist. Der Biocarbonatgehalt geht der H_2O-Sekretionsrate parallel und reicht von 20 bis 140 mval/l. Das alkalische Sekret neutralisiert die Magen-HCl im Duodenum und schafft damit das optimale Milieu für die Wirkung der Pankreasenzyme — Proteine —, von denen täglich 40 g secerniert werden. Man unterscheidet Proteasen, Lipasen, Amylase. Ein Teil der Fermente wird in inaktiver Form secerniert und in Zymogengranula der Acinuszellen gespeichert. Betreffend Aktivierung und Wirkung der Fermente vergleiche Tabelle 1.

Die Regulation der Pankreassekretion erfolgt zum Teil vagal, zum Teil durch die Hormone Secretin und Pankreozymin, die im oberen Dünndarm und dem Magenantrum entstehen sowie durch das dem Magenantrum entstammende Gastrin. Während Secretin die Flüssigkeits- und Bicarbonatsekretion stimuliert, wirken die übrigen Regulatoren vorwiegend auf die Enzymausschüttung (vergleiche Tabelle 2). Unter i.v. Calcium-Infusion steigt die Eiweiß-Konzentration des Sekretes an.

Die Acetylcholinwirkung kann durch Atropin blockiert werden. Im Fasten erfolgt praktisch keine Sekretion. Die Nervi splanchnici und Catecholamine hemmen die Pankreassekretion, Glucagon hemmt die durch Secretion und Pankreozymin stimulierte Sekretion, Calcitonin die stimulierte Enzymsekretion, nicht aber die basale und die Secretin-stimulierte Funktion. Somatostatin (GIF = growth hormone inhibiting factor) hemmt sowohl die basale (?) wie die stimulierte Sekretion.

Tabelle 1. *Aktivierung und Wirkung der Pankreasfermente*

inaktiv	aktiv	Aktivierung	Wirkung
Trypsinogen	Trypsin	1. Enterokinase 2. Trypsin (Autokatalyse) 3. Ca^{++}	Hydrolyse von spezifischen Peptidbindungen
Chymotrypsinogen	Chymotrypsin	Trypsin	Hydrolyse von spezifischen Peptidbindungen
Procarboxypeptidase	Carboxypeptidase	Trypsin	Hydrolyse von spezifischen Peptidbindungen
Proelastase	Elastase	Trypsin	Auflösung elastischer Fasern; unspezifische Proteolyse
	α-Amylase		Aufspaltung von Stärke zu Maltose (73–87%), Glucose (13–19%) und Isomaltose (0–8%)
	Lipase	Gallensalze	Aufspaltung der Triglyceride zu Fettsäuren, Di- und Monoglyceriden, Fettgewebsnekrosen
Prophospholipase	Phospholipase A	1. Trypsin 2. Gallensalze	Bildung von Lysolecithin aus Lecithin, Fettgewebsnekrosen
	Ribonuclease Desoxyribonuclease		

Tabelle 2. *Freisetzung und Wirkung der Stimulatoren der Pankreassekretion*

Stimulator	Freisetzung durch	Wirkung auf Volumen + Bicarbonat	Wirkung auf Enzymausschüttung
Acetylcholin	vagale Stimulation	+	++++
Secretin	pH 3–4,5, Fettsäuren	++++	+ ?
Pankreozymin	Fettsäuren, Aminosäuren, Peptone, Säure, Gallensäuren	+ ?	++++
Gastrin	Vagus (Dehnung des Antrums) Kontakt Nahrung — Magenschleimhaut	+	+++

Untersuchungsmethoden

1. Messung der Pankreasfunktion

1. Bestimmung der *Amylase* in Serum und Urin und der *Lipase* im Serum. Normalwerte: Amylase: Serum bis 200 Somogy-Einheiten, Urin bis 1100 SE; Lipase: Serum 20–130 IE
2. Bestimmung der Enzyme *Chymotrypsin* und *Trypsin* im Stuhl. Normalwerte: Chymotrypsin: über 120 μg/g Stuhl; Trypsin: über 30 μg/g Stuhl
3. *Pankreozymin-Secretin-Test*: Messung von Volumen, Bicarbonatgehalt, Amylase, Chymotrypsin und Trypsin im Duodenalaspirat nach i.v. Gabe von Pankreozymin resp. Secretin unter Fastenbedingungen.
   Normalwerte: nach Secretin: Volumen über 1,0 ml/kg/60 min; maximale Bicarbonatkonzentration: über 60 mval/l
   Nach Pankreozymin:
   Amylaseausscheidung: über 33 000 SE/20 min
   Chymotrypsinausscheidung: über 10 mg/20 min
   Trypsinausscheidung: über 13 mg/20 min
4. *Fettausscheidung* im Stuhl (normal: unter 7 g/24 Std)

2. Morphologische Methoden

1. Radiologie
   a) Abdomen-Leeraufnahme: Pankreasverkalkungen
   b) Bariumdarstellung von Magen und Duodenum: Chronische Pankreatitis, Tumoren des Pankreaskopfes, Cysten
   c) Angiographie: Cysten, Tumoren
2. Sondierung der Papilla Vateri durch das fiberoptische Duodenoskop zur

radiologischen Darstellung der Pankreasgänge und Gewinnung von Pankreassekret zur chemischen und cytologischen Untersuchung.
3. Szintigraphie mit Selen-75-Methionin
4. Laparotomie, operative Präparation des Gangsystems (mit Röntgen), Histologie

B. Pathophysiologie

Heterotopes Pankreasgewebe in der Submucosa des oberen Gastrointestinaltraktes ist relativ häufig, führt aber selten zu Komplikationen wie Entzündung, Blutung, maligner Entartung, Obstruktion oder Hyperinsulinismus. Das Pancreas anulare, ebenfalls eine congenitale Anomalie, umschließt ringförmig das Duodenum II und kann zu Obstruktionssymptomen führen.
In der Pathophysiologie des Pankreas spielen die akuten und chronischen Pankreatitiden die größte Rolle. Man unterscheidet heute die *akute und die rezidivierende akute Pankreatitis,* sowie die *chronische und die chronisch rezidivierende Pankreatitis.* Die chronischen Formen sind durch einen bleibenden Funktionsausfall charakterisiert, wogegen sich die Funktion nach der akuten Pankreatitis fast immer wieder erholt. Relativ selten gehen die akuten Formen in die chronischen, welche in der Regel primär chronisch verlaufen, über.

Akute Pankreatitis

Sie entsteht am häufigsten in Zusammenhang mit Gallensteinen und mit Alkoholgenuß. Sarles (Marseille) allerdings meint, daß die akute Alkohol-Pankreatitis stets einen akuten Schub einer chronischen Pankreatitis darstelle. Der genaue Mechanismus der Gallenstein-assoziierten akuten Pankreatitis (a. P.) ist noch nicht geklärt. Ein in der Papille eingeklemmter Stein läßt sich radiologisch und chirurgisch selten finden. Hingegen hat eine Forschergruppe bei 34 von 36 Patienten mit akuter Pankreatitis einen Gallenstein im Stuhl gefunden. Ob die vorübergehende Stenose zu einem Reflux von Galle ins Pankreas führt oder ob der durchgegangene Stein eine Schädigung der Papille verursacht, die einen Reflux von Duodenalinhalt ermöglicht, ist ebenfalls nicht gesichert. Für den Fall der Papillen-Obstruktion ist die folgende Sequenz pathogenetischer Mechanismen vorgeschlagen worden: Dank den Verbindungen zwischen den beiden Gangsystemen kann Pankreassaft, der unter höherem Druck secerniert wird als die Galle, ins Gallengangsystem übertreten. Die Phospholipase A aus dem Pankreas wandelt Lecithin aus der Galle zum toxischen Lysolecithin um. Bei Erhöhung des Druckes im Gallengangsystem (Gallenblasen-Kontraktion, Erbrechen) regurgitiert das Gemisch in die Pankreasgänge, die dem inkubierten Pankreassaft-Galle-Gemisch weniger Widerstand entgegensetzen als der Galle allein. Bereits Gallensalze können für sich zur Coagulationsnekrose der Acinuszellen führen. Diese sowie das ganze regurgitierte Gemisch müssen zur Aktivierung und Freisetzung kleiner Mengen von Trypsin führen, das nicht wie normalerweise inaktiviert werden kann. Es aktiviert nun seinerseits die übrigen Enzyme: 1. die Phospholipase A, welche a) zu Fettgewebsnekrosen führt, b) weiter Lysolecithin bildet, das für Parenchymnekrosen verantwortlich ist und c) zur Freisetzung von Histamin führt. 2. Die Elastase, die kleine Gefäße zerstört und dadurch für die Hämorrhagien verantwortlich ist. 3. Das Kallikrein, welches über die Freisetzung von Bradykinin und Kallidin zusammen mit Histamin Ödem und Plasmaverlust in den Retro- und Intraperitonealraum, entzündliche Infiltrate und Schmerzen verursacht. Die Gallensalze selbst aktivieren Phospholipase A und Lipase, die beide zu Fettgewebsnekrosen im und selten außerhalb des Abdomens führen (vergl. Übersicht S. 338).

Zur Ätiologie der Alkohol-Pankreatitis: vergleiche unter: chronische Pankreatitis.

Die postoperative Pankreatitis kann durch Reflux von Galle oder Duodenalinhalt als Folge der Operation oder als Folge von Spasmen oder Atonien des Sphincters bedingt sein. Vorwiegend vasculäre Faktoren spielen bei primär arteriellen Erkrankungen sowie vielleicht bei der traumatischen Pankreatitis eine Rolle.

Unter der Medikation von Corticosteroiden ist die Viscosität des Pankreassekretes erhöht. Man findet dabei, ähnlich wie unter intravenöser Calciumzufuhr, Proteinpfröpfe in den kleinsten Gängen und könnte damit — ähnlich wie bei der chronischen Pankreatitis des Alkoholikers — vielleicht die akute Pankreatitis erklären. Bei den anderen Medikamenten, die eine a.P. auslösen können, ist der Mechanismus nicht bekannt. Das gleiche gilt für die primären Hyperlipidämien, die zu einer a.P. führen. Im Laufe der a.P. kommt es gelegentlich zu einer Hyperlipidämie, die sich später wieder normalisiert und daher nicht ätiologisch zur Pankreatitis gehört. Hyperlipidämie in Kombination mit Ovulationshemmern soll zu einer Häufung von a.P. führen, nicht aber wie man früher glaubte, die Schwangerschaft und die postpartale Periode an sich. Auch gewisse Infektionskrankheiten können mit einer a.P. einhergehen: Mumps, Mononucleose, Coxsackie B-Infektionen, die fulminante Hepatitis (Leberdystrophie), Cytomegalie (?). Wahrscheinlich mechanische Ursachen einer a.P. sind Infestationen mit Ascaris und Clonorchis sinensis. Weitere seltene Ursachen vergleiche Tabelle 3.

Aufgrund der geschilderten pathogenetischen Abläufe lassen sich die Symptome der a.P. leicht erklären: Schmerz, Fieber, Leukocytose, Plasmaverlust, Hypovolämie, Tachykardie, Hypotonie, Schock. Die diffuse hämorrhagische Pankreatitis führt häufig zum Tode. Als Komplikationen können sich durch Nekrosen sog. Pseudocysten (keine Epithelauskleidung) bilden, die mit dem Gangsystem in Verbindung stehen können. Sie können durch Druck auf das Gangsystem die Pankreatitis unterhalten, durch Infektion in einen Absceß übergehen und Ausgangspunkt einer Sepsis werden oder Ursache einer großen Blutung in die Cyste sein. Die Pankreatitis kann schließlich zur Milzvenenthrombose und zu eiweißreichem Ascites führen.

Tabelle 3. *Mögliche Ätiologien der Pankreatitis*

Pathogenese	Akute Pankreatitis	Chronische Pankreatitis
Congenital		Mucoviscidose
	Familiär	Familiär
	Hereditär	Hereditär
„Obstruktion"	Alkoholismus	Alkoholismus
Reflux?	Cholelithiasis	(Cholelithiasis)
	Stumpfes Bauchtrauma?	Stumpfes Bauchtrauma?
	Entzündung und Stenose an der Papille	Chronische Papillenobstruktion
		Syndrom der zuführenden Schlinge bei BILLROTH II
Infektion	Cholecystitis	Cholecystitis
	Scharlach, Typhus, Sepsis	
	Parotitis epidemica	
	Mononucleosis infectiosa	
	Fulminante Hepatitis	
	Coxsackie B	
	Clonorchis sinensis	
Stoffwechsel-störungen	Coma diabeticum?	
	Hypercalcämie	Hypercalcämie
	Hyperlipämie	Hyperlipämie
		Hämochromatose
		Protein-Mangel-Ernährung
		Colitis ulcerosa?
		M. Crohn?
Vasculär	Lupus erythematodes	
	Pankreasinfarkte bei:	
	Periarteriitis nodosa	
	Maligne Hypertonie	
	Atheromatöse Embolien	
	Marantisch	
	Allergisch:	
	unbekannte Allergene	
	nach Isoniazid, Sulfonamide	
	Stumpfes Bauchtrauma	Stumpfes Bauchtrauma
Medikamente	Saluretica	Saluretica (?)
Toxine	Steroide	Steroide
	Methylalkohol	
	Azathioprin	
Unbekannt	Salazosulphapyridin	
	Idiopathisch	Idiopathisch
		Primäre Atrophie?

Chronische Pankreatitis

Die chronische Pankreatitis ist durch zwei Befunde charakterisiert: 1. durch die bleibende Funktionsverminderung und 2. durch die in der überwiegenden Mehrzahl der Fälle radiologisch erkennbare Verkalkung des Organes. Die typischen Symptome der chronischen Pankreatitis sind Schmerzen, Steatorrhoe und Diabetes mellitus. Leichtere Fälle von chronischer Pankreatitis führen im Pankreozymin-Secretin-Test zu einem Abfall der Fermentausschüttung, schwere zu einer Einschränkung der gesamten Sekretion. Dies äußert sich auch in einer verminderten Konzentration von Chymotrypsin und Trypsin im Stuhl. Auch nach einer akuten Pankreatitis kann die Sekretion für 3–4 Wochen eingeschränkt bleiben, erholt sich aber nachher. Die Steatorrhoe der chronischen Pankreatitis kann leicht bis mittelschwer sein. Auch wenn das ganze Pankreas ausfällt, sollen noch ca. 50% des Nahrungsfettes resorbiert werden.
In Ländern wie der Schweiz, Frankreich und Italien ist die chronische Pankreatitis vor allem bei Männern mit chronischem Alkoholismus zu finden, in Entwicklungsländern wie Indien und Ostafrika, wo der Alkoholkonsum keine Rolle spielt, ist die chronische, verkalkende Pankreatitis wahrscheinlich mit einer Protein-Mangelernährung vergesellschaftet und befällt Männer nur wenig häufiger als Frauen. Chronisch verkalkende Pankreatitiden als Folge von Gallensteinen scheinen selten zu sein. Alkoholiker aus Marseille mit einer chronischen Pankreatitis haben im Durchschnitt 179 g Alkohol täglich zu sich genommen. Steatorrhoe und Diabetes treten im Schnitt 9 Jahre nach dem ersten Schmerzanfall auf. Auf die chronische Läsion können akute Schübe der Erkrankung aufgepfropft sein, die sich nicht von einer akuten Pankreatitis unterscheiden. Die Pathogenese der alkoholischen chronischen P. wurde an der Ratte, am Hund und am Menschen untersucht. Trotzdem ist der genaue Mechanismus noch nicht bekannt. Aufgrund ausgedehnter Untersuchungen findet SARLES als erste Veränderung unter chronischer Alkoholzufuhr eine Vermehrung der Proteine sowie ein zusätzliches, normalerweise nicht vorkommendes Protein (Lactoferrin) im Pankreasaft. Es kommt zur Ausfällung dieser Proteine, welche als Pfröpfe die kleinen Pankreasgänge verstopfen, verkalken und zu herdförmiger Entzündung und Fibrose des Parenchyms führen. Diese Hypothese ist aber noch nicht allgemein akzeptiert. Erbliche chronische Pankreatitiden finden sich einerseits in Alkoholiker Familien und bei Eiweißmangelernährung, andererseits ohne bekannte Ursache, d.h. idiopathisch, bereits im Kindesalter.
Die *Mucoviscidose* oder cystische Pankreasfibrose ist eine genetisch determinierte Stoffwechselerkrankung, die durch eine abnorme Zusammensetzung von Glykoprotein-reichen Sekreten, die zur Eindickung dieser Sekrete und zur Obstruktion des betreffenden Gangsystems führt, sowie durch einen abnorm hohen Na^+-, Cl^-- und K^+-Gehalt der Schweißdrüsen charakterisiert ist. Weder die Ätiologie noch die Art der pathologischen Zusammensetzung der Drüsensekrete ist bekannt. Bestimmend für die Prognose ist in der Regel der Befall der Lungen. Das Pankreas geht bei

Übersicht: *Pathogenese der akuten Pankreatitis*

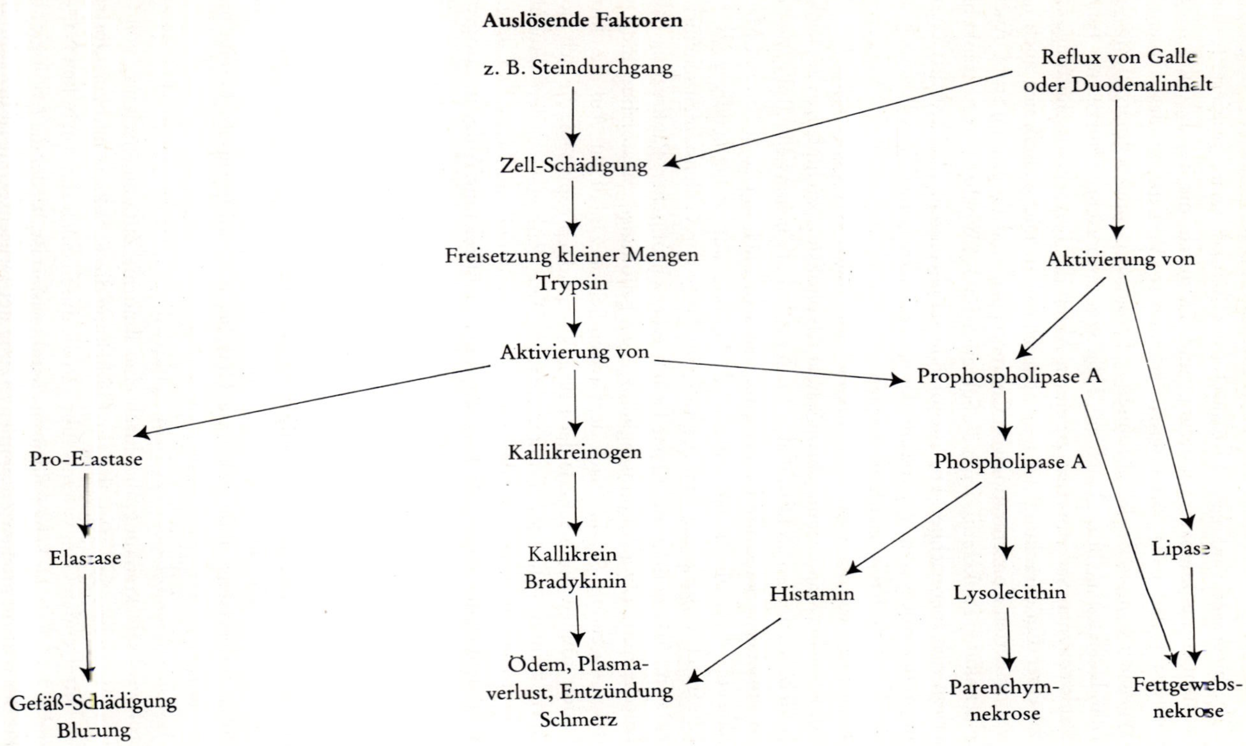

homozygoten Jugendlichen in der Regel vollkommen zugrunde. Die Gänge sind obstruiert, erweitert, fibrosiert, das acinäre Parenchym weitgehend verschwunden. Es besteht eine mehr oder weniger vollkommene Achylie des Pankreassekretes, welche zu einer Steatorrhoe und Malabsorption führt. Da auch die übrigen Drüsensekrete des Gastrointestinaltraktes befallen sein können, sind weitere Komplikationen der Erkrankung Meconium-Ileus, hartnäckige Obstipation mit Invagination, Ileus, Volvulus, sowie eine Form der biliären Cirrhose.

Die Nicht-Beta-Zellen des Pankreas können durch diffuse Hyperplasie, Adenom- oder Carcinombildung beginnen, Gastrin zu produzieren. Dies führt zu einer maximalen Säuresekretion des Magens, zu rezidivierenden Ulcera des Magens, Duodenums und Jejunums und/oder zu Durchfällen (ZOLLINGER-ELLISON-Syndrom). Dieses Syndrom kann allein oder in Kombination mit Adenomen anderer endokrinen Organe vorkommen (sog. multiple endokrine Adenomatose) (Parathreoidea, Hypophysenvorderlappen, Nebenniere, Schilddrüse). Das VERNER-MORRISON-Syndrom (pankreatische Cholera) ist auch durch eine Hyperplasie, Adenome oder ein Carcinom der Nicht-Beta-Zellen bedingt. Es ist gekennzeichnet durch kaum beeinflußbare, wäßrige Durchfälle, eine Hypokaliämie und eine Hypo- bis Achlorhydrie. Man findet bei diesen Patienten im Serum eine starke Erhöhung des Hormones VIP (vasoaktives intestinales Hormon), das wahrscheinlich durch diese Nicht-Beta-Zellen secerniert wird.

Pankreascarcinome machen ca. 3% der Spitaltodesfälle aus. Bei der Diagnose ist der größte Teil dieser Carcinome bereits inoperabel. Die chronische Pankreatitis begünstigt die Entstehung eines Pankreascarcinomes nicht.

NERVENSYSTEM

G. Baumgartner

A. Allgemeine Neurophysiologie

I. Formale Voraussetzungen

Funktionsstörungen des Nervensystems können sich negativ, d.h. als Ausfalls-, oder positiv als Reizsymptom manifestieren. Sie sind letztlich auf neuronale Leitungs- und synaptische Übertragungsdefekte und Störungen der Signalverarbeitung zurückzuführen. Die Signalverarbeitung setzt Signalleitung, -übertragung und -speicherung und damit Energie voraus. Die direkte Energiequelle für die informationstragenden Aktionspotentiale ist das Membranpotential. Es ist daher verständlich, daß nicht nur strukturelle Läsionen, sondern auch Energiestoffwechselstörungen durch Zusammenbruch des Membranpotentials zu Funktionseinschränkungen ohne histologische Veränderungen führen.

Die Signalverarbeitung im Nervensystem ist um einen Faktor 10^6 langsamer als die schneller Rechenmaschinen. Diese Beschränkung wird durch eine gleichzeitig serielle und parallele Verarbeitung in vielen Signalkanälen kompensiert. Information wird also nicht nur als zeitliches Pattern, d.h. als zeitlich definiertes Aktivitätsmuster, in einer Nervenfaser codiert. Sie wird auch als räumliches Pattern, d.h. als Aktivitätsmuster in mehreren Nervenfasern zugleich übertragen. Dabei spielen Konvergenz- und Divergenzphänomene, d.h. Erregung eines Neurons von vielen anderen und Projektion der Erregung eines Neurons auf viele andere, eine große Rolle. Sie ermöglichen eine wechselseitige Interaktion zur Signalkontrolle und Verbesserung des Signal/Rausch-Abstandes.

Der neuronale Apparat des Nervensystems liegt in einem Glianetz. Die Oligodendrogliazellen sind wie die SCHWANNschen Zellen der peripheren Nerven für die Markscheidenbildung, d.h. für die Isolierung der Axonen, verantwortlich. Die astrocytäre Glia hat trophische und exkretorische Funktionen, ist an der Regulation des Ionenaustausches und an der Blut-Hirnschranke beteiligt. Die mesenchymale Mikroglia entspricht phagocytären Histiocyten.

II. Membran- und Aktionspotential

An der 70 Å dicken Membran der Nervenzelle ist ein an der Innenseite negatives Ruhepotential von ~ 90 mV registrierbar. Es entsteht durch unterschiedliche Ionenkonzentrationen in und außerhalb der Zellen. Das Ruhepotential liegt in der

Nähe des Gleichgewichtspotentials für K^+ und Cl^-. Nach der NERNSTschen Gleichung

$$E_K = 61\ \text{mV} \log \frac{K^+\,i}{K^+\,a}$$

ergibt sich für K^+ ein Gleichgewichtspotential von 87,5 mV. ($K^+ i = 150$ mM, $K^+ a = 5{,}5$ mM. In den Faktor 61 gehen die universelle Gaskonstante R, die absolute Temperatur T und die FARADAYsche Zahl F als $\frac{R \cdot T}{F}$ ein.) Analog errechnet sich für Cl^- ein Wert von ~ 70 mV. Für Natrium ($Na^+ i \sim 15$ mM, $Na^+ a \sim 150$ mM) ergibt sich dagegen ein Gleichgewichtspotential von ~ 61 mV in umgekehrter Richtung. Das Ruhepotential ist also in erster Näherung ein K^+- und Cl^--Potential. Die Konzentrationsdifferenz dieser Ionen bleibt trotz guter Permeabilität daher unverändert. Dagegen müssen die Na^+-Ionen gegen einen erheblichen elektrochemischen Gradienten und damit unter Energieaufwand laufend aus der Zelle herausgepumpt werden. Das Ruhepotential wird dadurch zu einem jederzeit verfügbaren Energiespeicher und damit zur Voraussetzung der Signalbildung. Wird es um einen bestimmten Betrag (~ 15 mV) bis zum Schwellenniveau depolarisiert, so kommt es durch plötzliche Steigerung der Na^+-Permeabilität zu einer $\sim 0{,}8$ msec dauernden, positiv gerichteten Potentialänderung durch Na^+-Einstrom, d.h. zum

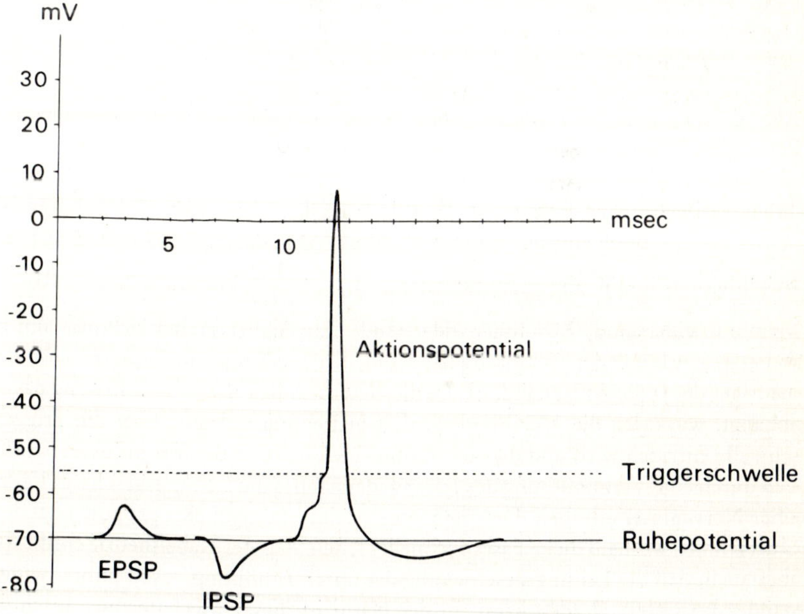

Abb. 1. Aktionspotential ausgehend von einem Ruhepotential von −70 mV. EPSP = excitatorisches, IPSP = inhibitorisch postsynaptisches Potential. Intracelluläre Registrierung

Aktionspotential. Das Aktionspotential ist daher zunächst ein Na^+-Potential. Erst verzögert trägt nach Änderung auch der K^+-Permeabilität das K^+ zur Repolarisation und Wiederherstellung des Ruhepotentials bei (Abb. 1).

III. Signalleitung

Normalerweise werden am Soma und an den Dendriten eines Neurons erregende (depolarisierende) und hemmende (hyperpolarisierende) Synapsenpotentiale zeitlich und räumlich summiert (Abb. 2). Kommt es dabei zu einer Depolarisation der Membran, so entsteht am Axonkegel ein Auswärtsstrom, der bei Erreichen der

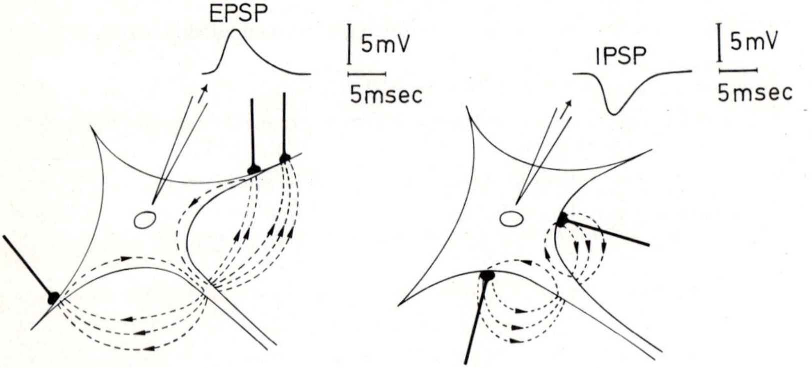

Abb. 2. Stromverlauf bei excitatorischen (EPSP) und inhibitorischen postsynaptischen Potentialen. EPSP führen zu einem Stromaustritt am Axonhügel

Triggerschwelle eine plötzliche Potentialumkehr, d.h. ein Aktionspotential, verursacht. Dadurch entsteht ein Stromfluß ins Axon, dessen Ausbreitung nach der Kabeltheorie durch die Längskonstante $L_K = \frac{R_M}{R_i}$ bestimmt wird (R_M = Membranwiderstand, R_i = Innenwiderstand). Ein Signal breitet sich also um so weiter aus, je höher der Membranwiderstand, d.h. je geringer die Leckströme und je niedriger der Innenwiderstand, ist. Da die Geschwindigkeit der Signalleitung davon abhängt, wie rasch die Membrankapazität in Leitungsrichtung über die Triggerschwelle entladen wird und dies wiederum eine Funktion des Stromflusses ist, läßt sich durch eine Verminderung des Innenwiderstandes die Leitungsgeschwindigkeit einer Nervenfaser erhöhen. Der Innenwiderstand ist umgekehrt proportional dem Querschnitt, weshalb dicke Fasern schneller leiten. Aus der Kabeltheorie ergibt sich aber auch, daß die Leitungsgeschwindigkeit durch Erhöhung des Membranwiderstandes verbessert werden kann. In der Natur ist dieser Mechanismus durch die Ausbildung von Myelinscheiden zur besseren Isolierung realisiert. Er ermöglicht schnelle Leitung bei gleichzeitig nur geringer Volumvermehrung (Abb. 3).

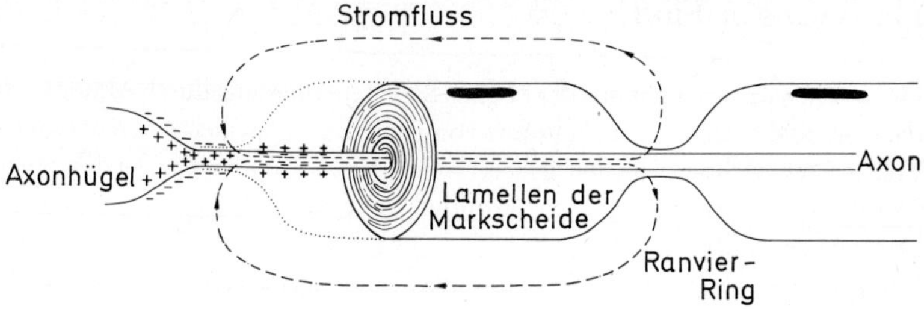

Abb. 3. Stromverlauf bei fortgeleitetem Aktionspotential im bemarkten Axon (s. Text)

Der periphere Nerv ist ein Kabelstrang aus dünnen (0,2–3 μ) unmyelinisierten und dicken (1–15 μ) myelinisierten Fasern unterschiedlicher Leitungsgeschwindigkeit (0,5–120 m/sec) und Leitungsrichtung. Der Nervenfortsatz, das Axon, enthält zahlreiche Mikrotubuli, Mikrofilamente, Mitochondrien und ein endoplasmatisches Reticulum. Unmyelinisierte Axone liegen in Invaginationen einer SCHWANNschen Zelle, wobei eine SCHWANNsche Zelle bis über 10 Axonen aufnehmen kann. Die bemarkten Axonen sind von einer konzentrisch laminierten Markscheide umgeben, die durch mehrere Umhüllungen mit der SCHWANNschen Zellmembran entsteht, was elektronenmikroskopisch an periodischen Verdichtungen alle 150–180 Å erkennbar ist (Abb. 3). Die Zahl der Lamellen nimmt mit dem Axonumfang zu. Zwischen 2 SCHWANNschen Zellen liegt jeweils ein RANVIERscher Schnürring, eine komplexe Struktur, in deren Bereich die Markscheide unterbrochen und das Axon nur durch fingerähnliche Fortsätze der benachbarten SCHWANNschen Zellen geschützt ist. Auch die Internodallänge, d.h. die Abstände zwischen zwei RANVIERschen Schnürringen, vergrößert sich mit zunehmendem Axondurchmesser. Sie beträgt ~ 0,5–1,5 mm. Da der Membranwiderstand im Bereich der RANVIERschen Schnürringe kleiner ist als im stark isolierten Internodium, kommt es bei der Fortleitung eines Aktionspotentials nur dort zu einem zur Depolarisation genügenden Stromaustritt. Das Aktionspotential wird daher am RANVIER-Ring jeweils nach Art eines Zwischenverstärkers neu generiert und die Signalleitung dadurch saltatorisch. Die Vergrößerung der Internodalabstände bei dickeren Fasern trägt zusätzlich zum verminderten Innenwiderstand zur schnelleren Leitung bei. Für die zentralen Axonen gilt grundsätzlich das gleiche. Ihre Bemarkung übernimmt anstelle der SCHWANNschen Zelle die Oligodendroglia. Defekte der Markscheide ohne Axonschädigung verlangsamen die Leitungsgeschwindigkeit. Axonale Läsionen verursachen eine Leitungsunterbrechung.

IV. Axonaler Fluß

Die Axonen dienen nicht nur der raschen Signalübermittlung durch Aktionspotentiale. Sie sind auch für den Transport von Proteinen, Enzymen und Vorstufen der Transmitter wichtig, was über einen raschen (etwa 400 mm/Tag) und langsamen (etwa 3 mm/Tag) anterograden Axonfluß vom Soma in die Peripherie erfolgt. Daneben ist auch ein retrograder Fluß (ungefähr 200 mm/Tag) nachgewiesen. Energetik und Mechanik dieses Transportes sind ungeklärt. Auch die transportierten Substanzen sind größtenteils noch unbekannt. Sie scheinen jedoch eine trophische Funktion zu besitzen und gelangen zum Teil durch die terminale Membran in die postsynaptische Zelle. Bis heute spielen die Phänomene des axonalen Flusses in der klinischen Pathophysiologie noch keine Rolle. Flußänderungen wurden zwar sowohl bei toxisch ausgelösten Neuropathien wie bei spinalen Atrophien tierexperimentell nachgewiesen. Ihr Ausmaß war jedoch so gering, daß ihnen keine pathogenetische Bedeutung zugemessen wurde.

V. Signalübertragung

Die Synaptologie wurde dank Elektronenmikroskopie, intracellulärer Registrierung der Synapsenpotentiale, mikroelektrophoretischer Injektion möglicher Transmittersubstanzen und biochemischer Analyse im Ultrazentrifugat trennbarer Synapsen und ihrer Substrukturen zu einem Focus der Hirnforschung. Morphologisch wurden axo-somatische, axo-dendritische, dendro-dendritische und axo-axonale Synapsen beschrieben. Neurophysiologisch wurden depolarisierend-erregende und hyperpolarisierend-hemmende Synapsenpotentiale nachgewiesen und iontophoretisch Transmittersubstanzen identifiziert. Der Transmitter ist wahrscheinlich in den kleinen Bläschen der präsynaptischen Axonendigungen verpackt, die bei excitatorischen Synapsen rund, bei inhibitorischen oval sind. Inhibitorische Synapsen überwiegen am Zellsoma, excitatorische an den Dendriten. Bei der Excitation wird nach Freisetzung des Transmitters in den Synapsenspalt durch eine Reaktion des Transmitters mit Receptoren der postsynaptischen Membran die Permeabilität für Na^+, bei inhibitorischen Synapsen die für K^+ und Cl^- erhöht (Abb. 1 u. 2). Excitatorische Synapsen führen dadurch zu einer De-, inhibitorische zu einer Hyperpolarisation der postsynaptischen Membran. Die Synapsenpotentiale steigen steil binnen 1 msec auf wenige mV an. Ihre Abklingzeit (= Zeitkonstante) ist mit 5–20 msec und mehr erheblich länger, was eine zeitliche Summation ermöglicht. Räumliche Summation entsteht durch Aktivierung benachbarter Synapsen. Die Wirksamkeit einer Synapse hängt von ihrer Lage im somadendritischen Bereich ab. Somaferne Synapsen verursachen durch den hohen Innenwiderstand in feinen Dendritenästen nur geringe Membranpotentialverschiebungen in Somanähe. Sie modulieren aber die Erregungsbereitschaft und sind vermutlich auf Grund ihrer großen Zahl für statistische Operationen geeignet. Zusätzlich besitzen

Synapsen Gleichrichterfunktionen, da sie mit Ausnahme der beim Menschen noch ungesicherten elektrischen und möglicherweise auch dendrito-dendritischen Synapsen nur orthodrom passierbar sind.

Als gesicherte Transmittersubstanz gilt Acetylcholin an der Endplatte des Muskels und an einigen Zellen des Zentralnervensystems (RENSHAW-Zellen). Wahrscheinlich ist auch Glutamat ein excitatorischer Transmitter, während δ-Aminobuttersäure (Gaba) in der Großhirnrinde und in den Kleinhirnkernen und Glycin im Rückenmark inhibitorisch wirken sollen. Daneben wurde auch eine Reihe von Catecholaminen als Transmittersubstanz wahrscheinlich gemacht (Dopamin, Serotonin, Noradrenalin).

Im Vergleich zu ihrer physiologischen Bedeutung spielen Synapsenerkrankungen bis heute eine relativ geringe Rolle. Lediglich an der Endplatte (*Myasthenie, Botulismus*) und im nigro-striären dopaminergen System beim M. PARKINSON lassen sich Funktionsstörungen im Synapsenbereich lokalisieren. Außerdem werden eine Reihe durch Psychopharmaka induzierte Syndrome (Reserpin-Parkinsonoid durch Entleerung der präsynaptischen Reservoirs für Dopamin, Phenothiazin-Parkinsonoid durch Blockierung der Dopaminreceptoren) auf Störungen der synaptischen Übertragung zurückgeführt. In der Psychiatrie werden daher zunehmend Verhaltensstörungen mit einer Unter- oder Überbilanz an Transmittoren und damit synaptisch erklärt. Dabei scheinen die fluorescenzmikroskopisch nachgewiesenen dopaminergen, serotonergen und noradrenergen Systeme von Bedeutung zu sein. Sie gehen von Neuronen im Hirnstamm aus und versorgen in feinen Netzen die ganze Hemisphäre und, wie das noradrenerge System, auch das Cerebellum und absteigend das Spinalmark. Über die Synapsen werden auch metabolische Veränderungen, z.B. der Aminosäurensynthese im nachgeschalteten Neuron, beeinflußt. Es ist daher anzunehmen, daß die Synapse nicht nur Schalter-, sondern auch trophische Funktionen hat. Die bei massivem Synapsenuntergang an einer Zelle auftretende transsynaptische Degeneration kann dadurch erklärt werden.

VI. Signalverarbeitung

Die normale Hirnfunktion setzt voraus, daß die Signalverarbeitung in geregelter Weise erfolgt, d.h. daß die Bilanz zwischen Hemmung und Erregung ausgeglichen ist. Wird die Erregung nicht mehr ausreichend kontrolliert, so kann es zu einer ungeordneten Erregungsausbreitung und damit zu einem cerebralen Anfall (s. S. 393) kommen. Bleibt die Erregungsverarbeitung geordnet, spielt sie sich aber gleichsam spontan, ohne Zuordnung zur neuronalen Aktivität anderer Hirnregionen oder zum sensorischen Eingang ab, so sind psychotische Zustände möglich. Da synaptische Interaktionen nur im somadendritischen Bereich eines Neurons möglich sind, erfolgt die Erregungsverarbeitung stets an den Neuronen der grauen Substanz. Nur dort stehen inhibitorische Interneuronen für die Wechselwirkung zwischen Erregung und Hemmung zur Verfügung. Durch diese Interaktion werden logische Operationen möglich. Hierzu sind am gleichen Neuron mehrere Verknüpfungsmodi realisiert, die je nach Art der Eingangserregung die Fortleitung oder Annullierung der Signale bestimmen. Projektionen in entferntere Kerne sind mit wenigen Ausnahmen excitatorisch.

VII. Motoneuron, Muskelspindel, Muskelkontraktion, Eigenreflex

Das Motoneuron und die von ihm versorgten Muskelfasern werden als pheriher-motorische Einheit bezeichnet (Abb. 4, 11a). Der Innervationsquotient, d.h. die Zahl der von einem α-Motoneuron versorgten Muskelfasern, variiert von 1 : 6 bei den fein regulierbaren Augenmuskeln, bis über 1 : 2000 bei großen stammnahen, nur grob regulierten Muskeln. Die Muskelfasern einer motorischen Einheit sind nicht gebündelt, sondern liegen durchmischt mit Fasern anderer Einheiten über einem größeren Querschnittsbereich verstreut. Elektrophysiologisch und histochemisch lassen sich zwei verschiedene Muskelfasertypen (Typ I und II) differenzieren (Abb. 4). Fasern des gleichen Typs werden alle von einer Vorderhornzelle versorgt. Die Typ-I-Muskelfasern besitzen eine hohe mitochondriale Enzymaktivität und eine niedere Phosphorylase-Aktivität. Sie arbeiten mit relativ niederen Frequenzen, erreichen schon bei etwa 10/sec bis zu 50% der maximalen Spannung, zeigen eine langsame Kontraktionszeit (30–45 msec) und sind bei längerer Belastung relativ ermüdungsresistent. Typ-II-Muskelfasern besitzen eine geringe mitochondriale

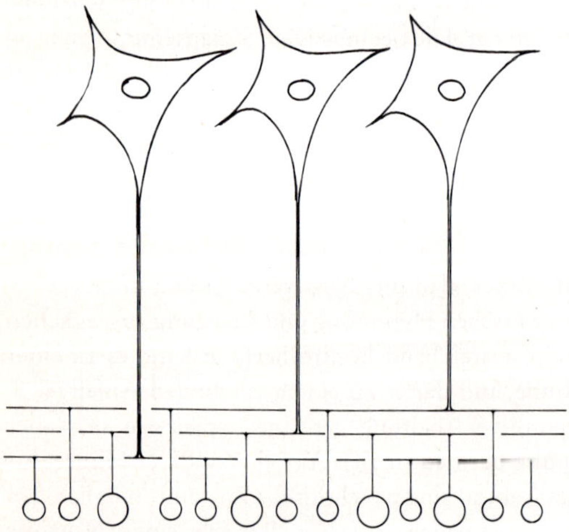

Abb. 4. 3 motorische Einheiten = 3 Motoneuronen mit zugehörigen Muskelfasern vom Typ I (o) und II (O)

Enzymaktivität und einen hohen Phosphorylasegehalt und meist einen etwas größeren Durchmesser. Ihre Kontraktionszeit liegt zwischen 15 und 25 msec. Ihre Aktivierung erfolgt meist durch intermittierende frequente Erregungssalven. Die Rekrutierungsschwelle der Vorderhornzellen ist von ihrer Größe abhängig. Kleine α-Motoneuronen werden leichter aktiviert als große.
Die intakte Muskelfunktion benötigt Kontrolle. Entsprechend ist die Muskulatur auch sensibel gut versorgt mit spezifischen Receptororganen (Muskelspindeln, GOLGI-Organe) und freien Nervenendigungen. Die Muskelspindeln sind den Muskelfasern parallel geschaltete Dehnungsreceptoren. Sie enthalten 2 verschiedene intrafusale Muskelfasertypen: Dickere und längere „nuclear bag" und dünne „nuclear chain"-Fasern, die über kleine γ-Motoneuronen aktiviert werden und die Empfindlichkeit der Muskelspindel und ihre Längenanpassung für dynamische und statische Dehnung regeln (fusimotorisches System) (*Abb. 5*). Auch afferent verfügt die Muskelspindel über zwei verschiedene Systeme. Die rasch leitenden lA-Fasern der primären Endigungen wirken monosynaptisch excitatorisch auf die α-Motoneuronen des gleichen und synergistischer Muskeln und hemmend über Interneuronen auf die Antagonisten. Die sekundären Spindelafferenzen sind langsamere Nervenfasern der Gruppe II, die nur über Interneuronen die Motoneuronen erreichen. Zusätzlich projizieren ascendierende Collaterale der Muskelspindeln über die Hinterstränge in die sensomotorische Rinde und über die spinocerebellären Bahnen ins Cerebellum. Beide Spindelafferenzen werden durch Dehnung aktiviert. Die primären Endigungen reagieren mit niederer Schwelle während der dynamischen Phase der Dehnung. Die sekundären Endigungen mit höherer Schwelle arbeiten kontinuierlich auch während der anhaltenden statischen Dehnungsperiode als Längenanzeiger. Die GOLGI-Organe liegen in den Sehnen, sind also in Serie geschaltete Spannungsmesser. Sie haben meist eine wesentlich höhere Schwelle und hemmen über 1B-Fasern und Interneuronen den homonymen Muskel bei starker Spannung (autogenetische Hemmung).

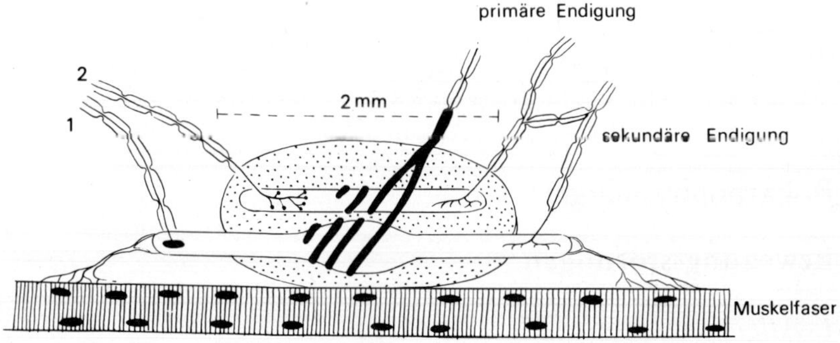

Abb. 5. Muskelspindel. Primäre und sekundäre Endigungen sind afferent. 1 und 2 sind Endigungen von γ-Motoneuronen an intrafusalen Muskelfasern (nuclear bag- und nuclear chain-Fasern) zur Einstellung des Arbeitsbereiches durch Längenanpassung

Die Muskelkontraktion durch Verkürzung der Sarkomere erfolgt durch ein Hineinziehen der Actin- in die Myosinfilamente (Abb. 6). Sie wird über die elektromechanische Koppelung eingeleitet, wenn das über die Muskelfasermembran wandernde Aktionspotential an den Öffnungen der transversalen Tubuli eine Depolarisation des tubulären Systems verursacht. Dadurch werden wahrscheinlich elektrotonisch aus dem sarkoplasmatischen Reticulum Ca^{++}-Ionen freigesetzt. Das Ca^{++} soll über eine Blockierung des Troponin die kontraktilen Proteine aktivieren. Die Erschlaffung wird durch Rückresorption des Ca^{++} in das sarkoplasmatische Reticulum und Aufbrechen der Actin-Myosinbindung eingeleitet (Abb. 6).

Rasche Dehnung der Muskelspindel durch Beklopfen der Sehne führt über eine synchrone Aktivierung der primären Endigungen zu einer ebenfalls synchronisierten Erregung der α-Motoneuronen. Die Erregung der α-Motoneuronen löst eine Muskelzuckung aus, die als Reflex bezeichnet wird. Die primären Endigungen der Muskelspindeln, ihre zugeordneten 1A-Fasern und die α-Motoneuronen sind also das Substrat des *Eigenreflexes.* Jede Läsion auf dem Wege Muskelspindel–Hinterhorn–Vorderhornzelle–motorisches Axon–Endplatte führt zu einer Eigenreflexabschwächung.

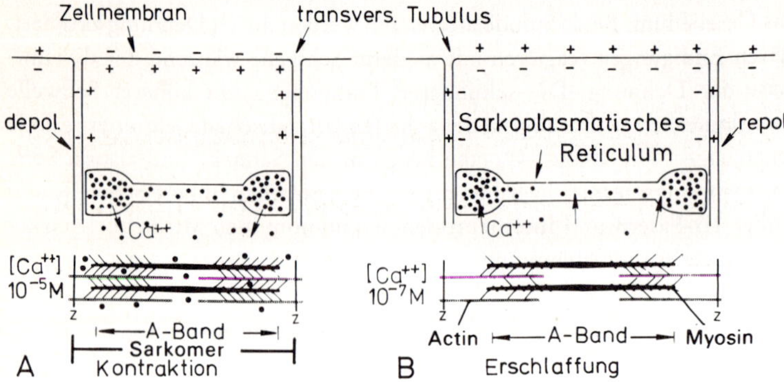

Abb. 6. Elektromechanische Koppelung (nach R. F. SCHMIDT, 1974) (s. Text)

B. Pathophysiologie

Bewegungsstörungen

I. Allgemein-motorisches Konzept

Voraussetzung jeder Willkürbewegung ist die Projektion einer räumlich und zeitlich geordneten Signalfolge von den Pyramidenzellen der motorischen Rinde über die Vorderhornzellen zum Muskel. Motorische Rindenzellen für die gleiche Bewegung sind kolonienartig in Zellsäulen zusammengefaßt, über die α- und γ-Motoneuronen gleichzeitig aktiviert werden. Der Signaltransfer von der Rinde zum Motoneuronen hat aber bereits eine Vorgeschichte. Schon ~ 700 msec vor einer Bewegung läßt sich über frontalen und parietalen Rindenregionen der Aufbau eines insgesamt negativen „Bereitschaftspotentials" erkennen, das in den letzten 100 msec vor der Bewegung sein Maximum erreicht. Bewegungen werden also lange vorbereitet. Dies ist notwendig, da gleichzeit mit oder schon vor der eigentlichen Bewegungsausführung automatisch Signale zur Körperstabilisierung induziert werden müssen. Jede Bewegung wird willentlich lediglich zielorientiert ausgelöst. Die gleiche Zielorientierung erfordert daher je nach motorischer Ausgangslage unterschiedliche Aktivierungsprogramme. Die Programmierung erfolgt auf Grund extero- und proprioceptiver Meldungen über die aktuelle motorische Gesamtsituation im frontalen und parietalen Cortex und den Stammganglien. Der Bewegungsablauf selbst wird fortlaufend durch das Cerebellum kontrolliert. Sowohl Stammganglien wie Cerebellum projizieren hauptsächlich über den ventro-lateralen Thalamuskern in die motorische Rinde (Area 4 und 6). Letztere wird dadurch zum gemeinsamen motorischen Ausgang, in dem nicht nur die Resultate der Signalverarbeitung der übrigen Rindenareale, sondern auch die der Stammganglien und des Cerebellums integriert werden (Abb. 13). Bewegungsstörungen können daher auftreten:

1. bei Störungen der Kontraktionsfähigkeit des Muskels
2. bei Überleitungsdefekten der Endplatte
3. bei nucleärer oder peripherer Schädigung des Motoneurons (nucleäre und periphere Paresen)
4. bei Leitungsunterbrechungen der cortico-spinalen Verbindungen (supranucleäre Paresen)
5. bei Läsionen im Stammganglienbereich („extrapyramidale" Hyper- und Hypokinesen)
6. bei Ausfall der cerebellären Kontrollfunktion (Störung der Muskelsynergien, Ataxie)
7. bei Unterbrechung der proprioceptiven Afferenz in Nerven oder Rückenmark (periphere und spinale Ataxie)
8. bei corticalen Ausfällen außerhalb der motorischen Rinde mit Programmierungsstörungen für Handlungsabläufe (Apraxie)
9. bei unkontrollierter Erregungsausbreitung in der motorischen Rinde (focale Epilepsie)

II. Neuromuskuläre Erkrankungen

Die unter 1–3 genannten motorischen Störungen werden als neuromuskuläre Erkrankungen zusammengefaßt. Pathophysiologisch kann bei diesen Erkrankungen der Muskel, die Endplatte, der periphere Nerv oder die Vorderhornzelle betroffen sein. Reine Vorderhornparesen werden im Unterschied zu peripheren als nucleäre Paresen bezeichnet.

1. Myopathien

Als Myopathien werden eine Reihe ätiologisch unterschiedlicher Erkrankungen mit Muskelschwäche ohne Zeichen einer Nervenbeteiligung zusammengefaßt. Myopathien sind zu erwarten:

1. bei Defekten der kontraktilen Substanz,
2. bei Störung der elektromechanischen Koppelung,
3. bei Energiestoffwechselstörungen,
4. bei Veränderungen der Membranpermeabilität.

Defekte der kontraktilen Substanz mit zunehmendem Muskelabbau und möglicherweise auch Membrandefekten können den *hereditären progressiven Muskeldystrophien* zu Grunde liegen. Ebenso ist bei manchen *congenitalen benignen Myopathien* (z.B. Central Core-Erkrankung) eine Störung des Kontraktionsmechanismus denkbar. Ausfälle im Bereich der elektromechanischen Koppelung wurden bisher nur vereinzelt als Relaxationsstörungen durch verzögerte Rückresorption des Ca^{++} beschrieben. Metabolisch verursachte Myopathien sind congenitale Erkrankungen mit mitochondrialen Anlagestörungen, Carnitindefizienzen, endokrine Myopathien bei Thyreotoxikosen, Hypoparathyreoidismus sowie Nebennierenüber- und -unterfunktion und Enzymdefekte der Glyko- und Glykogenolyse. Veränderungen der Permeabilität der Muskelfasermembran werden für die paroxysmalen *hyper-, normo-* und *hypokaliämischen Lähmungen* verantwortlich gemacht. Für die hyperkaliämische, oft mit einer Kältemyotonie assoziierten Lähmung wird eine metabolisch bedingte Störung des K^+-Transportes diskutiert. Sie ist durch Belastung und Insulin auslösbar und zeigt nach Belastung vor Auftreten der Lähmung ein starkes Absinken der Glucose im Blut. Bei *entzündlichen Myopathien* (Myositiden) werden die Muskelfasern offenbar zunächst durch interstitielle Infiltrationen funktionsunfähig und schließlich nekrotisch. Außerdem wurde bei akuten Polymyositiden die Freisetzung von toxischen Substanzen aus den Lymphocyten beschrieben. Die Aktivität des Muskelabbaus ist an der Erhöhung der Creatin-Phosphokinase (CPK) erkennbar.
Elektromyographisch kommt es bei primären Muskelerkrankungen zu einer Verkleinerung und Verkürzung, häufig auch zu einer Polyphasie der Aktionspotentiale. Dies wird durch den Ausfall einzelner Fasern innerhalb einer motorischen Einheit erklärt. Außerdem spielt dabei die Verkleinerung des Membranpotentials infolge Verminderung des intracellulären K^+ in noch funktionierenden, aber schon geschädigten Fasern eine Rolle (Abb. 7). Die Interferenz, d.h. die Überlagerung der Aktionspotentiale mehrerer motorischer Einheiten, ist bei nicht zu fortgeschrittenen Prozessen erhalten. Bei entzündlichen Myositiden können durch Läsionen

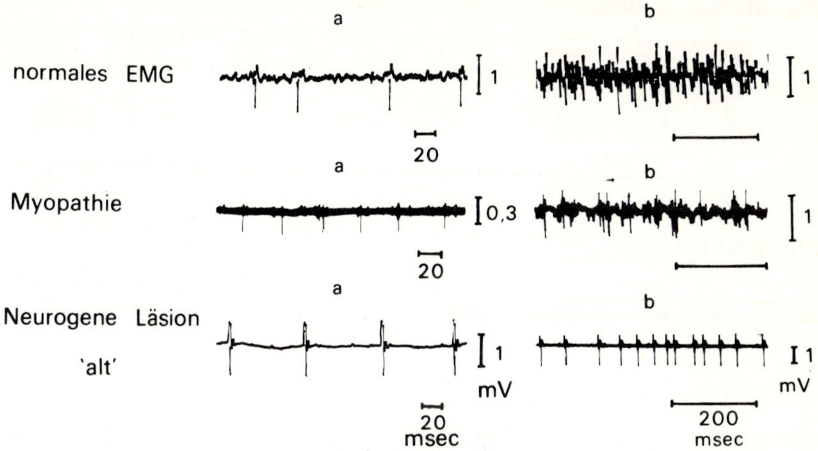

Abb. 7. Aktionspotentiale einzelner motorischer Einheiten bei geringer (a) und starker (b) Willkürinnervation. Verkleinerte und verkürzte Aktionspotentiale bei Myopathie. Fehlende Interferenz bei starker Innervation nach alter neurogener Läsion (b). Vergrößerte und verlängerte Potentiale nach neurogenen Läsionen

motorischer Fasern kurz vor der Endplatte im Muskel selbst zusätzlich „neurogene" Zeichen (filbrilläre Potentiale), seltener auch große verlängerte Aktionspotentiale (s. S. 354) auftreten. Fibrilläre Potentiale findet man ferner als Folge von Regenerationsphänomenen bei beginnenden Muskeldystrophien und bei Muskelfaserspaltung (Abb. 12)

Myotonien sind dadurch charakterisiert, daß elektrisch, mechanisch oder durch Willkürinnervation ausgelöste Kontraktionen unkontrolliert andauern (*Myotonia congenita, dystrophische Myotonie*) (Abb. 8). Das EMG zeigt dabei charakteristisch repetierende Potentialfolgen mit an- und abschwellender Amplitude und hoher Frequenz (bis > 50/sec). Die myotonen Potentialschauer sind durch jede Nadelbewegung auszulösen. Sie werden auf repetierende Entladungen einzelner Fasergruppen infolge einer Membranübererregbarkeit durch verminderte Cl^--Permeabilität zurückgeführt. Bei der congenitalen Myotonie ist die grobe Kraft nicht reduziert. Das EMG bei Relaxationsstörungen infolge verzögerter Ca^{++}-Rückresorption und bei Kontrakturen infolge Phosphorylasemangel (McArdle-Syndrom) ist elektrisch stumm.

2. Neuromuskuläre Übertragungsstörungen

Myasthenia gravis: Für die Myasthenie ist die Verminderung der neuromuskulären Übertragungssicherheit charakteristisch. Sie zeigt sich durch eine rasche Verminderung des elektromyographischen Summenpotentials bei repetitiver supramaximaler elektrischer Reizung (Abb. 8). Bei fortgesetzter Reizung kann sich der

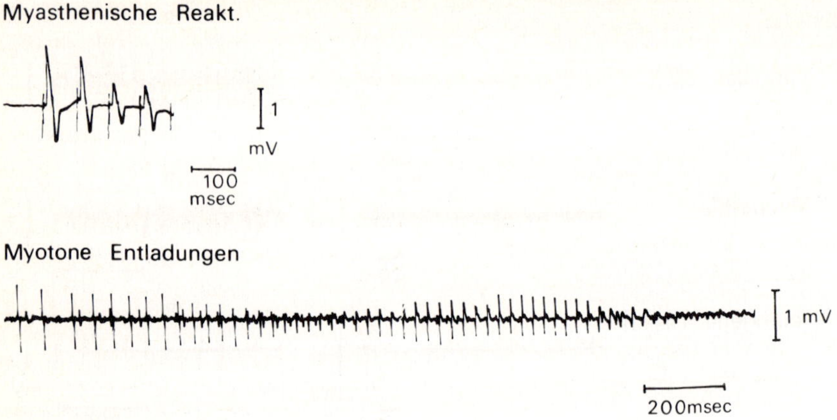

Abb. 8. Amplitudenabnahme des über Hautelektroden registrierten Summenpotentials bei repetierender elektrischer Reizung des Muskelnerven bei Myasthenie. Nadelregistrierung myotoner Entladungsschauer

anfängliche Amplitudenabfall erholen und bei höheren Reizfrequenzen eine posttetanische Bahnung auftreten. Bei anhaltender Reizung folgt der Bahnung jedoch ein längerer Potentialabfall (posttetanische Erschöpfung). Die posttetanische Erschöpfung ist wahrscheinlich das elektrophysiologische Äquivalent der vorzeitigen Ermüdung des myasthenischen Muskels.
Registriert man mit feinen Nadelelektroden beim Gesunden die Aktionspotentiale einzelner Muskelfasern eines Motoneurons, so sind bei gleichzeitigem Abgriff von 2 oder mehreren Potentialen der gleichen motorischen Einheit die Entladungen nicht absolut synchronisiert. Sie streuen vielmehr über 5–50 μsec. Diese Streuung, der „jitter", nimmt bei Störungen der Endplattenfunktion und der Leitung in der distalen motorischen Endstrecke zu. Der „jitter" ist daher bei Myasthenien erhöht.

Mechanismus der myasthenischen Störung: Aus thermischen Gründen werden auch ohne Nervensignal fortwährend kleine Mengen von Acetylcholin an der präsynaptischen Endplattenmembran freigesetzt. Wegen der geringen Transmittermenge verursachen sie lediglich Miniatur-Endplatten-Potentiale ohne fortgeleitetes Aktionspotential. Die Amplituden der Miniaturpotentiale sind gequantet, d.h. entweder gleich groß oder um ein ganzzahliges Vielfaches größer. Es wird daher angenommen, daß das Acetylcholin in kleinen Paketen freigesetzt wird, die dem Inhalt eines oder mehrerer Synapsenbläschen entsprechen.
Untersuchungen am excidierten Intercostalmuskel von Myasthenikern haben gezeigt, daß die Frequenz der Miniatur-Endplatten-Potentiale unverändert, ihre Amplitude aber erheblich reduziert ist. Entsprechend hat auch das postsynaptische Potential auf elektrischen Reiz eine wesentlich geringere Amplitude als normal. Um

zu entscheiden, ob die verkleinerte Amplitude auf einem Receptordefekt der postsynaptischen Membran oder einer verminderten Freisetzung von Transmitter beruht, wurde iontophoretisch Acetylcholin in die Endplattenregion myasthenischer Muskeln injiziert. Dabei war keine vermindert Acetylcholin-Empfindlichkeit nachzuweisen, was gegen einen Receptordefekt spricht. Durch Hemicholin, das die Acetylcholinsynthese blockiert, kann am gesunden Muskel dagegen eine myasthenische Reaktion reproduziert werden. Die Masthenie wird daher auf eine präsynaptische Störung zurückgeführt (Abb. 9). Es ist aber offen, ob die Acetylcholinsynthese oder die Verpackung des Acetylcholins in den Synapsenbläschen defekt ist.

Mit dieser Vorstellung ist die elektronenoptisch nachgewiesene Veränderung des postsynaptischen Faltenapparates bei Myasthenien nicht erklärt. Ebenso bleibt unklar, weshalb Lymphocyten von Myasthenikern in vitro durch Zugabe von Acetylcholinreceptoren transformiert werden. Der myasthenische Mechanismus ist daher trotz ausgedehnter experimenteller Untersuchungen immer noch nicht befriedigend bekannt. Auch die pathogenetische Bedeutung der durch Immunofluorescenz an den I-Bändern des Skeletmuskels nach Zusatz von Myasthenier-Serum nachgewiesenen Antikörper ist umstritten. Muskelantikörper kommen bei etwa 30% der Myasthenien ohne und bei 95% der Myasthenien mit Thymom vor. Die Erkrankung selbst soll durch ein im Thymus produziertes Antigen verursacht werden, was die Wirksamkeit einer frühen Thymektomie und Corticoidbehandlung neben der klassischen Therapie mit Cholinesterasehemmern erklärt. Werden Cholinesterasehemmer zu hoch dosiert, so kann es durch Dauerdepolarisation der postsynaptischen Endplattenmembran zur cholinergischen Krise mit den Zeichen einer Acetylcholinintoxikation (enge Pupillen, Schwitzen, Diarrhoe und Magendarmkämpfe) und allgemeiner Muskelschwäche wie bei der myasthenischen Krise kommen. Cholinergische Symptome und, wenn erforderlich, kurz wirksame Cholinesterasehemmer (Tensilon i. v.) unter kontrollierten Bedingungen (Möglichkeit zur artefiziellen Beatmung) erlauben die Differenzierung.

Symptomatische Myasthenien: Übertragungsstörungen an der Endplatte kommen nicht nur bei der Myasthenia gravis, sondern auch *symptomatisch* bei Vorderhornzell- und peripheren Nervenerkrankungen vor. Beim Botulismus wird durch das Toxin des Clostridium botulinum die Übertragung cholinergischer Nervenendigungen blockiert. Intracelluläre Registrierungen an Muskel-Nerv-Präparationen haben gezeigt, daß das Toxin die Freisetzung von Acetylcholin erschwert. Im Gegensatz zur Myasthenie sind die einzelnen Endplattenpotentiale von normaler Größe (Abb. 9). Die Receptoren an der postsynaptischen Membran scheinen daher ebenso wie die Acetylcholinsynthese und die Füllung der Synapsenbläschen unverändert.

Das *pseudomyasthenische Syndrom* ist eine relativ seltene Erkrankung, die häufig mit kleinzelligen Bronchialcarcinomen, gelegentlich aber auch mit anderen Carcinomen zusammen vorkommt. Sie ist durch eine anhaltende Muskelschwäche

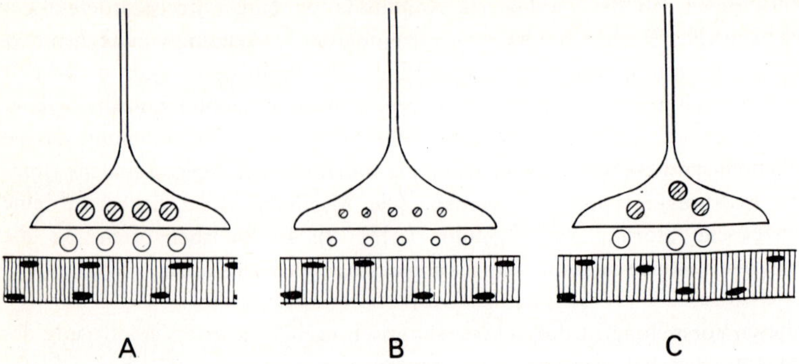

Abb. 9. Transmitterfreisetzung an der Endplatte. A = normal, B = Myasthenie, C = Botulismus (s. Text)

charakterisiert. Umgekehrt wie bei der Myasthenie zeigt das auf einmalige Reizung verkleinerte Summenpotential im Elektromyogramm auf repetierende Reizung von 10/sec und mehr einen Amplitudenzuwachs. Der Zuwachs wird auf eine posttetanische Potenzierung zurückgeführt, die eine defekte Acetylcholinfreisetzung kompensieren soll.

3. Ausfall des peripheren motorischen Neurons

Gehen Vorderhornzellen und damit ihre zugehörigen Axonen und Endplatten zu Grunde, so kommt es zu einer Atrophie der Muskelfasern, die in den Typ-II-Fasern schneller abläuft. Grundsätzlich der gleiche Vorgang spielt sich auch bei Unterbrechung des motorischen Axons nach Auftreten der WALLERschen Degeneration ab. Klinisch ist jeder Ausfall im Bereich des Motoneurons mit einer schlaffen Parese und bei Auftreten einer Endplattendegeneration mit Muskelatrophie korreliert (*spinale Muskelatrophie, amyotrophe Lateralsklerose, Poliomyelitis, Neuropathien*) (Abb. 10, Abb. 11 C).

Bleibt der Ausfall auf wenige Motoneuronen beschränkt, so bilden sich an den Endverzweigungen benachbarter gesunder Axonen Sprossen, die die Innervation der denervierten Fasern übernehmen (Abb. 11 B). Die neuinnervierten Fasern passen ihre metabolische Charakteristik der versorgenden Zelle an, was bioptisch an einer Typen-Gruppierung erkennbar und ein guter Indikator für eine neurogene Denervation ist (Abb. 11 B).

Elektromyographisch zeigt sich diese Gruppierung durch eine Zunahme der Amplitude und Abnahme der Interferenz der Aktionspotentiale (Abb. 7). Bei der üblichen Nadelableitung wird nicht das Aktionspotential einer Muskelfaser, sondern das Summationspotential mehrerer benachbarter Fasern einer motorischen Einheit registriert. Da es durch Sprossung zu einer Vergrößerung der motorischen Einheit und damit des Potentialangebotes an der Nadelspitze kommt, ist die

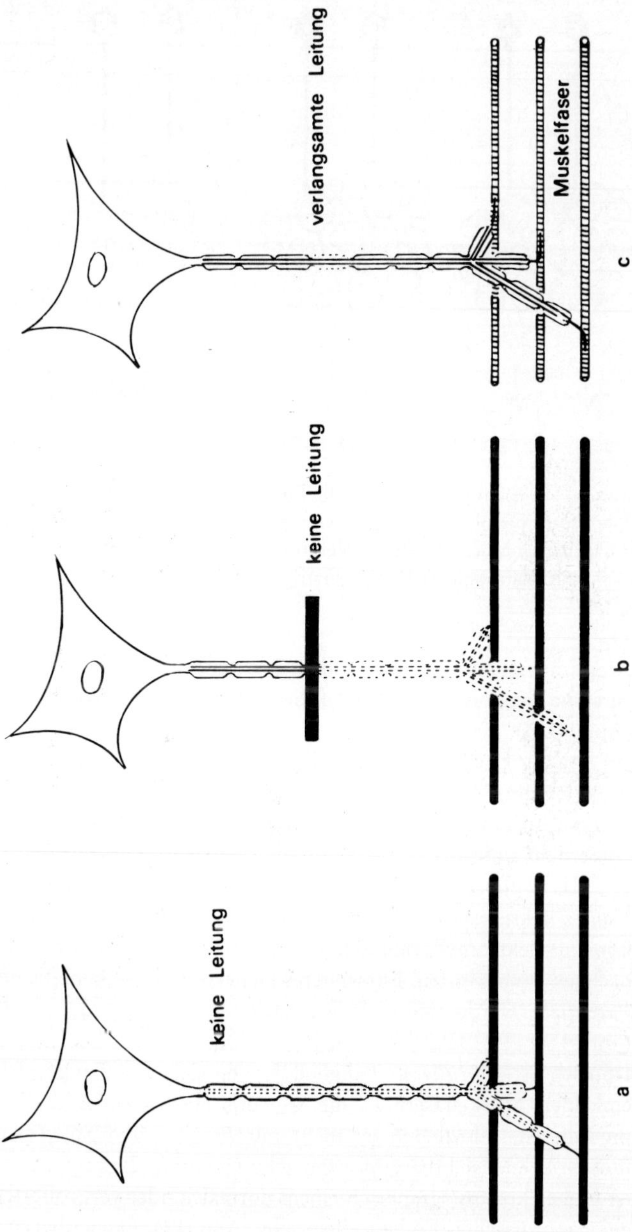

Abb. 10. Axonale (a) und WALLERsche Degeneration (b) mit Muskelfaseratrophie (schwarz). Segmentale Demyelinisation (c) mit verlangsamter Leitung, aber unveränderten Endplatten und Muskelfasern

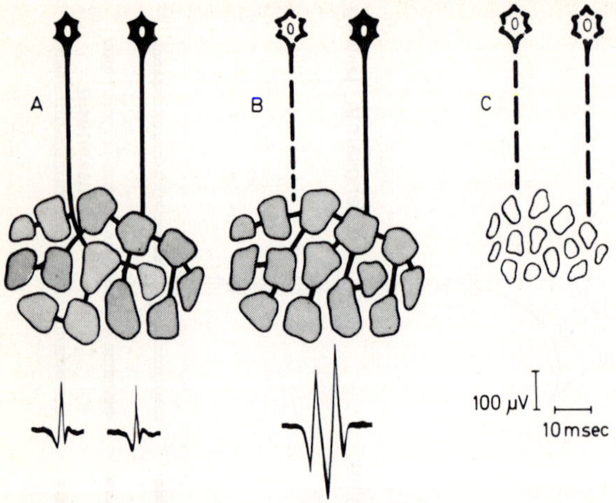

Abb. 11. A = 2 normale motorische Einheiten mit Aktionspotential
B = Durch periphere Axonsprossen vergrößerte motorische Einheit nach Degeneration des benachbarten Motoneurons mit Vergrößerung und Polyphasie des Aktionspotentials
C = Muskelatrophie nach Degeneration beider Motoneuronen

Amplitudenzunahme verständlich. Zusätzlich sind diese Aktionspotentiale verlängert und oft polyphasisch, weil die Leitung in den Axonsprossen verlangsamt ist (Abb. 11 B).

Bei intakter Endplatte besitzt lediglich der subsynaptische Bereich der Muskelfaser Acetylcholin-Receptoren. Nach Denervation und Untergang der Endplatte breitet sich die Acetylcholin-Empfindlichkeit über die gesamte Muskelfasermembran aus. Außerdem sinkt das Ruhemembranpotential ab. Diese beiden Faktoren begünstigen das Auftreten spontaner, sogenannter *fibrillärer Potentiale*, d.h. isolierter kleiner Aktionspotentiale einzelner Muskelfasern mit Kontraktionseffekt. Sie können elektromyographisch bei neurogenen Denervationen (Abb. 12) immer nachgewiesen werden. Ein weiteres Denervationszeichen, die unipolaren *positiven Potentiale*, werden auf nicht fortgeleitete lokale Faserdepolarisationen zurückgeführt.

Klinisch ist *Fibrillieren* lediglich im Bereich der Zunge sichtbar, da dort die einzelnen Muskelfasern in die Subcutis einstrahlen und die Zungenoberfläche modulieren. Fibrillieren ist nicht mit *Fasciculieren* zu verwechseln, das durch umschriebene, sichtbare Muskelzuckungen ohne Bewegungseffekt charakterisiert ist und elektromyographisch einem normalen oder vergrößerten Aktionspotential einer motorischen Einheit entspricht (Abb. 12). Fasciculieren tritt bevorzugt bei Erkrankungen im Motoneuronenbereich (amyotrophe Lateralsklerose) auf, kommt gelegentlich aber auch bei peripheren Neuropathien vor. Seine Pathogenese ist noch nicht eindeutig geklärt. Vermutlich sind die erkrankten Vorderhornzellen nicht

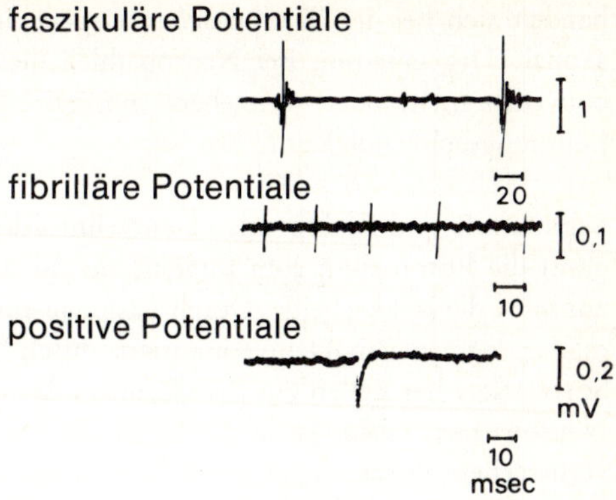

Abb. 12. Spontane Denervationspotentiale bei akuter neurogener Läsion in Ruhe

mehr in der Lage, ihr Membranpotential ausreichend zu stabilisieren, so daß die geringste synaptische Anregung zur Auslösung fortgeleiteter Entladungen genügt. Entsprechend kann man sich vorstellen, daß in der Peripherie an erkrankten Neuronen nach Zerstörung der Markscheide spontane Depolarisationen mit fortgeleiteten Aktionspotentialen auftreten. Fehlen Muskelatrophien oder zusätzliche *Denervationszeichen* (fibrilläre und positive Potentiale) im EMG, so handelt es sich um benignes Fasciculieren, ein Phänomen ungeklärter Ätiologie ohne pathologische Bedeutung.

Die meisten rein motorischen Erkrankungen des peripheren Nerven sind vom parenchymatösen Typ, d.h. Folge einer primären Vorderhornzellschädigung. Sie zeigen zunächst eine axonale Degeneration und erst sekundär eine Beteiligung der Markscheide.

4. Neuropathien

Axonale Degeneration: Neuropathie ist ein ätiologisch neutraler Sammelbegriff für Funktionsstörungen peripher Nerven. Je nach Angriffspunkt einer Nervenschädigung unterscheidet man zwischen *parenchymatösen* und *interstitiellen Neuropathien.* Bei *parenchymatösen Neuropathien* kommt es infolge einer primären Zellschädigung zu einer Degeneration des Axons, weshalb sie auch als *axonale Neuropathien* bezeichnet werden. Neuropathien dieser Art sind in der Regel durch Ausfall ganz bestimmter Zellpopulationen, z.B. der Motoneuronen bei spinalen Atrophien oder der Spinalganglienzellen bei *Herpes zoster* oder hereditären sensorischen Radiculopathien charakterisiert. Wenn sich die Axonschädigung im distalen Bereich zuerst manifestiert, spricht man von dying back-Neuropathien. Wird der periphere Nerv durchtrennt oder auf andere Art lokal geschädigt, so wird der anschließende Zerfall des Axons als WALLER*sche Degeneration* bezeichnet. Es handelt sich bei der WALLERschen *Degeneration* also formal ebenfalls um eine axonale Degeneration. Bei Neuropathien dieser Art leitet das betroffene Axon entweder nicht oder weitgehend normal ohne wesentliche Veränderung der Leitungsgeschwindigkeit (Abb. 10).

Segmentale und fleckförmige Demyelinisation: Bei *interstitiellen Neuropathien* greift die Erkrankung vom Interstitium auf die Nervenfasern über und schädigt zunächst die Markscheide. Durch Läsionen einzelner SCHWANNscher Zellen kann es zur segmentalen Demyelinisation, durch Schädigung mehrerer benachbarter SCHWANNscher Zellen zur fleckförmigen Demyelinisation kommen. Interstitielle Neuropathien schädigen in der Regel alle Faserpopulationen unterschiedslos. Sie verursachen entsprechend gemischt motorisch-sensible und autonome Ausfälle. Zur segmentalen Demyelinisation kommt es bei der *Diphtherie-Neuropathie*, beim GUILLAIN-BARRÉ-*Syndrom*, bei *Periarteriitis nodosa* und einer Reihe degenerativer Neuropathien. Fleckförmige Demyelinisationen kommen bei Druckschädigungen, z.B. *Carpaltunnelsyndrom, rheumatische Facialislähmung*, bei *Amyloid* und *Lepra* vor.

Bei primären Erkrankungen der Markscheide mit erst sekundärer Beteiligung des Axons ist die *Leitungsgeschwindigkeit* stets vermindert. An lokal durch Diphtherie-Toxin demyelinisierten Vorderwurzeln wurde experimentell wahrscheinlich gemacht, daß die Leitungsverlangsamung durch eine Verlängerung der internodalen Leitungszeit infolge einer Erhöhung der Membrankapazität und Verminderung des internodalen Membranwiderstandes entsteht. Bei interstitiellen Polyneuropathien mit Beteiligung nur der wurzelnahen proximalen Strecke kann die periphere motorische und sensible Leitungsgeschwindigkeit normal sein. In diesem Falle läßt sich elektromyographisch eine proximale Leitungsverzögerung durch Messung der Latenz der F-Welle nachweisen. Die Physiologie der F-Welle, die bei peripherer Nervenreizung nach der direkten Muskelreaktion registrierbar ist, ist noch umstritten. Man nimmt an, daß sie durch eine antidrome Erregung in den Vorderhornzellen selbst ausgelöst wird.

Anhaltende Demyelinisation führt zur axonalen Schädigung. Umgekehrt wirkt sich eine axonale Degeneration sekundär auf die Markscheide aus. Eine strenge Trennung der beiden Neuropathieformen ist daher histologisch häufig nicht mehr möglich. Tritt bei einer Myelinschädigung zusätzlich eine *axonale Degeneration* auf, so wird die Prognose entscheidend verändert. Solange eine Druck- oder sonstige Schädigung nur zu einer *axonalen Blockierung*, d.h. zu einer Leitungsunterbrechung ohne Axonzerstörung und ohne Denervation des Muskels führt, ist mit einer völligen Wiederherstellung zu rechnen. Tritt eine axonale Degeneration hinzu, so wird die Erholungszeit automatisch durch die Auswachsstrecke und Auswachsgeschwindigkeit (1–2 mm/Tag) bestimmt und damit stark verlängert. Die Auswachsgeschwindigkeit sensibler Nerven kann durch das HOFFMANN-TINELsche Klopfzeichen kontrolliert werden. Leichtes Beklopfen der Endkolben auswachsender Nervenfasern führt zu Dysaesthesien im Versorgungsbereich des lädierten Nerven. Unter Berücksichtigung der Zeit ergibt sich aus der Distalverschiebung der Region, von der aus Mißempfindungen auslösbar sind, die Auswachsgeschwindigkeit.

Elektromyographisch lassen sich axonaler Block und sekundär axonale Degeneration durch Fehlen oder Auftreten von Denervationszeichen (fibrilläre und positive Potentiale) nachweisen. Dies ist für die Beurteilung der Prognose entscheidend. Nicht nur die von der Auswachsstrecke abhängige Dauer der Reinnervationsphase, sondern auch die Reinnervationschance ist auf Grund des Denervationsgrades abzuschätzen. Umschriebene Druckschädigungen geringeren Grades führen zu fleckförmiger Demyelinisierung mit lokaler Verminderung der Leitungsgeschwindigkeit, was für die Lokalisation von Einklemmungsneuropathien ausgenutzt wird (Carpal-, Tarsal-, *Pronator teres-Syndrom* u.a.).

Ausfälle der motorischen Nerven entsprechen denen des Motoneurons. Die bei Neuropathien häufig gleichzeitige Beeinträchtigung der sensiblen Fasern kann durch Blockierung proprioceptiver Signale zusätzlich zu koordinativen Störungen, d.h. peripheren Ataxien, führen.

Mechanische und chemische Empfindlichkeit der Nerven: Druckschädigungen mit axonaler Blockierung wurden häufig als einfache Hypoxiefolge interpretiert. Dies gilt jedoch nur, wenn sich der Nerv nach Entlastung rasch binnen Stunden wieder erholt. Länger über Tage und Wochen anhaltende axonale Blockierungen ohne Auftreten von Denervationszeichen scheinen durch mechanisch bedingte Invaginationen der RANVIERschen Schnürringe verursacht zu werden, deren Restitution Zeit benötigt. Dabei bleibt der axonale Fluß intakt, weshalb es zu keiner axonalen Degeneration kommt.

Bei Druckschädigungen werden dickere Fasern stärker geschädigt als dünne. Dies wird mit dem LAPLACEschen Gesetz erklärt, nach dem die Wandspannung (t) in einem Zylinder nicht nur vom Druckunterschied zwischen innen und außen $(\frac{Pi}{Pa})$, sondern auch vom Zylinderradius (r) abhängt $(t = \Delta p \cdot r)$. Bei gleichem mechanischem Druck ist danach die Membranbelastung dicker Fasern im Vergleich zu dünnen Fasern bis über 12 × größer. Dünne Fasern sind auf chemische Einflüsse empfindlicher als dicke, weshalb bei Lokalanaesthesie die Leitung in den dünneren Schmerzfasern vor der der dickeren Fasern für die Oberflächenempfindung unterbrochen wird. Man führt dies auf die bei dünnen Fasern verminderte oder fehlende Bemarkung und das ungünstigere Verhältnis zwischen Oberfläche und Axoninhalt zurück.

III. Supranucleäre Paresen

Als supranucleär werden im Unterschied zu nucleär alle Lähmungen bezeichnet, die durch Läsionen vor den Kernen der motorischen Endstrecke, d.h. vor den Motoneuronen der Medulla oblongata und des Vorderhornes, bedingt sind. Sie werden überwiegend durch Unterbrechung des Tractus cortico-spinalis verursacht.

1. Anatomie und Physiologie

Der Tractus cortico-spinalis (Tractus pyramidalis) ist die direkte und wichtigste Verbindung zwischen Hirnrinde und Rückenmark (Abb. 13) für die rasche Willkürmotorik. In ihm verlaufen etwa 40% Fasern aus der Parietalregion, 30% aus dem frontalen Areal und etwa 30% aus der motorischen Rinde der Area 4 (Gyrus praecentralis) und der Area 6. Er enthält beim Menschen etwa 1 Mio. Fasern. Nur ~10% sind größer als 5 μ und nur ~3% stammen von den großen Pyramidenzellen der motorischen Rinde. Die rasch leitenden dickeren Fasern erreichen excitatorisch α- und γ-Motoneuronen, der distalen Handmuskeln, monosynaptisch, die übrigen Motoneuronen meist über Interneuronen. Fasern des Tractus cortico-spinalis enden aber auch in sensiblen Relay-Stationen (Trigeminus- und Hinterstrangkerne, Hinterhorn), sowie in der Substantia reticularis des Hirnstammes. Außerdem projizieren Collaterale über die Ponskerne zum Kleinhirn. Der Trakt hat daher nicht nur motorische, sondern auch sensible Kontrollfunktionen.

Registrierungen der Aktivität einzelner Pyramidenzellen beim Affen haben gezeigt, daß ihre Entladungsfrequenz die Kraft bestimmter Muskelbewegungen kontrolliert. Pyramidenzellen mit gleicher motorischer Kontrollfunktion liegen, wie Reizversuche über Mikroelektroden ergeben haben, in säulenartigen Kolonien senkrecht zur Cortexoberfläche. Sie erhalten sensible Afferenzen aus der Haut und

Abb. 13. Motorisches System. Die Hauptausgänge der Stammganglien und des Cerebellum ► treffen sich im VL des Thalamus und projizieren von dort zur motorischen Rinde. Die Signale der motorischen Rinde erreichen gekreuzt die Motoneuronen der Hirnnerven und des Vorderhornes und über die Vorderwurzeln (VW) den Muskel. Zusätzlich beeinflussen sie die Formatio reticularis, über die Ponskerne das Cerebellum sowie Hinterstrang und Hinterhornkerne

CS = Corpus striatum (Nucleus caudatus und Putamen)
HW = Hinterwurzel
HSK = Hinterstrangkerne
LM = Lemniscus medialis
MS 1 = Motorisch-sensorische Rinde 1
NR = Nucleus ruber
NS = Nucleus subthalamicus
P = Pallidum
SM 1 = Senso-motorische Rinde 1
SN = Substantia nigra
TCS = Tractus cortio-spinalis
TRS = Tractus reticulo-spinalis
TSC = Tractus spino-cerebellaris
TSP = Tractus spino-thalamicus
VL = Nucleus ventro-lateralis
VP = Nucleus ventralis posterior
VW = Vorderwurzel

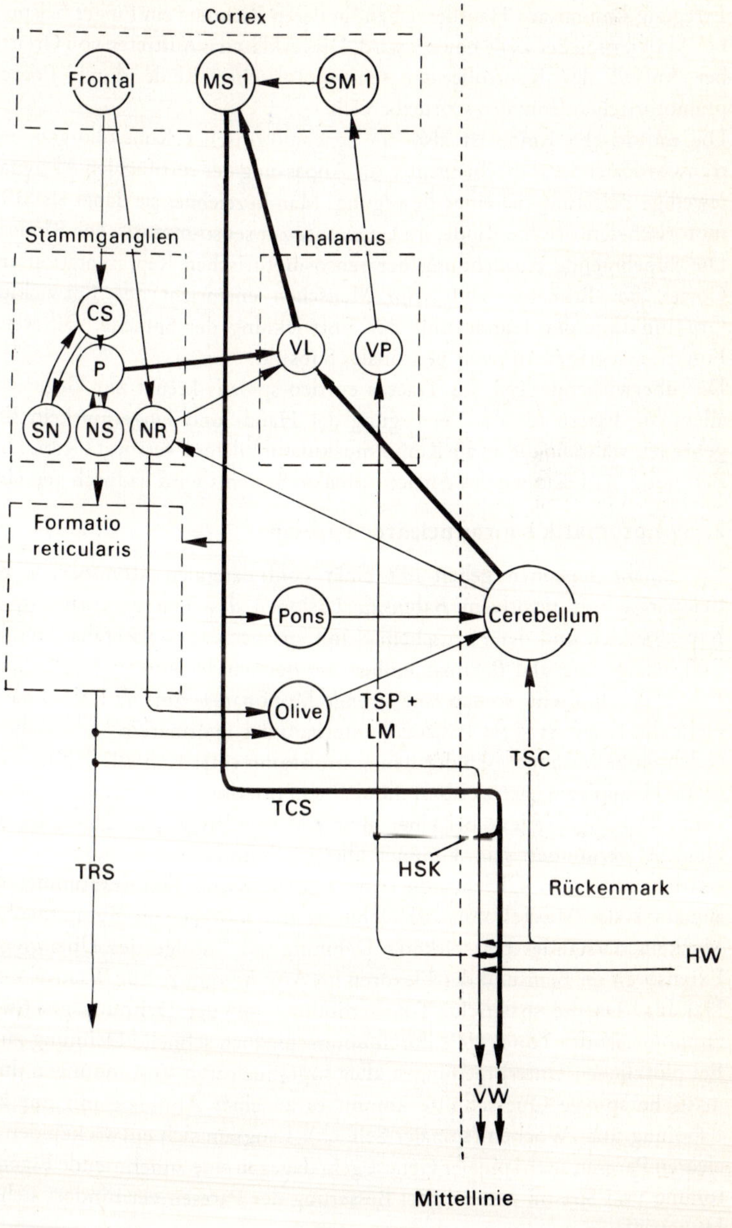

Cortex
Frontal
MS 1
SM 1
Stammganglien
Thalamus
CS
P
SN
NS
NR
VL
VP
Formatio reticularis
Pons
Cerebellum
Olive
TSP +
LM
TSC
TCS
HSK
TRS
Rückenmark
HW
VW
Mittellinie

den primären und sekundären Muskelspindelendigungen der von ihnen versorgten Muskeln, wahrscheinlich über die Area 3 im Gyrus postcentralis. Die afferente Erregung kommt aus Hautbereichen, in deren Richtung ein Finger beispielsweise bei Aktivierung der Zelle bewegt wird. Dies erklärt das Auftreten von Greifreflexen bei Ausfall der Kontrolle der sensomotorischen Rinde durch Prozesse im prämotorischen frontalen Cortexbereich.

Die motorische Rinde ist also ein sensomotorisches Kontrollorgan, eine Art transcorticaler Servomechanismus zur Anpassung der cortifugalen Aktivität an die jeweilige Belastung bei einer Bewegung. Man bezeichnet sie daher als MS-1, d.h. motorisch-sensorische Rinde, im Gegensatz zur senso-motorischen Rinde (SM-1).

Die zunehmende Ausdehnung der senso-motorischen Repräsentationsareale im Cortex bei Primaten und beim Menschen entspricht der Entwicklung der Greiffunktion der Hände und der Entwicklung der Sprache. Differenziertere Funktionen erfordern mehr neuronales Substrat.

Der überwiegende Teil des Tractus cortico-spinalis kreuzt zur Gegenseite. Vor allem die Fasern für die Versorgung der Hand- und Fingermuskeln sind total gekreuzt, während die axiale Rumpfmuskulatur bilateral versorgt bleibt. Die distale Betonung bei Läsionen des cortico-spinalen Systems wird dadurch verständlich.

2. Symptomatik supranucleärer Paresen

Cortexnahe Läsionen gehen mit einer contralateralen Monoparese, bei einer Beinparese mit positivem *Babinski,* Läsionen des Tractus cortico-spinalis im Kapselbereich und der Hirnschenkel mit spastisch contralateralen Hemiparesen, Reflexsteigerung und *Babinski* einher. Im Bereich der inneren Kapsel werden die Fasern durchmischt, so daß eine strenge Monoparese dort und distal davon nicht mehr die Regel ist. Erst Läsionen unterhalb des Halsmarkes verursachen wieder gleichseitige Monoparesen der Beine. Im Beginn einer Kapselläsion ist häufig eine totale Hemiplegie nachweisbar, die sich von proximal nach distal langsam erholen kann. Die Eigenreflexe bei einer akut eintretenden Kapsel-Hemiplegie können zunächst vermindert sein, kommen aber rasch im Laufe von Stunden zurück und werden gesteigert. Gleichzeitig tritt eine spastische Tonuserhöhung, d.h. eine Zunahme des Muskeltonus bei Dehnung mit plötzlichem Zusammenbruch des Muskelwiderstandes bei stärkerer Dehnung auf. Infolge des Überwiegends der Extensoren im Bein und der Flexoren im Arm kommt es zur WERNICKE-MANN-Haltung. Da die spastische Tonuserhöhung mit der Dehnungsgeschwindigkeit zunimmt, ist der Tonus stets durch unterschiedlich schnelle Dehnung zu prüfen.

Bei plötzlichen Unterbrechungen aller supranucleären Verbindungen durch traumatische spinale Querschnitte kommt es zu einer Areflexie mit nur langsamer Erholung über Wochen (spinaler Schock). Langsam sich entwickelnden supranucleären Paresen auch spinaler Genese geht dagegen eine zunehmende Eigenreflexbetonung und Spastik parallel. Bei Besserung der Paresen vermindert sich auch die Hyperreflexie.

Vermehrte Eigenreflexerregbarkeit mit Spastik sind Kompensationsmechanismen

und ermöglichen erst, ein spastisch-paretisches Bein als passive Stütze beim Gehen zu benützen. Hemiplegiker vor der Entwicklung der Spastik sind gangunfähig.
Im Gegensatz zu den Eigenreflexen sind Fremdreflexe (Bauchhautreflexe, Cremaster-, Cornealreflex) bei supranucleären Läsionen vermindert. Da die Reflexzeit zu kurz ist, um die Reflexbahn über eine Projektion bis zur Rinde zu erklären, ist anzunehmen, daß die polysynaptischen Reflexe descendierend gebahnt werden. Verminderung der descendierenden Kontrolle durch Ausfall cortico-spinaler Bahnen führt ferner durch Enthemmung der segmentalen Motorik zu Automatismen, die durch periphere Reize aktiviert werden können. Synergistische Mitbewegungen in paretischen Gliedern bei Hemisparesen sind durch ungenügende Hemmung phylogenetisch alter Stell- und Bewegungsreflexe zu erklären.
Die Interpretation von motorischen Stellungs- und Tonusveränderungen bei schweren Hemisphären- und Hirnstammschädigungen (*apallisches Syndrom* oder *akinetischer Mutismus*) ist bis heute nicht eindeutig. Nach Tierversuchen aktivieren rubro-spinale Verbindungen vor allem die Beuger-, vestibulo-spinale die Strecker-Motoneuronen monosynaptisch. Legt man diese Erfahrungen zu Grunde, so ist bei oberhalb des N.ruber gelegenen Querschnittssyndromen durch Ausfall inhibitorischer Kontrollen für beide Kernbereiche ein Überwiegen der Beuger an den Armen, der Strecker an den Beinen zu erwarten. Läsionen unterhalb des N.ruber, aber oberhalb des N.vestibularis lateralis sollten durch Enthemmung nur des Tractus vestibulo-spinalis und Unterbrechung der rubro-spinalen Verbindung zur Extension sowohl der Arme wie der Beine führen. Bei diesen Läsionen ist in der Regel eine Disinhibition der Stellreflexe nachzuweisen.

3. Pathophysiologie supranucleärer Paresen

Das entscheidende negative Symptom einer Unterbrechung der cortico-spinalen Verbindung, die Lähmung, ist durch den Ausfall der excitatorischen Erregung für die Vorderhornzellen erklärbar. Spastische Tonuserhöhung und Eigenreflexsteigerung sind als positive Symptome damit jedoch nicht verständlich. Da der elektrisch ausgelöste H-Reflex bei Spastikern gebahnt ist, liegt eine vermehrte Erregbarkeit der α-Motoneuronen vor. Gleichzeitig wird aber durch isolierte Ausschaltung der Muskelspindelafferenz durch Procain die Spastik vermindert, was zusätzlich eine gesteigerte Aktivität auch des fusimotorischen γ-Systems anzeigt. Reflexbetonung und Spastik sind daher auf eine vermehrte Erregbarkeit sowohl der α- wie der γ-Motoneuronen zurückzuführen. Dabei scheinen vor allem die dynamischen Spindelafferenzen gesteigert erregbar zu sein.
Tierexperimentell wurde nachgewiesen, daß durch elektrische Reizung der medialen Formatio retricularis der Medulla über reticulo-spinale Verbindungen der Eigenreflex gehemmt, bei Stimulation lateraler Anteile der Formatio reticularis gebahnt werden kann. Außerdem wurde ein corticaler Bahnungseffekt auf die inhibitorische reticulo-spinale Verbindung festgestellt. Es ist daher anzunehmen, daß die rasche Entwicklung von Spastik und Reflexbetonung nach hohen Läsionen

durch Unterbrechung cortico-reticulo-spinaler Fasern zu den inhibitorischen segmentalen Interneuronen zustande kommt. Die verzögerte Ausbildung von Spastik und Reflexbetonung nach spinalem Schock ist damit aber nicht erklärt. Sie wird auf eine Umorganisation der segmentalen synaptischen Verbindungen zurückgeführt. Denn experimentell wurde auch gezeigt, daß nach hoher spinaler Durchtrennung durch Degeneration descendierender Bahnen Synapsenplätze frei und von Sprossen segmentaler Afferenzen übernommen werden. Damit wird auch segmental eine gesteigerte Reflexerregbarkeit unterstützt und die späte Entwicklung der Spastik und Reflexbetonung verständlich. Denn Degeneration und Sprossung benötigen Zeit.

Das eindeutigste Zeichen einer rein cortico-spinalen „pyramidalen" Läsion, der BABINSKI-Reflex (Dorsalflexion der Großzehe und leichte Flexion und Fächern der Zehen II–V bei Reizung des lateralen Fußrandes (S_1)) ist wahrscheinlich durch die Entkoppelung einer segmentalen Muskelsynergie zu interpretieren. *Muskelcloni* sind unspezifische Zeichen einer vermehrten Erregbarkeit des dynamischen fusimotorischen Systems. Durch ruckartiges Dehnen wird eine synchrone Muskelspindelerregung und damit ein Eigenreflex ausgelöst, dessen Kontraktion die Muskelspindelaktivität unterbricht. Bei anhaltendem Druck wird über eine neue Dehnung dieser Mechanismus unterhalten, was klinisch als Clonus in Erscheinung tritt.

Zentrale Hemiparesen werden häufig noch als Pyramidenbahnsyndrom beschrieben. Die Durchtrennung der Pyramiden allein im Bereich der Medulla verursacht aber nur eine distal betonte Parese mit positivem Babinski, eventuell leichter Eigenreflexsteigerung, ohne Fremdreflexminderung und spastische Tonuserhöhung. Umgekehrt können spastische Tonuserhöhungen mit Paresen ohne Babinski auftreten. Die Bezeichnung *supranucleärer Parese* ist daher zutreffender, da sie keine falsche Interpretation impliziert.

Die häufige Kombination von Reflexbetonung, Babinski und Tonuserhöhung ist dadurch bedingt, daß der cortico-spinale Trakt bis zum Mesencephalon von cortico-reticulären Fasern begleitet wird, die in Hirnstammkernen und in der Formatio reticularis enden und von dort über reticulo-spinale Verbindungen die segmentale Motorik modulieren. Die reticulo-spinalen Verbindungen sind auch bei spinalen Läsionen neben den direkten cortico-spinalen Fasern meist mitbetroffen, was die starke Spastik bei spinalen Querschnitten verständlich macht.

IV. Stammganglienläsionen

1. Anatomie und Physiologie

Anatomisch werden nur die zwischen Hirnrinde und Diencephalon liegenden Kerne des Corpus striatum (Caudatum und Putamen) und Pallidum als Stamm- oder Basalganglien bezeichnet. Funktionell sind aber auch die Nn.subthalamicus und ruber, die Substantia nigra, die Formatio reticularis und Teile des Thalamus dazu zu rechnen (Abb. 14). Sie entsprechen dem extrapyramidalen System der früheren Terminologie.

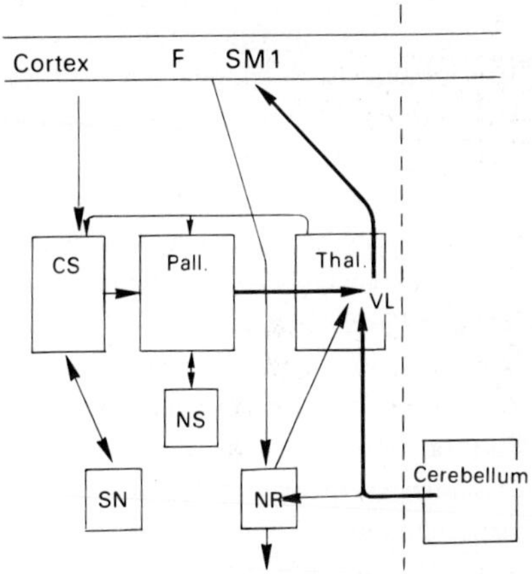

Abb. 14. Stammganglienverbindungen
CS = Corpus striatum (Nucleus caudatus und Putamen)
F = Frontaler Cortex
NR = Nucleus ruber
NS = Nucleus subthalamicus
Pall. = Pallidum
SN = Substantia nigra
SM 1 = Senso-motorische Rinde 1
Thal. = Thalamus
VL = Nucleus ventro-lateralis

Die Basalganglien werden afferent aus dem Cortex über das Corpus striatum (= N. caudatum und Putamen) excitatorisch versorgt. Das Corpus striatum projiziert inhibitorisch auf das Pallidum und das Pallidum excitatorisch zum N. ventrolateralis ant. des Thalamus, wo es zu einer Konvergenz mit cerebellären Verbindungen vor der gemeinsamen Projektion zur motorischen Rinde (Area 4 und 6) kommt. Intralaminäre Thalamuskerne projizieren zum Caudatum und Pallidum zurück. Innerhalb der Stammganglien selbst bestehen intensive reziproke Verbindungen zwischen Striatum und Pallidum, Striatum und Substantia nigra sowie Pallidum und Nucleus subthalamicus. Der N. ruber nimmt connectiv eine Sonderstellung ein, da er direkt mit der Rinde und mit dem Cerebellum verbunden ist. Sein kleinzelliger Anteil projiziert zum ventro-lateralen Thalamus und zur unteren Olive, sein großzelliger Anteil monosynaptisch zu den contralateralen Motoneuronen der Flexoren. Er erreicht außerdem über inhibitorische Interneuronen die Extensormotoneuronen. Der Tractus rubro-spinalis wird damit zu einem Antagonisten des Tractus vestibulo-spinalis lateralis aus dem N. vestibularis lateralis, der die Extensormotoneuronen aktiviert und die der Flexoren hemmt. Über weitere descendierende Verbindungen (Tractus tecto-spinalis, Tractus olivo-spinalis u. a.) ist auch tierexperimentell bisher nur wenig bekannt. Man weiß lediglich aus Läsionsexperimenten am Affen, daß der laterale reticulo-spinale Komplex die distale Extremitätenmuskulatur, der mediale die rumpfnahen statischen Muskeln kontrolliert. Die zusätzlichen descendierenden Kontrollsysteme werden trotz ihrer bis heute geringen klinischen Wertigkeit hier erwähnt, da sie den vielen Modifikationen der motorischen supranucleären Syndrome mit hochgradigen Lähmungen ohne Spastik, mehr rigorartigen Tonuserhöhungen ohne Babinski oder hochgradigen Hypokinesen ohne Paresen zu Grunde liegen können.

Der Hauptausgang der Stammganglien ist die Projektion über den ventrolateralen Thalamus zur motorischen Rindenregion. Die Stammganglien sind damit ein dem Tractus cortico-spinalis vorgeschaltetes motorisches System. Störungen der Signalverarbeitung im Stammganglienbereich wirken sich daher vorwiegend über den Tractus cortico-spinalis auf die Motorik aus. Dies wird zur Behandlung von Tremor und Rigor durch stereotaktische Unterbrechung der efferenten Verbindungen (Thalamotomie, Pallidotomie) ausgenützt.

Im Gegensatz zum Cerebellum, das während Bewegungen korrigierend interveniert, scheinen die Basalganglien vor allem die Haltemotorik zu kontrollieren. Entsprechend kommt es bei Läsionen in ihrem Bereich zu Veränderungen der Körper- und Extremitätenstellung mit auch in Ruhe auftretenden Dyskinesien. Weder morphologisch noch physiologisch liegen genügend Daten vor, um die Funktionscharakteristik des Systems eindeutig zu beschreiben. Angesichts der extremen reziproken Vermaschung ihrer verschiedenen Strukturen ist dies verständlich und auch zu erwarten, daß ähnliche Symptome bei Läsionen unterschiedlicher Lokalisation vokommen können. Da die Basalganglien Afferenzen aus dem gesamten Cortex erhalten, ist anzunehmen, daß sie über den jeweiligen Ist-Zustand der Motorik ebenso informiert sind wie über intendierte Bewegungsabläufe. Man kann sich daher vorstellen, daß sie entscheidend an der Vorbereitung der motorischen Schablonen für Bewegungen beteiligt sind und die Haltefunktionen auf die zu erwartenden Veränderungen vorbereiten.

2. Symptomatologie und Pathophysiologie

Läsionen im Bereich der basalen Ganglien verursachen charakteristische unkontrollierte Bewegungsstörungen. Die normalerweise balancierte Aktivität der Motorik ist stets gestört und wirkt durch unkontrollierbare Spontanerregungen verzerrt. Dabei treten positive Symptome, wie Athetosen, dystone und choreatische *Hyperkinesen,* Tremor und Rigor sowie als Ausfallssymptom Hypokinesen auf. *Athetosen* sind langsame abnorme Stellungsveränderungen, vor allem der distalen Extremitätenmuskulatur. Rumpfnahe langsame Innervationsstörungen mit Verdrehung um die Körperachse werden als *Dystonien* bezeichnet. Schnelle blitzartige Bewegungen wechselnder Lokalisation sind Kennzeichen der *Chorea* oder, in Form ausfahrender Schleuderbewegungen des Armes aus der Schulter heraus, des *Ballismus.* Der Stammganglien-*Tremor* ist mittelfrequent. Er verschwindet im Schlaf oder bei völliger Entspannung, tritt aber schon bei Halteinnervation geringster Art in Erscheinung und wird bei geringer Ausprägung durch Intentionsbewegungen im Gegensatz zum cerebellären Tremor vermindert. *Myoklonien,* d.h. unkontrollierte Zuckungen einzelner Muskeln oder Muskelgruppen, werden bei Stammganglienläsionen ebenfalls beobachtet, kommen aber auch bei Läsionen anderer Lokalisation vor. Im Gegensatz zur Spastik ist die Tonuserhöhung bei Stammganglienschädigungen, der *Rigor*, durch stärkere Dehnung nicht zu blockieren. Sie paßt sich plastisch jeder Bewegung an. Bei rascher Dehnung spürt man in der Regel ruckartig wechselnden Widerstand (Zahnradphänomen), was auch bei Fehlen eines manifesten Tremors durch eine Synchronisierung der Vorderhornzellaktivität bei latenter Tremortendenz verursacht ist. Die *Hypokinese* ist durch Bewegungsverarmung bis zur völligen Erstarrung trotz fehlender Lähmung charakterisiert. Alle Stammgangliensymptome werden emotional gebahnt.

Das häufigste Stammgangliensyndrom ist der Morbus PARKINSON. Er ist durch Tremor, Rigor und Hypokinese gekennzeichnet, kann aber auch ohne Tremor nur mit Rigor und Hypokinese, selten auch mit Hypokinese allein vorkommen. Man fand bei Parkinsonkranken den normalerweise hohen Dopamingehalt in der Substantia nigra und im Striatum erniedrigt und die großen pigmentierten Zellen der Substantia nigra atrophiert. Da mittels Fluorescenzmethoden das Dopamin in den nigrostriären Verbindungen bis in die präsynaptischen Endigungen nachgewiesen werden konnte, wird die Dopaminverarmung und damit der Morbus PARKINSON auf einen Ausfall der großen Pigmentzellen der Substantia nigra zurückgeführt. Auch die Konzentration von Acetylcholin und die Aktivität von Acetylcholinesterase und Cholinacetylase sind im Striatum hoch. Das Acetylcholin ist ein erregender Transmitter, während experimentelle Untersuchungen Dopamin als inhibitorischen Transmitter wahrscheinlich machen. Die Dopaminverminderung im Striatum von Parkinsonpatienten bedingt daher ein Mißverhältnis zwischen Excitation und Inhibition. Dies erklärt, weshalb sowohl Anticholinergica, wie der metabolische Vorläufer von Dopamin, 3,4-Dihydroxyphenylalanin (DOPA), Parkinsonsymptome bessern. Ebenso wird verständlich, daß Medikamente, welche, wie Phenothiazine oder Butyrophenone, die postsynaptischen Dopaminreceptoren kompetitiv blockieren oder, wie Reserpin, die präsynaptischen Dopaminspeicher entleeren, reversible PARKINSONsymptome verursachen. Dopa beeinflußt dabei die Hypokinese, die als Ausfallsymptom stereotaktisch nicht gebessert werden kann, am deutlichsten.

Die Überdosierung von Dopa führt umgekehrt zu Dyskinesien und aktiviert Athetosen. Medikamente, die Dopamin blockieren (Phenothiazine, Reserpin etc.), können entsprechend Hyperkinesen bessern. Die Chorea wurde auf ein Dopaminüberwiegen im Corpus striatum zurückgeführt, wo morphologisch bei der Chorea HUNTINGTON degenerative Zellveränderungen zu finden sind. Die pathophysiologischen und morphologischen Grundlagen der Dystonien sind noch unbekannt. Für den *Ballismus* ist meist eine Läsion im contralateralen N.subthalamicus verantwortlich. Sie soll sich über einen Ausfall der Signale zum Pallidum auswirken. Ballismus kann ebenso wie Rigor und Tremor durch zusätzliche stereotaktische Läsionen im Pallidum oder ventrolateralen Thalamus gebessert werden.

Die Interpretation der extrapyramidalen Bewegungsstörungen ist bis heute unbefriedigend. Dem Rigor liegt eine tonische Daueraktivität vor allem kleiner α-Motoneuronen zu Grunde. Er wird durch isolierte Ausschaltung der γ-Motoneuronen durch Procain gebessert. Da außerdem die afferente Muskelspindel-Aktivität bei Einzelfaserableitungen von PARKINSON-Kranken gegenüber Normalpersonen sowohl in Ruhe wie bei anhaltender Dehnung gesteigert ist, wird er auf eine Bahnung der tonischen Dehnungsreflexe und damit der statischen Dehnungsreceptoren zurückgeführt. Wie diese Bahnung zustande kommt, ist noch offen. Der Tremor soll durch Blockierung der γ-Efferenz für die Muskelspindel oder Ausschaltung der Hinterwurzeln nicht beeinflußt werden. Es ist auch hier unklar, ob er durch Ausfall descendierender Kontrollen segmental entsteht oder durch thalamische Schrittmacher gesteuert wird. Tremorkorrelierte Neuronen wurden anläßlich stereotaktischer Operationen im Thalamus festgestellt. Es ist aber unentschieden, ob diese Neuronen als Schrittmacher wirken oder lediglich durch proprioceptive Signale über den Tremor afferent synchronisiert werden. Chorea, Athetose und Dystonie sind ebenfalls pathophysiologisch ungeklärt. Die Hypokinese wird durch Ausfall excitatorischer Impulse auf den motorischen Cortex, von manchen Autoren auch durch Ausfall der Hemmungen der inhibitorischen RENSHAW-Zellen bei Beginn einer Bewegung erklärt. Hierdurch ließen sich vor allem die oft massiven Startstörungen verständlich machen.

V. Kleinhirnläsionen

1. Anatomie und Physiologie

Stammganglienläsionen machen sich schon in Ruhe bemerkbar. Kleinhirnstörungen werden dagegen erst bei Halte- und Bewegungsinnervation manifest. Das Kleingehirn greift daher regulierend in die Bewegungsausführung ein. Stark vereinfacht: Der Cortex fomuliert das Bewegungsziel, die Stammganglien planen und das Kleinhirn kontrolliert die Bewegungsausführung. Für diese Kontrollfunktion muß das Cerebellum sowohl über die Bewegungsintentionen wie über den tatsächlichen Bewegungsablauf orientiert werden. Dies geschieht durch Collaterale der Pyramidenbahnfasern und Verbindungen aus dem assoziativen Cortex (Area 5 und 6) über die Ponskerne. Neben dieser cortico-cerebellären Projektion erhält das Cerebellum über die untere Olive und den lateralen Reticulariskern Informationen auch aus den Stammganglien. Die Orientierung über den Bewegungsablauf erfolgt durch proprioceptive Rückmeldungen über die spino-cerebellären Afferenzen und Signale aus den vestibulären, akustischen und optischen Sinnessystemen. Die Hauptefferenz des Kleinhirns projiziert über den ventro-lateralen Thalamuskern zur motorischen Rinde. Daneben bestehen reticulo-spinale Verbindungen über den Nucleus ruber, den Nucleus vestibularis lateralis und die Olive (Abb. 15).
Funktionell lassen sich eine mediale sowie zwei paramediane und laterale Zonen in den beiden Hemisphären differenzieren. Die mediale Zone, der Wurm, ist für die Kontrolle der Körperhaltung, die paramedianen und lateralen Zonen sind für die Koordination des Bewegungsablaufes in den Extremitäten verantwortlich.

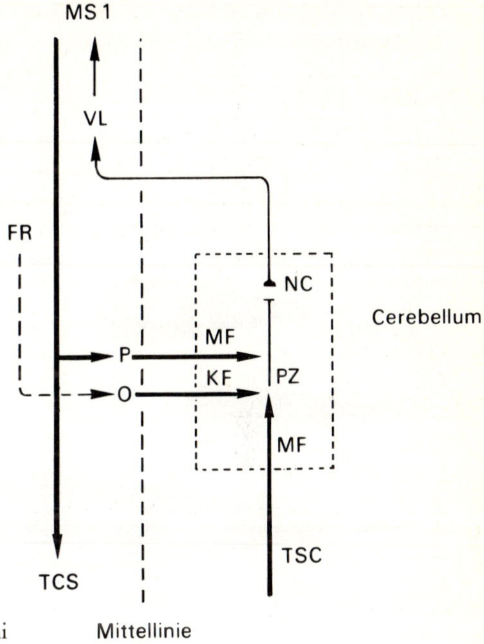

FR = Formatio reticularis
KF = Kletterfasern
MF = Moosfasern
MS 1 = Motorisch-sensorische Rinde 1
NC = Nn. cerebelli (Kleinhirnkerne)
O = Oliva inferior
P = Nn. pontis (Brückenkerne)
TCS = Tractus cortico-spinalis (oberhalb Kreuzung)
TSC = Tractus spino-cerebellaris
VL = Nucleus ventro-lateralis thalami

Abb. 15. Ein- und Ausgänge des Cerebellums

Die Purkinje-Zellen der Kleinhirnrinde projizieren zu den Kleinhirnkernen: die Hemisphären zu dem lateralen Nucleus dentatus, die Intermediärzone zu den Nuclei emboliformus und globosus, die mediane Zone zu den Nuclei fastigii. Die Endigungen der spinocerebellären Bahnen erfolgt über Moos-Fasern, vorwiegend im Vorderwurm, und paramedian im paläo-cerebellären Areal an den Körner-Zellen. Die pontinen Verbindungen erreichen die gesamte Rinde ebenfalls über Moos-Fasern und Körnerzellen, wobei die paramedianen Zonen vor allem von den Pyramidenzellen, die lateralen Zonen durch Fasern vom assoziativen Cortex (Area 5 und 6) erreicht werden. Die an den Purkinje-Zellen endenden Kletterfasern stammen aus der unteren Olive. Collaterale, sowohl der Kletter- wie der Moosfasern, erreichen auch die Kleinhirnkerne.

In der Kleinhirnrinde lassen sich 5 Zelltypen unterscheiden, von denen nur die Körnerzellen excitatorisch wirken. Korbzellen, Golgi-Zellen, Stellatumzellen und Purkinje-Zellen arbeiten inhibitorisch (Abb. 16). Während eine Purkinje-Zelle von einer Kletterfaser excitatorisch erregt wird, konvergieren auf eine Körnerzelle etwa 400 Moosfasern. Die Axonen der Körnerzellen teilen sich t-förmig in der Molekularschicht und durchziehen wie Telephondrähte den antennenartig senkrecht zur Folienachse ausgebreiteten Dendritenbaum der Purkinje-Zellen. Etwa 80000 Parallelfasern, die sich nach ihrer Aufzweigung 1 mm in jeder Richtung

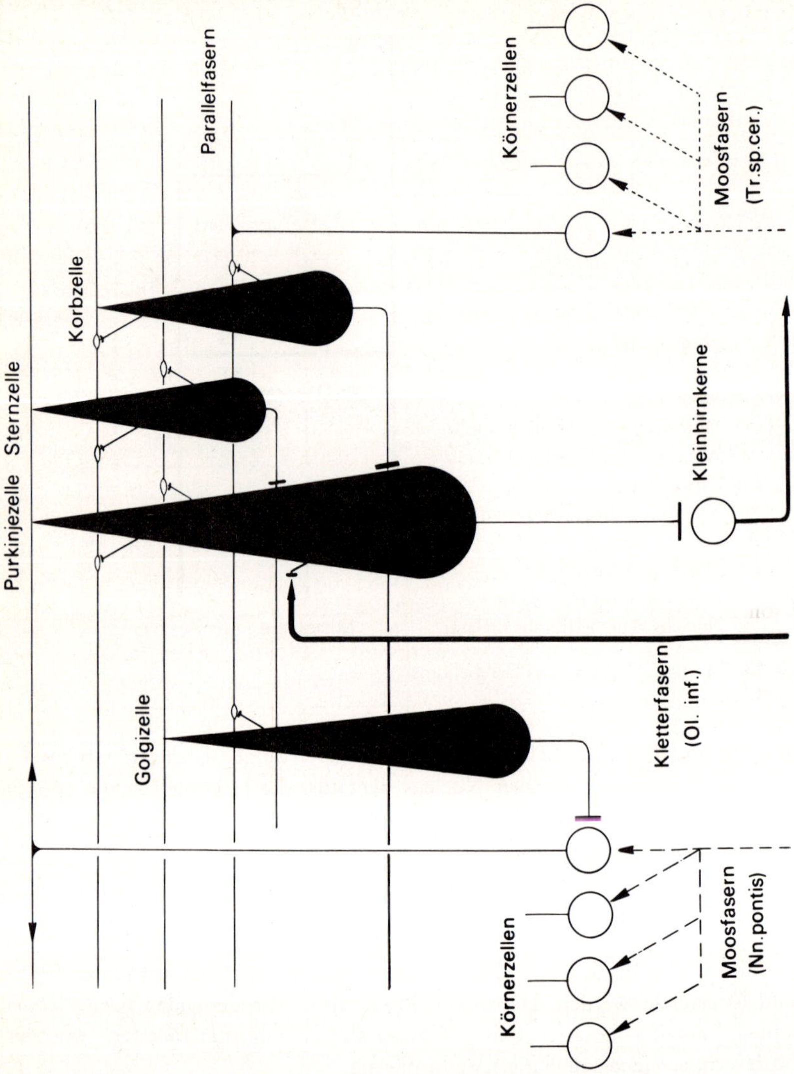

Abb. 16. Netzplan der Kleinhirnrinde mit den Eingängen über Moosfasern von den Brückenkernen (Nn. pontis) und den Tractus spino-cerebellaris (Tr.sp.cer.) und über Kletterfasern aus der unteren Olive (Ol.inf.). Alle Eingänge sind excitatorisch (↑). Von den Zellen der Kleinhirnrinde sind nur die Körnerzellen excitatorisch (↑). Alle anderen Verbindungen, auch die der PURKINJE-Zellen zu den Kleinhirnkernen, sind inhibitorisch (⊢) (Nach ECCLES et al., 1967)

ausbreiten, haben auf diese Weise Kontakt mit einer PURKINJE-Zelle. Die Axonen der Körnerzellen erregen zusätzlich die Korbzellen, die inhibitorisch orthogonal zur Ausbreitungsrichtung der Parallelfasern im Somabereich der PURKINJE-Zellen enden. Die Erregung der GOLGI-Zellen, die ebenfalls über die Parallelfasern der Körnerzellen erfolgt, wird inhibitorisch auf die Körnerzellen zurückprojiziert. Das PURKINJE-Zellaxon wirkt inhibitorisch auf die Neuronen der Kleinhirnkerne.
Die Kletterfasern haben eine erhebliche excitatorische Übertragungssicherheit. Eine Kletterfasererregung löst mehrere Entladungen einer PURKINJE-Zelle aus. Der erregende Eingang über die Körnerzellen ist wesentlich weniger effektiv und scheint vor allem für die Entwicklung einer graduierten Hemmung von Bedeutung.

2. Symptomatologie

Trotz der guten Kenntnis über Anatomie und Elektrophysiologie des Cerebellums ist der eigentliche Funktionsmechanismus des gesamten Organs immer noch unklar. Die klinische Symptomatik bei Kleinhirnläsionen zeigt aber, daß das Cerebellum für die Regulierung von Haltung, Gang und Willkürmotorik von entscheidender Bedeutung ist. Bei Ausfall des archi-cerebellären, flocculo-nodulären Systems (Unterwurm), in dem vorwiegend vestibuläre Projektionen enden, kommt es zu Gleichgewichtsstörungen mit Rumpfataxie und bei einseitigen Läsionen häufig zu Nystagmus. Bei Störungen der paläo-cerebellären vorderen Wurmanteile mit den Projektionsorten der spino-cerebellären Bahnen tritt eine Gangataxie auf. Läsionen im mittleren Wurmanteil verursachen Störungen visuell und auditiv ausgelöster Augen- und Kopfwendebewegungen. Bei Ausfall der neo-cerebellären Zonen treten bei paramedianer Läsion Kontrollstörungen der proximalen Extremitätenmotorik, bei Schädigung der lateralen Hemisphären distale Extremitätenataxien, jeweils ipsilateral, auf.
Die klinische Symptomatologie wird durch eine Vielzahl von teils phänomenologischen, teils interpretierenden Termini beschrieben (Ataxie, Dyssynergie, Dysdiadochokinese, Tremor, Dysmetrie, Dyschronometrie, Hypotonie, Asthenie, fehlende Bremsung u. a.). Die durch sie charakterisierten Störungen lassen sich meist auf einen Zerfall der raumzeitlichen Ordnung im Ablauf von Bewegungsfolgen zurückführen. Die Aktivierung der für eine Bewegung notwendigen Muskelgruppen wird dadurch inkohärent, und insuffiziente Fehlerkorrekturen summieren sich bis zu oscillierenden Bewegungsstürmen. Lediglich Asthenie und Hypotonie sind darüber hinaus durch eine Unterbrechung excitatorischer Verbindungen für die fusimotorische Aktivität der γ-Motoneuronen verursacht.
Das Kleinhirn ist ungewöhnlich redundant ausgelegt. Ausgedehnte Ablationen können gut kompensiert werden und langsam wachsende Kleinhirntumoren können bis zur klinischen Manifestation große Teile des Kleinhirns zerstören.

VI. Bewegungsstörungen durch Ausfall der Afferenz

Ein normaler motorischer Funktionsablauf ist ohne sensorische Kontrolle nicht möglich. Werden daher proprioceptive Signale durch periphere Nervenläsionen oder Unterbrechung der spino-cerebellären und spino-thalamischen Bahnen nicht mehr zum Kleinhirn und Cortex projiziert, so werden die Korrekturfunktionen ungenügend, und es kommt zur spinalen oder peripheren Ataxie. Da die spino-cerebelläre Afferenz klinisch durch Sensibilitätsprüfung nicht erfaßt wird, kann die Beurteilung bei fehlenden zusätzlichen sensiblen Ausfällen gelegentlich schwierig sein. Das intakte Kleinhirn kann bei fehlender spino-cerebellärer Afferenz den Ausfall visuell partiell kompensieren. Augenschluß führt daher bei spinalen und peripheren Ataxien zu einer Zunahme der Stand- und Gangunsicherheit. Auch postzentrale corticale Läsionen können durch sensiblen Ausfall motorische Behinderungen in Form einer „sensiblen" Parese verursachen.

Störungen der Sensibilität

I. Afferenzkontrolle

Das efferente motorische System ist nur bei intakter afferenter Kontrolle funktionsfähig. Das afferente System benützt umgekehrt eine descendierende Eingangsüberwachung, um aus der unübersehbaren Zahl möglicher Informationen die gerade interessierenden herauszufiltern. Diese Filterung beginnt zwar schon an den Receptoren durch unterschiedliche Schwellen für verschiedene Reize und unterschiedliches Adaptationsverhalten. An den Umschaltstellen der afferenten Neuronen kontrollieren aber zusätzlich descendierende Verbindungen aus dem Cortex, den Stammganglien und dem reticulären System den Signaltransfer (Abb. 13). Da diese Eingangskontrolle als zweite Funktion descendierender Bahnen eine Variable des jeweiligen Erregungszustandes des Gesamtsystems ist, wird man keine strenge Reiz-Reaktionsbeziehung erwarten. Die Abhängigkeit der Empfindung und der Wahrnehmung von emotionalen und cognitiven Faktoren wird so verständlich.

II. Oberflächen- und proprioceptive Empfindung

1. Periphere Fasersysteme

In den peripheren Nerven verlaufen myelinisierte und nicht-myelinisierte Fasern verschiedenen Querschnitts mit unterschiedlicher Leitungsrichtung, Erregungsschwelle, Leitungsgeschwindigkeit und Refraktärzeit.

Fasertyp	Durchmesser	Leitungsgeschw.
A α–γ	6 – 20 μ ∅	30 – 120 m/sec
A δ	1 – 5 μ ∅	4 – 30 m/sec
unmyelinisierte C-Fasern	0,3 – 1,5 μ ∅	0,4 – 2 m/sec

Als B-Fasern bezeichnet man dünne, ausschließlich motorische, autonome Fasern. Die afferenten Fasern werden in 4 Gruppen unterteilt, wobei die Gruppen I–III zum Fasertyp A gehören und die Gruppe IV den C-Fasern entspricht. Die am schnellsten leitenden IA-Fasern kommen von den primären Endigungen der Muskelspindeln, die IB-Fasern von den GOLGI-Sehnenorganen. Signale für Druck, Berührung, Lagesinn und Vibration sowie von den sekundären Endigungen der Muskelspindel werden über Gruppe-II-Fasern, nociceptive und thermische Reize über Gruppe-III und -IV-Fasern geleitet. Peripher enden die afferenten Fasern teils in abgekapselten Receptoren (PACINI-, MEISSNER-Körperchen), teils in besonders geordneten freien Nervenendigungen (MERKELsche Tastscheiben), teils auch als freie Endigung in der Haut. Die Receptordichte, d.h. die Anzahl von Receptoren pro cm^2 Hautareal, bestimmt dessen Auflösungsvermögen.
Obwohl experimentell beim Menschen wahrscheinlich gemacht wurde, daß Berührung schon nach Aktivierung von nur 1 oder 2 dicken myelinisierten Fasern wahrgenommen werden kann, werden normalerweise bei jedem afferenten Reiz durch die Überlappung der Receptorareale mehrere Fasern mit in der Regel auch verschiedener Funktionscharakteristik aktiviert. Die Signalcodierung erfolgt dadurch stets durch ein räumlich-zeitliches Erregungsmuster.

2. Zentrale Leitungssysteme

Leichte Berührung, 2-Punkt-Diskrimination und kinästhetische Reize werden über die *Hinterstränge* zu den Hinterstrangkernen geleitet. Erst dort erfolgt die Umschaltung auf die 2 Neuronen, deren Fortsätze in der Medulla kreuzen und den Lemniscus medialis bilden. Sie enden somatotopisch und modalitätsspezifisch im Nucleus ventralis posterior des Thalamus, von wo sie über ein 3. Neuron zum Gyrus postcentralis (Area 1–3) projizieren (Abb. 17).
Die Signale für die Vibrationsempfindung werden teilweise ebenfalls in den Hintersträngen geleitet. Daneben scheinen sie in den hinteren Anteilen der Seitensäule in unmittelbarer Nachbarschaft des Tractus cortico-spinalis übertragen zu werden. Die häufig isolierte Beeinträchtigung der Vibrationsempfindung bei spinalen Läsionen mit supranucleären Paresen ist dadurch verständlich.
Bei reinen Hinterstrangschädigungen bleibt die Leitung für die Berührungsempfindung teilweise erhalten, da ihre Signale auch den Tractus spino-thalamicus anterior im vorderen Anteil des Seitenstranges benützen.
Die Temperatur- und Schmerzleitung wird im Hinterhorn auf das 2. Neuron umgeschaltet und gelangt nach sofortiger Kreuzung über den *Tractus spino-thalamicus lateralis* zum 3. Neuron in den hinteren ventralen Thalamuskern (Abb. 17). Da ihre afferenten Neuronen sich im Bereich des LISSAUERschen Traktes nach oben

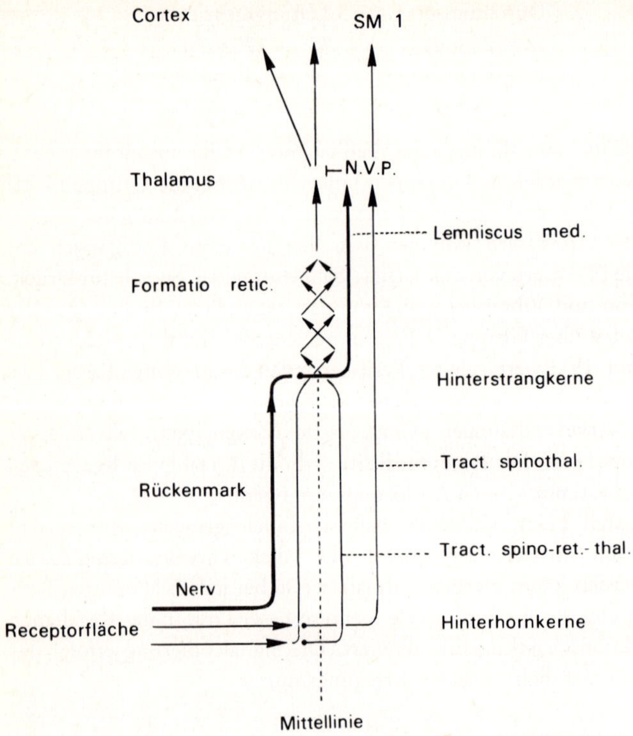

Abb. 17. Afferente Leitungswege des spezifischen (Tract. spino-thal. und Lemniscus med.) und unspezifischen (Tract. spino-ret.-thal.) Systems. Der Tract. spino-thal. kreuzt im Rückenmark, die Fasern für den Lemniscus medialis verlaufen gleichseitig in den Hintersträngen und kreuzen erst nach Umschaltung in den Hinterstrangkernen in der Medulla oblongata Der Tract. spino-ret.-thal. erhält in der Formatio reticularis Informationen von der Gegenseite. Seine Umschaltstelle im Thalamus steht unter inhibitorischer Kontrolle (⊢) des spezifischen Systems über den Nucleus ventralis posterior (N.V.P.) (SM 1 = Senso-motorische Rinde 1)

und unten verzweigen und das Hinterhorn in verschiedenen Segmenten erreichen, ist die komplette Kreuzung erst 5–6 Segmente über der eigentlichen Eintrittszone abgeschlossen. Klinisch inkomplette Querschnittsläsionen werden daher häufig zu tief lokalisiert.

Die Fasern der beiden *spezifischen afferenten Systeme* der Hinterstränge und des Tractus spino-thalamicus behalten im ganzen Verlauf ihre Modalitätsspezifität bei. Sie sind somatotopisch geordnet, und ihre receptiven Felder sind an der Körperoberfläche genau festgelegt. In einer weiteren entwicklungsgeschichtlich älteren multisynaptischen Verbindung, dem *spino-reticulo-thalamischen System*, sind dagegen Orts- und Modalitätsspezifität infolge ausgedehnter Erregungskonvergenz ungenau. Neuronen dieser Verbindung können teilweise von beiden

Körperseiten und durch verschiedene Reizmodalitäten aktiviert werden. Ihr Verlauf im Rückenmark und ihre Endigung im Thalamus ist noch nicht eindeutig bekannt. Sowohl die reticulären Kerne wie der N. limitans oder beide kommen als Umschaltstellen in Frage. Klinische Erfahrungen sprechen dafür, daß im Thalamus eine Interaktion zwischen den spezifischen und unspezifischen afferenten Systemen erfolgt.

3. Lokalisation sensibler Ausfälle

Schädigungen peripherer Nerven betreffen in der Regel alle Empfindungsqualitäten im entsprechenden peripheren oder segmentalen Versorgungsbereich und sind bei Polyneuritiden oft distal betont. Frühzeitig bevorzugter Ausfall, z.B. der Vibrationsempfindung, kommt bei Neuropathien (diabetische Polyneuropathie) jedoch vor. Die erhöhte mechanische Empfindlichkeit der dicken Fasern erklärt den gelegentlich isolierten Reflexausfall bei mechanischen radiculären Syndromen (Bandscheibenvorfall) durch Schädigung der IA-Afferenzen von den Muskelspindeln.

Bei halbseitigen Rückenmarksläsionen treten *dissoziierte Empfindungsstörungen* auf (Brown-Séquard-Syndrom: Lagesinn- und Vibrationsempfindungsstörung sowie supranucleäre Parese auf der Läsionsseite, Temperatur- und Schmerzabschwächung auf der Gegenseite), weil die Bahnen für den Lagesinn erst nach Umschaltung in den Hinterstrangkernen, die für Schmerz und Temperatur sofort nach der Umschaltung im Hinterhorn kreuzen.

Dissoziierte Empfindungsstörungen im Gesicht und auf der gegenüberliegenden Körperseite sind durch Unterbrechung nur des Tractus spino-thalamicus und der absteigenden Fasern des V. Hirnnerven für den Nucleus spinalis trigemini auch in der Medulla moglich. Hierzu müssen der Lemniscus medialis und der sensible Hauptkern des Trigeminus in der Pons, über die die Signale für die Berührungsempfindung geleitet werden, intakt bleiben. — Thalamische Läsionen verursachen in der Regel einen Ausfall aller Qualitäten. Bei corticalen Empfindungsstörungen ist die Lagesinnstörung häufig besonders ausgeprägt und die Schmerzwahrnehmung erhalten. Wird bei unilateraler Sensibilitätsprüfung keine Empfindungsstörung angegeben, bei simultaner Prüfung beider Körperseiten aber immer nur eine Seite gemeldet, so liegt ein sogenannter Neglect vor. Der sensible Neglect ist Zeichen einer beginnenden Läsion der contralateralen Parietalregion.

III. Schmerz

1. Schmerzsyndrome

Mutilationen, frühe Arthrosen, perforierende Appendicitiden bei congenitalen Analgesien zeigen die Bedeutung des Schmerzes als Warnsignal. Schmerz entsteht normalerweise dann, wenn afferente nociceptive Fasern mechanisch, chemisch, elektrisch oder hypoxisch aktiviert werden. Plötzliche Schmerzreize lassen einen scharfen schnellen Schmerz von einem länger anhaltenden dumpfen Schmerzgefühl differenzieren, was mit der unterschiedlichen Leitungsgeschwindigkeit der schmerzleitenden A–δ- (~ 25 m/sec) und C-Fasern (~ 0,5–2 m/sec) in Zusammenhang gebracht wird. Die Schmerzlokalisation ist bei Oberflächenschmerzen wahrscheinlich durch die gleichzeitige Aktivierung von Hinterstrangfasern sehr präzise. Von inneren Organen ausgehende Schmerzen werden über afferente Fasern in vegetativen Nerven ohne Umschaltung in den sympathischen Ganglien zum Hinterhorn geleitet. Ihre Lokalisation ist ungenau. Häufig kommt es zu Projektionen in entferntere Hautregionen (HEADsche Zonen). Die segmentalen Projektionsorte für tiefe und oberflächliche Areale entsprechen sich. Es wird daher angenommen, daß der projizierte Schmerz durch eine Konvergenz der Erregung von Schmerzfasern aus der Haut und den Viscera auf die gleichen Zellen im Hinterhorn verursacht wird. Das Fehlen der gleichzeitigen Aktivierung von Hinterstrangverbindungen vermag die ungenaue Lokalisation tiefer Schmerzen zu erklären.

Normalerweise klingen Schmerzen nach Beseitigung der Ursache ab. Manche Schmerzen sind aber von ihrer primären Verursachung abgelöst und fortdauernd. Der *Phantomschmerz,* d.h. der Schmerz in einem amputierten Glied, kann Jahre und Jahrzehnte andauern. Bei längerer Persistenz entwickeln sich Triggerzonen in anderen, manchmal auch contralateralen Körperregionen, bei deren Berührung schwere Schmerzexacerbationen in dem Phantom auftreten. Auch vegetative Afferenzen bei der Miktion und emotionale Spannungen können Schmerzattacken auslösen. Obwohl gelegentlich eine Anaesthesie im Stumpfbereich die Schmerzen über Tage oder auch permanent blockieren kann, sind lokale Nervenausschaltungen meist nur kurz oder völlig wirkungslos. Zentrale Mechanismen müssen daher für das Andauern der Schmerzen mitverantwortlich sein.

Der *Kausalgie*-Schmerz nach subtotaler peripherer Nervenschädigung kann ebenfalls Jahre andauern, verschwindet aber bei den meisten Patienten im Laufe von 8–12 Monaten. Er ist von äußerster Intensität, „wie wenn die Hand in Feuer gehalten würde", läßt sich ebenfalls durch Triggerreize verschiedener Art auslösen und geht mit einer extremen Hyperalgesie oder Hyperpathie im betroffenen Bereich einher. Die Extremität wird entsprechend ruhig gehalten, was durch Stabilisierung des normalerweise rasch wechselnden afferenten Erregungsmusters die Schmerzsymptomatik unterhalten kann. Durch konsequentes Training zur Toleranz sensibler Reize zunächst im Wasser kann die Kausalgie gebessert werden. Ebenso lassen sich durch Sympathektomien die Beschwerden oft günstig beeinflussen. Man hat deshalb diskutiert, daß die Erregungen efferenter sympathischer Fasern im Bereich der Nervenläsion auf somatische Afferenzen überspringen (Ephapsenbildung) und dadurch die Schmerzen ausgelöst werden. Eine Beteiligung des vegetativen Systems bei der Genese der Kausalgie wird auch dadurch nahegelegt, daß Kausalgien in Nerven mit hohem Anteil vegetativer Fasern bevorzugt auftreten (N.medianus, N.tibialis).

Die blitzartigen *Neuralgien,* beispielsweise des N.trigeminus, zeigen ähnliche

Charakteristika der Schmerzauslösung durch Summation an Triggerpunkten wie die Kausalgien und der Phantomschmerz. Sie entstehen aber spontan ohne vorausgehende Nervenschädigung. Ihre Genese ist noch umstritten. Histologisch wurde ein selektiver Verlust großer myelinisierter Fasern mit Überwiegen kleiner Fasern in der zentralen Wurzel des N. trigeminus nachgewiesen, was an eine periphere Ursache denken läßt. Andererseits ist die Summationszeit von Triggerreizen von gelegentlich bis zu 20 sec und mehr für einen peripheren Mechanismus zu lange. Ebenso ist die Refraktärperiode nach einer neuralgischen Attacke, die bis mehrere Minuten betragen kann, peripher nicht zu erklären. Man nimmt deshalb auch an, daß eine Übererregbarkeit der Neuronen des Nucleus spinalis trigemini vorliegt.

Das *thalamische Schmerzsyndrom* ist durch eine Läsion im Nucleus ventralis posterior verursacht und geht mit Schmerzen auf der contralateralen Körperseite einher. Dabei besteht eine Verminderung der Oberflächen-, oft auch der Tiefenwahrnehmung bei ausgesprochener Hyperpathie. Trotz verminderter Schmerzschwelle ist die Schmerzwahrnehmung gesteigert.

2. Schmerztheorien

Die klassische Vorstellung über die Sinneswahrnehmung allgemein ist in der *Spezifitätstheorie* zusammengefaßt. Für die Schmerzwahrnehmung soll danach ein nociceptiver Reiz über einen spezifischen Rezeptor eine spezifische Faser aktivieren und über ebenfalls spezifische Leitungswege nach zentral projizieren. Der *Spezifitätstheorie* wurde die *Pattern-Theorie* gegenüber gestellt, nachdem sich gezeigt hatte, daß auch von Arealen der Körperoberfläche ohne spezifische Receptororganellen (z.B. Cornea) verschiedene Empfindungen auslösbar sind. Nach der Pattern-Theorie soll die Qualität einer Empfindung nicht von der Aktivierung spezifischer Receptoren und Fasern, sondern vom zeitlichen Erregungsmuster (= pattern) in einer und von der räumlichen Erregungsverteilung in mehreren Fasern abhängen. Periphere Nervenfasern mit besonders niedriger Schwelle für nociceptive und thermische Reize mit langsamer (C-Fasern 0,5 bis 2 m/sec) und schneller (Aδ-Fasern $\sim$ 25 m/sec) Leitung wurden jedoch nachgewiesen. Eine Spezifität des Einganges ist daher gesichert, und auch zentral wurden modalitätsspezifische Fasern registriert. Es wurde aber auch festgestellt, daß beide und andere Fasergruppen an Hinterhornzellen konvergieren. Spezifitäts- und Pattern-Theorie schließen sich also nicht aus und wurden in der *Interaktionstheorie* zusammengefaßt. Diese Theorie ging zunächst lediglich von der Interaktion der afferenten Fasern im Hinterhorn aus und wurde als *input-gate-control-Theorie* bekannt. Letztere nimmt an, daß die in C- und A-δ-Fasern geleiteten nociceptiven Impulse durch rasch leitende A-α-Fasern von niederschwelligen Mechanoreceptoren vor der Impulsübertragung auf die Transmitter-Zellen im Hinterhorn über Zellen der Subst.gelatinosa präsynaptisch gehemmt werden (Abb. 18). Nur bei Ausfall der rasch leitenden Fasern oder Überwiegen der Erregung der langsam leitenden sollen Schmerzsignale durchgeleitet werden. Inzwischen hat sich herausgestellt, daß die periphere Eingangskontrolle durch eine zentrale Eingangsüberwachung durch descendierende Signale ergänzt wird. Diese ist anatomisch und neurophysiologisch gesichert und wiederholt sich in jeder Umschaltstation vom Hinterhorn bis zum Thalamus. Außerdem ist eine zusätzliche inhibitorische Interaktion des spezifischen oligosynaptischen auf das unspezifische polysynaptische System auf Thalamusniveau anzunehmen. Voraussetzung für die Schmerzwahrnehmung ist also nicht nur eine Aktivierung von Nociceptoren, sondern eine Verschiebung des afferenten Signalangebotes zu Gunsten langsamerer Leitungssysteme, eine verminderte descendierende Eingangskontrolle und eine Veränderung der Interaktion zwischen oligo- und multisynaptischen Systemen.

3. Schmerztherapie

Begleitschmerzen werden durch Ausschaltung der Schmerzursache behandelt. Zur Besserung krankheitsbestimmender Schmerzsyndrome wurden eine Reihe chirurgischer Eingriffe vorgeschlagen (Durchtrennung des peripheren Nerven, der Hinterwurzel, des Tractus spino-thalamicus im Rückenmark, in der Medulla, im Mittelhirn oder im Thalamus u.a.). Ihr Rationale war die Spezifitätstheorie der Schmerzwahrnehmung. Alle diese Eingriffe blieben oft erfolglos oder führten zum Syndrom der sogenannten Anaesthesia dolorosa, d.h. zum Auftreten von Schmerzen in einem anhaltend analgetischen Oberflächenbereich.

Weder mit der Spezifitäts- noch der Pattern-Theorie war dieses Versagen zu erklären. Erst der Nachweis des unspezifischen spino-reticulo-thalamischen Systems hat das häufige Versagen der Schmerzchirurgie und das Auftreten einer Anaesthesia dolorosa durch die Annahme verständlicher gemacht, daß das spezifische das unspezifische System inhibitorisch kontrolliert. Da Phantom- und thalamische Schmerzen durch stereotaktische Koagulationen im N. limitans und Centre median des Thalamus gebessert werden konnten, wird diese Hypothese wahrscheinlich.

Beim *Thalamus-Syndrom*, z.B. nach einem Infarkt im N. ventralis posterior, fällt die Hemmung aus. Die unspezifische Erregung bleibt unkontrolliert, was die Entwicklung eines Schmerzsyndroms begünstigt. Gleichzeitig ist infolge des Insultes an der Umschaltstelle des spezifischen Systems die Schmerzschwelle vermindert.

Beim *Phantomschmerz* ist durch Ausfall der spezifischen Eingangssignale aus der Peripherie die Aktivität im N. ventralis posterior herabgesetzt, was ebenfalls zu einer verminderten Hemmung des unspezifischen Systems führt. Da das unspezifische System jedoch weiter durch konvergierende Afferenzen aus intakten Extremitätenbereichen aktiviert, für den amputierten Bereich aber nicht mehr ausreichend kontrolliert wird, kann es zu Schmerzen im Phantom kommen. Der Verlust von Orts- und Modalitätsspezifität im polysynaptischen System kann erklären, weshalb Phantom- und Thalamusschmerzen erheblich irradieren und gelegentlich selbst von der Gegenseite ausgelöst werden. Auch die Erfahrung, daß für die Entwicklung der Phantomschmerzen die Vorgeschichte von Belang ist, läßt sich damit verstehen. Phantomschmerzen nach Amputationen sind häufiger nach langen präoperativen Schmerzanamnesen als nach rascher Amputation durch Unfall. Stellt man sich vor, daß durch länger dauernde Schmerzen die Erregungsbereitschaft des unspezifischen Systems im Sinne eines Lernprozesses anhaltend verändernd wird, so ist dies zu erwarten.

Nach dieser Darstellung scheint die Therapie zentraler Schmerzzustände problemlos. Dies ist aber keineswegs der Fall. Häufige Versager sind auch unter Berücksichtigung des erweiterten Konzeptes der Schmerzwahrnehmung zu beobachten. Dies ist bei den anatomisch und physiologisch immer noch unbefriedigenden Informationen über die polysynaptische Afferenz und ihrer starken Vermaschung nicht erstaunlich.

Die experimentellen Grundlagen der *input-gate-control-Theorie* wurden nicht bestätigt. Trotzdem hat sie sich pragmatisch nützlich erwiesen. Sie vermag eine Reihe von Schmerzphänomenen zu erklären und hat den Anstoß zu neuen Schmerztherapien gegeben. So macht sie z. B. verständlich, weshalb leichtes Reiben oder Beblasen einer schmerzhaften Hautstelle Schmerzen lindert. Denn dadurch werden niederschwellige Mechanoreceptoren, aber keine nociceptiven Fasern aktiviert, was nach der Theorie zu einer Blockierung der Schmerzsignale im Hinterhorn führen muß. Auch die Kausalgie-Schmerzen lassen sich damit interpretieren. Denn bei peripheren Nervenläsionen sind in der Regel dickere Fasern durch ihre vermehrte mechanische Vulnerabilität vermehrt betroffen. Dadurch kommt es durch Überwiegen langsam leitender Fasern zu einer Begünstigung der nociceptiven Signalübertragung im Hinterhorn (Abb. 18). Ferner ist anzunehmen, daß auch der Akupunktureffekt durch solche Interaktionsmechanismen zustandekommt. Er sollte sich allerdings verbessern lassen, wenn anstelle von mechanischen Nadelreizen elektrische Reize verwandt werden. Denn durch sie lassen sich infolge geringerer Schwelle rasch leitende, blockierende Fasern isoliert aktivieren. Dies wird bei der Elektrotherapie peripherer Schmerzen bereits

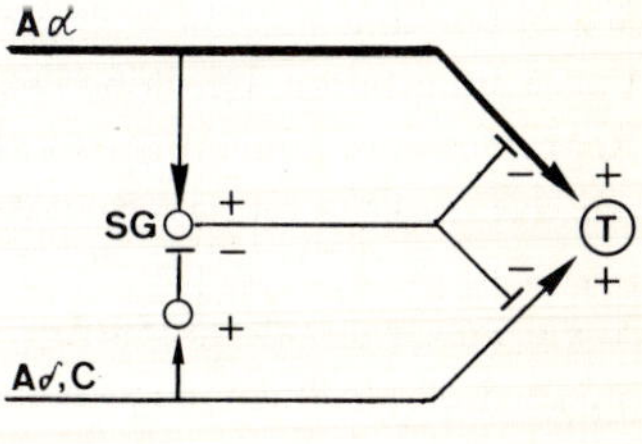

Abb. 18. Schema der input gate control-Theorie nach MELZACK und WALL 1965 (SG = Substantia gelatinosa, T = Transmitterzellen des Hinterhornes, A δ, C = nociceptive Fasern, Aα = rasch leitende mechanoreceptive Fasern, ↑ = exitatorische, ⊤ = inhibitorische Synapsen) (s. Text)

ausgenutzt (periphere und Hinterstrangstimulation). Auch die derzeit effektivste Behandlung chemisch nicht kontrollierbarer Trigeminusneuralgien, die Thermokoagulation des Ganglion GASSERI, geht von der Vorstellung aus, daß durch die kontrollierte thermische Koagulation bevorzugt dünne, wenig myelinisierte Neuronen geschädigt werden.

Störungen im Bereich spezieller Sinnesafferenzen

I. Sehen

1. Anatomie und Physiologie

Nahezu 60% aller afferenten Fasern stammen beim Menschen aus dem Nervus opticus, der durch die Axonen der retinalen Ganglienzellen gebildet wird. Die Retina selbst ist ein vorverlagerter Hirnteil mit hochentwickelter neuronaler Interaktion. Der Sehnerv ist daher kein Nerv, sondern eine Hirnbahn.
Licht verursacht in den Photoreceptoren (Zapfen für photopisches und Farbsehen, Stäbchen für skotopisches Sehen) ein intensitätsabhängiges Generatorpotential, das über ein Netz von horizontalen, bipolaren und amakrinen Zellen auf die ableitenden Ganglienzellen übertragen wird. Erst an den 1 Mio. Ganglienzellen, an denen die Erregungen von etwa 130 Mio. Photoreceptoren konvergieren, lassen sich charakteristische Aktionspotentiale registrieren. Sie werden über den Sehnerven zum Corpus geniculatum laterale und durch ein weiteres Neuron über die Radiatio optica zur Rinde (Area 17) übertragen. Retinale Ganglienzellen projizieren ferner in die Prätectalregion und retinotopisch in die Colliculi superiores. Vom Prätectum erreichen die Signale nach Umschaltung die EDINGER-WESTPHAL-Kerne des Nervus oculomotorius beider Seiten zur Steuerung der Lichtreaktionen der Pupille. Die Verbindung zum Colliculus superior, der auch cortifugale Signale aus der Area 17 erhält, ist für die optomotorische Kontrolle wichtig. Die genaue Funktion des Colliculus superior beim Affen und Menschen ist noch unbekannt (Abb. 19).
Sehschärfe und Farbdifferenzierung entsprechen der Zapfendichte. Sie sind in der Fovea am größten. Die hohe Diskriminationsleistung kommt auch in der zentralen Repräsentation zum Ausdruck. Der foveale Bereich der Area 17 ist nahezu so groß wie das restliche retinale Repräsentationsgebiet zusammen. In der Netzhaut-Peripherie ist die Lichtempfindlichkeit durch Zunahme der empfindlicheren Stäbchen, sowie durch die Vergrößerung der rezeptiven Felder und damit der räumlichen Summation an einzelnen retinalen Ganglienzellen, verbessert.
Im zentralen Sehen wird durch Mikrooscillationen mit einer Frequenz von bis 80 Hz und Amplituden von 20–30' (=1–1,5 fovealen Zapfendurchmesser) infolge der kleinen rezeptiven Felder eine Lokaladaptation verhindert. Stabilisiert man die Netzhautbilder artefiziell, so verschwindet nach wenigen Sekunden das Bild. In der

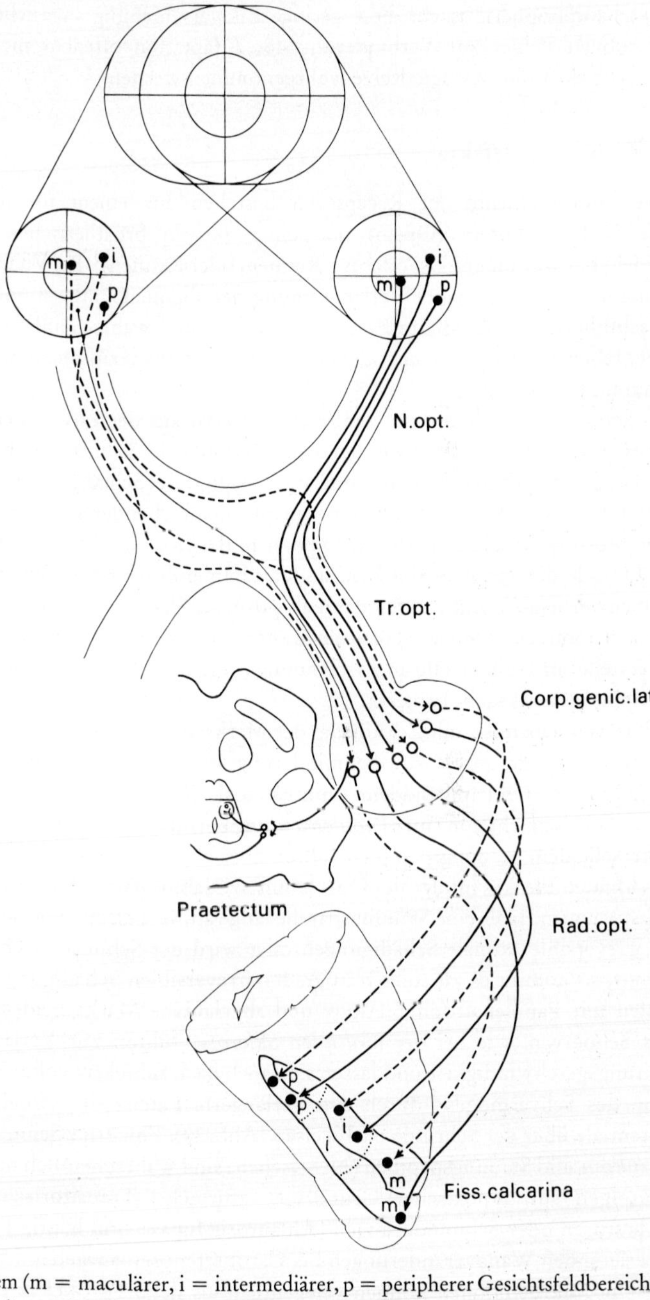

Abb. 19. Sehsystem (m = maculärer, i = intermediärer, p = peripherer Gesichtsfeldbereich). Eine Faser für die Lichtreaktion der Pupille ist zur Prätectalregion des Mittelhirnes durchgezeichnet. Sie erreicht nach Umschaltung den EDINGER-WESTPHAL-Kern des N. oculomotorius beider Seiten

Netzhautperipherie reicht diese geringe Bildverschiebung angesichts der großen rezeptiven Felder zur Verhinderung der Adaptation offenbar nicht mehr aus, weshalb dort nur bewegte Reize wahrgenommen werden.

2. Funktionsdefekte

Die Photopigmente der Receptoren bestehen aus einem für jedes Pigment spezifischen Protein (Opsin) und einer aktiven prosthetischen Gruppe aus Aldehyden des Vitamin A_1 oder A_2 (Retinen$_1$ oder Retinen$_2$). Bei Vitamin A-Mangel kommt es daher zu einer Verlangsamung der Pigmentsynthese und deshalb zur Nachtblindheit. Hereditäre Farbsehschwächen sind wahrscheinlich durch Fehlen oder fehlerhafte Anlage eines oder mehrerer der 3 farbspezifischen Pigmente für rot, grün und blau bedingt.

Im Sehnerv selbst liegen die zahlreichen Fasern aus der Fovea meist, aber nicht ausschließlich, zentral. Sie werden daher sowohl bei Läsionen durch Kompression von außen wie bei solchen im Sehnerv geschädigt. Bei Schädigungen der Sehnerven kommt es daher zu zentralen Skotomen mit entsprechender Sehschärfenminderung und Störung des Farbsehens. *Skotome,* d.h. fleckförmige Gesichtsfeldausfälle, die nicht bis in die Peripherie reichen, sind fast immer durch retinale oder Sehnervenläsionen verursacht und werden dann als positives Skotom, d.h. als dunkle Flecken, wahrgenommen. Seltenere corticale Skotome treten in der Regel subjektiv nur als Leerstelle im Gesichtsfeld in Erscheinung *(negative Skotome)* und werden in der Peripherie meist nicht bemerkt.

Sehnervenneuritiden mit Zerstörung der Markscheide führen infolge des Ausfalles zentraler Fasern rasch zur Sehminderung und bei unmittelbar retrobulbärer Lokalisation zum Papillenödem. Ophthalmoskopisch ist ein Papillenödem neuritischer Genese nicht von einer *Papillenstauung* bei intrakranieller Druckerhöhung zu unterscheiden. Stauungspapilllen führen aber abgesehen von einer Vergrößerung des blinden Fleckes infolge der Querschnittszunahme der Papille erst protrahiert zu Sehstörungen. Hält eine Stauungspapille lange an, verursacht eine Sehnervenneuritis irreversible axonale Schädigungen oder wird der Sehnerv mechanisch durchtrennt, so kommt es zu einer retrograden irreversiblen Schädigung der Ganglienzellen mit Papillenatrophie. Akute und abgelaufene Markscheidenerkrankungen des Sehnerven, wie bei der *multiplen Sklerose,* führen zur Verlangsamung der Leitungsgeschwindigkeit und lassen sich auch nach subjektiv voller Wiederherstellung des Sehvermögens durch eine verlängerte Latenz der visuellen evocierten Potentiale über der Sehrinde nachweisen (Abb. 20). Flüchtige Sehminderungen bei *Glaukom* und Stauungspapillen (Nebelsehen) sind wahrscheinlich durch Leitungsstörungen auf hypoxischer Grundlage verursacht. Transitorische monoculäre Amaurosen oder Sehminderungen (Amaurosis fugax) sind häufig Folge einer von ulcerierenden Wandveränderungen bei Carotisstenosen ausgehenden Mikroembolie. Die Mikroembolien können gelegentlich als helle Partikel in den Arteriolen ophthalmoskopisch nachgewiesen werden.

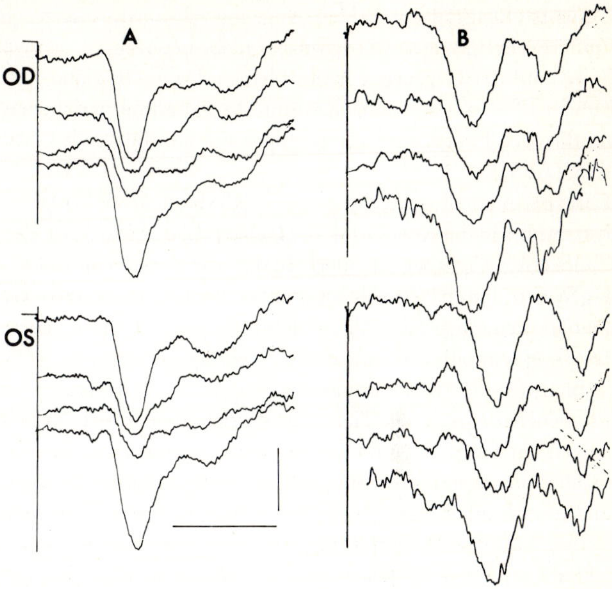

Abb. 20. Gemittelte EEG-Potentiale (n = 110) evociert durch monoculäre Schachbrettmuster-Inversion
A = Normale Vp, B = MS-Patient. OD: Rechtes Auge; OS: linkes Auge stimuliert. Ableitungen zu Referenz in Mittellinie, gegen hoch occipital Mitte jeweils 1. Zeile, rechts occipital 2. Zeile, links occipital 3. Zeile, tief occipital Mitte 4. Zeile.
Kalibrierung: 100 msec, 5 μV. Occipitale Positivität = Kurve geht nach unten. — Beachte gleiche Latenzen in A für rechtes und linkes Auge, verlängerte und ungleiche Latenzen in B (nach LEHMANN UND MIR, 1975)

Die Hälfte aller Sehnervenfasern kreuzt im Chiasma opticum zur Gegenseite. Diese partielle Kreuzung erlaubt eine Konvergenz der Signale korrespondierender Netzhautpunkte von beiden Augen und wird damit zur Voraussetzung des binocularen Tiefensehens. Die binoculare Konvergenz spielt an den Neuronen des Corpus geniculatum laterale noch keine wesentliche Rolle. Corticale Eingangsneuronen werden dagegen in unterschiedlichem Ausmaß von beiden Augen erregt. Die infolge der Parallaxe auftretenden Informationsunterschiede durch den für jedes Auge etwas veränderten Blickwinkel werden für die Stereoskopie im Nahbereich ausgenutzt.

Chiasmanahe Läsionen der kreuzenden Fasern *(Hypophysen- und paraselläre Tumoren, Aneurysmen)* manifestieren sich durch bitemporale Hemianopsien. Schädigungen des Tractus opticus zeigen eine oft inkongruente Hemianopsie nach der Gegenseite, da die Fasern im Tractus opticus noch nicht streng geordnet sind. Läsionen der Radiatio optica führen dagegen in der Regel zu einem kongruenten

Gesichtsfeldausfall auf beiden Augen. Farbsinnstörungen wie bei retinalen und Opticuserkrankungen werden dabei nicht beobachtet, da foveale und parafoveale Fasern auf der Gegenseite intakt bleiben. Da die Radiatio-Fasern von der unteren Retinahälfte in einer zunächst zum Temporalpol gerichteten Schleife verlaufen, verursachen Prozesse im Temporalpol eine contralaterale Quadrantenanopsie nach oben (Abb. 19).

Tierexperimentell ist nachgewiesen, daß die neuronale Organisation des visuellen Systems bis in die Area 17 mit der Geburt abgeschlossen ist. Zur Stabilisierung ihrer Connectivität ist aber erforderlich, daß vor allem in der ersten Entwicklungsphase das System unter Normalbedingungen benutzt wird. Wird ein Auge verschlossen oder werden junge Tiere im Dunkeln erzogen und nur repetierend täglich für kurze Zeit in eine monotone optische Umgebung gebracht, in der sie beispielsweise nur vertikale Streifen sehen können, so kommt es zu Veränderungen des Systems. Bei monoculär deprivierten Tieren lassen sich zugeordnete degenerative Zellveränderungen im Corpus geniculatum laterale nachweisen. Bei Tieren mit monotoner Exposition scheint eine funktionelle Umorganisation der corticalen Connectivität aufzutreten. Corticale Neuronen verlieren nach Deprivation ihre binoculäre Aktivierbarkeit und reagieren nur noch auf Belichtungsänderungen im offen gebliebenen Auge. Nach monotoner optischer Exposition werden sie nur noch durch Kontrastreize ähnlicher Orientierung, z.B. vertikale Kontrastgrenzen, aktiviert. Diese Umprägung ist nur bei jungen Tieren möglich und nimmt mit zunehmendem Alter rasch ab.

Es ist anzunehmen, daß diese funktionell ausgelöste morphologische Veränderung die Grundlage der sogenannten Schielamblyopie ist. Damit ist die irreversible Sehverminderung bei Strabismus oder hochgradiger Anisometrie gemeint, die vor allem im ersten, aber auch noch in den folgenden 3–4 Lebensjahren auftritt. Da hierbei keine Netzhautkorrespondenz besteht oder die Signale beider Augen durch optische Fehler sehr unterschiedlich sind, wird das bessere Auge synaptisch führend. Die Erregungen des schlechten werden unterdrückt, und es wird amblyop. Durch abwechselndes Verschließen eines Auges läßt sich die Amblyopie vermeiden. Dagegen wird das stereoskopische Sehen hiermit nicht gebessert, da durch das Occludieren keine binoculare Korrespondenz hergestellt wird. Auch nach späterer Korrektur eventueller Stellungsanomalien bleiben solche Kinder auf die Dauer stereoblind und für bestimmte Berufe benachteiligt. Wenn durch Astigmatismus in einem Netzhautmeridian die Bildfocusierung ungenügend ist, wird auch die Connektivität der hierzu gehörenden zentralen Neuronen nicht ausreichend gebahnt. Bei genauer Untersuchung läßt sich daher auch nach Korrektur des Astigmatismus noch im Erwachsenenalter im Bereich des betreffenden Meridianes eine Sehminderung nachweisen. Es ist anzunehmen, daß auch die Occlusion von Doppelbildern nach Augenmuskellähmungen, die mit zunehmendem Alter weniger gut gelingt, mit ähnlichen Mechanismen zu erklären ist.

Occipitale Läsionen im Bereich der Area 17 führen zu einer zentralen contralateralen Hemianopsie, bei der die Macula meist ausgespart ist. Bilaterale Läsionen dieser

Art führen zur corticalen Blindheit. Unter diesen Umständen ist über das retino-tectale System für die Optomotorik lediglich noch eine rudimentäre visuelle Information über Ort bzw. Richtung eines Sehobjektes möglich. Beim Flimmerskotom der Migräne kommt es wahrscheinlich zu einer hypoxischen Übererregbarkeit mit Spontanerregung der occipitalen Neuronen. Die langsame Ausbreitung des Flimmerskotoms und das Skotom selbst wurden mit der Spreading Depression – eine vorübergehend auf chemische oder elektrische Reizung auftretende und sich langsam ausbreitende völlige corticale Unerregbarkeit –, die eigentümliche Fortifikationsstruktur der Flimmerskotome mit der Funktionscharakteristik corticaler Neuronen in Verbindung gebracht. Ausfälle im Bereich der peristriären visuellen Areale (Area 18, 19 und andere) gehen mit optischen Erkennungsstörungen (Agnosie) einher. Objekte werden dabei gesehen, aber nicht erkannt und entsprechend nicht bezeichnet.

Die Korrelation zwischen visuellen und motorischen Raumkoordinaten ist nicht absolut festgelegt, sondern auch beim Erwachsenen noch modifizierbar. Verschiebt man beispielsweise durch Prismenbrillen die retinale Abbildung, so greift der Brillenträger zunächst daneben. Nach wenigen Stunden wird dieser Fehler aber voll korrigiert, so daß keinerlei Störung der visuo-motorischen Korrespondenz mehr erkennbar ist. Voraussetzung hierzu ist lediglich, daß der Prismenträger sich aktiv bewegen und damit einen Abgleich zwischen Ein- und Ausgang durchführen kann. Wird er z.B. auf einem Rollstuhl nur passiv im Raum bewegt, so bleibt die Zuordnung fehlerhaft.

II. Vestibulo-oculomotorisches System

1. Funktion der Optomotorik

Die Optomotorik dient der Blickeinstellung, Bildfocusierung und Bildstabilisierung bei Eigen- und Objektbewegungen. Sie erfordert für die binoculare und visuovestibuläre Koordination große Präzision. Dies setzt ein ausgedehntes neuronales Korrelat voraus, das im Bereich der Brücken- und Mittelhirnhaube (Tegmentum mesencephali et pontis) lokalisiert ist. Es ist daher verständlich, daß Störungen der Optomotorik zu den führenden Symptomen bei Hirnstammschädigungen gehören.

2. Nucleäre und infranucleäre Augenmuskellähmungen

Isolierte monoculäre Augenmuskelparesen entstehen durch Läsionen im Bereich der motorischen Endstrecke, d.h. der Motoneuronen der Nn. oculomotorius, trochlearis und abducens sowie der von ihnen versorgten Muskeln. Sie gehen stets mit Doppelbildern einher, die bei beginnenden Paresen abgesehen von solchen des N. abducens (horizontale ungekreuzte Doppelbilder mit Zunahme beim Blick nach der Läsionsseite) oft klinisch nicht eindeutig zuzuordnen sind. Die Funktionen der Senker (Mm. rectus inferior und obliquus superior) und Heber (Mm. rectus superior und obliquus inferior) sind durch zusätzliche Abductor- (M. obliquus superior und obliquus inferior) und Adductorfunktionen (M. rectus superior und rectus inferior) überlagert. Die schrägen Augenmuskeln, in geringerem Maße auch die Mm. recti, wirken außerdem noch als Außen- (Mm. obliquus inferior und rectus inferior) und Innenrotatoren (Mm. obliquus superior und rectus superior). Die reine Heber- und Senkerfunktion ist für die Mm. recti in Abduktions-, für die schrägen Augenmuskeln in Adduktionsstellung am größten. Man prüft daher die Funktion der Mm. recti in Abduktions-, die der schrägen Augenmuskeln in Adduktionsstellung. Bei Augenheben und -senken in Neutralstellung sind stets alle Heber und Senker beteiligt (Abb. 21).

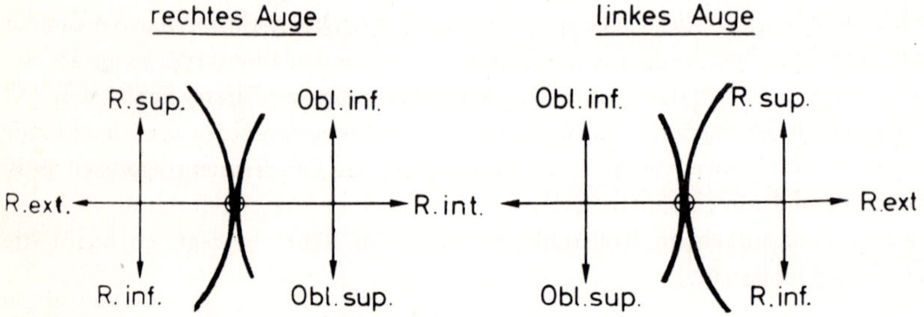

Abb. 21. Zugrichtung der Augenmuskeln. In Mittelstellung wirken bei der Hebung die Mm. rectus superior und obliquus inferior, bei der Senkung die Mm. rectus inferior und obliquus superior zusammen

Die Innervation der Augenmuskeln an einem Auge ist eindeutig paarig antagonistisch zwischen den Mm. rectus lateralis und medialis. Der M. rectus medialis wird gehemmt, wenn der M. rectus lateralis aktiviert wird und umgekehrt. Die antagonistische Interaktion zwischen den übrigen Augenmuskeln ist angesichts ihrer verschiedenen Funktionscharakteristiken wesentlich differenzierter. Monoculär antagonistische Muskeln arbeiten bei der binocularen Blickeinstellung teilweise zusammen: Der M. rectus lateralis mit dem M. rectus internus, der M. rectus superior mit dem M. obliquus inferior der Gegenseite und der M. rectus inferior mit dem M. obliquus superior der Gegenseite.

3. Supranucleäre Blicklähmungen

Blicklähmungen sind immer binocular und durch Unterbrechung cortico-fugaler Verbindungen oder Läsion der pränucleären Zentren für horizontale (Pons) oder vertikale Blickbewegungen (Prätectum) verursacht. Dabei sind die occipitalen cortico-fugalen Fasern vor allem für die langsamen Folgebewegungen, die Fasern von mehr frontalen Cortexregionen für willkürliche rasche Blicksakkaden verantwortlich. Eine strenge Lateralisation der Blickmotorik besteht im Cortex nicht. Bei plötzlichem corticalem Ausfall kann es zwar zu einer Blickparese zur Gegenseite mit Deviation der Augen und des Kopfes zum Herd kommen. Umgekehrt können bei einem focalen corticalen Anfall Augen- und Kopfdeviationen nach contralateral auftreten. Blickparesen corticalen Ursprungs sind aber spätestens binnen Tagen regressiv. Dagegen führen Herde in den cortico-fugalen blickmotorischen Bahnen von der innern Kapsel abwärts zu anhaltenderen Störungen der Blickmotorik und des bei Blickparesen immer mitbetroffenen optokinetischen Nystagmus. Denn die cortico-fugalen Fasern für Blickbewegungen nach rechts werden nach Kreuzung über den Balken auf der linken, die für Blickbewegungen nach links auf der rechten Seite zusammengefaßt.Die dann gemeinsam descendierenden Fasern für *horizontale Blickbewegungen* kreuzen im Mittelhirn. Daher kommt es bei Ausfällen oberhalb der Kreuzung zu Blickparesen zur Gegenseite, bei Ausfällen nach der Kreuzung (Brückenherde) zu homolateralen Blickparesen (Abb. 22). Die vertikale Blickmotorik ist durchgehend bilateral vertreten, weshalb anhaltende *vertikale Blickparesen* mit entsprechenden Störungen des vertikalen optokinetischen Nystagmus nur bei bilateralen aquäductnahen Herden in der vorderen Mittelhirnhaubenregion und im Prätectum auftreten. Dabei überwiegen aus bisher nicht bekannten Gründen Blickparesen nach oben.

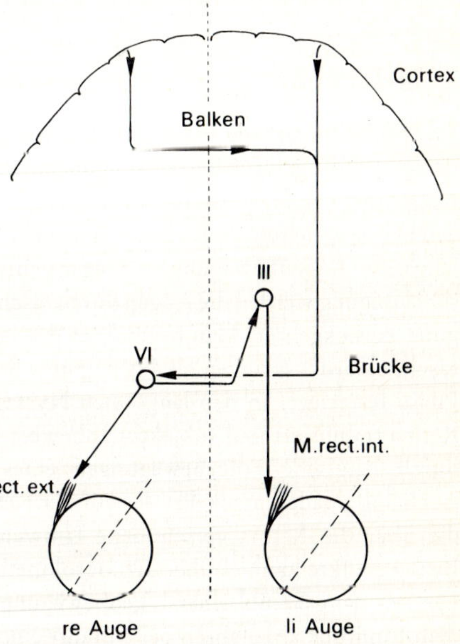

Abb. 22. Zentrum für die horizontale Blickbewegung nach rechts in der rechten Brücke und seine Verbindung vom Cortex und zum Kern des M.rect. int. über das hintere Längsbündel

Die cortico-fugalen Signale erreichen die Kerne der Augenmuskelnerven nicht direkt, sondern werden im prämotorischen Apparat der Formatio reticularis der Brücke und des Mittelhirnes umgeschaltet. Es kommt dort zu einer Konvergenz mit vestibulären und proprioceptiven Signalen. Außerdem wird im prämotorischen Apparat die binoculare Innervation koordiniert. Horizontale Augenbewegungen werden über ein sogenanntes ipsilaterales Blickzentrum in der Brückenhaube ausgelöst, von dem aus die Signale zum gleichseitigen Abducenskern und über das hintere Längsbündel der Gegenseite zu den contralateralen Motoneuronen für den M. rectus internus gelangen. Wird die Leitung des hinteren Längsbündels unterbrochen, so entsteht eine *internucleäre Ophthalmoplegie* mit Zurückbleiben des adduzierenden Auges beim Blick zur Gegenseite, aber intakter Adduktion bei Konvergenz (s. Abb. 22). Da im prämotorischen Apparat der Formatio reticularis auch die rasche Phase des Nystagmus generiert wird, kommt es bei Läsionen der Brückenhaube zu horizontalem Nystagmus zur Gegenseite, bei mehr oralen Läsionen der Mittelhirnhaube zu vertikalem Spontannystagmus (s. u.). Supranucleäre Blicklähmungen sind von nucleären Läsionen leicht zu differenzieren, weil ein Teil der proprioceptiven und vestibulären Signale über das hintere Längsbündel direkt auf die Augenmuskelkerne projiziert und bei höheren Läsionen der gesamte vestibuläre Eingang intakt ist. Dreht man den Kopf rasch in Gegenrichtung der Blicklähmung, so kommt es über die vestibuläre Erregung zu einer Blickstabilisation in bezug auf die Raumkoordinaten, d. h. einer Bewegung der Augen relativ zum Kopf in Richtung der Blickparese *(Puppenkopfphänomen).*

4. Nystagmus

Die Bildstabilisierung bei Kopf- und Körperbewegungen wird durch Signale von den Bogengängen für Beschleunigungen, vom Sacculus und Utriculus für statische Reize über den N. vestibularis sowie über Proprioceptoren der oberen Halswirbelgelenke eingeleitet. Jede Körperbeschleunigung wird auf diese Weise durch eine langsame Augenbewegung in Gegenrichtung kompensiert. Bei anhaltender Beschleunigung werden die Augen durch rasche Sakkaden in Richtung der Beschleunigung zurückgeholt. Man bezeichnet das langsame Abweichen der Augen und ihr rasches Zurückspringen als Nystagmus. Seine Richtung ist durch die der raschen Phase festgelegt. In den langsamen Nystagmusphasen bleibt die Umwelt auf der Retina stabilisiert und subjektiv unbewegt. Beim *optokinetischen Nystagmus,* der durch langsame Folgebewegungen eines bewegten Objektes ausgelöst wird, erscheint gerade umgekehrt das auf der Retina stabile Bild in Bewegung, während die über die Retina verschobene Umwelt unbewegt bleibt. Bei Fehlen stabiler Bezugspunkte kann es über den optokinetischen Nystagmus zu Fehlinterpretationen mit dem Gefühl einer Eigenbewegung kommen (z. B. Scheinbewegungen mit dem Eindruck abzufahren bei Abfahrt eines Zuges auf dem Nebengleise).

Vestibulärer und *optokinetischer Nystagmus* sind also physiologische Mechanismen zur Verbesserung der visuellen Wahrnehmung bei Eigen- und Fremdbewegun-

gen, sofern sie durch vestibuläre oder optokinetische Reizung bedingt sind. Kommt es dagegen zum *Spontannystagmus* ohne vestibulären Reiz oder zu einem Ausfall des optokinetischen Nystagmus bei optokinetischer Reizung, so handelt es sich stets um pathologische Phänomene. Frequenzbereich, Amplituden und Form der raschen Phase des vestibulären und optokinetischen Nystagmus stimmen weitgehend überein. Man nimmt daher an, daß beide Nystagmusformen über gemeinsame Generatoren gesteuert werden. Hierfür spricht auch, daß vestibulärer Spontannystagmus bei offenen Augen vermindert oder blockiert werden kann und stets mit einer Verminderung des optokinetischen Nystagmus in Gegenrichtung einhergeht. Leichter vestibulärer Spontannystagmus wird durch Blick in Richtung der raschen Phase gebahnt und ist daher stets bei verschiedenen Blickexkursionen und wenn möglich im Dunkeln unter der FRENZEL-Brille oder bei geschlossenen Augen elektronystagmographisch zu prüfen. Beim Elektronystagmogramm wird der Dipol, der durch das retinale Bestandspotential (negativ) gegen die Cornea (positiv) gebildet wird, zur Registrierung der Augenbewegung ausgenutzt.
Vestibulärer Spontannystagmus kann sowohl peripher durch labyrinthäre oder N. vestibularis-Läsionen wie zentral im Bereich der Vestibulariskerne verursacht werden. Von den Bogengängen und den Maculae der Statholiten (Utriculus und Sacculus) werden die Vestibulariskerne tonisch erregt und zusätzlich durch Beschleunigungen und Änderung der Körperhaltung moduliert. Die Neuronen von den horizontalen Bogengängen werden bei ipsilateraler Beschleunigung aktiviert, bei contralateraler Winkelbeschleunigung gehemmt. Fällt ein Labyrinth plötzlich aus (z.B. MENIÈRE-Syndrom), so tritt zentral eine Erregungsasymmetrie auf, die einer starken Winkelbeschleunigung zur Gegenseite entspricht. Subjektiv wird dabei auch bei geschlossenen Augen Drehschwindel empfunden. Die Erregungsasymmetrie verursacht ein Augenabweichen in Richtung des ausgefallenen Labyrinthes mit rascher Rückführung zur Gegenseite, d.h. einen Nystagmus zur Gegenseite. Der Vestibularisaktivierung entspricht in dieser Situation keine Körperbewegung. Die Umwelt während der langsamen Phase des Nystagmus bleibt auf der Retina also nicht stabil, sondern wird verschoben. Dadurch kommt es bei offenen Augen zur Fehlwahrnehmung mit Scheinbewegungen in Richtung der raschen Nystagmusphase, verstärktem Drehschwindel und kompensatorischer Falltendenz zur Seite der Labyrinthläsion. Peripher-vestibulärer Nystagmus bei plötzlichem Ausfall eines N. vestibularis schlägt also zur Gegenseite und ist stets mit heftigem Drehschwindel verbunden.
Dauert der Ausfall an, so kann sich der zentral-vestibuläre Apparat neu abgleichen und der Schwindel und Nystagmus zurückbilden. Bei langsam progressivem Ausfall, wie beispielsweise bei einem *Acusticusneurinom*, geht der Abgleichprozeß dem Ausfall parallel, so daß keine vestibuläre Symptomatik aufzutreten braucht. Diese „Umeichung" ist dadurch möglich, daß in den Vestibulariskernen oder in dem parallel geschalteten flocculären System des Cerebellums nicht nur vestibuläre Afferenzen der Labyrinthe beider Seiten, sondern auch Signale aus dem optischen System konvergieren.

Läsionen im Vestibulariskerngebiet können, wenn sie umschrieben sind, Spontannystagmus in allen Richtungen hervorrufen. Bei ausgedehnten Läsionen besteht meist ein Spontannystagmus zur Gegenseite mit Gangabweichung und Falltendenz nach homolateral. Zentrale vestibuläre Läsionen sind nicht obligat mit Drehschwindel, sondern oft nur mit einem unspezifischen Schwankschwindel verbunden. Zur Differenzierung zwischen peripheren und zentralen Vestibularisschädigungen ist in der Regel eine calorische Untersuchung (Spülung der äußeren Gehörgänge mit Wasser verschiedener Temperatur und Registrierung des Nystagmus) erforderlich. Ausfall oder Verminderung der Erregbarkeit eines Labyrinthes spricht für eine periphere, Übererregbarkeit für eine zentrale Läsion.
Klinisch läßt sich ein Horizontalnystagmus dann als zentral bedingt differenzieren, wenn er dissoziiert ist. Die Nystagmusamplitude ist dabei an beiden Augen unterschiedlich, am abduzierten meist größer (partielle Läsion des hinteren Längsbündels, z.B. bei m.S.). Rotatorischer und vertikaler Nystagmus ist ebenso wie blickparetischer Nystagmus, d.h. ein Nystagmus mit langsamer Schlagfolge und großer Amplitude, meist zentral verursacht. Das gleiche gilt für den congenitalen Nystagmus, der in der Regel durch abnorme Schlagformen (Pendelnystagmus, Girlandennystagmus), Umkehrung des optokinetischen Nystagmus und Zunahme bei Fixation oder Abdecken eines Auges (latenter Nystagmus) charakterisiert ist.

5. Pupillomotorik

Die Weite der Pupille wird constrictorisch über Fasern aus dem EDINGER-WESTPHAL-Kern des Nucleus oculomotorius (Abb. 19) versorgt, die im Ganglion ciliare umgeschaltet werden und über die Ciliar-Nerven den Sphincter der Iris erreichen. Dilatatorisch wird die Pupille über den N. sympathicus kontrolliert, dessen zentrale Fasern vom Hypothalamus über die laterale Haubenregion von Mesencephalon und Brücke zur Medulla und weiter bis zu den Zellen des N. intermedio-lateralis in Höhe C8–T2 absteigen. Sie erreichen aus C8 und T1 das obere Cervicalganglion. Die postganglionären Fasern treten mit der A. carotis interna in den Schädel und gelangen zum M. dilatator der Pupille. Ausfall der sympathischen Innervation führt zum HORNER-Syndrom (Miosis, Ptosis, leichter Enophthalmus und Hypohidrose der homolateralen Gesichtshälfte). Ausfall der Licht- bei erhaltener Konvergenzreaktion und intaktem Visus entsteht durch Unterbrechung retinaler Verbindungen zur Prätectalregion (ROBERTSON-Pupille). In diesem Falle werden die Pupilloconstrictoren nicht mehr vom Lichtsignal erreicht. Sie werden jedoch im Rahmen der Konvergenzsynergie noch aktiviert (Innervation beider Mm.rectus int., der Mm.cillares zur Erhöhung der Brechkraft der Linse und des M.sphincter pupillae zur Verbesserung der Tiefenschärfe).

III. Gehör

Einseitige Hörstörungen sind stets auf eine Schädigung peripher der Acusticuskerne zurückzuführen, da danach die mehrfache Kreuzung der Acusticusafferenzen keinen einseitigen Hördefekt mehr zuläßt. Bei Defekten des Gehörganges oder des Mittelohres kommt es zu einer Höreinschränkung infolge einer mechanischen Schalleitungsstörung. Sie betrifft in der Regel den ganzen Frequenzbereich, ist aber meist in den höheren, seltener in den unteren Frequenzen betont. Da der Receptor und neurale Leitungsmechanismus und damit auch die Knochenleitung ungestört ist, ist die Luftleitung gegenüber der Knochenleitung (Rinne-Versuch) verkürzt oder aufgehoben. Beim Weberschen Versuch wird zum kranken Ohr lateralisiert.
Neuronale Transmissionsstörungen sind Folge eines Defektes des Sinnesepithels oder des Nervus acusticus. Sie gehen ebenfalls mit einer Schwellenerhöhung einher.

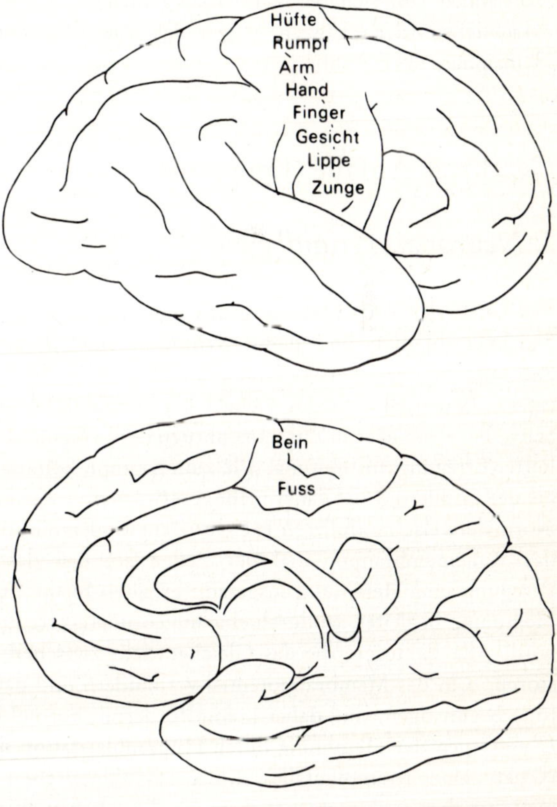

Abb. 23. Körperrepräsentation in der motorischen und sensorischen Rinde (MS 1 und SM 1) im Gyrus prae- und Gyrus postcentralis

Läsionen des Sinnesepithels zeigen häufig isoliertes Frequenzsenken und das Phänomen des Recruitment. Beim Recruitment nimmt trotz deutlicher Schwellenerhöhung für eine bestimmte Frequenz die subjektive Lautheit bei langsamer Intensitätszunahme oberhalb der Schwelle im kranken Ohr schneller zu als auf der normalen Seite. Auch Tinnitus ist häufig, wie beispielsweise bei der MENIÈREschen Erkrankung, Folge einer peripheren Läsion im Receptorbereich. Hörminderungen infolge Übertragungsstörungen im N. acusticus zeigen eine gesteigerte Ermüdbarkeit mit raschem Hörausfall bei kontinuierlicher Belastung. Ein überschwelliger Ton, der normalerweise unlimitiert gehört wird, wird nach einiger Zeit (~ 30 sec) wieder unterschwellig. Man führt dies auf eine verminderte Übertragungssicherheit im Bereich des komprimierten Nerven zurück.

Ausfälle der corticalen Hörregionen zeigen in der Regel keine Hörminderung, sondern bei Läsionen in der sprachdominanten, meist linken Hemisphäre Störungen des Sprachverständnisses. Die undifferenzierte Tonwahrnehmung erfolgt bilateral oder subcortical. Trotz den mehrfachen Kreuzungen der zentralen Hörbahnen läßt sich bei Verwendung dichotischer Reize, die sich gegenseitig ausschließen oder ergänzen, zeigen, daß jedes Ohr dominant zur contralateralen Hemisphäre projiziert.

Cerebrale Anfälle (Epilepsien)

I. Neuronale Grundlagen

Ein cerebraler Anfall ist Ausdruck eines paroxysmalen Defektes der zentralen Signalverarbeitung und damit Symptom einer Funktionsstörung der grauen Substanz. Wie jeder große Krampfanfall zeigt, bleibt die Signalübertragung dabei intakt. Potentiell ist jedes Gehirn krampffähig. Es ist lediglich eine Frage der Schwelle, wann es zum Zusammenbruch der Erregungsbegrenzung mit unkontrollierter Erregungsausbreitung, d.h. zum Krampf, kommt. Eine spezifische Pathologie der „Epilepsie“ ist daher nicht zu erwarten.

Normalerweise modulieren excitatorische und inhibitorische Synapsenpotentiale das Ruhemembranpotential der Zellen so, daß das Gleichgewicht zwischen Erregung und Hemmung insgesamt erhalten bleibt. Aktivierung wird stets von Hemmung begleitet, wodurch eine ungeordnete Erregungsausbreitung vermieden wird. Alle Faktoren, die das Gleichgewicht zwischen Erregung und Hemmung stören, d.h. das Membranpotential vermindern und damit die Erregungsausbreitung begünstigen, sind daher krampffördernd. Formal ist zu erwarten, daß es bei Überwiegen der Hemmung durch Hyperpolarisation der Membran zu einer Art Negativ eines Krampfanfalles, d.h. einem akinetischen Anfall, kommen muß. Bis heute ist aber noch nicht gesichert, ob die seltenen akinetischen Anfälle auf diese Weise zu interpretieren sind.

Die bioelektrische Aktivität im Elektroencephalogramm (EEG) ist im Krampf um das 10–50fache gesteigert. Es war daher schon auf Grund von EEG-Registrierungen angenommen worden, daß im Krampf eine Hypersynchronie, d.h. eine gesteigerte simultane Aktivität vieler Neuronen, vorliegt. Extracelluläre Registrierungen der Aktivität einzelner corticaler Neuronen während elektrisch oder chemisch ausgelösten Krämpfen haben dies bestätigt. Die corticalen Neuronen zeigen dabei nicht nur längere Entladungsserien mit Frequenzen bis über 300/sec, wie sie normalerweise nur kurzfristig über 6–12 Entladungen vorkommen, sondern eine gleichzeitige Aktivitätssteigerung ganzer Zellpopulationen, die unter Normalbedingungen bei intakten Hemmungsmechanismen nicht möglich ist.
Intracelluläre Registrierungen haben gezeigt, daß es vor Beginn eines Krampfes zu einer zunehmenden Membrandepolarisation kommt, die schließlich die hochfrequenten Zellentladungen unterhält. Mit zunehmender Krampfdauer stellt sich eine progressive Hyperpolarisation mit schließlich völliger Aktivitätsruhe ein. Wie diese Hyperpolarisation entsteht, ist noch offen.
Bei focalen Epilepsien ist die paroxysmale Funktionsstörung häufig ohne klinisches Korrelat im EEG als intermittierende Krampfspitze erkennbar. Die Krampfspitzen zeigen einen aktiven Focus an, der cellulär durch paroxysmale Depolarisationen im Zentrum des Focus charakterisiert ist, während in den umgebenden Arealen die Hemmung überwiegt und damit die Erregungsausbreitung begrenzt. Erst wenn diese Hemmung durchbrochen und eine größere Zahl von Neuronen synchronisiert werden kann, wird der Krampf klinisch manifest.

II. Anfallsursachen

Das Ruhepotential ist ein dynamisches Gleichgewichtspotential und erfordert Energie, weshalb Störungen des intracellulären Energiestoffwechsels zur Verminderung des Ruhepotentials führen und daher krampffördernd wirken können. Dabei ist es gleichgültig, ob das Energiedefizit durch einen Mangel an energieliefernden Substraten (Hypoxie, Hypoglykämie), durch Fehlen von Enzymen des oxydativen Stoffwechsels (Vitamin B_1, B_6 u.a.), durch toxische Blockierung der Oxydationssysteme (z.B. Cyanid) oder Mangel an Enzymaktivatoren (z.B. Magnesium) entsteht. Eine Depolarisation des Membranpotentials ist ferner auch bei Entgleisung der normalen synaptischen Mechanismen, beispielsweise durch Mangel an inhibitorischer bzw. durch Überschuß an excitatorischer Transmittersubstanz (z.B. Strychninblockierung inhibitorischer Synapsen im Rückenmark, Acetylcholinkrämpfe), möglich. Anfälle auf der Grundlage eines Transmitterdefektes sind klinisch bis heute aber nicht bekannt. Dagegen können sich Elektrolytstoffwechselstörungen auf die Membranstabilisierung auswirken und zu Anfällen führen (z.B. große cerebrale Anfälle bei primärer Tetanie, Alkalose). Fehlerhafte Verbindungen mit insuffizienter Erregungskontrolle sind neben genetisch bedingten Anomalien des Zellstoffwechsels *(Speicherkrankheiten)* möglicherweise die

Ursache für anlagebedingte Anfälle und spielen wahrscheinlich auch bei posttraumatischen und tumorbedingten Epilepsien eine Rolle. Ob die Anfälle bei Meningoencephalitiden durch direkte Membranschädigungen oder durch toxische oder ödematös bedingte Störungen der Energiebildung verursacht werden, ist ungeklärt.

III. Focale und generalisierte Anfälle

Obwohl vereinzelte Mitteilungen über spinale und Hirnstammepilepsien vorliegen, bestimmen vor allem die Hirnrinde und die Stammganglien die klinische Symptomatik. Ist die Störung der Erregungsverarbeitung klinisch oder hirnelektrisch sofort diffus über beide Hemisphären verteilt, so spricht man von primär generalisierten Anfällen (z.B. primär generalisierter großer Krampfanfall, Absenzen). Bleibt die Störung der Erregungsverarbeitung lokalisiert, so kommt es zu einem focalen Anfall, dessen Symptomatik vom Ort der Funktionsstörung abhängt (z.B. focaler motorischer (JACKSON-)Anfall, focaler sensibler Anfall, focale Anfälle mit komplexer Symptomatik (psychomotorische Anfälle oder Dämmerattacken, vegetative Anfälle, Adversivanfälle u.a.)) (Abb. 24). Jeder focale Anfall kann sich sekundär generalisieren, wenn er die abschirmenden Hemmungsmechanismen erschöpft. Häufig kommen daher focale Anfälle abwechselnd als isoliertes Äquivalent und als Aura eines großen Anfalles vor. Eine Aura wird nicht erinnert, wenn sie zu kurz ist, um vor Auftreten des generalisierten Anfalles ins Langzeitgedächtnis überführt werden zu können.
Für die Lokalisation eines Krampffocus ist klinisch der Krampfbeginn ausschlaggebend. Eine unkontrollierte Erregungsausbreitung im motorischen Cortex verursacht klonische Zuckungen oder tonische Verkrampfungen in der zugeordneten Körperregion. Gesichts- und Handbereich umfassen ein wesentlich größeres Repräsentationsgebiet als die übrigen Körperregionen. Außerdem erfolgt die corticale Kontrolle der Motoneuronen in diesem Bereich im Unterschied zur Rumpf- und Beinmuskulatur zum Teil direkt ohne Zwischenneuronen. Das relativ häufige Auftreten focaler Anfälle dieser Regionen ist daher einleuchtend. Bei Auftreten von Krampferregungen im sensiblen Cortex kommt es zu entsprechenden Paraesthesien und Mißempfindungen. Focale Anfälle im visuellen Eingangsbereich führen zu ungeordneten optischen Wahrnehmungen und so fort. Betrifft die Erregungsstörung ein Hirnareal mit schon integrierter Leistung, wie z.B. den Temporallappen, so kommt es zu komplexen psychomotorischen Symptomen. Dabei ist angesichts der Geordnetheit der szenischen Erfahrungen anzunehmen, daß sie nicht im Temporallappen selbst entstehen, sondern von dort aus lediglich unkontrolliert induziert werden.
Für die Beurteilung der Krampfbereitschaft und zur Differentialdiagnose zwischen generalisierten und focalen kleinen Anfällen (z.B. Absenzen und Dämmerattacken) ist das EEG entscheidend (Abb. 24).

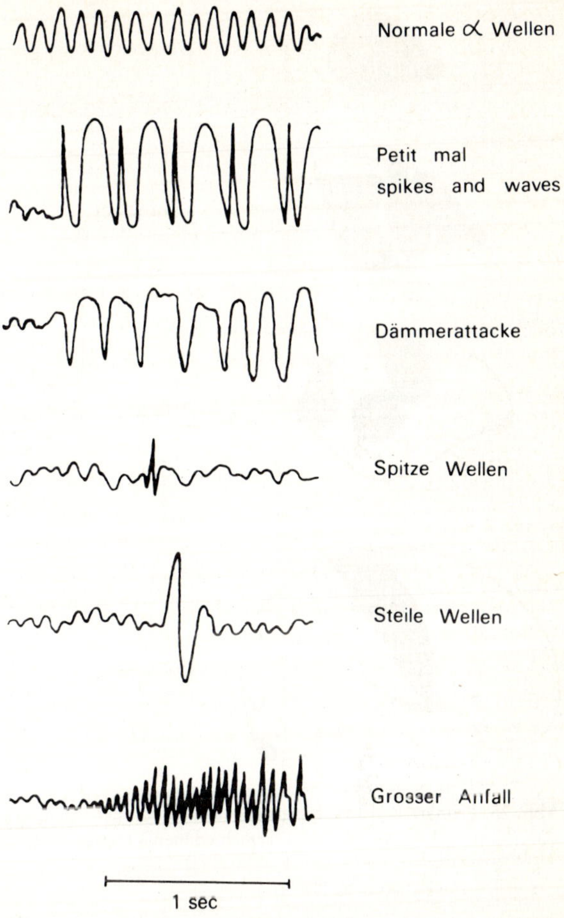

Abb. 24. Normale α-Wellen und paroxysmale Potentiale des Elektroencephalogrammes

Neuropsychologie

I. Allgemeine Grundlagen

Vergleichend-anatomisch ist die zunehmende Hirnentwicklung dadurch charakterisiert, daß sich zwischen die Ein- und Ausgangsareale der Hirnrinde immer größere Bezirke schieben, in denen die einlaufenden Signale weiter verarbeitet, mit denen anderer Sinnesgebiete verglichen und zur Vorbereitung motorischer Akte benutzt werden können. Die Leistungsfähigkeit eines Gehirnes ist planimetrisch an der

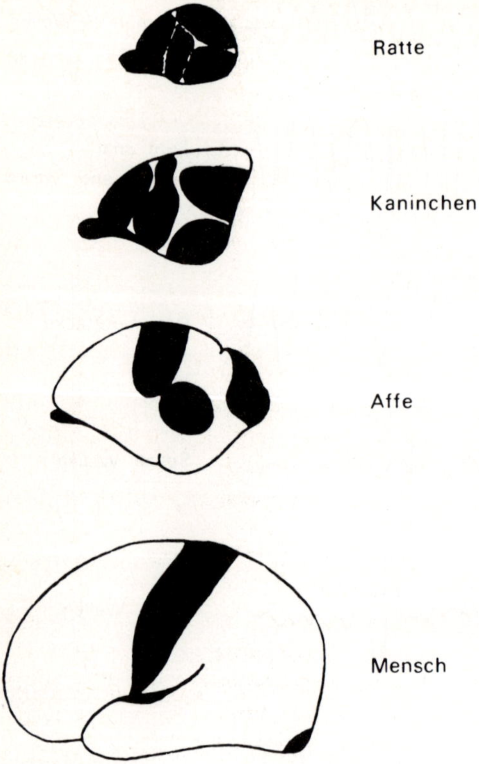

Abb. 25. Primäre corticale Eingangs- und Ausgangsareale (schwarz) und sekundäre corticale Verarbeitungsbezirke (weiß) bei verschiedenen Vertebratengehirnen (nach CAMPBELL, 1965)

Größe dieser Interaktionsgebiete direkt ablesbar (Abb. 25). Der Netzplan der Rinde, d.h. die Art und Weise, wie die verschiedenen Neuronen miteinander verbunden sind, ist ebenso wie die funktionelle Charakteristik spezifischer corticaler Nervenzellen noch nicht bekannt. Man weiß jedoch durch Einzelneuronregistrierung, daß der Cortex zumindest in den primären Eingangsarealen eine Organisationsstruktur besitzt, in der in kleinen Zellsäulen senkrecht zur Cortexoberfläche funktionell ähnliche Nervenzellen zusammengefaßt werden. Untersuchungen im visuellen System haben zunächst zu der Vorstellung geführt, daß die Signalverarbeitung im Cortex schrittweise in hierarchischer Ordnung so erfolgt, daß Objektmerkmale von einzelnen Neuronen registriert und in mehreren Schritten eine spezifische, invariante Zuordnung entwickelt wird. Neuerdings ist jedoch wahrscheinlich geworden, daß nicht nur serielle hierarchische, sondern auch parallele Zuordnungsprozesse in der gleichen Ebene ablaufen.

II. Asymmetrie der Hemisphärenfunktion

Angesichts der bilateralen Symmetrie des Körpers war die Gliederung des Großhirnes in zwei symmetrische Hemisphären zunächst nicht erstaunlich. Sie wurde aber zunehmend zum Problem, als sich herausstellte, daß ihre Funktionen nicht identisch sind. Bei mehr als 90% aller Personen und in etwa 55% auch aller Linkshänder und Ambidexter sind die Sprachfunktionen in der linken Hemisphäre angeordnet. Man hat deshalb die sprachlich führende Hemisphäre, d.h. in der Regel die linke, als die sprachdominante bezeichnet. Dieser funktionellen Dominanz im sprachlichen ist auch eine anatomisch deutliche Asymmetrie mit Vergrößerung des linken Planum temporale zugeordnet, die allerdings nur bei etwa 70% der Gehirne eindeutig ist.

Die Problematik der funktionellen Hemisphärendichotomie ist durch Untersuchungen an Patienten, bei denen wegen therapierefraktärer Epilepsie das Corpus callosum durchtrennt wurde, neu entfacht worden. Nach den ersten Publikationen verhielten sich diese Patienten nach kurzer Zeit im Alltag weitgehend unauffällig. Dieses anscheinend ungestörte Verhalten nach Durchtrennung der mächtigsten Verbindungen des Zentralnervensystems überhaupt (2×10^8 Fasern) war nicht verständlich. Eine Forschergruppe mit großer Erfahrung in der Untersuchung von split brain-Tieren, d.h. Tieren, bei denen der Balken und oft auch das Chiasma opticum und die tiefen Commissuren durchtrennt wurden, hat deshalb Nachuntersuchungen durchgeführt. Dabei ging man davon aus, daß nach Balkendurchtrennung kein Informationsaustausch zwischen den Hemisphären mehr möglich ist und zur Charakterisierung ihrer Leistungen Informationen so anzubieten sind, daß sie jeweils nur in eine Hemisphäre gelangen können. Visuelle Signale wurden daher immer nur kurz in eine Gesichtsfeldhälfte projiziert, damit der Untersuchte keine Möglichkeit hatte, durch Augenbewegungen das Signal in die andere Hirnhälfte zu leiten. Taktile Signale wurden ebenfalls nur der linken oder rechten Hand angeboten und gleichzeitig eine optische Kontrolle verhindert. Unter diesen Bedingungen zeigte sich, daß die Diskriminationsleistung auch der nicht-sprachdominanten Hemisphäre ganz erheblich ist. Die Bezeichnung eines Gegenstandes kann z.B. mit der rechten Hemisphäre gelesen und der bezeichnete Gegenstand kann mit der zugeordneten linken Hand ohne Sichtkontrolle aus verschiedenen angebotenen Objekten herausgesucht werden. Trotz dieser offenbar eindeutigen Diskrimination und des Transfers der visuellen auf die taktile Afferenz vermag der Patient mit einer Balkendurchtrennung aber nicht zu sagen, was er gelesen und herausgesucht hat. Wird dem Patienten im linken Gesichtsfeld ein Wort in Druckschrift projiziert und fordert man ihn auf, das Wort niederzuschreiben, so gelingt auch dies zumindest in Ansätzen und in Normalschrift. Frägt man ihn, was er geschrieben hat, so weiß er zwar auf Grund der vermutlich über die Körperproprioceptivität übertragenen Bewegungsinformationen, daß er irgendetwas getan, evtl. auch, daß er geschrieben hat. Er ist aber nicht in der Lage, das Geschriebene zu nennen. Die rechte Hemisphäre hat daher offenbar diskriminatorisch alle Eigenschaften der linken und ist bei gewissen Diskriminationsleistungen (z.B. Gesicht- und Musikerkennen) der linken überlegen. Sie ist aber zu keiner *bewußten* sprachlichen Zuordnung fähig. Ohne Signal-Transfer zur sprachdominanten Hemisphäre bleibt die nichtdominante stumm, das, was in ihr vorgeht, zumindest sprachlich nicht ausdrucksfähig.

III. Sprache und höhere Hirnleistungen

1. Physiologische Voraussetzung

Die hervorragendste Leistung des Gehirnes ist neben der Bewußtseinsbildung die Sprache mit den ihr zugeordneten Funktionen. Ihr afferenter Bereich besitzt keinen spezifischen Receptor. In ihm werden vielmehr alle Afferenzen integriert. Er wird also zu einer Art „master sensor", in dem die Signale aller Sinne konvergieren. Wenn immer eine vollständige Objektzuordnung als Voraussetzung einer Begriffsbildung erfolgt, dann geschieht sie mit Hilfe aller möglichen Sinnesmodalitäten. Die Zuordnung ist erst vollständig, wenn alle potentiellen Modalitäten erfaßt sind. Erst dann liegt ein physiologisches Äquivalent des Objektes vor als Voraussetzung der grundlegenden sprachlichen Operation, der Symbolisation. Die Symbolisation leitet die Klassifikation der physikalischen Umwelt ein und ermöglicht damit ein Sprachverständnis erster Ordnung. Auf Grund der klinischen Erfahrung ist anzunehmen, daß sich das physiologische Äquivalent eines Objektes distributiv in der räumlich und zeitlich strukturierten Aktivität einer größeren Anzahl von Neuronen ausdrückt.
Die Einführung abstrakter Symbole, d.h. ein Sprachverständnis höherer Ordnung, hat wahrscheinlich wiederum afferente Voraussetzungen. Man kann sich vorstellen, daß durch Wahrnehmen regelhafter Beziehungen zwischen Objekten die Formulierung abstrakter Begriffe induziert wird. Durch das Auftreten von Mengen bei ständigem Wiederholen von Gleichem kann man sich weitere extreme Verallgemeinerungen und damit die Einführung der Zahl denken.
Integrierte Afferenz ist aber nur eine Voraussetzung der Symbolisation, denn Symbolbildung ist nur nach Lösung des Invarianzproblems möglich. Jedes Objekt hat in den verschiedenen Sinnesafferenzen eine fast unendliche Zahl von Erscheinungsvarianten. Wenn trotz all dieser verschiedenen Erscheinungsweisen die Objektdefinition nicht in Frage gestellt werden soll, so ist dies nur möglich, weil auf Grund einiger in der jeweiligen Situation invarianter Merkmale die Zuordnung eindeutig bleibt. Macht man dem Nervensystem die Entscheidung schwer, indem man die Afferenz ambivalent gestaltet, so wird die Zuordnung instabil, wie beispielsweise bei dem altbekannten NECKERschen Würfel. Ein Katalog invarianter Merkmale kann aber nur erstellt werden, wenn die aus den verschiedenen Sinneskanälen einlaufenden Signale gespeichert werden können. Mit andern Worten und um den Begriff Gedächtnis zu vermeiden: die verschiedenen Signale

müssen Spuren hinterlassen, die bei Wiederholung eine Re-Identifikation erlauben. Signalaufnahme, -zuordnung und Symbolisation sind die perceptiven Voraussetzungen und wahrscheinlich gleichzeitig der Generator der expressiven Komponente, des eigentlichen Sprechens.

2. Aphasie, Apraxie, Agnosie

Bei Läsionen der Hirnrinde in der sprachdominanten, meist linken Hemisphäre kommt es, je nach Ort und Ausdehnung, zu Aphasien, die die receptiven und expressiven Funktionen unterschiedlich stark betreffen können. Mit expressiver oder motorischer Aphasie meint man die Unfähigkeit zur sprachlichen Äußerung trotz intakter Verbindungen von der motorischen Region zur Sprachmuskulatur. Receptive oder sensorische Aphasien sind durch Störung des Sprachverständnisses bei intakter akustischer Afferenz charakterisiert. Läsionen der Sprachregion vom frontalen Operculum über den oberen Temporallappen bis in die temporo-parietale Übergangsregion führen stets zu Sprachstörungen. Bei Herden im Fuß der dritten Stirnwindung (BROCA-Region) ist die expressive, bei temporalen (WERNICKE Region) die receptive Funktion, d.h. das Sprachverständnis, mehr betroffen. Bei kleineren temporo-parietalen Läsionen oder auch diffuseren corticalen Ausfällen kommt es zur isolierten amnestischen Aphasie. Expressive Aphasien gehen mit verlangsamtem Sprachfluß und phonematischen Paraphasien einher. Bei receptiven Aphasien ist der Sprachfluß oft enthemmt und von phonematischen und semantischen Paraphasien durchsetzt. Bei allen Aphasien ist auch das Schreiben gestört (Dysgraphie, Agraphie).

Bei Läsionen im Bereich des Gyrus supramarginalis der sprachdominanten Hemisphäre können je nach Ausdehnung bilaterale motorische Störungen auftreten, die nicht durch eine Lähmung bedingt und dadurch charakterisiert sind, daß einfache Bewegungsfolgen (z.B. Winken) nicht mehr gelingen. Man bezeichnet sie als ideomotorische Apraxie. Ausgedehnte Läsionen im vorderen Parietalbereich oder generalisierte bilaterale Hirnerkrankungen führen zur ideatorischen Apraxie. Dabei ist die Ausführung komplexer Handlungen (z.B. Ankleiden) unmöglich.

Schädigungen der hinteren Parietalregion können sowohl links wie rechts zur sogenannten konstruktiven Apraxie und zu räumlichen Orientierungsstörungen führen. Die Patienten sind dabei nicht mehr in der Lage, einfache geometrische Figuren oder Gegenstände zu zeichnen, haben auch beim Kopieren Mühe und können sich keine räumlichen Zusammenhänge vorstellen.

Werden die um die primäre Sehrinde liegenden sekundären und tertiären optischen Areale im Occipitallappen geschädigt, so kommt es zu Störungen des visuellen Erkennens. Dabei wird ein Gegenstand nur noch taktil oder akustisch, aber nicht mehr visuell erkannt. Man spricht dann von einer visuellen Agnosie. Werden die Areale um den Gyrus angularis der dominanten Hemisphäre zerstört, in dessen Bereich optische, akustische und taktile Signale konvergieren, so können Rechenstörungen (Akalkulie), Lesestörungen (Alexie), Störungen des Körperschemas

(Fingeragnosie) oder auch auditive Agnosien auftreten. Ausfälle im Bereich der vorderen parietalen Rinde können zu einer Stereoagnosie führen.
Aphasien, Apraxien und Agnosien sind Hirnleistungsstörungen, die definitionsgemäß zu einem Funktionsausfall führen, obgleich das afferente oder efferente System intakt zu sein scheint. Ob es Agnosien im strengen Sinn überhaupt gibt oder ob diese als Leistungsstörungen durch Unterbrechung der Verbindung zwischen visuellen und verbalisierenden Bezirken der Rinde aufzufassen und damit nicht Erkennungs-, sondern Benennungsstörungen sind, wird heute immer wieder diskutiert.
Hemianopsien corticaler Ursache oder auch Halbseitensyndrome anderer Art auf Grund ausgedehnter corticaler Läsionen werden subjektiv oft nicht realisiert. Man spricht dann von Anosognosie und stellt sich vor, daß bei diesen Patienten die corticalen Strukturen, die für die Wahrnehmung des nicht realisierten Defektes verantwortlich sind, geschädigt wurden.
Der Nachweis einer Aphasie, Apraxie und Agnosie allein ist kein unbedingt verläßliches Lokalisationssymptom. Bei der enormen Vermaschung der Rinde und bei Annahme einer plastischen Programmierung ist dies verständlich, da danach lediglich statistisch topische Funktionsschwerpunkte zu erwarten sind. Kinder können nach Ausfall der Sprachregion mit der bis dahin nicht dominanten Hemisphäre wieder sprechen lernen. Bei Erwachsenen ist eine solche Umstellung nicht mehr möglich.

IV. Gedächtnis und Gedächtnisstörung

Erst die Fähigkeit zur Informationsspeicherung macht das Gehirn zu einem plastischen und lernfähigen Organ. Speichervorgänge allein sind in allen Bereichen des Nervensystems Voraussetzung jeder Art adaptiven Verhaltens und daher im Nervensystem wahrscheinlich ubiquitär. Das eigentliche Gedächtnis setzt aber nicht nur Speicherung, sondern auch die Möglichkeit voraus, gespeicherte Information abzurufen und wiederzugeben (Ekphoration, Retrieval). Die Grundlagen hierzu sind noch kontrovers, sowohl was Speicherung wie Wiedergabe anbelangt. Diskutiert werden selektive Synapsenveränderungen mit verbesserter Übertragung nach repetierenden identischen Signaldurchgängen, Stimulation der DNA in bestimmten Nervenzellen mit anschließender Veränderung der Proteinsynthese und Bildung von Gedächtnissubstanzen u.a. Man ist sich lediglich einig, daß das Gedächtnis strukturell, d.h. in Engrammen, niedergelegt sein muß. Versuche, das Gedächtnis durch Ablationsexperimente zu lokalisieren, haben gezeigt, daß die Gedächtnisleistung von der Funktion beider Hippocampusformationen in den medialen Schläfenlappenregionen beeinflußt wird. Unabhängig vom Ort der Ablation wird das Gedächtnis ferner in Abhängigkeit von der Masse der entfernten Hirnsubstanz reduziert. Dies entspricht der klinischen Erfahrung mit Nachlassen des Gedächtnisses bei zunehmender Altersinvolution des Gehirnes.

Die klinische und experimentelle Erfahrung zeigt, daß das Gedächtnis zur Entwicklung Zeit benötigt und 2 funktionell verschiedene Mechanismen (Kurzzeit- und Langzeitgedächtnis) unterschieden werden können. Man hat daher angenommen, daß das über wenige Sekunden reichende Kurzzeitgedächtnis durch eine vorübergehend anhaltende Aktivität bestimmter Neuronenkreise zustande kommt, die die Überführung in den Langzeitspeicher induzieren. Dieses einfache Konzept eines seriellen Prozesses wird aber durch Untersuchungen in Frage gestellt, bei denen Langzeitgedächtnis trotz Defekten des Kurzzeitgedächtnisses im auditiven Bereich nachgewiesen wurde.

Bilaterale Läsionen der medialen Temporallappenanteile, insbesondere der Hippocampus- und umgebenden Formationen, führen zu einer schweren anterograden globalen Amnesie. Das Kurzzeitgedächtnis scheint hierbei noch funktionsfähig, die Langzeitspeicherung fällt aber aus. Patienten mit derartigen Läsionen können sich aktuell geordnet verhalten, wissen aber Sekunden später über die unmittelbar vorausgehende Zeit nicht mehr Bescheid. Ihr Lernvermögen ist aufgehoben. Alte Gedächtnisinhalte bleiben erhalten, so daß vor der Läsion Gelerntes noch ausgenützt werden kann, eine Einstellung auf neue Situationen aber nicht mehr möglich ist. Ob es sich hierbei tatsächlich um eine Dissoziation zwischen Kurzzeit- und Langzeitgedächtnis handelt, ist eine Definitionsfrage. Bei Ablenkung sind diese Patienten meist schon nach wenigen Sekunden nicht mehr in der Lage, einfache Daten zu reproduzieren, während sie ungestört Informationen über Minuten und länger vermutlich durch fortwährende Repetition behalten.

Die medialen Temporallappenanteile sind nach diesen Erfahrungen für die Überführung aktueller Information in den Langzeitspeicher von Bedeutung. Da sie über das limbische System gleichzeitig an der Steuerung der Affektivität beteiligt sind, wird verständlich, weshalb Lernen stark von der affektiven Beteiligung und Motivation abhängt. Da die medialen Temporallappenregionen zum Endversorgungsbereich der A. basilaris gehören, werden transitorische amnestische Episoden durch Durchblutungsstörungen im vertebro-basilären System erklärt.

Wird der Vorgang der Speicherung unterbrochen, wie z. B. bei einem Kopfunfall mit Bewußtlosigkeit oder bei einem epileptischen Anfall, so kommt es zur retrograden Amnesie, d. h. zu einer Amnesie, die sich über einen in der Regel kurzen Zeitraum von Sekunden bis Minuten vor dem Trauma bzw. dem Anfall erstreckt. Längerdauernde retrograde Amnesien sind seltener, kommen aber vor. Sie scheinen durch eine Störung der Ekphoration verursacht zu sein, wie das langsame Schrumpfen der retrograden Periode mit zunehmendem Traumaabstand zeigt.

Bewußtsein

I. Schlaf

Eine physiologische Bewußtseinseinschränkung ist der Schlaf. Die jederzeitige Weckbarkeit zeigt, daß keine echte Bewußtlosigkeit vorliegt, sondern die Schwelle der afferenten Perception lediglich reduziert ist. Elektrophysiologisch werden verschiedene Schlafstadien unterschieden. Die wichtigsten sind der sogenannte slow-wave-Schlaf mit einer progressiven Verlangsamung der EEG-Potentiale in 4 Stadien. Dazwischen schieben sich sogenannte REM-Phasen (rapid eye movement-Phasen), während denen häufige rasche Augenbewegungen und im EEG niedergespannte rasche Wellen ähnlich wie beim Wach-EEG auftreten. Traumwahrnehmungen erfolgen meist, aber nicht ausschließlich, in den REM-Phasen. Es ist wahrscheinlich, daß serotonerge Neuronen der Raphe-Kerne im Hirnstamm für die Steuerung des Schlafrhythmus von Bedeutung sind. Bei Zerstörung der Raphe-Kerne mit ihren serotonergen Neuronen kommt es bei Katzen zur Insomnie. Ob die Narkolepsie, d.h. häufige zwangshafte Schlafzustände mit affektivem Tonusverlust, hypnagogen Halluzinationen und sogenannten Aufwachlähmungen beim Erwachen in der Nacht, durch Störungen des serotonergen Systems verursacht sind, ist unbekannt.

II. Bewußtseinsstörungen bei Erkrankungen des Gehirns und metabolischen Entgleisungen

Das volle Bewußtsein mit ungestörter Perception und Aufmerksamkeit ist sowohl an eine intakte Rinden- wie Hirnstammfunktion, vor allem der Substantia reticularis, diencephaler und medialer frontobasaler Strukturen gebunden. Schädigungen in diesem Bereich können fließend von vollem Bewußtsein über eine Somnolenz mit allgemeiner psychomotorischer Verlangsamung bis zum Koma mit fehlender Reaktion auf Schmerz und aufgehobenen Spontanbewegungen übergehen. Leichtere Bewußtseinstrübungen mit hochgradigen Merkstörungen sind meist mit räumlichen und zeitlichen Desorientierungsstörungen verknüpft.

Bewußtseinsstörungen sind diagnostisch vielgestaltig und in der Regel mit einer allgemeinen Verlangsamung der EEG-Aktivität korreliert. Sie kommen bei intrakraniellen Gefäßverschlüssen oder Blutungen, Tumoren, Meningoencephalitiden, degenerativen Hirnerkrankungen, Traumen und transitorisch-postictal vor und begleiten häufig allgemeine metabolische Erkrankungen (Hyper- und Hypoglykämie, Urämie, schwere Hepatopathie, Hypercalcämie u. a.) und Vergiftungen.

III. Traumatisch bedingte Bewußtseinsstörungen

Akute Bewußtlosigkeit nach stumpfen Kopftraumen mit kurzer retrograder Amnesie, fehlenden neurologischen Ausfällen, nur während der Bewußtlosigkeit desorganisiertem EEG und einer Dauer von nicht über 2 Stunden sind charakteristisch für eine Commotio cerebri. Ihr Pathomechanismus wird immer noch diskutiert. Da sie besonders leicht auftreten, wenn der Kopf nicht fixiert und durch das Trauma hyperflexiert bzw. extendiert wird, wird eine mechanisch induzierte Unterbrechung der Hirnstammfunktion für den plötzlichen Bewußtseinsausfall verantwortlich gemacht. Kommt es im Zusammenhang mit einem Kopftrauma zu morphologischen Hirnschädigungen, so handelt es sich um eine Contusio cerebri. Eine Bewußtlosigkeit ist hierfür nicht obligat. Die Hirnschädigung entsteht dabei entweder durch relative translatorische oder rotatorische Bewegungen der Hemisphären gegenüber der Schädelkalotte. Eine sogenannte contre-coup-Läsion, d.h. eine Hirnschädigung an der dem Traumaimpakt gegenüberliegenden Seite, wird auf einen vorübergehenden Unterdruck durch die Bewegung des Schädels in Traumarichtung und Zurückbleiben des Gehirnes zurückgeführt. Dies wird durch das geringfügig höhere spezifische Gewicht des Gehirnes gegenüber dem Liquor verursacht. Scherbewegungen durch gleichzeitige Rotation des Gehirnes im Schädel spielen dabei zusätzlich eine Rolle. Contre-coup-Läsionen sind oft schwerwiegender als die Läsionen an der Aufschlagstelle.

Die unmittelbaren Traumafolgen werden bei schweren Hirncontusionen häufig durch posttraumatische Komplikationen verschärft. Bei Auftreten eines Hirnödems kann die cerebrale Durchblutung blockiert werden, was zu tiefer Bewußtlosigkeit mit Ausfall sämtlicher Rindenfunktionen führt. Das Elektroencephalogramm ist im Endzustand isoelektrisch. Werden solche Patienten mehrere Tage artefiziell beatmet, so stellt sich eine progressive Autolyse des Gehirnes ein.

Bilaterale Läsionen in der rostralen Formatio reticularis, in diencephalen Strukturen und im medio-basalen Frontallappenbereich führen zum akinetischen Mutismus (z.B. nach Verschluß mesencephaler Gefäße aus der oberen A. basilaris oder A. cerebri post., bei Tumoren des 3. Ventrikels oder Infarkten der Aa.cerebri ant.). Patienten mit mehr frontal gelegenen medio-basalen Läsionen liegen bewegungslos im Bett und reagieren auf Ansprache nicht. Sie wirken jedoch dadurch, daß sie die Augen geöffnet haben und gelegentlich spontane Blickfolgebewegungen in allen Richtungen zeigen, in einer eigentümlichen Weise wach (= Coma vigile). Bei Schädigung im Bereich des Überganges vom Mesencephalon zum Diencephalon besteht Somnolenz. Auf starke Reize werden die Augen aber geöffnet. Dabei zeigen sich in der Regel optomotorische Ausfälle, vor allem vertikale Blickparesen.

Durch Unterbrechung der cortico-bulbären und cortico-spinalen Verbindungen nach bilateralen Brückeninfarkten kann ein klinisch ähnliches Syndrom auftreten. Hierbei sind die Patienten aber wach und oft über Augenbewegungen noch kommunikationsfähig. Ihr EEG ist unauffällig, während es beim echten akinetischen Mutismus verlangsamt ist.

Vegetative Innervationsstörungen

I. Schweißsekretion

Die Schweißsekretion wird cholinergisch über das sympathische System gesteuert, dessen zentrale Neuronen im Zwischenhirn wahrscheinlich nach sofortiger Kreuzung auf den N. intermedius lateralis der Segmente C 8 bis L 2 projizieren. Nach Umschaltung erreichen sympathische Fasern über die Vorderwurzeln das periphere Neuron in den Grenzstrangganglien und über die Rami communicantes grisei die peripheren Nerven. Bei Läsionen des peripheren Nerven mit Unterbrechung und Degeneration der sympathischen Fasern kommt es zu einer Anhidrose im betreffenden Versorgungsbereich, die auch pharmakologisch nicht durchbrochen werden kann. Zentrale Läsionen vom Zwischenhirn bis ins Rückenmark führen zu einer thermoregulatorischen Anhidrose. Pharmakologisch (z. B. Pilocarpin 0,01 g subcutan) läßt sich die Schweißsekretion dagegen auslösen, da die Receptoren an den Schweißdrüsen funktionsfähig bleiben. Wurzelläsionen führen zu keinen Störungen der Schweißsekretion, da die vegetative Innervation sich stark überlappt und in den am meisten betroffenen Wurzeln (C 5–C 7 und L 4–S 1) keine sympathischen Fasern verlaufen. Dies kann zur Differentialdiagnose Plexus- und Nerven- versus Wurzelläsionen ausgenutzt werden.

II. Neurogene Blasenstörungen

Die Blase wird sympathisch über Neuronen aus D 12–L 2 über den N.hypogastricus und parasympathisch über Neuronen aus S 2–S 4 über die Nn. pelvici versorgt und erhält zusätzlich eine somatisch sensible Innervation für den M. sphincter ext. und die Harnröhrenschleimheit über den N. pudendalis (S 2–S 3). Der spinale Blasenapparat wird descendierend von Bahnen aus dem Lobulus paracentralis und den Stammganglien kontrolliert, die in der Nachbarschaft der Tr. cortico-spinalis verlaufen.

Werden die afferenten Nerven der Blase oder die sacralen Blasenzentren zerstört (z. B. *Tabes dorsalis, Cauda- oder Conusläsion*), so wird die Blase hypoton überdehnt. Bei größeren Füllungsgraden kommt es zu einer Aktivierung der intramuralen Ganglien mit meist unvollständiger Kontraktion des M.detrusor und partieller Entleerung (autonome Blase). Akute Querschnittsverletzungen führen im Rahmen des spinalen Schocks zu einer völligen Blasenatonie. Bei zunehmender Füllung kommt es zu einer passiven Öffnung des Blasenausganges (Überlaufblase). Bei Läsionen oberhalb des Lumbalmarkes wird die Blase nach Tagen bis Wochen hyperton mit häufiger reflektorischer Entleerung (Reflexblase) und ev. Entwicklung einer Schrumpfblase mit auch nach Besserung anhaltender Pollakisurie. Die Entleerung einer Reflexblase kann durch sensible Reize im Bereich der Beine und des Unterbauches eingeleitet werden, was zu einer einigermaßen regelmäßigen Entleerung ausgenutzt werden kann. Die partielle Unterbrechung der zentralen Blasenkontrolle führt zum imperativen Harndrang, d.h. der Miktionsdruck kann nicht lange willkürlich inhibiert werden. Da die Willkürinnervation der spinalen Blasenzentren aber nicht nur inhibitorisch, sondern auch excitatorisch reduziert ist, ist die Harnmenge bei der Entleerung gering, weshalb auch hier eine Pollakisurie auftritt.

Störungen des Energiestoffwechsels, der Hirndurchblutung und der Liquorzirkulation

I. Energiestoffwechsel

Das Gehirn macht etwa 2–3% des Körpergewichtes aus, benötigt bei körperlicher Ruhe etwa 15% der gesamten Kreislaufleistung, verbraucht bis zu 25% der gesamten Glucose und 20% des Sauerstoffes. Dieser hohe Energiebedarf wird hauptsächlich für den Ionentransport zur Stabilisierung der elektrochemischen Gradienten an der Membran sowie für die Synthese von Transmittersubstanzen und Proteinen benötigt. Nur etwa 10–20% des Energieverbrauches sind für die Aufrechterhaltung der strukturellen Ordnung erforderlich. Der venöse P_{O_2} kann bis 10 mm Hg absinken, ohne daß es zu Gewebsveränderungen kommt. Der hohe Funktionsstoffwechsel erklärt, weshalb bei cerebralen Durchblutungsstörungen flüchtige Paresen auftreten und ohne strukturellen Ausfall sich voll zurückbilden können. Unter Normalbedingungen ist Glucose der einzige Energielieferant. Sie wird über die Glykolyse, den mitochondrialen KREBS-Cyclus und das Elektronentransportsystem zur ATP-Bildung ausgenutzt. Das Gehirn ist auf eine kontinuierliche Versorgung mit O_2 und Glucose über den cerebralen Kreislauf angewiesen, da seine Glucose- und O_2-Reserven vernachlässigbar gering sind. Bei totaler Anoxie reicht der lokale Sauerstoffspeicher mit insgesamt etwa 7–10 ml für nur 10 Sekunden normaler Funktion. Danach tritt Bewußtlosigkeit auf. Irreversible Zellschädigungen stellen sich nach 4–5 Minuten totaler Anoxie ein. Funktionell ausreichende Erholung ist aber bei bis etwa 8 Minuten Anoxie und bei guter Perfusionsbedingung auch danach noch möglich.

Die Energieversorgung des Gehirnes ist durch Stoffwechselstörungen verschiedenster Art (Hypo- und Hyperglykämie mit Acidose, Urämie, Hepatosen, Hypercalcämie) gefährdet. Sie führen alle über eine diffuse Hirnleistungsminderung mit Somnolenz zum Koma und gehen mit einem verminderten O_2-Verbrauch (normal ~ 3,5 ml/min/100 g Hirnsubstanz) bei häufig normaler Perfusionsrate (~ 50 bis 60 ml/min/100 g) einher, obwohl abgesehen von der Hypoglykämie kein Energiesubstratdefizit und kein O_2-Mangel besteht. Man nimmt deshalb an, daß toxische Metaboliten bei Hepatosen z.B. NH_3, den O_2-Stoffwechsel blockieren, oder die Aktivität des gesamten Systems durch Störung von Synapsen- und Membranfunktionen vermindert wird und dadurch der O_2-Bedarf absinkt. Die reduzierte corticale Aktivität wird unter diesen Voraussetzungen durch eine zunehmende Allgemeinveränderung und Verlangsamung im EEG erkennbar.

II. Cerebrale Durchblutung

Die Hirndurchblutung wird bei intaktem Gefäß-System in einem weiten Bereich zwischen etwa 80 und 180 mm Hg unabhängig vom Systemdruck autoreguliert. Im Wachzustand wird eine Perfusionsrate von 50–60 ml/min/100 g aufrecht erhalten. Mit Autoregulation wird die automatische Anpassung des peripheren Gefäßwiderstandes an Änderungen des arteriellen Druckes durch Vasoconstriction und Dilatation binnen 20–120 sec bezeichnet. Ihr Mechanismus ist noch nicht eindeutig bekannt. Wahrscheinlich spielen lokale metabolische Faktoren, pH-Veränderungen infolge Lactatverschiebungen und Schwankungen des P_{CO_2} eine Rolle. Gesichert ist, daß Erhöhungen des P_{CO_2} zu einer Steigerung der lokalen Durchblutung führen. Ob über eine direkte Wirkung auf die glatte Gefäßmuskulatur, über eine Verschiebung des pH oder neurogen über spezifische P_{CO_2}-Sensoren ist jedoch noch offen. Eine primär myogene Komponente (Bayliss-Effekt) durch Reaktion der glatten Gefäßmuskulatur auf Vermehrung oder Verminderung des intravasalen Druckes ist nicht nachgewiesen. Infolge der Autoregulation wirkt sich eine Verminderung des Minutenvolumens erst dann auf die Hirndurchblutung aus, wenn der arterielle Blutdruck unter 80 mm Hg, d.h. unter die autoregulatorische Grenze, sinkt. Viscositätsänderungen (Polycythämie) werden nicht kompensiert.

Die Autoregulation ist in ischämischen oder hypoxischen Gefäßbereichen aufgehoben. CO_2-Beatmung zur Verbesserung der cerebralen Perfusion kann daher durch zusätzlichen Steal-Effekt (Erweiterung der Gefäße in der gesunden Umgebung) zu einer Intensivierung cerebraler Gefäßkomplikationen führen. Man hat daher die hyperbare O_2-Beatmung bei cerebro-vasculären Insulten vorgeschlagen, um durch Verminderung des arteriellen P_{CO_2} eine Vasoconstriction im Bereich der gesunden Areale und damit eine vermehrte Durchblutung der erkrankten Bereiche zu erzwingen.

Die gesamte Hirnversorgung erfolgt über die beiden Arteriae carotides und die Arteriae vertebrales, die in einem Verteilerring, dem Circulus Willisi, kommunizieren. Im Idealfall ist die Kommunikation so gut, daß selbst ein Verschluß beider Carotiden und einer Vertebralis ohne focalen Ausfall toleriert wird. Anlageasymmetrien des Circulus Willisi sind jedoch fast die Regel. Sie bestimmen häufig die klinische Symptomatik bei Ausfall eines der großen zuführenden Gefäße. Bei fehlender oder stenotischer Arteria communicans posterior und schlechter Ausbildung der Arteria communicans anterior kann ein Carotisverschluß zu einem ausgedehnten Hemisphäreninfarkt führen. Bei guter Anlage der Arteria communicans anterior dagegen kann der gleiche Verschluß symptomlos bleiben, da die contralaterale Carotisarterie die Versorgung beider Hemisphären übernehmen kann. Bei der Beurteilung eines cerebralen Gefäßinsultes ist dies stets zu berücksichtigen. Die klinische Symptomatik erlaubt lediglich die Lokalisation des gestörten Hirnareals, vermag aber den Ort der ursächlichen Stenose häufig nicht zu bestimmen. Hierzu ist eine erweiterte Diagnostik mittels Doppelsonographie und Angiographie notwendig.

III. Liquorzirkulation und intrakranielle Drucksteigerung

Der Liquor dient nicht nur als Wasserkissen zum mechanischen Schutz des Gehirns, sondern auch zum Abtransport von Stoffwechselprodukten. Seine Zusammensetzung unterscheidet sich vom Plasma (s. S. 175). Während P_{CO_2}, Chloride, Natrium, Bicarbonat und Magnesium im Liquor leicht erhöht sind, sind Harnstoff, Glucose, Kalium und Calcium gegenüber dem Plasma leicht und der Proteingehalt mit etwa 15–30 mg/100 ml erheblich vermindert.

Die Liquormenge des gesunden Erwachsenen beträgt etwa 130 ml. Der Liquor wird im wesentlichen über die Plexus chorioidei mit einer Sekretionsrate von 0,3 bis 4 ml/min abgeschieden. Über die Foramina MONROI, LUSCHKAE und MAGENDI gelangt er in den Subarachnoidalraum und von dort über eine Art Mikroklappensystem der Arachnoidalzotten in den Sinus sagittalis. Der Öffnungsdruck der Klappen liegt bei 68 mm H_2O und steigt darüber bei gesteigertem Liquordruck linear an, sofern keine venöse Rückstauung besteht. Wird die Liquorzirkulation von den Ventrikeln zum Subarachnoidalraum blockiert, so kommt es über einen prästenotischen Druckanstieg zur Ventrikeldehnung und damit zum Hydrocephalus obstrutivus. Neben der Obstruktion der Liquorwege führen venöse Rückstauungen, Ödeme und vor allem intrakranielle Massenzunahme zu Hirndrucksteigerungen. Dabei geht die Größe des Turmors der Liquordrucksteigerung nicht parallel. Ein kleiner aquäduktnaher Tumor oder ein Tumor am Dach des 4. Ventrikels kann frühzeitig über eine Liquorzirkulationsstörung zu Hirndruck führen. Hemisphärentumoren können durch langsames Verdrängen des Gehirnes in die Cisternenräume relativ lange kompensiert bleiben.

Bleibt mechanisch die Liquorzirkulation frei, so daß keine intrakraniellen Druckgradienten entstehen, wie beispielsweise bei Meningo-Encephalitiden, so kommt es nicht zu Massenverschiebungen. Bei Ausbildung von Druckgradienten, z. B. bei aquäduktnahen Tumoren zwischen dem 3. und 4. Ventrikel, entwickelt sich eine Axialverschiebung des Hirnstammes nach unten. Dadurch kann es am Tentorium zu oberen mesencephalen und im Bereich des Foramen magnum zu unteren medullären Einklemmungssymptomen kommen. Massenverschiebungen ähnlicher Art treten auch bei mittelliniennahen frontalen Tumoren auf. Dagegen verursachen temporo-occipitale Tumoren Lateralverschiebungen mit Herniation des medialen Temporallappens in den Tentoriumschlitz, was ebenfalls zu mesencephalen Einklemmungssymptomen führen kann. Bei einseitigen frontalen und parietalen Läsionen tritt dagegen zunächst eine supracallosale Hernie durch Verschiebung des Gyrus cingulus unterhalb der Falx zur Gegenseite auf. Da die Mechanik der Hirndrucksteigerung im Einzelfall schwer zu beurteilen ist, und eine poststenotische Druckentlastung durch Lumbalpunktion zu einer akuten Verschiebung des Hirnstammes nach unten mit lebensbedrohlicher Einklemmung führen kann, sind Punktionen bei Hirndruck zu unterlassen. Bei generalisiertem Hirnödem nach schweren Hirncontusionen beispielsweise kann der intrakranielle Druck die Höhe des arteriellen Systemdruckes und mehr erreichen. Damit kommt die Hirndurchblutung zum Stillstand (flow stop-Phänomen).

Beim Hydrocephalus „e vacuo" infolge Parenchymschwund tritt keine Störung der Liquorzirkulation auf. Dagegen besteht beim Hydrocephalus internus ohne intrakranielle Drucksteigerung und ohne Rindenatrophie eine Störung der Liquordynamik. Dies zeigt sich bei Kontrolle der Liquorzirkulation durch Injektion von aktiviertem Serumalbumin (RISA) in den cisternalen oder lumbalen Liquorraum. Die Aktivität reichert sich in diesem Falle intraventriculär und nicht, wie normalerweise, über den Hemisphären an. Man stellt sich vor, daß dieser Hydrocephalus durch eine Absorptionsstörung infolge Blockierung der Arachnoidalzotten eingeleitet wird und sich danach ein neues Gleichgewicht zwischen Sekretion und Absorption ausbildet. Durch Anlegen einer atrio-ventriculären Drainage kann das klinische Syndrom, das nach Subarachnoidalblutungen, Traumen oder Operationen auftreten kann und mit schweren psychischen Veränderungen, spastischer Paraparese und Blasenstörungen einhergeht, rasch gebessert werden. Die Ursache dieser raschen Rückbildung, vor allem der psychischen Alteration, ist bisher unklar. Sie läßt sich verstehen, wenn man annimmt, daß durch die Drainage des Ventrikelraumes auch über dem Cortex angereicherte Metaboliten rasch abtransportiert werden.

Literatur

Sammelwerke

GANONG, W. F.: Medizinische Physiologie. Berlin-Heidelberg-New York: Springer 1971.

GROSSE-BROCKHOFF, F.: Pathologische Physiologie, 2. Aufl. Berlin-Heidelberg-New York: Springer 1969.

HEILMEYER, L.: Lehrbuch der speziellen pathologischen Physiologie. Stuttgart: Gustaf Fischer 1968.

KEIDEL, W.: Kurzgefaßtes Lehrbuch der Physiologie, 2. Aufl. Stuttgart: Thieme 1970.

SCHMIDT, R. F., THEWS, G.: Einführung in die Physiologie des Menschen, 17. Aufl. Berlin-Heidelberg-New York: Springer 1976.

SIEGENTHALER, W.: Klinische Pathophysiologie, 3. Aufl. Stuttgart: Thieme 1975.

SODEMAN, W. A., SODEMAN, W. A., Jr.: Phatologic Physiology, Mechanism of Disease. 4. Aufl., Philadelphia-London: Saunders 1967.

Lunge und Atmung

BÜHLMANN, A. A., ROSSIER, P. H.: Klinische Pathophysiologie der Atmung. Berlin-Heidelberg-New York: Springer 1970.

GORDON, B. L., CARLETON, R. A., FABER, L. P.: Clinical Cardiopulmonary Physiology. 3. Aufl. New York-London: Grune & Stratton 1969.

Blut

HEILMEYER, L.: Blut und Blutkrankheiten. In: Handbuch der Inneren Medizin, Bd. II, 5. Aufl., hrsg. von Schwiegk, H. Berlin-Heidelberg-New York: Springer 1967.

WINTROBE, M.: Clinical Hematology. 6. Aufl. Philadelphia: Lea & Febiger 1968.

Endokrinologie und Stoffwechsel

ELLENBERG, M., RIFKIN, H.: Diabetes mellitus: Theory and Practice. New York-Toronto-Sidney-London: McGraw-Hill 1970.

FOURMAN, P., ROYER, P.: Calcium metabolism and the bone, 2. Aufl. Oxford-Edinburgh: Blackwell Scientific Publications 1968.

LABHART, A.: Klinik der inneren Sekretion, 2. Aufl. Berlin-Heidelberg-New York: Springer 1971.

SAWIN, C. T.: The Hormones. Endocrine Physiology. Boston: Little, Brown & Company 1969.

STANBURY, J. B., WYNGAARDEN, J. B., FREDRICKSON, D. S.: The Metabolic Basis of Inherited Disease. 3. Aufl. New York–Toronto-Sidney-London: McGraw-Hill 1971.

THOMPSON, R. H. S., WOOTON, I. D. P.: Biochemical Disorders in Human Disease, 3. Aufl. London: Churchill 1970.

Handbook of Physiology. Section 7: Endocrinology. American Physiologic Society, 1. Band 1972, 2. Band 1973. Weitere Bände in Vorbereitung.

Kreislauf

BURTON, A. C.: Physiologie und Biophysik des Kreislaufes (übersetzt von H. A. Gerlach). Stuttgart-New York: Schattauer 1969.

MARSHALL, R. I., SHEPHERD, J. T.: Cardiae Function in Health and Disease. Philadelphia-London: Saunders 1968.

RUSHMER, R. F.: Cardiovascular Dynamics, 3. Aufl. Philadelphia-London: Saunders 1970.

Niere

DE WARDENER, H. E.: The Kidney, an outline of normal and abnormal structure and function. 3. Aufl. London: Churchill 1967.

PITTS, R. F.: Physiology of the Kidney and Body Fluids, 2. Aufl. Chicago: Year Book Medical Publishers 1968.

Wasser- und Elektrolythaushalt, Säure-Basen-Gleichgewicht

GAMBLE, J. L.: Chemical anatomy, physiology and pathology of extracellular fluid. Cambridge (Mass.): Harvard University Press 1960.

PAULI, H. G.: Die respiratorische Säure-Basen-Regulation in Physiologie und Klinik. Basel: Schwabe 1964.

TRUNIGER, B.: Wasser- und Elektrolyt-Haushalt, 4. Aufl. Stuttgart: Thieme 1974.

Verdauungsorgane

DAVENPORT, H. W.: Physiologie der Verdauung. Eine Einführung. Stuttgart-New York: Schattauer 1971.

DEMLING, L.: Gastroenterologie. Stuttgart: Thieme 1971.

Nervensystem

Bowsher, D.: Einführung in die Anatomie und Physiologie des Nervensystems. Dtsch. Übers. von M. Wiesendanger. Bern-Stuttgart-Wien: Hans Huber 1973.

Campbell, E. J. M: Correlative Physiology of the Nervous System. London: Academic Press 1965.

Eccles, J. C., Ito, M., Szentágothai, J.: The Cerebellum as a Neuronal Machine. Berlin-Heidelberg-New York: Springer 1967

Haymaker, W.: Bing's Local Diagnosis in Neurological Diseases, 5th Ed. Saint Louis: Mosby 1969.

Lance, J. W., McLeod, J. G.: A Physiological Approach to Clinical Neurology, 2nd Ed. London: Butterworth 1975.

Melzack, R., Wall, P. D.: Pain mechanisms: a new theory. Science *150*, 971 (1965).

Schmidt, R. F.: Grundriß der Neurophysiologie. Heidelberger Taschenbücher, Bd. 96, 3. Aufl. Berlin-Heidelberg-New York: Springer 1974.

Sachverzeichnis